JN313796

くすりの安全性を科学する

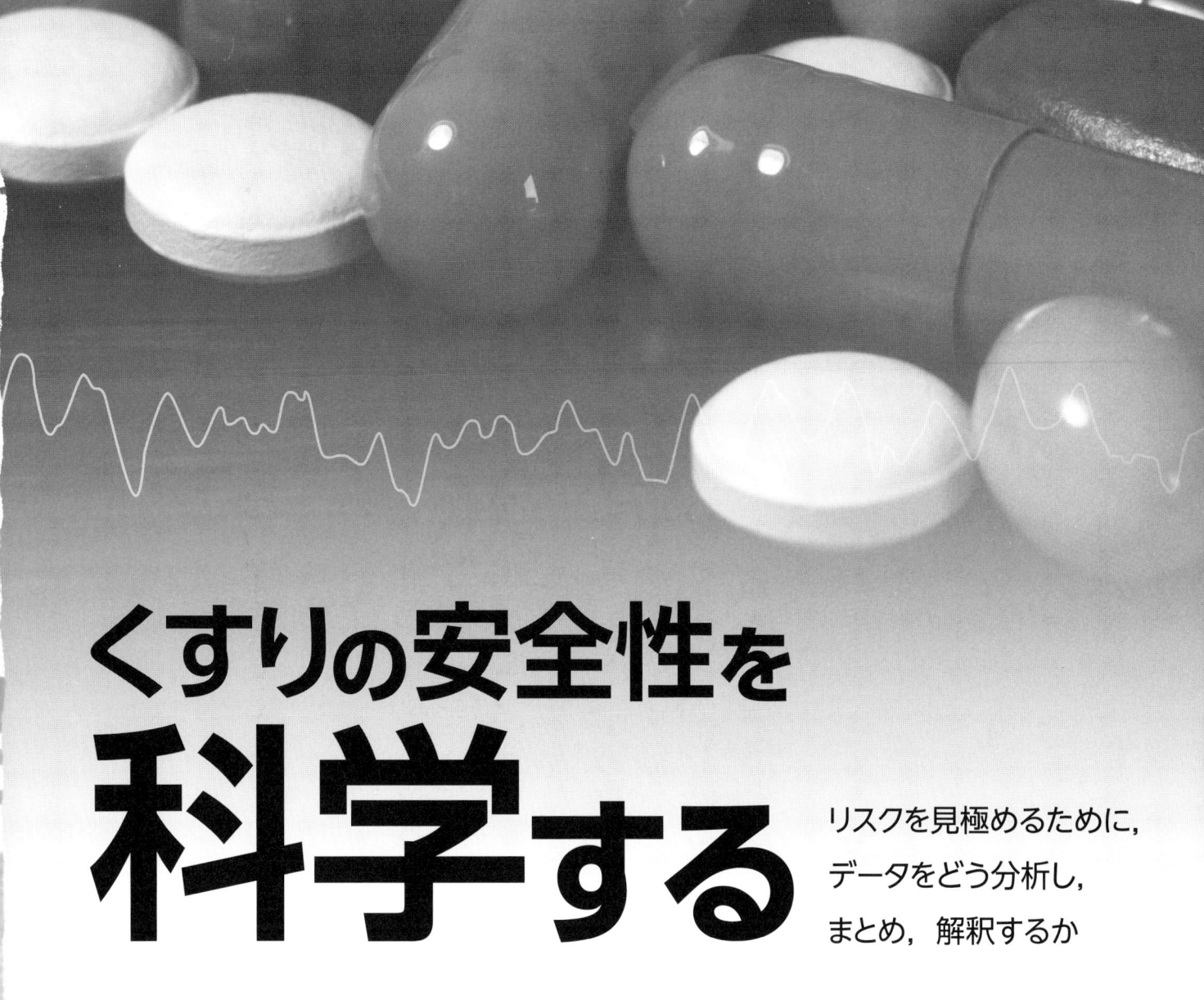

リスクを見極めるために，
データをどう分析し，
まとめ，解釈するか

MICHAEL J. KLEPPER, MD AND BARTON COBERT, MD 著
「くすりの安全性を科学する会」訳

サイエンティスト社

ORIGINAL ENGLISH LANGUAGE EDITION PUBLISHED BY
   Jones & Bartlett Learning, LLC
   5 Wall Street
   Burlington, MA 01803
Japanese translation rights arranged with
Jones and Bartlett Learning, LLC
through Japan UNI Agency, Inc., Tokyo

Drug Safety Data: How to Analyze, Summarize and Interpret to Determine Risk
Michael J. Klepper, MD & Barton Cobert, MD
Copyright © 2011 JONES & BARTLETT LEARNING, LLC.
ALL RIGHTS RESERVED

目 次

目　次	iii
推薦のことば	ix
訳者序	xi
まえがき	xiii
略語リスト	xv
謝　辞	xix
PART 1　基礎編	1
第1章　ベネフィット・リスク	3
ベネフィット vs. リスク	3
ベネフィット・リスク・プロファイルを判定する	4
有害事象 vs. 副作用	5
義務付けられている安全性報告	5
安全性情報を含む義務付けられた報告の種類	6
物語	7
探偵のように振舞い先制攻撃せよ	7
長い旅路	7
第2章　最終地点から始めよう	11
最終地点とは何か？	11
現実－落とし穴と地雷	12
重要な安全性情報は常に何かが欠落している	12

	足りないものがたくさんある	13
	データの再解析や追加解析の必要性	15
	時は金なり	16
	ドミノ現象	16
	成功へのロードマップ	16
第3章	継続的にアップデートされる安全性統合データベース-それなしでは生きていけないもの	19
	継続的にアップデートされる安全性統合データベースを作成し維持することで得られる恩恵	19
	併合されたデータ vs. 統合されたデータ	20
	継続的にアップデートされる安全性統合データベースの作成と維持管理方法	21
第4章	コーディングの基礎	23
	なぜコーディングするのか？	23
	コーディングのプロセス	24
	コーディングルール	26
	MedDRA	27
	多軸性	27
	データ検索のオプション	27
	MedDRA利用に際しての課題，留意点	28
第5章	因果関係の判定-個別症例安全性報告（ICSR）	31
	ICSRに含まれる情報	31
	因果関係の判定方法	32
	症例経過等の記述	33
第6章	因果関係の判定-集積データ	37
	ランダム化比較臨床試験	37
	意味のある差を判定する	39
	市販後安全性データでどのように因果関係を判定するか	41
第7章	エビデンスの重みを判断する-パターンと関連性	47
	パターン	47
	ベースラインからの変化	47
	治療群間の差異	48
	傾向	48
	所見が一様に分布している vs. 偏った集団で見られる	50
	関連性	51
第8章	臨床的重要性の判定…それで何？	53
	臨床的重要性の定義	53
	臨床的重要性の判定に利用される手法	54
	…それで何？	56
	被験薬の選択肢の範囲	56
	市販医薬品の選択肢の範囲	57
第9章	臨床検査-何を測っているのか，何を意味するのか	61

	臨床検査	61
	臨床検査からの手がかり	69
第10章	12誘導心電図 – 何を測っているのか，何を意味するのか	71
	基本的な心電図の概念	71
	基本的な心電図	72
	薬剤により誘発される心電図の変化	74
第11章	みんなのレーダースクリーンに映るべき有害事象	77
	血液およびリンパ系障害	77
	心臓障害	78
	先天性，家族性および遺伝性障害	79
	胃腸障害	80
	投与部位反応	80
	肝胆道系障害	80
	免疫系障害	81
	感染症および寄生虫症	82
	筋骨格系および結合組織障害	82
	神経系障害	83
	腎および尿路障害	84
	呼吸器，胸郭および縦隔障害	85
	皮膚および皮下組織障害	85
	血管障害	86
PART2	実践編 – 安全性データの解析，要約，解釈へのアプローチ	89
第12章	曝露	91
	安全性データベースは十分か	91
	曝露の推定	92
	曝露のまとめ方 – 臨床試験	92
	市販後の曝露をいかに調べるか	95
第13章	人口統計学的特性とその他のベースライン特性	97
	ベースラインで考慮するべきこと	97
	試験集団 vs. 実社会	98
	人口統計学的特性およびその他のベースライン特性のまとめ方	98
第14章	被験者内訳	101
	被験者内訳データのまとめ方 – 臨床試験	101
第15章	有害事象 その1　発現頻度の高い有害事象	105
	「発現頻度の高い」の定義	105
	有害事象情報の収集	106
	発現頻度の高い有害事象の解析 – 臨床試験	106
	有害事象 vs. 副作用	109
	発現頻度の高い副作用の特徴	110

どのデータを併合するか……………………………………………………………………… 111
　　　発現までの時間−消失までの時間……………………………………………………………… 112
　　　審査官にとって見やすいデータ表示…………………………………………………………… 113
　　　発現頻度の高い有害事象の解析−市販後 …………………………………………………… 113
　　　発現頻度の高い有害事象のまとめ方−臨床試験……………………………………………… 113
　　　発現頻度の高い有害事象のまとめ方−市販後データ………………………………………… 117

第16章　有害事象 その2　死亡，死亡以外の重篤な有害事象，その他の重要な有害事象，
　　　　　および有害事象の器官系もしくは症候群による解析………………………… **121**
　　　その他の重要な有害事象………………………………………………………………………… 121
　　　統合的レビュー…………………………………………………………………………………… 122
　　　トップダウンのアプローチ……………………………………………………………………… 122
　　　器官系もしくは症候群による有害事象の解析とはどんなものか？実際にどうするのか？… 122
　　　死亡，死亡以外の重篤な有害事象，その他の重要な有害事象の要約の方法と，
　　　器官系もしくは症候群による有害事象の解析−臨床試験…………………………………… 126
　　　死亡，死亡以外の重篤な有害事象，その他の重要な有害事象のまとめ方と
　　　器官系もしくは症候群による有害事象の解析−市販後……………………………………… 129

第17章　臨床検査データの解析……………………………………………………………………… **131**
　　　複数の試験にわたる検査データの併合………………………………………………………… 131
　　　慣用単位系 vs. 国際単位系……………………………………………………………………… 131
　　　中央検査機関 vs. 各医療機関の測定…………………………………………………………… 132
　　　検査値の解析方法とルール……………………………………………………………………… 132
　　　臨床検査データ解析に対する統合的なアプローチ…………………………………………… 134
　　　さらに探偵のように仕事する…………………………………………………………………… 135
　　　薬剤性肝障害……………………………………………………………………………………… 136
　　　臨床検査データのまとめ方−臨床試験………………………………………………………… 137
　　　臨床検査データのまとめ方−市販後…………………………………………………………… 141

第18章　バイタルサイン，身体所見，安全性に関わるその他の観察の解析…………………… **143**
　　　バイタルサインと体重の測定…………………………………………………………………… 143
　　　バイタルサインとBody Mass Indexの正常値と異常値 ……………………………………… 144
　　　身体所見…………………………………………………………………………………………… 144
　　　バイタルサイン，体重，BMI，身体所見データをどのように処理し，取り扱うか−臨床試験 … 145
　　　バイタルサイン，体重，BMI，身体所見データをどのように処理し，取り扱うか−市販後 …… 149

第19章　心電図データの解析………………………………………………………………………… **153**
　　　心電図データをどのように処理し，取り扱うか−臨床試験………………………………… 153
　　　心電図データをどのように処理し，取り扱うか−市販後…………………………………… 158

第20章　特別な患者集団および状況下における安全性−内因性要因，外因性要因，薬物相互作用… **161**
　　　薬物動態学と薬力学……………………………………………………………………………… 162
　　　テルフェナジン物語……………………………………………………………………………… 162
　　　母集団薬物動態…………………………………………………………………………………… 162
　　　薬物相互作用データをどのように処理し，取り扱うか−臨床試験………………………… 162

薬物相互作用データをどのように処理し，取り扱うか−市販後	164
第21章 妊娠および授乳下での使用	**167**
妊娠情報の収集	168
生殖リスクおよび発達リスクの評価	168
妊娠および授乳のデータをどのように処理し，取り扱うか−臨床試験	169
妊娠および授乳のデータをどのように処理し，取り扱うか−市販後	170
第22章 過剰摂取	**173**
非臨床データ vs. 臨床データ	173
薬剤の薬理学的特性	174
その他の考慮事項	174
過剰摂取の治療	174
過剰摂取の情報をどのように処理し，取り扱うか−臨床試験	175
過剰摂取の情報をどのように処理し，取り扱うか−市販後	176
第23章 薬物乱用	**179**
薬物乱用のデータをどのように処理し，取り扱うか−臨床試験	180
薬物乱用のデータをどのように処理し，取り扱うか−市販後	180
第24章 禁断症状とリバウンド	**183**
禁断症状およびリバウンド情報をどのように処理し，取り扱うか−臨床試験	184
禁断症状およびリバウンド情報をどのように処理し，取り扱うか−市販後	185
第25章 自動車の運転および機械操作に対する影響および精神機能の障害	**187**
運転あるいは機械操作能力，精神機能低下への影響をどのように処理し，取り扱うか−臨床試験	187
運転あるいは機械操作能力，精神機能低下への影響をどのように処理し，取り扱うか−市販後	188
付録Ⅰ Meproの紹介−架空の薬	**191**
背景	191
非臨床安全性所見	192
ヒトにおける薬理学的プロファイル	192
ベネフィット・プロファイルのキーポイント（第3相の有効性試験に基づく）	192
リスク・プロファイルのキーポイント（安全性統合解析に基づく）	193
医薬品リスク管理計画（RMP）のキーポイント	194
企業中核安全性情報	194
6ヵ月定期的安全性最新報告からの重要な安全性所見	194
付録Ⅱ Meproの安全性統合解析	**195**
Meproの安全性統合解析（IAS）	197
1 薬剤への曝露	197
2 有害事象	216
3 臨床検査値の評価	237
4 バイタルサイン，身体的所見および安全性に関連するその他の観察項目	242
5 特別な患者集団および特別な状況下における安全性	252
6 市販後データ	263

目次

付録Ⅲ	**企業中核安全性情報 – MEPRO**	**267**
	1 医薬品名	268
	2 成分と含有量	268
	3 剤型	268
	4 臨床的な詳細	268
	5 薬理学的特性	272
	6 薬剤の詳細	273
付録Ⅳ	**6ヵ月定期的安全性最新報告 – MEPRO**	**275**
	要旨	277
	1 緒言	277
	2 世界各国における市販承認状況	278
	3 安全性の理由で規制当局または医薬品市販承認取得者(MAH)が取った措置についての最新情報	278
	4 安全性参照情報の変更	278
	5 曝露患者数	278
	6 個別症例記録に関する情報の提示	279
	7 調査研究	281
	8 その他の情報	282
	9 安全性総合評価	282
	10 結論	284
	11 別添	284
付録Ⅴ	**臨床検査値, バイタルサイン, 体重, BMI, 心電図パラメータの臨床的に重要な基準**	**285**
	臨床的に重要な変動として提案する基準 – 血液学的検査	285
	臨床的に重要な臨床検査値の変動として提案する基準(肝機能検査を除く)	287
	薬物性肝障害の評価として提案する基準	287
	尿検査における臨床的に重要な変動として提案する基準	288
	バイタルサイン, 体重およびBMIにおける変動として提案する基準	288
	臨床的に重要な変動として提案する基準 – 心電図検査(補正QT間隔を除く)	289
	QT間隔(補正QT間隔)の変動として提案する基準	289
索 引		**291**
コラム	薬と有害事象の因果関係	9
	3の法則	18
	割合と率	46
	臨床試験データの世界標準:CDISC	60
	臨床検査の「正常」範囲?「基準」範囲?	70

推薦のことば

　優れた教科書の出現により人材育成の基盤が作られ当該分野が学問領域として充実する，ということがしばしばある．本書は，薬の安全性評価に関してそのような評価を得る可能性が高い優れた出版物である．

　原書　Drug Safety Dataは2011年1月に米国で上梓された．その本が1年を経ずして日本語に翻訳され出版される運びとなったことは誠に慶ばしく，関係者の努力に敬意を表したい．

　薬効評価はICH（国際ハーモナイゼーション）以前のわが国では，いわばガラパゴス的な「進化」を遂げた．現時点から振り返った是非はともかく，世界では通用しない独特の方法論によって有効性が評価され，一方製造販売後も継続して評価される安全性に関しては，再評価・再審査にみられるように「制度」としては充実したシステムが確立し製薬業界のコンプライアンスもきわめて高かったものの，半ば形骸化し，「科学」としては疑問符がつけられる状態であった．これは，（しばしば）単一の指標を用い単純化した意思決定の判断基準が事前に設定できる有効性評価と異なり，多面的かつ複雑，そして継続的であり常に探索的側面を含むという安全性評価科学の難しさに起因するのであろう．

　薬の安全性評価については，ICHでもPSUR（リスク評価）からPBRER（リスク・ベネフィット評価）へという大きな変化が起きつつあり，一方巨大データベースを活用した薬剤疫学研究がわが国でも現実のものになろうとしている．このような状況の中で，企業と国民双方に対するリスク管理と薬剤のライフサイクルマネジメントのための安全性評価に，優れた人材を含む資源がさらに振り向けられる必要がある．おりしも日本薬剤疫学会では，製造販売後調査に関わる人たちのレベル向上のため，新たに認定制度を立ち上げる予定である．本書の内容は，このような資格を求める人たちにとっては必須のものとなろう．

　本書はもともと米国の事情に則して書かれているものの，訳語についてはICHガイドライン日本語訳などに忠実に従っており，日本国内と事情が異なる規制要件等についても，訳者注という形で読者の理解を助ける配慮が随所に認められる．企業人，アカデミア・学生，そして行政に関わる方々も含め，一人でも多くの薬の安全性評価に関心を持つ人たちに手にとって戴きたい本である．

東京大学医学系研究科　公共健康医学専攻　生物統計学
教授　大橋 靖雄

訳者序

　本書の原著　Drug Safety Dataは，2011年1月に米国で出版された．原著者の2人は，米国において新薬開発に携わり，FDAへの申請経験も持つ医師である．本書は「くすりの安全性評価」に特化した，きわめてユニークな内容の教科書である．従来，有効性評価に関する書籍は数限りなくあるが，このように安全性データの評価を網羅した体系的な書籍は存在しなかった．
　「くすりの安全性を科学する会」は，本書を翻訳するために結成された，有志の集まりである．臨床検査用語（基準値，正常範囲など）や統計用語（率，割合，比など）など用語の使い分けについては，原著者が厳密な使い分けをしていないと考えられる部分も散見されたため，あえてそのまま対応する訳語を使った個所もある．また，米国に特有と思われる部分や，わかりやすさを優先させて，あえて原著と異なる表現を採用した部分に関しては【訳者注】で補足した．また，読者の理解を深める手がかりになればということで，さらに詳しい説明を要すると判断した部分については，コラムという形で追記した．十分に注意して翻訳に取り組んだつもりではあるが，まだまだ完成度が低い部分や誤訳，勘違いなどもあるだろう．広く，読者諸氏のご指導，ご指摘を賜れば幸甚である．

　本書の翻訳出版をお引き受け戴いたサイエンティスト社にもこの場をお借りしてお礼を申し上げたい．サイエンティスト社は，本書を原書よりも安い価格設定（2012年1月現在）で販売するという大英断を下してくれた．おかげで，より多くの方々に手にとってもらい眼を通して頂きやすくなったはずである．原書の英文もこなれて実に読みやすい本であるが，その良さを損なうことのないように十分に気をつけたつもりである．それがうまく伝わらなければその責任は訳者に帰するものであり，原書の良さを少しでも読者諸氏にお伝えできれば訳者らの望外の喜びである．

　最後に，猛暑の中での監訳者の校正作業に同情し，涼しく爽やかな軽井沢の別荘を貸与くださった昭和大学医学部　薬理学臨床薬理学部門客員教授　梅原貞臣氏には記して感謝申し上げる．

まえがき

医薬品の安全性や医薬品安全性監視は，医学界にとっても社会にとっても重要な関心事になってきている．さまざまな医薬品が市場から撤退することや，死亡を含む重篤な有害事象，つまり古い用語を用いれば，副反応(side effect)，を見聞きした人々は，薬を飲んだり注射を受けたりすることはマイナスの結果をもたらす可能性もあるのだと，気付くようになった．

市販されるようになった薬は，単純に安全で有効なのではなく，その薬が好ましいベネフィット・リスク・プロファイルを持っている，つまり，確かにリスクや有害事象は存在するが，（その薬が承認された適応症の適切な患者に，承認用量が用いられたときに）ベネフィットがリスクを上回るという意味である．

医薬品の安全性という領域を逸話から科学へもって行くために役立つ教科書，手引き書，学術雑誌はたくさんある．しかし，医薬品の開発段階や市販後に収集された実際の安全性データを準備し，解析し，解釈することを段階的なアプローチで詳細に述べたものはまったくない．

本書は，医薬品の開発，臨床研究，統計学，医薬品の安全性，疫学や薬事などに従事する人々に，以下のような「どうやって？」で始まる質問に対する回答を与えようとする試みである．

- どうやって安全性のシグナルを見つけるのか．
- どうやって本質的でない情報(つまり，誤ったシグナル)を嗅ぎ分けるのか．
- どうやって薬の効果を判定するのか．
- どうやって臨床的な重要性を見極めるのか．
- どうやって薬のリスクのプロファイルを描くのか．
- どうやって安全性データを解析し，提示し，要約し，解釈するのか．

本書は，二つのPARTに分かれている．「PART1 基本編」と「PART2 実践編－安全性データの解析，要約，解釈へのアプローチ」である．

PART1は，リスクの判定に必要な基本的概念やツールを提供する．たとえば，薬の効果の判定とその臨床的な重要性，臨床検査や心電図は何を測っているのか，それらの値は何を意味するのか．また，リスクの判定に影響を与えるデータ収集やデータ解析のプロセスにも言及している．

PART2の中心的な話題は，安全性統合解析(Integrated Analysis of Safety：IAS)を目的に安全性データを解析，提示，要約するための実践的なアプローチを与えることである．IASは，薬の承認に必要

とされる安全性の統合的要約(Integrated Summary of Safety：ISS)や臨床的安全性の概要(Summary of Clinical Safety：SCS)を作成するために必要である．

PART2では，市販医薬品に関する定期的安全性最新報告(Periodic Safety Update Report：PSUR)についても触れる．これらの報告書は複雑で，準備段階での課題も多い．これらの報告書を作成するときに用いられる原則やアプローチは，臨床試験の総括報告書や，開発時安全性最新報告(Development Safety Update Report：DSUR)など，規制当局に提出される他の報告書に対しても適用可能である．いくつかの例外はあるが，PART2の各章はSCSに含まれるセクションを順番に並べたものである．

他とは異なる本書の特徴の一つは，MEPRO(メプロ)という架空の非ステロイド性抗炎症薬(Non-Steroidal Anti-Inflammatory Drug：NSAID)について，IASやPSURを例示していることである．これらの報告書の例示は，PART1やPART2で説明されたことを，実際にどのように適用できるかを示している．

本書は，「ヒント(TIPS)」「注意(CAUTIONS)」「注釈(NOTES)」「要注意(RED HERRING ALERTS)*」をふんだんに盛りこんでおり，リスク評価という濁った水の中を進んでいく読者を導く，有用で実践的なアドバイスを与えている．「ヒント(TIPS)」は，何をすべきかの有用な示唆を与える．「注意(CAUTIONS)」は，読者を面倒な問題に巻き込む可能性がある部分や，読者を間違った道や間違った結論に導いてしまう部分を指摘することを意図している．「注釈(NOTES)」は，情報の重要なポイントを強調したり，はっきりさせたりする．「要注意(RED HERRING ALERTS)」は，偽の安全性シグナルに，誤って導かれてしまった結果の例を与える．本書では一貫して，医薬品について記述しているが，トピックスは，生物製剤，ワクチン，OTC薬(訳者注：処方箋なしで購入できる店頭販売の薬等)，栄養補助食品，そして場合によっては医療機器にも通用するものである．

*【訳者注Red Herring(燻製ニシン)は，人の気をそらす情報，根本の問題から注意をそらすための情報，人を惑わす情報，デマ情報である．その語源は，猟犬を訓練するときに，獲物が通り過ぎた匂いが残っている道と交差するように，匂いのきつい薫製ニシンを引きずっておいたことに由来する．】

最後に，3つの重要な注意点を述べておく．

- ■ 注意点 その1 – 国によって規制は異なる場合もあるので，各国の規制やガイダンスに必ず従うこと．
- ■ 注意点 その2 – 規制は変化し続け，時間とともに，新しいガイダンスが発効される．今日の基準が，明日には失効することもある．
- ■ 注意点 その3 – ワンサイズの服がすべての人に合うわけではない．データを分析，要約，表示および解釈するにはさまざまな方法がある．この事例の扱い方が，担当する薬にうまく適合しないかもしれないし，ここで述べられなかった異なるデータの要約方法が要求されるかもしれない．また，本書で推奨した方法に規制当局が同意しないかもしれない．したがって，申請資料の提出を予定している時期よりもずっと前に，規制当局の審査部門とIASの解析計画について話し合うべきである．

筆者らは，数十年にわたり，医薬品の安全性と医薬品安全性監視に関わってきた．本書は，われわれがこれまでに従事した仕事から得た教訓を煎じ詰めたものである．この情報が読者にとって価値あるものになるよう，謙虚に，そして心から望んでいる．

Michael J. Klepper, MD
Barton Cobert, MD, FACP, FACG, FFPM

略語リスト

略語	英文正式名称	和文名称
ACE	Angiotensin converting enzyme	アンギオテンシン変換酵素
ADR	Adverse drug reaction	副作用
AE	Adverse event	有害事象
AF	Atrial fibrillation	心房細動
AHQ	Ad hoc query	個別対応検索式
ALP	Alkaline phosphatase	アルカリフォスファターゼ
ALT	Alanine aminotransferase	アラニンアミノトランスフェラーゼ
ARR	Attributable risk ratio	寄与危険度比
AST	Aspartate aminotransferase	アスパラギン酸アミノトランスフェラーゼ
AT	Aminotransferase	アミノトランスフェラーゼ
BMI	Body Mass Index	体格指数（肥満度指数）
BPM	Beats per minute; Breaths per minute	1分あたりの心拍数，呼吸数
Ca	Calcium	カルシウム
CCDS	Company's Core Data Sheet	企業中核データシート
CCSI	Company's Core Safety Information	企業中核安全性情報
CDC	Centers for Disease Control and Prevention	米国疾病対策予防センター
CHF	Congestive heart failure	うっ血性心不全
CIOMS	Council for International Organizations of Medical Sciences	国際医科学機構評議会
CK	Creatine kinase	クレアチンキナーゼ
Cl	Chloride	クロール
Cmax	Maximum plasma concentration	最大血漿中濃度
CNS	Central nervous system	中枢神経系

略語	英文正式名称	和文名称
CO_2	Carbon dioxide	二酸化炭素
COX	Cyclooxygenase; a fictitious marketed NSAID	シクロオキシゲナーゼ；架空の市販非ステロイド系抗炎症薬の商品名
CPK	Creatine phosphokinase	クレアチンホスホキナーゼ
CREST	Calcinosis, Raynaud's phenomenon, esophageal dysmotility, sclerodactyly, and telangiectasia	CREST症候群
CRF	Case report form	症例報告書
CS	Clinically significant	臨床的に重要な
CSR	Clinical study report	治験総括報告書
CT	Computed tomography	コンピュータ断層撮影
CTCAE	Common Terminology Criteria for Adverse Events	有害事象共通用語基準
CTD	Common Technical Document	コモン・テクニカル・ドキュメント
CV	Cardiovascular ; cerebrovascular	心血管；脳血管の
DILI	Drug-Induced Liver Injury	薬剤性肝障害
DSM	Diagnostic and Statistical Manual of Mental Disorders	精神疾患の分類と診断の手引
DSUR	Development Safety Update Report	開発時安全性最新報告
ECG	Electrocardiogram	心電図
EDC	Electronic data capture	電子的データ収集
EKG	Electrocardiogram	心電図
EM	Erythema multiforme	多形紅斑
EMA	European Medicines Agency	欧州医薬品庁
EU	European Union	欧州連合
F	Fahrenheit	華氏(°F)
FDA	Food and Drug Administration	米国食品医薬品局
Hb	Hemoglobin	ヘモグロビン
Hct	Hematocrit	ヘマトクリット
HDL	High density lipoprotein	高比重リポ蛋白
HLGT	High Level Group Term	高位グループ語
HLT	High Level Term	高位語
HR	Heart rate	心拍数
GGT	Gamma glutamyltransferase	γグルタミルトランスフェラーゼ
IAS	Integrated Analysis of Safety	安全性統合解析
IB	Investigator's Brochure	治験薬概要書
IBD	International birth date	(医薬品の)国際誕生日
ICD	International Classification of Diseases	国際疾病分類
ICH	International Conference on Harmonisation	日米EU医薬品規制調和国際会議
ICSR	Individual case safety report	個別症例安全性報告
IND	Investigational new drug	新薬臨床試験開始届(FIDA)
INR	International normalized ratio	(プロトロンビン時間)国際標準比(PT-INR)
ISS	Integrated Summary of Safety	安全性の統合的要約
K	Potassium	カリウム
LDL	Low density lipoprotein	低比重リポ蛋白
LFT	Liver function test	肝機能検査
LLT	Lowest Level Term	下層語

略語	英文正式名称	和文名称
LMP	Last menstrual period	最終月経
MAH	Marketing authorisation holder	医薬品市販承認取得者（米）
MCHC	Mean corpuscular hemoglobin concentration	平均赤血球ヘモグロビン濃度
MCV	Mean corpuscular volume	平均赤血球容積
MedDRA	Medical Dictionary for Regulatory Activities	国際医薬用語集
Mepro/MEPRO	Meproamine dihydroacetate—a fictitious NSAID	メプロアミン・ジヒドロアセテート；架空の市販非ステロイド系抗炎症薬の商品名
MI	Myocardial infarction	心筋梗塞
MHLW	Ministry of Health, Labour and Welfare	厚生労働省
mmHg	Millimeters of mercury	ミリ水銀柱
ms	msec, Millisecond	ミリ秒（1/1,000秒）
MRI	Magnetic resonance imaging	磁気共鳴画像法
mSMQ	Modified Standardised MedDRA Query	修正MedDRA検索式
MSSO	Maintenance and Support Services Organization	（MedDRA）国際維持管理機関
Na	Sodium	ナトリウム
NASH	Nonalcoholic steatohepatitis	非アルコール性脂肪性肝炎
NCI	National Cancer Institute	（米国）国立癌研究所
NDA	New Drug Application	新薬承認申請
NEC	Not elsewhere classified	（MedDRA）その他
NOAEL	No Observed Adverse Effect Level	無毒性量
NSAID	Nonsteroidal anti-inflammatory drug	非ステロイド系抗炎症薬
O_2	Oxygen	酸素
PADER	Periodic Adverse Drug Experience Report	（米国）定期副作用報告
PD	Pharmacodynamics	薬力学
PK	Pharmacokinetics	薬物動態
PO_4^{3-}	Phosphorus	リン酸イオン
PSUR	Periodic Safety Update Report for Marketed Drugs	定期的安全性最新報告
PT	Preferred Term	（MedDRA）基本語
PUB	Perforations, ulcers and bleeds	穿孔，潰瘍，出血
PYE	Person-years exposure	曝露人年
QTc	QT interval corrected	補正QT間隔
RBC	Red blood cell count	赤血球
REMS	Risk evaluation and minimization strategy	リスク評価緩和戦略
SAE	Serious adverse event	重篤な有害事象
SAP	Statistical analysis plan	解析計画書
SCS	Summary of Clinical Safety	臨床的安全性の概要
SI	International System of Units	国際単位，SI単位系
SJS	Stevens-Johnson syndrome	スティーブンス・ジョンソン症候群
SMQ	Standardised MedDRA Query	標準MedDRA検索式
SNOMED	Systematized Nomenclature of Medicine	国際医療用語集
SOC	System Organ Class	器官別大分類
SmPC	Summary of Product Characteristics	（EU医薬品の）製品概要
SSRI	Selective serotonin reuptake inhibitor	選択的セロトニン再取り込み阻害薬
SUSAR	Suspected, unexpected, serious adverse reaction	予期せぬ重篤な副作用の疑い
TBL	Total bilirubin	総ビリルビン

略語	英文正式名称	和文名称
TdP	Torsades de pointes	トルサード ド ポアン
TG	Triglycerides	中性脂肪
VF	Ventricular fibrillation	心室細動
VT	Ventricular tachycardia	心室性頻拍
WBC	White blood cell count	白血球
WHO	World Health Organization	世界保健機関
WHO-ART	World Health Organization Adverse Reaction Terms	WHO副作用用語集
WHO-DDE	World Health Organization Drug Dictionary Enhanced	WHO医薬品辞書拡張版

謝　辞

　この本を出版したいという夢が現実になるまでに20年以上もかかってしまった．友人であり共著者であるBartがいてくれなければ，この本は思いつきや願望のままだったろう．本書の中身に対するBart自身の掛け替えのない寄与ばかりでなく，彼の弛まざる勇気づけと統率力が，私が絶望的な気分になってこのプロジェクトから逃避したくなっても，私を集中させ，引っ張ってくれた．

Mike Klepper

　本書の臨床薬理学的な記述箇所をレビューし示唆を与えてくれたJames(Jim) Hinsonに感謝を述べたい．Cecile "Skippy" Berner博士とAdam Gennは，膨大な表のチェックという退屈な仕事をしてくれた．Ilana Lebowitzはグラフ作成を手伝ってくれた．本書の統計学的な記述箇所をレビューし，示唆を与えてくれたAnthony ("Tony") Segretiには特段の感謝を述べたい．彼の丁寧な手助けはまさに掛け替えのないものだった．

　このプロジェクトの間，揺るぎない支援をしてくれた編集者Chris Davisには重ね重ね感謝を述べたい．本書のビジョンを信頼し続けてくれた我々の出版社Jones & Bartlett Learningにも感謝したい．

Bart Cobert and Mike Klepper.

PART 1

基礎編

第1章 ベネフィット・リスク
第2章 最終地点から始めよう
第3章 継続的にアップデートされる安全性統合データベース
　　　―それなしでは生きていけないもの
第4章 コーディングの基礎
第5章 因果関係の判定―個別症例安全性報告（ICSR）
第6章 因果関係の判定―集積データ
第7章 エビデンスの重みを判断する―パターンと関連性
第8章 臨床的重要性の判定…それで何？
第9章 臨床検査―何を測っているのか，何を意味するのか
第10章 12誘導心電図―何を測っているのか，何を意味するのか
第11章 みんなのレーダースクリーンに映るべき有害事象

第1章

ベネフィット・リスク

「なによりも害をなすことなかれ」−ヒポクラテスの誓い

■ ベネフィット vs. リスク

元英国首相Harold Macmillanいわく,「そもそも生きるということは,何らかのリスクを伴うものだ」[1]. すべての行動にはリスクが伴う. チーズバーガーを食べること(脂肪とカロリーが多いし,窒息のリスクもある),通勤に車を使うこと(酔っ払い運転の車にぶつけられるかもしれないし,路面凍結でスリップするかもしれない). 何もしないことにもリスクがある(将来の見込みがない仕事に従事し続ける,地震のリスクが高い断層上にある家に住み続ける).

薬の使用に関するリスクも確実にある. 薬理学的に,または生物学的に活性を持つ物質は,正常な身体機能を混乱させたり,変化させたりして,有害な作用をもたらす可能性がある. 予測できるリスクもあるし,予測できないリスクもある. 薬に対する過剰な反応がリスクの原因になることもある. 高齢者のように感受性の高い患者では,降圧薬が血圧を下げすぎてしまい,めまいや気絶を起こすかもしれない. 気絶するときに,倒れて大腿骨を骨折するかもしれない. また,既知の薬理学的効果ではなく,遺伝的性質や薬の代謝能など個人に特有な要因で,有害な作用が発現することもある

る. このような予測できない反応は,まれで重篤なことも多く, **特異体質反応(idiosyncratic reactions)** と呼ばれる.

しかし,薬のリスクはそれ単独では評価できず,ベネフィットも考慮に入れなければならない. ある薬は死に至る可能性もある有害な作用を起こすかもしれないが,それでもなお好ましいベネフィット・リスク・プロファイルを持つこともある. たとえば,膵臓がんの(架空の)薬が図1-1のようなベネフィット・リスク・プロファイルを持っているとしよう.

膵臓がんは,死に至る疾患である. 5年生存率は5%に満たない. 患者集団の生存時間の中央値はわずか4〜6ヵ月である. 選択できる治療はほとんどなく,概して効果的でもない[2]. したがってこの薬が,QOLや生存時間を改善しながら,また時には何らかの症状を消失させたり,痛みを和らげたり,腫瘍を縮小させたり,入院期間を短くしたりするなら,この病気に対する大きなアンメット・ニーズを満たしていることになる. この薬のリスクを評価すると,副作用は悪心嘔吐から,顆粒球減少症や血小板減少症のような,生命を脅かす可能性がある反応までさまざまである. 顆粒球減少症とは,感染症と戦う白血球の一種である顆粒

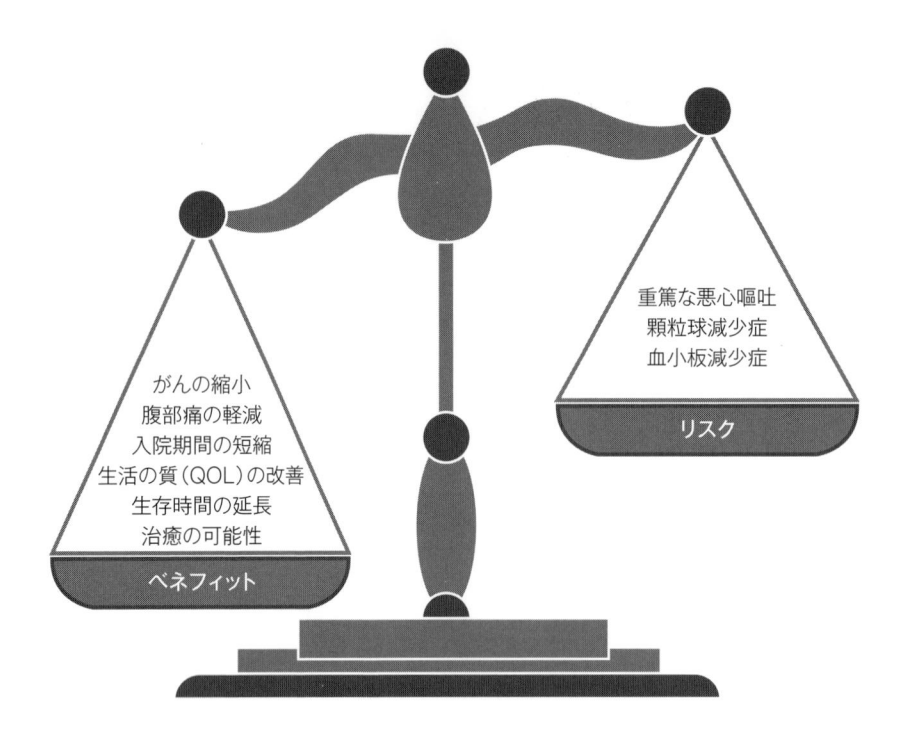

図1-1 ベネフィット vs. リスク－膵臓がんに対する架空の被験薬の場合

球の数が顕著に減少する病態である．顆粒球減少症の患者は，生命を脅かす感染症にかかりやすい．同様に心配なのは血小板減少症であり，生命を脅かす出血に至る可能性がある．しかし，これらのリスクを避けることはできなくても，最小化（小さくするために努力すること）はできる．重度の悪心嘔吐がある患者には悪心を緩和する薬を投与することができるし，嘔吐が重度であれば点滴治療を行うこともできる．白血球を増やすための顆粒球コロニー刺激因子（granulocyte colony stimulating factor：G-CSF），感染を防いだり治療したりするための抗菌薬，出血のリスクを最小化するための血小板輸血，重度の出血に対する輸血などもある．ベネフィットとリスクを天秤にかけることによって，この架空の薬が，ほとんど治療の選択肢がない病気に対する有効な治療を提供すること，そのリスクを予測し，最小化しながら治療できることが明らかになる．こうして，天秤はベネフィット側に傾き，この薬が良好なベネフィット・リスク・プロファイルを持つことになる．

■ ベネフィット・リスク・プロファイルを判定する

薬の販売承認を取り，市販するためには，非臨床から臨床開発まで，その薬が**好ましいベネフィット・リ**スク・プロファイルを持っていることを示さなければならない．そのためには，薬のライフサイクル全体で，ベネフィット・リスク・プロファイルの評価を続ける必要がある．

ベネフィット・プロファイルは，以下によって決まる．

- その薬の証明された有効性
- その薬が満たすアンメット・ニーズ－適応症（がん vs. 鼓腸など）や，他にどんな治療が利用可能か．

リスク・プロファイルは，非臨床試験（動物試験など），開発段階の臨床試験，市販された後の安全性情報によって決まる．

市販前の段階では，臨床試験で収集された安全性データの大半は以下のようなものである．

- 有害事象
- 臨床検査
- バイタルサイン
- 身体所見
- 12誘導心電図
- 適応症により，他の検査．たとえば，発作性障害の評価における脳波

ひとたび医薬品が**市販されると**，安全性情報の大半は，主に医療従事者や消費者からの，自発的な有害事象（Adverse Event：AE）報告から得られるようにな

る．規制当局，販売に関わる人々なども，製造者に対して自発的に有害事象を報告する．その他の市販後の安全性情報は，文献や，市販後研究，薬剤疫学的研究，調査，レジストリ(疾患登録)などの形で製造者からの依頼に基づく非自発的な情報からも得られる．

■ 有害事象 vs. 副作用

有害事象は，リスクの評価にもっとも大きな役割を果たす．**有害事象(adverse event)**(かつては **副反応 side effect** と呼ばれた)の定義は，ICH (International Conference on Harmonisation)で確立された．

有害事象とは，薬が投与された患者または被験者に生じたあらゆる好ましくない医療上のできごと．必ずしもその薬の投与との因果関係が明らかなもののみを示すものではない．つまり有害事象とは，薬が投与された際に起こる，あらゆる好ましくない，あるいは意図しない徴候(臨床検査値の異常を含む)，症状，または病気のことであり，当該薬剤との因果関係の有無は問わない[3]．

薬との因果関係が合理的な可能性を持つとき有害事象は，**副作用(Adverse Reactions, Adverse Drug Reactions)** と呼ばれる[3,4]．

有害事象には因果関係の含意はない．単に悪いできごとが起きたことを意味し，それは薬のせいかも知れないし，そうでないかもしれない．一方，副作用は薬に起因することを示す合理的な可能性がある何らかの要因が存在する．悪いできごとは，最初は有害事象として報告されるかもしれないが，何らかのエビデンスがあって，悪いできごとが薬と本当に関連しているというある程度の可能性が与えられたときに，副作用となる．(P.9のコラム参照)

■ 義務付けられている安全性報告*

新規の臨床的に重要なリスクが見逃されたり，報告が遅すぎたりしないように，米国，EU，日本などの規制当局は，安全性情報を**迅速に**(expedited；7日または15日以内)報告すること，**定期的に**(periodic；四半期ごと，半年ごと，一年ごとなど)報告することの両方を要求している．

緊急報告

次の基準にあてはまる安全性所見(つまり有害事象や臨床検査の異常所見)は規制当局に迅速に報告しなければならない．

- **重篤な(serious)** 結果に至ったもの．重篤な結果とは以下のものを含む．
  - 死に至るもの
  - 生命を脅かすもの
  - 治療のため入院または入院期間の延長が必要となるもの
  - 永続的または顕著な障害・機能不全に陥るもの
  - 先天異常，出生異常
  - 重大な医療事象
- **予測できないもの(unexpected)**；つまり，所見が新たに発現したか，所見の性質や重症度が変化したもの
- 治療との関連が**疑われる(suspected)**；つまり因果関係を合理的に否定できないもの

被験薬については，死亡に至った，あるいは生命を脅かす，被験薬との合理的な因果関係を有する，予測できない安全性所見は7日以内に米国，EU，日本などの規制当局に報告する必要がある．その他のすべての因果関係が疑われる重篤で予測できない事象は15日以内に報告しなければならない[3]．

市販後の報告に関する規制は同様であるが，若干異なる．自発的な(製造者から促されることなく自発的に報告される)市販後の有害事象報告については，因果関係があることが前提となっている．したがって重篤で予測できない事象は，15日以内に報告しなければならない．重篤で予測できる事象の緊急報告は，国によって異なる．市販後の依頼に基づく非自発的な安全性所見(臨床研究，レジストリ，調査などから報告される)については，重篤で予測できない，かつ因果関係を否定できない事象の報告を15日以内に提出しなければならない[4]．市販後の依頼に基づく非自発的な情報については，(自発報告とは異なり)因果関係があることが前提となって**いない**．

非臨床試験から，ヒトに対する潜在的で臨床的に重要なリスクを示唆する所見が得られた場合も，迅速に報告しなければならない．

---

*国によって規制やガイダンスは異なる場合もあるので，各国の規制やガイダンスに必ず従うこと．

定期報告

規制当局は，臨床開発中と市販後に，定期的に安全性情報を提出することを義務付けている．これらの定期報告については後述する．

■ 安全性情報を含む義務付けられた報告の種類

安全性情報を含み，報告が義務付けられているものには以下のようなものがある．

- **個別症例安全性報告(Individual Case Safety Report：ICSR)** − 個別症例に発現した有害事象や他の安全性所見に関わる症例経過等の記述[4]．被験薬については，重篤な有害事象や他の重篤な安全性所見のICSRが求められている．ICSRが，重篤で，因果関係が疑われ，予測できない安全性所見を含んでいる場合は，規制当局に迅速に報告しなければならない．市販薬の自発報告のICSRは，重篤で，予測できない場合に緊急報告が必要であるが，大部分の市販後ICSRは予測できるか，重篤なものではない．
- **治験薬概要書(Investigator's Brochure：IB)** − 臨床開発段階にある被験薬について，非臨床試験や臨床試験で得られている情報をまとめたもの．治験薬概要書は，完了した臨床試験から得られた有効性や安全性所見をまとめたもので，さらなる情報が得られるとともに更新されていく[5]．被験薬がどこか他の国で市販されている場合には，市販後の安全性情報も治験薬概要書に盛り込まれる．
- **総括報告書(Clinical Study Report：CSR)** − 各臨床試験の有効性と安全性の結果をまとめたもの[6]．
- **開発中の医薬品に対する定期的報告** − 米国の「開発中の新薬年次報告(IND Annual Report)」や，EUの「安全性年次報告(Annual Safety Report)」は，開発中の医薬品に対する定期的報告の例である．それぞれの報告は，完了した試験と継続中の試験で報告された有害事象を1年ごとにまとめたものになっている[7,8]．これらの報告は，現状では国や地域によって内容や形式が異なっているが，ICHが推奨する開発時安全性最新報告(Development Safety Update Report：DSUR)によって完全に取って代わられることになる．ただし，国や地域によって，要求事項が異なる可能性はある[9]．【訳者注：DSURに関するICHガイドラインE2Fは，2010年8月に日米欧3極合意(Step 4)が完了している．日本における通知(Step 5)は，本稿執筆時点では発効されていない．】
- **安全性統合解析(Integrated Analysis of Safety：IAS)** − 臨床開発の間に，被験薬を少なくとも1回投与されたすべての被験者から得られた安全性の結果を包括的にまとめたもの．安全性統合解析には，非臨床試験から得られた重要な所見や，一つ以上の国ですでに市販されている場合には市販後の安全性情報も盛り込まれる．臨床的安全性の概要(Summary of Clinical Safety：SCS)や，安全性の統合的要約(Integrated Summary of Safety：ISS)は，ともに安全性統合解析の例であるが，形式や内容が異なる[10,11]．安全性統合解析は医薬品の承認のための要件であり，申請書類(承認前の申請とレビューのために要求される書類)に含めなければならない．安全性統合解析では，しばしば試験結果が併合される．これは，規模が小さい試験や短期間の試験だけでは見逃されてしまいかねない安全性所見を，発見したり特徴を調べたりしやすくするために行われる．安全性統合解析から得られた結果は，米国の**パッケージ・インサート**や，EUの**製品概要**(Summary of Product Characteristics：SmPC)などの処方情報の基礎となるものである．
- **120日安全性最新情報(120-Day Safety Update)** − 米国において，安全性統合解析の提出4ヵ月後，承認の前に要求されている報告．この最新情報の目的は，安全性統合解析のデータのカット・オフ日以降に入手した安全性情報をまとめることである．この追加情報は，安全性統合解析が提出されてからリスク・プロファイルが変わったかどうかをみるためのものである[11]．
- **市販医薬品についての定期的報告** − 主に市販医薬品で見つかった安全性情報をまとめた報告．定期的報告の目的は，規制当局が新たに危惧を抱く事象が発現したか，薬のベネフィット・リスク・プロファイルが変わったかを見ることである．もしも，そのようなことがあった場合には，処方に必要な情報を修正する必要があるかもしれないし，リスク管理活動が開始されるか，あるいは新たに発見されたリスクを考慮するよう，活動計画の変更が必要になるかもしれない．米国の定期副作用報告(Periodic Adverse Drug Experience Report：PADER)は米国で要求されている定期的報告であり，市販医薬品定期的安全性最新報告(Periodic Safety Update Report for Marketed Products：PSUR)は，EUや他の国々での要求事項である[12-14]．PADERやPSURは形式や内容が異なる．PSURは，本書の執筆時点で，米国では任意の報告である(将来的には，義務化されることが予想されている)．

■ 物語

安全性報告の目的は3つの疑問に答えることである．

1. 薬に効果はあるのか？
2. もし薬に効果があるなら，その効果は臨床的に重要なものか？
3. 臨床的に重要ならば，それでもなおベネフィット・リスク・プロファイルは好ましいか？

安全性報告の「科学と技」は，すべての利用可能な安全性データを使い，あたかもそのデータが薬のリスク・プロファイルを物語るように提示するためにある．この物語は，ジグソーパズルのピースのようなもので，審査官がその薬のリスクの全体像を見ることができるように，正しくつなぎ合わせられなければならない．

報告書，特に安全性統合解析のように大量のデータをまとめた報告書では，集団としてのデータの集計表，個別データの一覧表，症例経過等の記述（narrative；個別症例の情報など）が付録として添付される．報告書の本文には，付録にある情報から**抽出された**安全性プロファイルを語るうえで，もっとも重要な所見を与えるデータが提示されるべきである．こうすることで，審査官はその薬の安全性プロファイルの全体像を理解しようと本文を読みながら，報告書の最後に添付されている付録に頻繁に行ったり来たりする必要がなくなる．報告書作成の「科学」とは，どの情報が重要かを見極めることであり，報告書作成の「技」とは，データを並べて提示する最良の方法である．何千例もの安全性データをまとめる安全性統合解析では，検討するべきデータが膨大になることがある．同様に，多くの国々で市販され広く使用されている医薬品のPSURも，本文でまとめなければならないデータが膨大になることがある．規制や指針は，どんな情報が必要かを指示している．しかし，どう解析し，提示し，並べるのがもっとも良い方法かについては，かなりあいまいな部分が残っている．

■ 探偵のように振舞い先制攻撃せよ

安全性情報は，いつもわかりやすく白黒つけられるとは限らない．たくさんの安全性所見が見つかるかもしれないが，それらが本当なのか，重要なのかはいつも明らかであるとは限らない．このような不確実性があるため，探偵になったつもりで，データから得られる限りの多くの**手がかり**を集めなければならない．エビデンスかもしれないと指し示す手がかりが，**安全性シグナル**である．**安全性シグナル**の定義はさまざまあるが，本書では一貫して，注意喚起したり警告を発するために役立つあらゆる安全性所見を安全性シグナルと呼ぶことにする．

同じ方向を指し示す手がかりが多いほど，その安全性所見が真であり，重要問題から注意をそらす情報（偽のシグナル）ではない可能性が高くなる．安全性プロファイルを判定するときには，収集したエビデンスの重みに応じて，評価結果を先制攻撃的に積極的に提示する必要がある．これは，規制当局から指示される**前**に行うべきである．これは正しい行いであるばかりか，シグナルを隠したり過小評価したりしようとしているという疑いを避け，規制当局との間に信用や信頼を築くことにもなる．自分たちがある所見の重要性に関して疑問を持っている場合は，規制当局も同じ疑問を持つ可能性が非常に高いことを，忘れてはいけない．

■ 長い旅路

リスクを判定するまでには，多くのステップがある．本書の目的は，この旅路であなたの道案内をすることだ．さあ，始めよう．

参考文献

1. Famous quotes and quotations. http://www.brainyquote.com/quotes/quotes/h/haroldmacm101798.html. Accessed February 18, 2010.
2. Dragovich T, Erikson RA, Larson CR, Shabahang, M. Pancreatic Cancer. April 7, 2009. http://www.emedicine.medscape.com/article/280605-overview. Accessed February 18, 2010.
3. International Conference on Harmonisation of Technical Requirements for Registration of Pharmaceuticals for Human Use. Clinical Safety Data Management: Definitions and Standards for Expedited Reporting E2A ICH Secretariat, Geneva, Switzerland. October 1994. http://www.ich.org/fileadmin/Public_Web_Site/ICH_Products/Guidelines/Efficacy/E2A/Step4/E2A_Guideline.pdf. Accessed December 1, 2011.
4. International Conference on Harmonisation of Technical Requirements for Registration of Pharmaceuticals for Human Use. Post-approval Safety Data Management: Definitions and Standards for Expedited Reporting E2D ICH

Secretariat, Geneva, Switzerland. November 2003. http://www.ich.org/fileadmin/Public_Web_Site/ICH_Products/Guidelines/Efficacy/E2D/Step4/E2D_Guideline.pdf. Accessed December 1, 2011.

5. International Conference on Harmonisation of Technical Requirements for Registration of Pharmaceuticals for Human Use. Guideline for Good Clinical Practice E6 (R1) ICH Secretariat, Geneva, Switzerland. June 1996. http://www.ich.org/fileadmin/Public_Web_Site/ICH_Products/Guidelines/Efficacy/E6_R1/Step4/E6_R1__Guideline.pdf. Accessed December 1, 2011.

6. International Conference on Harmonisation of Technical Requirements for Registration of Pharmaceuticals for Human Use. Structure and Content of Clinical Study Reports E3 ICH Secretariat, Geneva, Switzerland. November 1995. http://www.ich.org/fileadmin/Public_Web_Site/ICH_Products/Guidelines/Efficacy/E3/Step4/E3_Guideline.pdf. Accessed December 1, 2011.

7. Code of Federal Regulations. PART 312—Investigational New Drug APPLICATION, Subpart B—Investigational New Drug Application, Sec. 312.33 "Annual reports." April 2009. http://www.accessdata.fda.gov/scripts/cdrh/cfdocs/cfcfr/CFRSearch.cfm?fr=312.33. Accessed April 11, 2010.

8. "Detailed guidance on the collection, verification and presentation of adverse reaction reports arising from clinical trials on medicinal products for human use." April 2006. http://www.meduni-graz.at/ethikkommission/Forum/Download/Files/CT_3.pdf. Accessed December 1, 2011.

9. International Conference on Harmonisation of Technical Requirements for Registration of Pharmaceuticals for Human Use. Development Safety Update Report E2F ICH Secretariat, Geneva, Switzerland, June 2008. http://www.ich.org/fileadmin/Public_Web_Site/ICH_Products/Guidelines/Efficacy/E2F/Step4/E2F_Step_4.pdf. Accessed December 1, 2011.

10. International Conference on Harmonisation of Technical Requirements for Registration of Pharmaceuticals for Human Use. The Common Technical Document for the Registration of Pharmaceuticals For Human Use—Efficacy—M4E (R1) Clinical Overview and Clinical Summary of Module 2 Module 5: Clinical Study Reports ICH Secretariat, Geneva, Switzerland, September 2002. http://www.ich.org/fileadmin/Public_Web_Site/ICH_Products/CTD/M4__R1__Efficacy/M4E__R1_.pdf. Accessed December 1, 2011.

11. "Guideline for the Format and Content of the Clinical and Statistical Sections of an Application" July 1988. http://www.fda.gov/downloads/Drugs/Guidance-ComplianceRegulatoryInformation/Guidances/UCM071665.pdf. Accessed December 1, 2011.

12. Code of Federal Regulations. PART 314—Appli-cation for FDA Approval to Market a New Drug, Subpart B—Applications, Sec. 314.80 Postmarketing reporting of adverse drug experiences. April 2009. http://www.accessdata.fda.gov/scripts/cdrh/cfdocs/cfcfr/CFRSearch.cfm?fr=314.80. Accessed February 18, 2010.

13. International Conference on Harmonisation of Technical Requirements for Registration of Pharmaceuticals for Human Use. Clinical Safety Data Management: Periodic Safety Update Reports for Marketed Drugs E2C(R1) ICH Secretariat, Geneva, Switzerland, November 2005. http://www.ich.org/fileadmin/Public_Web_Site/ICH_Products/Guidelines/Efficacy/E2C/Step4/E2C_R1__Guideline.pdf. Accessed December 1, 2011.

14. Volume 9A of The Rules Governing Medicinal Products in the European Union—Guidelines on Pharmacovigilance for Medicinal Products for Human Use—. September 2008. http://ec.europa.eu/health/files/eudralex/vol-9/pdf/vol9a_09-2008_en.pdf. Accessed December 1, 2011.

Column 薬と有害事象の因果関係

なかなか難しい因果関係の判定

「その有害事象の原因は被験薬か？」は，ベネフィット・リスク・プロファイルを評価するときに，非常に重要な課題である．しかし，この問に正しい答えを与えることは，一般にはそう簡単ではない．ある有害事象が発現したとして，その原因は被験薬だけでなくさまざまなものが考えられる．併用治療，原疾患，合併症が原因である可能性が高い場合もある．これらの原因に被験薬が関係している可能性もあるが，原疾患や合併症の自然経過から，被験薬がなくても十分起こり得る場合や，併用治療との因果関係が強い場合には，被験薬と有害事象の因果関係の可能性は弱い（あるいは，ほぼない）と判断できることもある．

厄介なのは，対象患者集団では薬がなくてもある程度の頻度で発現し，薬によってそのリスクが上昇するような事象である．高齢者における心筋梗塞，脳卒中，経口避妊薬での血栓症や乳がん，ステロイドによる白内障，β刺激剤吸入による突然死，インフルエンザでの異常行動などが典型的な例である．頭痛，下痢，感冒なども，被験薬がなくても起きる一般的な有害事象の例である．このような場合の因果関係判定は，集団のデータの評価，つまり対照群との比較でしか因果関係を明らかにできない．薬がその有害事象に寄与するメカニズムが明確ではなかったり，寄与が小さかったりするからである．ここで言う「集団のデータ」とは，まだ開発の探索段階にあって情報が著しく不十分な状況で，1つの臨床試験の治療群ごとのデータ，あるいは承認申請に向けて行われる安全性の統合解析における治療群ごとのデータを想定している．たとえば，ある有害事象の発現率が，プラセボ群や対照薬群よりも被験薬群で明らかに高いことがわかれば，被験薬がその有害事象の原因である可能性は高くなる．臨床検査値などの情報がこの推論を補強できる場合もある．

因果関係の判定基準

合理的な可能性を示す基準に関する議論の歴史は古く，古典的なものは本書でも紹介されているA. B. Hillの判断基準（1965）[1]である．表1は，CIOMS VIワーキンググループの報告書（2005年）[2]中のAppendix 7を整理したものである．集団のデータでの判断基準は，対照群との比較や，複数の症例や複数の試験での一貫性という視点であることがわかる．

因果関係判定の尋ね方の変遷

症例報告書の因果関係判定記入欄で，古くから最もよく見られ，現在でもかなり残っている尋ね方は，本書でも用いられている「関連あり」，「関連があるかもしれない」，「おそらく関連なし」，「関連なし」を選ぶという方法である．このような尋ね方は，薬と有害事象の関係だけに着目し，その因果関係の可能性の強さを順序カテゴリとして尋ねるものである．そのようなカテゴリ分けをしてデータ収集しても，総括報告書などで集計するときには，「関連なし」以外の有害事象を「因果関係を否定出来ない有害事象 Causal relationship cannot be ruled out」としてまとめて報告されてきた．細かな可能性のカテゴリ分けは結局使われること

表1 因果関係の判断基準

個別症例での判断基準
- リチャレンジ陽性（投与再開での再発）
- 因果関係が確立されており明らか
  - 被験薬や同種薬の副作用であることがわかっている（一貫した複数試験の結果，作用機序，薬物相互作用，クラスエフェクトなど）
- 発現までの時間に説得力がある
- デチャレンジ陽性（投与中止で消失）
- 交絡するリスク因子がない
- 曝露量や曝露期間との整合性がある
- 正確な既往歴による裏付けによりほぼ間違いなく説明可能
- 併用治療が原因である可能性が低い
- その他の治験責任（分担）医師による判断
- 他に説明できる原因がない

集団のデータでの判断基準
- 特定の安全性を検討する目的の試験で確かめられた
- 対照群よりも発現頻度が高い
- 用量反応関係がある
- 対照群よりも特定の有害事象が原因の中止例が多い
- 対照群よりも早期に発現あるいは重症度が高い
- 症状発現のパターンが一貫している
- 発現までの時間が一貫している
- 複数の試験で一貫した傾向がある

はなく，CIOMS VIワーキンググループの報告書では，「このようなカテゴリ化は何ら価値を与えてこなかった」と酷評している．

このような背景があり，二者択一の因果関係判定を採用する企業が増えてきた．これはおよそ利用されることがないカテゴリ分けを廃して，因果関係の可能性がとても低いことはまず間違いないと判断できる場合だけをしっかりと特定しようとするものである．

因果関係判定の大転換

世界中がこれから先も"Cannot-be-ruled-out（因果関係を否定出来ない）路線"で行ってくれるなら話は単純で，すべての治験依頼者が，上のような二者択一方式を採用すれば共通化できる．しかし，新たな混乱を生む動きがある．

CIOMS VIは，二者択一の因果関係判定を強く推奨したが，上の説明とは少し意味合いが違っていた．因果関係があるとする合理的な説明ができるかに力点を置いていたのである．CIOMS VIが推奨した尋ね方は「合理的な可能性がありましたか？はい／いいえ Was there a reasonable possibility? Yes/No」であり，「不明」や「因果関係を否定出来ない」も安全性を早期に検出するために，ほとんど価値を与えないと断じていた．CIOMS VI報告書が公表された以降も"Cannot-be-ruled-out路線"が多くの製薬企業で堅持されてきたのは，日本の規制当局だけでなく，米国FDAも"Cannot-be-ruled-out路線"を支持してきたからである．しかし，FDAが2010年に，方針の大転換[3]をした．改定された21 CFR 312（米国連邦規則21条312）が2011年9月28日に施行された．薬と有害事象の因果関係に合理的な可能性があるものをSuspected Adverse Reaction（副作用が疑

図1　二者択一の因果関係判定

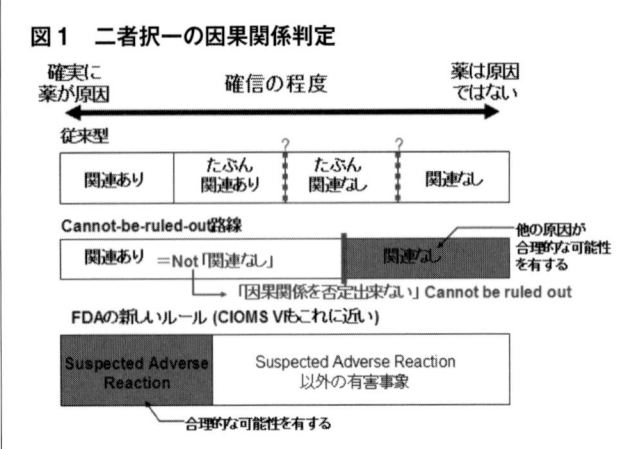

われる事象)と定義し，これを緊急報告対象とすることになった．これはCIOMS VIと同じ方向性であり，FDAのINDの枠組みの中で行われる全ての臨床試験は影響をうけることになった．

ICH3極の現状や歴史的経緯などの詳細は，参考文献[4]を参照してほしい．

集団のデータに基づく因果関係判定の重要性

FDAの方針転換は，過去の膨大な副作用報告の振り返りから，"Cannot-be-ruled-out路線"が安全性シグナルを検出するシステムにノイズを混入させるだけだったという知見を得ての決断であった．この決断が本当に正しいかどうかは，今後の経験の蓄積を待たなければならない．失うものはないのだろうか？重大な見落としは発生しないのだろうか？FDAが強調しているのは，集団のデータに基づく因果関係判定を治験依頼者の責任で行なうことである．個別症例で「因果関係あり」とされなかった有害事象でも，集団のデータの評価によって"敗者復活"する機会を確保している．これは大変重要なことで，臨床試験で報告された有害事象が副作用なのかどうかを判定するために，集団のデータを検討するステップは欠かせない．個別症例の因果関係判定のみに基づいて副作用を特定するのは，手抜きの安全性評価と言わざるを得ない．

本書では記載や集計表の中で個別症例の因果関係を扱うときには，常に「治験担当医師の判断として」と明記している．有害事象の因果関係の評価については，治療群間の比較など，集団データに基づく考察が多くされている．本書が，個別症例での因果関係判定と，集団での因果関係判定を明確に分けて述べていることに注意して読み進めてほしい．

参考文献

1. Hill AB. The environment and disease: association or causation?, Proc R Soc Med. 1965; 58:293-300.
2. CIOMS VI Working Group, Management of Safety Information from Clinical Trials, 2005
3. Final Rule: Investigational New Drug Safety Reporting Requirements for Human Drug and Biological Products and Safety Reporting Requirements for Bioavailability and Bioequivalence Studies in Humans: http://www.fda.gov/Drugs/DevelopmentApprovalProcess/HowDrugsareDevelopedandApproved/ApprovalApplications/InvestigationalNewDrugINDApplication/ucm226358.htm
4. 小宮山靖，【ホットな話題をわかりやすく解説】くすりと有害事象の因果関係，製薬協ニューズレターNo.145(2011年9月)，http://www.jpma-newsletter.net/PDF/2011_145_03.pdf

（小宮山 靖）

第2章

最終地点から始めよう

「狂気．それは同じことを繰り返し，繰り返し行い，違う結果を期待すること」– *Albert Einstein*

薬を開発すること，販売承認を取りその薬を販売し続けることは，困難ではあるがやりがいのある仕事である．適切で完全なリスク評価が行われる前に，多くのステップがある．これらのステップは，複雑で，コストも，時間もかかり，行く手には落とし穴や地雷が隠れている．さまざまな場面で安全性データを収集，解析，提示，要約，そして解釈した過去の経験は，かけがえのない教訓を与えてくれる．この章の目的は，直面する可能性が高い現実と，避けられない障害物を避けて通る方法を説明することである．さあ，最終地点から始めよう．

■ 最終地点とは何か？

最終地点とは「何が達成されなければならないか」であり，たとえば以下のようなものである．

- その薬のライフサイクルを通して**好ましいベネフィット・リスク・プロファイル**を示すこと．
- 薬の開発や販売に関わる多くの規制や法律を**遵守**すること (compliance)．
- もっとも早期に，もっともコスト効率が良い方法で**薬が承認され，販売される**こと．

最初の二つは薬のライフサイクル全体で当てはまり，治療中の患者の安全性確保のために重要である．もしこれらの要件が満たされなければ，薬の承認も，その薬の販売継続も達成することはできない．これで最終地点がはっきりしたので，現実と，行く手を阻む障害物を詳しく見ていくことにしよう．

■ 現実 – 落とし穴と地雷

経験が教えてくれることは次の二つの事実である．

- 重要な安全性情報は常に何かが欠落している．
- 足りないものがたくさんある．

■ 重要な安全性情報は常に何かが欠落している

安全性情報に欠落があると，市販前，市販後の両方で，的確なリスクの判定に大きな影響を与える．この情報の欠落は，多種多様な形をとる．

承認前に被験薬に曝露される症例数が不十分

致命的でない疾患に対し長期間の投与が想定される新薬について，推奨されている症例数は，少なくとも6ヵ月間曝露される症例数が300〜600例，効果を発揮する用量で1年間曝露される症例数が100例，全体で最低1,500例とされている．生命を脅かす疾患では，1年間曝露され，評価される症例数はもっと少なくても良い[1]．発現頻度が低く，薬の投与と関係がある有害事象については，3の法則（Rule of 3；P.18のコラム参照）を考慮する必要がある．3の法則は，ある副作用の真の発現頻度が$1/n$であるときに，$3n$の被験者数のうち1例以上で観察される確率が95％以上であるというものである[2,3]．これは，新しい非ステロイド性抗炎症薬が300例の被験者に投与され，致命的な消化管出血が1例も発現しなかったとき，真の発現頻度が$3/300$つまり$1/100$（1.0％）を超えないということを，95％の信頼度で示すことができるという意味である．95％の信頼度で，ある副作用の発現頻度が$1/10,000$（0.01％）以下であるというためには，30,000例がその薬に曝露され，その副作用が1例も観察されないことが必要である．1,500〜3,000例で，ある副作用が発現しなければ，その反応の真の発現頻度は，$1/500$（0.2％）〜$1/1,000$（0.1％）以下であると95％の信頼度で示すことができる．これは，わずか3,000例が被験薬に曝露された，臨床開発の段階で，たとえ1例も副作用を経験しなくても，真の発現頻度が0.1％未満の薬剤性反応の存在は否定できないことを意味する．例を挙げると，死に至る可能性がある重篤な皮膚反応である表皮壊死の発現頻度は100万人あたり年に0.5人である[4]．このように低い発現頻度の場合には，たとえ30,000例の症例が評価されたとしても（これは，承認前の時間の観点からもコストの観点からもまったく手が出ない例数である），臨床開発の段階で表皮壊死が1例でも観察される可能性はきわめて低い．

被験薬の投与を受けた被験者集団と，市販された薬を投与される実世界の患者集団では，その特徴はおそらく確実に異なる．歴史的に見て，副作用のリスクが他の患者よりも高い患者のサブグループは，若年者，高齢者や，肝臓や腎臓の機能障害を持つ患者などである．臨床開発の段階で，これらのサブグループに属する十分な数の被験者が曝露されることは少ない場合が多い．

市販後に自発報告される有害事象の真の発現頻度は未知である

自発的に報告される有害事象の真の発現頻度は正確には計算できない．有害事象を報告する患者の数（分子）も，薬に曝露された患者の数（分母）も定かでないからである．すべての患者や医療従事者があらゆる有害事象を製薬企業や規制当局に報告するとは限らない．実際よりも著しく少ない数の有害事象しか報告されないことはよく知られている[5]．市販後に曝露された患者数は，たとえば，処方箋や販売数量など，さまざまな方法で計算された推定値である．正確に計算できる方法はなく，曝露された患者の標本を示しているにすぎない．患者が処方された錠剤をすべて服用したかどうかもわからない．したがって，自発的に報告される有害事象の割合は，真の発現頻度と等しくはならない．治験担当医師によってすべての有害事象が報告され，曝露された被験者数もはっきりしている臨床試験とは異なっている．

個別症例安全性報告は情報が不完全である

個別症例安全性報告（以下ICSR）は，有害事象の詳細な叙述や他の安全性所見を含めたまとめである．重篤で予測できない副作用のICSRは，規制当局に直ちに報告しなければならない．市販前では，そのような症例があると，プロトコルや同意説明文書の変更を行ったり，臨床試験が一時中止されたり，開発プログラム全体が中止になったりする可能性がある．市販後では，文書で十分に裏付けられたICSRや，新たなリスクを示す一連の同様な症例があると，処方情報を変更することになったり，新たなリスク管理活動（承認後の安全性試験，薬剤疫学的研究，レジストリなど）が必要になったり，ときには市場から撤退することもある．このような理由で，ICSRが完全で正確な情報を含んでいることは非常に重要であるが，次に示す事例のように，そうならないことがしばしばある．

中毒疹

英語が母国語でない治験実施医療機関から，中毒疹の診断を含んだ報告書を受け取った．被験者は37歳の白人男性で，うつ病治療のための被験薬投与開始後，3週間経過したとき，発熱，目のまわりの浮腫（腫れ），四肢の血腫様の病変（血腫は血液で満たされた局所的な腫れ）が理由で入院した．皮膚病変については，大きさ，形状，病変数，手のひらや足の裏かどうか（病変が手のひらや足の裏であれば，ある種の皮膚発疹の診断の助けになる可能性がある）を含め，四肢のどの部分かに関する記述はなかった．被験薬は中止され，患者は皮膚科医の診察を受け，プレドニゾン（抗炎症薬）と抗菌薬が処方された．患者は最終的には回復した．治験担当医師はこの事象を重篤で被験薬との関連があると考えた．他の情報は提供されなかった．

この例はかなりわかりやすく思えるが，実は多くの重要な情報が欠落している．

- この症例の情報は，英語が母国語でない医療機関から得られたものであり，記載された多くの情報が不明瞭であった．
- 病変は血腫様と報告されていたので，皮内出血が原因である可能性がある．しかし，全血算，血小板数，凝固検査結果に関する情報はなかった．
- 皮膚科医の診断については，医師が取ったアクション（プレドニゾンと抗菌薬の処方）以外には何も情報がない．病変は本当に血腫なのか？皮内出血はあったのか？患者は抗菌薬を処方されていることから考えると，皮膚病変は感染を示唆するものだったのか？
- 患者は併用薬を服用していたか？あるいはこの事象を説明できる原因になり得る既往歴があったか？

不幸なことに，重要な安全性情報がこのように欠落していることが見つかったのは4年後の，安全性統合解析の作業をしていた頃で，製薬企業が申請を行うと予定していた日のわずか8週間前であった．その臨床試験は何年も前に終了しており，試験に参加した医療機関との契約も終了している．欠落した情報が得られる可能性はほとんどなかった．何をするべきだったのか？実際にできることはほとんどなかったのか？この症例は安全性統合解析にも含められるが，その薬のリスク・プロファイル，承認条項，リスク管理計画（Risk Management Plan：RMP）にどのようなインパクトを与えるだろうか？

この事例の本質的な問題は明らかである．重要な情報の欠如はリアルタイムで対処されるべきだった．つまり，その事象の報告を最初に製薬企業が受け取り，レビューした時にである．もし当時，この症例の情報不足に何らかの対応がなされていたら，この症例をもっとよく理解することができたであろう．

症例レベルで重要な情報が欠如することは，臨床開発段階に限ったことではなく，市販後ではもっと困難で広範囲に及ぶ．理屈の上では，臨床試験に参加した患者から得られたすべての情報は利用可能である（臨床試験とはそういうものだから）．治験担当医師は，抜けや漏れのない安全性情報を提供することを製薬企業と契約上合意しているし，患者はそれを許可する同意書にサインしている．しかし，市販後の自発的な報告では，そうではない．報告の多くは「一度きりの」電話が，あたり前のようになっている．これは，最初の電話で得られる情報がもっとも良い情報で，後になって追跡を試みても，さらなる情報が得られる可能性は低いことを意味する．このようなことが起きないようにするために，有害事象情報の「入口」を任された担当者は，いつでも，特に最初の電話で，その症例に関連する情報を引き出す技術に長けていなければならないが，哀しいかな，そうなっていないことが多い．

■ 足りないものがたくさんある

臨床開発から市販後まで，足りないものはたくさんある．主なものは，

- 十分な計画
- トレーニング
- データの質
- 標準
- データに対する深い理解
- 時間

これらの足りないものは，かなり関連しあっている．

計画が不十分

計画の不十分さは普遍的な問題であり，以下に述べるその他の**足りないもの**の根本的な原因であることが多い．会社は緊急事態に陥り，それを耐え忍ぶことがよくある．先を見越した措置が計画されていない，あるいは最初は実行されてないからである．これらの結

果として，時間やリソースを浪費したり，コストが高くついたり，重要な問題が見過ごされたり，十分に検討されないということが起きる．

トレーニングが足りない

薬のライフサイクルを通じて薬を支えるためには，それぞれが技術的な専門性を持ったチームを必要とする．安全性報告（総括報告書，安全性統合解析，市販薬の定期的安全性最新報告など）を作成するためには，データマネジメント，プログラミング，統計，メディカルライティング，および臨床経験といったさまざまな能力をもった個人が必要である．そのチームが良い仕事をするためには，被験薬の薬物動態（吸収，分布，代謝，排泄）と薬力学（それがどう働くか）の**基本的な理解**が共有されていなければならない．重要な副作用に関連する症状・徴候についての理解も必要である．さらに，バイタルサインや臨床検査や12誘導心電図が何を測っているのか，異常な値が何を意味するのかを知っていれば，プログラムや解析や報告書はより適切になり，医学的にも意味のあるものになる．

> **要注意**：たとえば，ヘモグロビンとヘマトクリットは両方とも赤血球に関わる指標であり，同じ方向に動くはずだと知っていることは，プログラマー，統計家，メディカルライターにとって有用である．低い値は貧血に関連している．もし一方のパラメータが異常に高く，他方のパラメータが異常に低い場合には，データ自体か，転記か，プログラミング，あるいは解析のエラーであることの警告である．よくトレーニングされ，必要な情報を十分に理解しているチームでは，この種のエラーが意外に早く見つかる可能性が高い．

データの質が低い

質の悪いデータはさまざまな形をとる．たとえば，

- 情報の欠落
- 有害事象の報告名（報告者が使った用語）が曖昧，または不十分
- 翻訳や転記のエラー
- データ間の不整合

リスクを発見できるかどうかは，収集されたデータにかかっている．もしデータの質が低ければ，リスク評価はマイナスの影響を受ける．ことわざにある通り「ごみを入れれば，ごみしか出てこない；Garbage in ... garbage out」からである．

標準がない

標準を開発し維持管理することにより，質を改善し，時間，リソース，コストを削減できる．標準はさまざまなものに適用され，次のようなものを含む．

- **標準業務手順書（SOP）** – 従うべき手順の指針を与えるものであり，作られた報告書類の一貫性，臨床開発や薬の販売を規制する法律への遵守を確実にするものである．米国，EUを含む多くの国々の規制のもとで，標準業務手順書は必須となっており，範例となっていることは明らかである．
- **データ標準** – たとえば，標準単位，標準測定，標準カテゴリなどが収集され解析されるデータに適用される．データ標準の例は，体重の測定値にキログラムかポンドのどちらか一つを用い，両方を混在させないことである．リスクを評価するときに，安全性シグナルを見出す機会を増やすために，データは併合されなければならない．そのために，データは標準化されていなければならない．たとえば，すべてのデータが同じ単位で表わされ，データ標準が臨床開発の早期に適用されていなければ，標準化されていないデータを解析のために確立された標準に変換しなければならない．これは時間とお金を無駄に費やすことになり，コストは上昇し，データ変換のエラーが起きる可能性も増やすことになる．これを次の事例で説明する．

中止理由に対する標準化されていないカテゴリ

安全性統合解析では，データを併合するために，上述したような標準が必要になる．一つの例は，治療の中止（脱落）理由を複数の試験でまとめる場合である．安全性統合解析に含めるべき25試験

があり，中止理由をまとめるために4つのカテゴリが使われるとしよう．

1. 有効性不十分
2. 有害事象
3. 追跡不能
4. その他

　しかし，事前の計画が不十分であったために，臨床開発を開始する段階で中止理由は標準化されていなかった．結果として，8試験では6つのカテゴリ（上の4つだけでなく）が使われていた．別の5試験では7つの中止理由が使われていた．今，安全性統合解析を行う時期になって（みんな申請に向けて急いでいる），チームは，6つや7つの中止理由を，安全性統合解析で使うことにした4つのカテゴリにどうやって当てはめるかを考えなければならなくなる．これは困難な場合があり，曖昧さや問題の種を申請書類に追加することになり，FDAや他の規制当局からの問合せや再解析の要求が早々に来ることになりかねない．安全性統合解析作成までにデータを標準化しないと，時間，リソース，プログラミング，および品質確認で高くつくことになり，精神的なストレスも高まる．

データに対する深い理解が足りない

　最も興味深い現象の一つは，企業が，自らが持っているデータについて，必要に迫られるまで細部まで詳しく知ろうとしないことである！つまり，潜在的な傾向や新しい安全性シグナルを見つけるために注意深く，思慮深いデータのレビューを積極的かつ継続的に行わず，規制当局への報告を提出するときに，必要になって初めて行うことである．事例はたくさんある．ICSRの情報を批判的にレビューしないことや，上述したような症例の情報の欠陥を積極的に追求しないことは憂慮するべき事例である．別の例は，データが明らかにしてくれるかもしれない問題に対する熟慮が欠けていることである．これには試験に関連した問題（たとえば，多施設共同試験で，ある一つの施設が他の施設と不釣合なほど中止症例が多い）と，微妙な安全性シグナルの発見や検討の両方がある．

時間が足りない

　申請資料を提出する日を決めるのは，規制当局ではなく製薬企業である．申請日はしばしば楽観的な見積もりに基づいて設定され，申請資料を作成する責任がある担当者との詳細な相談なしに，現場から離れたところにいる企業の経営幹部が決めてしまうことがよくある．ひとたび決まると，利害関係者や投資家への約束となり，もし申請が遅れたときに，担当者はボーナスを減額されると恐れることなどが原因で，その期限は**石に刻まれたように**変更できなくなる．

　しかし，申請日までに追加の時間が必要になるのが常であり，申請日が設定される前にそれが織り込まれているべきだということは，経験が教えてくれている．この追加の時間という保険は必要である．不意打ちのような騒動は必ず起きるからである．これにはデータの再解析や追加解析が必要になることも含まれる．

■ データの再解析や追加解析の必要性

データの再解析

　たとえば臨床検査値のように，解析する測定項目が多く，測定値も多い場合には，安全性統合解析のためにデータを併合したり，統合されたデータを解析したりするためには，複雑なプログラムが必要である．プログラミングやデータベースのエラーは起こりうるが，データが図表や一覧表に提示されたときに初めて見つかることがよくある．

　たとえば，有害事象が原因で中止した症例数の不整合である．この情報は通常二つの場所で収集される．症例報告書の試験完了のページと有害事象のページである．そして申請資料では二つのセクションで提示される．被験者内訳のセクションと有害事象のセクションである．被験者内訳で示される有害事象の発現頻度と有害事象の集計表は一致していなければならないが，一致しないことがよくある！リスク評価では有害事象が原因の中止は重要であり，これらのデータは規制当局に注意深くレビューされるので，申請資料ではこれらを正しく一致させるべきである．安全性統合解析の作業をするまで不一致が発見されなければ，データベースを修正し，集計表を訂正する必要に迫られる．安全性統合解析には大量の有害事象の集計表が含まれ，そのようなエラーは，大量の集計表のプログラムの作り直しや修正が必要となるので，時間，コスト，リソースにとてつもない悪影響を及ぼす可能性がある．しかし，最も重大な影響は，集計表が訂正されるまでレビューができないため，決められた申請日までに医学的な観点からのレビューにかけられる時間がひどく圧縮されてしまうことである．

　この種の不整合をチェックすることが計画されているならば，そのような問題は回避することができるだろ

う．モニター(Clinical Research Associate：CRA)は症例報告書をレビューするときに，これらの不整合を探すようトレーニングを受け，データの整合性確認が継続的に行われるべきである．しかし，これらが行われないことはしばしばあり，このようなエラーはなくならない．

追加解析は要求されるものである

ひとたびデータが統合されると(計画されていても，良いプロセスであっても，データが標準化されていても)，驚くような結果(良い結果も悪い結果も)は，いきなり現れるのが常である．このような結果は併合されたデータを解析して初めて目に見えるようになる．驚くべき結果が現れると，それが本当に薬の効果なのか，それとも偽のシグナルなのかを見極めるためにさらなる解析が必要になる．このような追加解析は事後的な解析と呼ばれている．落とし穴は，またしてもこの不測の事態に備えた計画が欠如していること，臨床開発において試験の併合がより早期に開始されないことである．結末は目に見えている．つまり医学的な観点からのレビューやリスク評価の時間がさらに圧縮される，または申請を予定日より遅らせる必要があるかもしれない．

上述のような遅れが生じたにもかかわらず，申請の期限が変更されなければ，適切な解析や医学的な観点からのレビューやリスク評価を行うための時間が不十分になる．その結果，質は低くなり，不十分な申請が行われることになる．このようなことが起きると，規制当局(FDA)は，治験依頼者がやり残した情報の欠落部分を埋めながら，より良いデータ解析を行う可能性が高い．今や多くの申請は電子的に行われ，規制当局の審査官が容易にデータへアクセスしたり解析できるので，なおさら，そうである．【訳者注：FDAは世界の規制当局の中で，唯一承認申請時にデータ提出を義務付けており，FDAの審査官が自ら解析も行う．ここでの説明は，FDAへの申請を想定したものである．】このようなことがあると，治験依頼者の評判は悪くなり，規制当局からも多くの照会事項が出される．最悪の場合，企業がデータを隠しているとか，わかりにくくしているという疑いの目で見られることもあり，規制当局や社会からの信頼を失うことにもなるだろう．このようなことがあれば，薬の承認が大幅に遅れたり，販売が承認されないことにもなりかねない．

■ 時は金なり

ここでは，経済的に重大な結果をもたらす時間やリソースの浪費を説明する事例を紹介した．時間の浪費

表2-1　時は金なり－1年の承認の遅れは10億ドルの収益損失の可能性がある

承認の遅れ	収益損失
1年	$1,000,000,000
1ヵ月	$83,333,333
1日	$2,739,726
1時間	$114,155
1分	$1,903
1秒	$32

が販売承認を遅らせたときの潜在的な収益損失を表2-1に示した．

これまでに説明したような落とし穴や地雷があるため，薬の発売が1ヵ月以上遅れることは十分あり得ることだとよくわかるであろう．年間売上予測が10億ドルの薬ならば，潜在的な収益損失は8千万ドル以上ということになる．その収益があれば，研究開発に再投資したり，より安価に薬を提供するために使うこともできたはずである．【訳者注：米国では，製薬会社が薬価を決めることができる．】

■ ドミノ現象

これらの多くの問題は，お互いに切り離すことができないものであり，悪い結果のドミノ現象を引き起こす．達成しようとする目標にこれらの問題が与える影響は，今や痛いほど明らかなはずである．しかし，それらは成功へのロードマップに従うことで，避けることができるし，少なくとも最小化できる．

■ 成功へのロードマップ

成功へのロードマップは，

- 計画すること．
- トレーニングすること．
- 標準を開発すること，そして，臨床開発の初期に安全性統合データベースを作り維持すること．
- 不完全な情報は，リアルタイムに，積極的に，前向きに追求すること．
- 質の高いデータを約束すること．
- 徹底的で継続的な医学的観点からのレビューを約束すること．
- ユーザーフレンドリーで，曖昧さがなく，理解しやすい文書や申請書類を作成すること．

最終地点がはっきりと視界に入っていれば，この本の残りの部分は，ここで説明した落とし穴や地雷を避けるための実際的なアプローチを与えることになる．時間，コスト，リソースを節約でき，質も改善できる．しかし，もっとも大事なことは，リスク評価において，もっと良い仕事が達成できるということであり，言い換えれば，患者を守ることにつながるということだ！

参考文献

1. International Conference on Harmonisation of Technical Requirements for Registration of Pharmaceutical for Human Use. The Extent of Population Exposure to Access Clinical Safety for Drugs Intended for Long-Term Treatment of Non-life-threatening Conditions E1. Geneva, Switzerland: ICH Secretariat; October 1994 http://www.ich.org/fileadmin/Public_Web_Site/ICH_Products/Guidelines/Efficacy/E1/Step4/E1_Guideline.pdf. Accessed December 1, 2011.
2. Guidance for Industry Drug-Induced Liver Injury: Premarketing Clinical Evaluation. Washington, DC: US Department of Health and Human Services, Food and Drug Administration, Center for Drug Evaluation and Research (CDER) Center for Biologics Evaluation and Research (CBER); 2009. http://www.fda.gov/downloads/Drugs/GuidanceComplianceRegulatoryInformation/Guidances/UCM174090.pdf. Accessed February 18, 2010.
3. Rosner B. The binomial distribution. In: Rosner B, ed. Fundamentals of Biostatistics. Belmont, CA: Duxbury Press; 1995:82–85.
4. Chan HL, Stern RS, Arndt KA, et al. The incidence of erythema multiforme, Stevens-Johnson syndrome, and toxic epidermal necrolysis. A population-based study with particular reference to reactions caused by drugs among outpatients. Arch Dermatol. 1990;126(1):43–47.
5. Hazell L, Shakir SA. Under-reporting of adverse drug reactions: a systematic review. Drug Saf. 2006;29:385–396.

Column 3の法則(Rule of Three)

ICH E1ガイドライン：致命的でない疾患に対し長期間の投与が想定される新医薬品の開発段階において安全性を評価するために必要な症例数と投与期間[1](1995)において，半年で0.5〜5%程度の頻度の有害事象を観察するために300〜600例，1年で3%程度の有害事象を観察するために100例程度の症例数が長期安全性評価の対象症例数として例示されている．

ある有害事象の発現がn例中0例であったときに，発現率の点推定値は0/n = 0であるが，発現率の上側95%信頼区間の上限が3/nで近似できることが数学的に導ける．上記の例でいえば，たとえば300例中0例の発現であった有害事象の真の発現率は，悪いシナリオとして3/300 = 0.01(1%)が想定されるという意味である．逆にいえば，1%の発現頻度の有害事象を検出しようとすれば，300例は観測しなければならないということになる．600例であれば3/600 = 0.005(0.5%)，100例であれば3/100 = 0.03(3%)となる．5%の発現頻度の有害事象だと3/0.05 = 60となり，さすがに長期安全性評価ガイドラインに60例でよいとは例示できなかったのだろう．このように3の法則は，安全性評価を考慮した例数設計で用いられることが多い．しかし，本書にもある通り，実際の市販後調査では臨床試験とは異なり，必ずしもすべての症例で調査期間中に起こったあらゆる安全性事象を把握できるわけではないため，この理論に基づいて症例数設計を行うなら，その調査で対象とするある特定の事象を，必ず把握できる調査デザインにする必要がある．

数学的には，正確には二項分布に基づく方法で導出することになるが，ポアソン分布*を仮定してもよい近似が得られる[2]．まれな事象Aの発現する確率をpとして，n回の独立な試行で事象Aの起こる回数の確率変数をXとすると，事象Aが起こらなかった場合$(X = 0)$のpの信頼区間の上限p_Uは，αを確率値として

$$\Pr(X = 0 \mid p = p_U) = (1 - p_U)^n = \alpha$$

と表される．ここで両辺の自然対数をとると

$$n\ln(1 - p_U) = \ln\alpha$$

p_Uがゼロに近いとき

$$\ln(1 - p_U) \simeq -p_U$$

であるので

$$p_U \simeq -(\ln\alpha)/n$$

となる．

事象Aの発現する確率が信頼上限p_Uのとき，別のn回の試行で事象Aの起こる回数の期待値は，正確には

$$E[X \mid p = p_U] = np_U = n(1-\alpha^{1/n})$$

であるが，近似として

$$E[X \mid p = p_U] = np_U \simeq -\ln\alpha$$

と表すことができ，nと無関係な値となる．

$\alpha = 0.05$とすると，$\ln(0.05) \simeq -2.99$となり，$np_U \simeq 2.99 \simeq 3$となる．

つまり，事象Aの発現する確率を95%片側信頼区間の上限p_Uとしたときの事象Aが起こる回数の期待値はnによらず，約3となるのである．

参考文献

1. http://www.pmda.go.jp/ich/e/e1_95_5_24.pdf (1995)
2. 岩崎学, 吉田清隆; 稀な事象の生起確率に関する統計的推測 – Rule of Threeとその周辺 – 計量生物学 Vol.26, No.2, 53-63 (2005)

---

*1838年にポーランドの統計学者ポアソンが提唱した分布．最初の実用例は1875年から1894年までの20年間にわたって調査された「プロシア陸軍における1年間で馬に蹴られて死ぬ兵士の数」であった．ワールドカップ・サッカーの得点数，1年間の自動車事故死亡者数などもポアソン分布に従うことが知られている．

(酒井 弘憲)

第3章

継続的にアップデートされる安全性統合データベース
―それなしでは生きていけないもの

安全性統合データベースは，臨床開発プログラムのなかで，被験薬を1回以上投与されたすべての被験者から収集された，すべての安全性データを格納したデータベースである．格納されるデータには，臨床開発段階で収集された有害事象，臨床検査値，バイタルサイン，心電図データやその他の安全性データがある．一般的に（他の国ですでに販売が始まっている場合には）市販後の安全性データは，別のデータベースで管理されるので，安全性統合データベースには含まれない．

臨床試験横断的に安全性情報を統合することは，薬剤性のリスクを発見したり特徴付けたりしやすくする．安全性統合データベースは，**試験横断的に行なう解析やレビュー**に役立つ．安全性の統合的要約や臨床的安全性の概要（薬が販売承認される前に要求される安全性をまとめた文書）を作成するためにも必要である．

安全性統合データベースを臨床開発の最終段階で作るのでは遅すぎる！理想的には，臨床開発を開始するときに，どんなに遅くても第3相試験を開始するまでには作成されるべきである．したがって，この章のタイトルにある「**継続的にアップデートされる**」とは，安全性統合データベースはアップデートされない静的なものではなく，試験が完了するたびに情報が追加され，成長していくことが期待されていることを強調したものである．

■ 継続的にアップデートされる安全性統合データベースを作成し維持することで得られる恩恵

継続的にアップデートされる安全性統合データベースの作成・維持に投資することは，多くの恩恵をもたらす．前の章で，計画すること，標準を開発すること，質の高いデータを約束すること，および継続的にデータ・レビューを行なうことの重要性を説いた．継続的にアップデートされる安全性統合データベースの作成・維持は，これらの優れた取り組みを具体化し，そのような取り組みがなされなかったときに起こりうる地雷，落とし穴や，マイナスのドミノ効果（悪い結果が次々と波及する）を回避させてくれる．恩恵には以下のようなものがある．

- 安全性シグナルを早期に検出する可能性を高めることによって，継続的なベネフィット・リスク評価がさらに良いものになる
- **標準化されたデータの利用を強く促す**．標準化され

たデータとは，同じ測定項目の単位には同じものが用いられていることや，データをグループ分けするカテゴリがすべての臨床試験で共通に用いられていることを意味する．たとえば，体重の単位は**すべての臨床試験でキログラムだけを用い，ポンド**を使った試験が一部にあるようなことがない．データ標準はデータを併合する(複数の試験のデータを一つにまとめる)ためにも必要である．データ標準が臨床開発の最初から利用されていれば，後になって標準化されていないデータを標準のカテゴリに変換する必要はなくなる．

- 安全性統合解析の解析計画書(Statistical Analysis Plan：以下SAP)を早期に準備できる．SAPはどのようにデータを解析し，提示するかの設計図である．安全性統合解析のために作られたSAPのかなりの部分が，個々の試験の報告にも使える．このようにすることで確実に，複数試験のデータのプログラミング，解析，提示がより一貫したものになる．
- 別の開発プログラムでも利用できる．データ標準の多くの部分や，一つの臨床開発プログラムのために作られたSAPの構成要素は，汎用性があり(ある薬に特有なものではない)，別の薬の臨床開発プログラムにも再利用できる．
- データやプログラムや解析のエラーを発見できる．SAPには，集計表，一覧表，図のデザインが含まれる．データが集計表，一覧表，図で提示されると，データやプログラムや解析のエラーを発見しやすくなる．エラーが早く発見され修正されると，時間を節約でき，データの質も改善される．
- レビューが容易になる．併合されたデータを提示するとレビューが容易になる．これによって，審査官はデータを深く理解し精通できるようになり，重要だが見つけにくい安全性シグナルが見過ごされるリスクが軽減される．
- 臨床開発へのプラスの効果．統合されたデータが利用可能であることは，進行中の臨床開発プログラムにも良い影響を与える．安全性シグナルをより早期に発見することによって次のような対応を早期にとることができる．
  - 進行中の試験を変更・中断・中止すること．
  - 臨床開発プログラムに試験を追加すること．
- 安全性の統合的要約(ISS)／臨床的安全性の概要(ICS)を，予め検討できる．
  - データの統合が安全性シグナルを早期に発見する可能性を高め，以下のことを検討する時間ができる．
    - 当初計画されていなかった(事後的な)追加解析
    - 一般的な集団での心筋梗塞(心臓発作)など，安全性所見の背景発現率を文献で調べる．
- データの統合を早期に開始することで，データ，プログラミング，解析のエラーの大部分は，安全性の統合的要約／臨床的安全性の概要の準備作業を正式に始めるより前に発見され，修正される．これにより，貴重な時間(医学的視点からのレビューが適切に行われることに費やされるべき時間)が，エラーの修正という無駄な作業に費やされなくなる．
- データの統合を早期に開始することで，データの質を確認する時間を犠牲にすることなく，期限を守れる可能性が高まる．これらの報告書作成に伴うさまざまなストレスも軽減してくれる．
- その他の利用．安全性統合データベースは以下の用途にも使うことができる．
  - 外部または内部(社内)のデータ安全性モニタリング委員会で用いるデータの準備．
  - 定期的安全性報告の準備(米国の開発中の新薬年次報告，EUの年次安全性報告，日本の半年ごとの定期報告，ICHが進めている開発時安全性最新報告など)．

これらすべての恩恵は，より質の高いデータ，時間とリソースのより効率的な利用と，かなりのコストの節約をもたらす．しかし，もっとも重要な恩恵は最終的には患者に対してもたらされる．安全性シグナルをより早期に，より強化された方法で検出できることや，データ解析やレビューを徹底的に行い完了させるための十分な時間があることは，薬のリスク・プロファイルのより良い理解をもたらすからである．

■ 併合されたデータ vs. 統合されたデータ

データの統合について述べるときに，**統合されたデータ**(integrated data)と**併合されたデータ**(pooled data)を明確に区別することが重要である．これらの用語は区別せずに用いることが多いが，違った意味を持っている．統合されたデータは，併合されたデータを含むことも含まないこともある．

統合されたデータとは，有害事象などの安全性情報を複数の臨床試験を横断的にレビューできるように準備されたデータである．統合されたデータでは，有害事象，臨床検査値，バイタルサイン，および心電図などさまざまな安全性情報が一つのデータベースのなかに含まれている．これは複数の安全性所見の結びつきや関連性を発見するのに役立つ．副作用(薬との因果

関係がある有害事象)がそれ単独で起きることはめったになく，バイタルサイン，臨床検査値や，心電図の変化など，他の安全性所見と結びついていることが多い．他の安全性所見との結びつきが多いほど，その所見が薬に関連しているというエビデンスは強くなる．たとえば，アドレナリン受容体作動薬であるアドレナリンは，心拍数や血圧を上昇させる刺激作用を有している．アドレナリンの使用に関連して予想される有害事象は，これらの上昇に関連したもの(頻脈，高血圧など)である．バイタルサインの測定値は，予想どおり血圧や心拍数の上昇を示す．心電図の評価も心拍数の上昇傾向を示す．有害事象，バイタルサインや，心電図という異なった安全性評価が同様な所見を示すことで，血圧や心拍数が薬に関連しているというエビデンスが強まる．統合されたデータのレビューでは，このように関連するさまざまな安全性パラメータのレビューが必要になるだろう．このような理由で，すべての情報が安全性統合データベースという一つの場所に格納されていることが重要なのである．

併合されたデータとは，複数の試験から得られたデータであり，これらが結合され一緒に解析されるデータである．たとえば，それぞれ100例の被験者が被験薬に曝露された5つの試験があるとすると，500例のデータが併合され解析される．試験間で，データの解釈に交絡(混乱)をもたらす重要な違いがあり，併合を妨げる重要な要因となるものには以下がある．

- 異なる試験デザイン−たとえば，並行群間比較試験(被験者は一つの治療群のみ投与される．) vs. クロスオーバー試験(最初にプラセボを投与された被験者は次に被験薬を投与される．反対の順序の被験者もいる．)
- 異なる投与量−たとえば，推奨用量(100 mgと200 mg)よりも大幅に少ない投与量(1 mg)
- 異なる剤型−たとえば，体内吸収がほとんどないことが予測される局所投与 vs. 静脈注射
- 異なる試験期間−たとえば，1日だけの試験 vs. 1年間の試験
- 異なる試験集団−たとえば，開発中の抗菌薬の評価にあたり対象とする被験者の感染が，軽い表在性感染 vs. 生命を脅かす感染．

上述の多くの理由のために，通常，第1相試験(疾患のない健康な志願者)のデータは，第2相や第3相試験(治療が必要な患者)のデータとは併合されない．第1相，第2相，第3相試験の安全性データは併合されないが，それでもなお，安全性統合データベースには含まれるべきである．

次の事例は併合されたデータと統合されたデータの違いを説明するのに役立つ．

失神

安全性統合データベースに含まれる有害事象のレビューの結果，5例の失神(気絶)が明らかになった．1例は第1相試験，他の4例は第2相，第3相試験で発現した．5例全員が被験薬への曝露を受けた被験者であった．5例それぞれをレビューした結果，4例は被験薬の投与1時間以内に失神が発現し，収縮期血圧が90 mmHgより低いこと(収縮期血圧の範囲：60〜88 mmHg)と関連していることがわかった．第2相，第3相比較試験を併合したデータを用いた平均変化の解析により，被験薬群の収縮期血圧はプラセボ群に比べて，ベースラインから最終時点(投与期間中の最終測定)までの変化量として平均5 mmHgの低下が見られた．さらに，第2相，第3相比較試験での顕著な外れ値の評価では，「収縮期血圧が90 mmHg 以下」および「ベースラインから20 mmHg 以上の低下」で定義される収縮期血圧の臨床的に重要な低下が見られた被験者の割合は，被験薬群で6%，プラセボ群で1%であり，被験薬群の方が高いことが示された．

この事例では，失神の統合レビューには，併合されたデータ，併合されていないデータの両方を含み，以下のような安全性評価のデータも含んでいた．

- 第2相，第3相比較試験を併合したデータ
- 第1相試験の情報
- 有害事象
- バイタルサイン

■ 継続的にアップデートされる安全性統合データベースの作成と維持管理方法

1. 継続的にアップデートされる安全性統合データベースの作成，維持管理は，さまざまな専門性を持つ担当者が協力して取り組むチームを必要とする．チームには，プログラミング，統計，データベース，そして臨床の専門性を持つ担当者が含まれるべきである．

2. データの併合は，臨床開発段階の初期に計画されるべきである．どの試験を併合するか併合しないかの決定は，臨床開発プログラムに試験が追加されたときにも，その都度行われるべきである．
3. 完了した試験だけを格納するべきである．データのクリーニング，点検，および盲検解除が完了し，もう変更ができないように当該試験のデータベースがロックされた後に，安全性統合データベースに格納する．
4. データ標準は臨床開発プログラムの最初に作られ，その薬の開発でずっと利用されるべきである．
5. 解析計画書は臨床開発プログラムの早期に作成され，必要に応じて変更されるべきである．解析計画書は少なくとも以下の項目を含んでいるべきである（個別の事例は本書のいたるところで示されている）．

    - 以下の定義や基準
        - 試験期間（ベースライン，投与期，投与終了後）
        - 投与期に発現した有害事象
        - 臨床的に重要な値／変化
    - 以下のものに適用される規則
        - 欠測値の扱い
        - 解析－投与期間中のどの値をシフトテーブル（投与前後で，ある領域から別の領域へのシフトを示す表．正常範囲から正常範囲超の領域へのシフト，正常範囲から正常範囲未満へのシフトなど）や外れ値の解析に用いるか．たとえば，最終投与時の値を用いるのか，投与期間中の値を用いるのか．
        - 潜在的な副作用を決定するために用いる方法
    - 以下のものに対する標準的な解析
        - 有害事象の発現頻度
            - 発現頻度が高い有害事象
            - 重篤な有害事象
            - 中止に至った有害事象
            - 他の重要な有害事象，注目するべき有害事象
        - 臨床検査値，バイタルサイン，心電図
            - ベースラインからの変化の平均／中央値
            - シフトテーブル
            - 臨床的に重要な所見を見つけるための外れ値の解析
    - データの提示
        - 図表や一覧表の仕様
6. データの統合に以下のような仕組みを用いることが非常に役立つ．
    - 紙の症例報告書よりも電子的データ収集（Electronic Data Capture，以下EDC）を用いる．
    - 中央検査機関
    - 中央心電図判定サービス
7. データベース間のデータ転送が行われる場合には（中央検査機関のデータが治験依頼者のデータベースに直接格納されるなど），バリデートされたデータベース，データ転送プロトコル，データの保護や，セキュリティなどITのセーフガードを，規制要件と同様に注視しなければならない．進行中で盲検解除されていない試験の盲検性を維持することにも注意をはらうべきである．複数のデータベース（EDCと治験依頼者が持つ安全性データベース，有効性データベース），原資料，重篤な有害事象の記録などの一致性確認も試験の完了を待たず，進行中に継続的に行わなければならない．

第4章

コーディングの基礎

➡ **注釈**：本書全体にわたりMedDRAバージョン12.0を用いた.

リスクの判定には，集積された集団での安全性データをレビューすることが重要である．集積されたデータを解析するためには，個々の症例データを他の症例データと併合する必要がある．しかし，収集されたデータは，常に同一の方法で報告されているとは限らない．

■ なぜコーディングするのか？

コーディングは，データを標準的な方法でカテゴリ化するプロセスで，それによってデータを解析のために併合することができる．標準化されたデータにより，政府，病院，保険会社や，製薬会社などが同じ用語を用いてデータを交換することも可能となる．【訳者注：日本の状況とは異なる．】

薬剤の安全性では，通常，次の3種類のデータについてコーディングが行われる.

1. 有害事象
2. 病歴・手術歴
3. 併用薬

これらに対する標準化されたカテゴリや用語は，特別に設計された辞書で探し出すことができる．有害事象のコーディングに用いられる辞書の例としては，Medical Dictionary for Regulatory Activities (MedDRA)，World Health Organization–Adverse Reactions Terminology (WHO-ART)，Systematized Nomenclature of Medicine (SNOMED)が挙げられる[1-3]. 病歴の用語をコーディングするために用いられる辞書としては，MedDRA, International Classification of Diseases, 9th revision, Clinical Modification (ICD-9-CM)【訳者注：日本ではICD-10が使われている．】，精神科疾患のためのDiagnostic and Statistical Manual of Mental Disorders, 4th edition (DSM-IV)が挙げられる[4,5] (DSM-Vの最初のドラフトはちょうど公開されたばかりだが，間もなく利用可能となるだろう). 併用薬のために用いられる辞書の例としてはWorld Health Organization–Drug Dictionary Enhancedが挙げられる[6].

MedDRAは通常，薬剤と生物製剤の有害事象や病歴のコーディングに用いられる．MedDRA基本語の利用はEU，米国，そして日本の規制当局への個別症例安全性報告(以下ICSR)の電子報告時に要求される[7]．こういった理由から，MedDRAに特有な問題をこの章で述べる．

表4-1にさまざまな報告者から受け取った有害事象の例を示した．これらは医師が**報告した用語**(verbatim)である．報告者は通常，医療従事者や消費者だが，それ以外の誰か，あるいは規制当局や中毒事故管理センターのような異なる立場の団体かもしれない．この表に示した例では，**呼吸困難**(dyspnoea)という医学的に同じ概念であるにもかかわらず，医師が報告した用語としてはさまざまな名称となっている．もし，これらの用語がグループとして一つの標準的な用語に集約されなかったら，**呼吸困難**の発現率を過小評価することになる．この例では医師が報告した用語がMedDRA基本語にコーディングされている．MedDRAは米国英語ではなく英国英語の綴りを用いるため，米国の綴りである**dyspnea**ではなく，英国の綴りである**dyspnoea**が用いられる．

有害事象の標準用語へのコーディングに加えて，病歴の用語もコーディングするべきである．これは以下の3つの目的のために行なわれる．

1. 臨床試験に参加した被験者が，薬を服用することが予想される実社会の集団と類似しているかどうかを決定することは重要である．この決定は，試験に参加した被験者集団のベースライン特性と，市販後に薬を服用する標的集団のベースライン特性との比較によって行う．病歴は，臨床試験に参加した個々の被験者のベースライン特性の一構成要素である．
2. 各治療群のベースライン特性を知ることも重要である．臨床試験においては，ベースラインで治療群間に差異があると，試験の終了時における差異が被験薬によるものなのか，ベースラインで観察された治療群間の差異によるものかを知ることが非常に困難になる可能性がある．このことを次のように例証しよう．有害事象として報告された高血圧がプラセボ群で3%，被験薬群ではそれより高く15%であったとする．ところが，病歴のレビューではプラセボ群の1%が高血圧を合併していたのに対して，被験薬群では5%が合併していたことが示された．そうすると，この高血圧という有害事象発現率の差異は，ベースラインの差異によるものなのかもしれず，得られた所見の解釈を交絡(混乱)させてしまう．
3. 病歴はまた，薬剤と疾患の交互作用の決定にも重要である．薬剤と疾患の交互作用によって，合併症を持つ被験者で，副作用発現リスクが増強することがある．たとえば，経口避妊薬を服用している高血圧の女性で脳卒中リスクが増大するのがその一例である．

表4-2には，心筋梗塞の病歴を表現するさまざまな用語が，どのように同じ「心筋梗塞」という用語に標準化されるかを示した．

併用薬をコーディングする理由は，病歴をコーディングする場合と同様である．すなわち，それは被験者のベースライン特性の一部であり，治験薬群間の差異を理解あるいは解釈するために必要なものであり，薬剤相互作用の可能性を評価するために有用だからである．併用薬のコーディングの例を表4-3に示した．

併用薬のコーディングでは，薬剤がブランド名(プリニビル)で報告されているか，一般名(リシノプリル)で報告されているかにかかわらず，標準的な用語が割り当てられる．

■コーディングのプロセス

多くの会社は，自動エンコーダ(医師による報告用語をプログラムの中で見つけ，コード化用語を自動的に付与できるコンピュータプログラム)を用いている．自動エンコーダは**対話式**コーディングおよび**一括処理**コーディングの両方が用いられる．対話式コーディングでは，一度に一人の被験者についてコード化用語を割り当てる．一括処理コーディングでは，同時に多くの被験者の報告用語をコーディングする．対話式コーディングは通常，臨床試験で報告された重篤な有害事象および，一度に単独の被験者について処理する市販後の自発報告で実施される．一括処理方式は，一括して処理されるような臨床試験データのコーディングで用いられる．

表4-1 MedDRAの標準用語にコーディングされた有害事象の例

医師による報告用語	コーディングされた用語[a]
息切れ	呼吸困難
荒い息	呼吸困難
呼吸困難	呼吸困難
息苦しさ	呼吸困難

[a] MedDRA PT

表4-2	MedDRAの標準用語にコーディングされた病歴の報告語の例
医師による報告用語	コーディングされた用語[a]
心臓発作	心筋梗塞
MI	心筋梗塞
心筋梗塞	心筋梗塞
心筋壊死	心筋梗塞

[a] MedDRA PT

表4-3	併用薬のコーディングの例
医師による報告用語	コーディングされた用語
プロプラノロール	βブロッカー
インデラル	βブロッカー
リシノプリル	ACE阻害薬
プリニビル	ACE阻害薬

　自動エンコーダは大変有用であることが実証されてきたが，人間のレビューなしに全面的に信頼することはできない．多くのエンコーダは医師による報告用語と辞書の用語の一致を見つける作業をする．用語が見つかれば，それは受け入れられる．もし自動エンコーダが医師による報告用語を認識できなければ，コーディングの専門家あるいは薬剤安全性の専門家が手作業でコードを割り当てなければならない．

　図4-1はMedDRA辞書を用いた有害事象のコーディングのプロセスを図示したものである．ここには二つの可能な経路が示されている．医師による報告用語が自動エンコーダに認識されれば，自動的にMedDRA基本語が割り当てられる（図4-1の左側の経路）．そうでない場合，コードは手作業で割り当てられなければならない（右側の経路）．MedDRA辞書を用いる場合には，用語数が85,000語を越えるため，自動コーディングを用いることが好ましい．さらに，手作業のコーディングは時間を要するうえに，一貫性を欠くおそれがある．

> **注意：**コーディングがどちらの経路でなされたかに関係なく，すべてのコード化用語を医師による報告用語と対照してレビューするべきである．経験的に，自動化のプロセスは絶対確実なものではなく，技術的な問題（自動エンコーダがコンピュータウイルスで「かぜ」をひいてしまうなど）が原因で，誤りが生じる可能性はあり，出力された用語の多くが訳のわからない言葉となってしまうことがある．あいまいな医師による報告用語に対しても，レビューは重要である．そのような用語は自動的にコーディングされるかもしれないが，コード化用語があまりにも一般的で，原因や臨床的な関連性に関して特異性を欠いているかもしれない．「ショック」という用語はあいまいな用語の例である．医師報告用語の「ショック」は同じMedDRA基本語の「ショック」にコーディングされる．しかし，「ショック」には多くの異なる原因がある．たとえば電気的なもの，敗血性のもの，アナフィラキシーによるものや，心因性のものなどである．また，医療従事者ではない者は，激しい恐怖を「ショック」として報告するかもしれない．「ショック」という言葉自体は，被験者が本当に何を経験したのかに関して限られた洞察しか与えない．したがって，より限定的な用語が代わりに用いられるべきである．

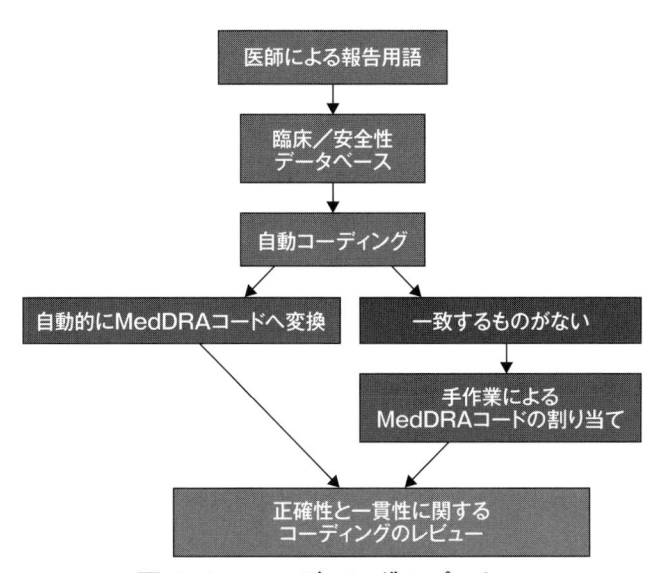

図4-1　コーディングのプロセス

報告用語の質

　コーディングのプロセスは，医師による報告用語の質に左右される．質の良い用語とは，具体的な医学用語である．質の悪い用語とはしばしば素人用語あるいは非医学的用語であり，「ショック」のようにあいまいなものである．非医学的用語の例としては，「のどの腫れ（thick throat）」が挙げられる．この用語はどんな意味を持つのかはっきりしない．被験者が咽頭炎（咽喉痛）であることを意味するのか，発声障害（嗄声）であるのか，喉頭浮腫（のどと声帯の腫脹）なのかがわからない．これら三つの疾患は，臨床的重要性の異なる領域に至る．二つは重篤ではないのに対し，一つは生命を脅かすものである．

　非医学的な用語は辞書の用語とまず一致しないため，

コーディングは手作業で行わなければならない．どの用語を選ぶかは当て推量となり得る．臨床試験データのコード化はコーディングの専門家によって実施され，彼らはコーディング対象である記載用語以外，何の情報も与えられていないかもしれない．市販後においては，薬剤安全性の専門家は，コールセンターが入手した症例情報を全面的に信頼して，コールセンターから受け取った有害事象情報をコード化するかもしれない．「のどの腫れ」の例で言えば，もし，「咽頭炎」，「発声障害」，あるいは「喉頭浮腫」といった医学用語が提供されていれば，報告用語は自動エンコーダによって認識され，コード化用語は自動的に提供されるだろう．

質の低い用語数を最小限にするために，以下のような段階的な措置が考えられ，これらの措置を行うべきである．

臨床試験のために

- 試験説明会において，治験担当医師や治験協力者と，医学用語を用いる重要性と，「のどの腫れ」や「ショック」といった例を示すことにより，あいまいな用語を避ける必要性について説明する．
- 治験担当医師や治験協力者は，被験者から直接聴取した言葉をそのまま鵜呑みにするのではなく，事象の描写を正しい用語に置き換えることが，自分たちの責任であることを理解するべきである．
- 治験担当医師は，事象の個々の徴候や症状の羅列よりも診断名を提供することが推奨される．たとえば，「発熱，湿咳，胸部X線写真での浸潤」よりも「肺炎」と記載するべきである．
- モニターは非医学的あるいは，あいまいな報告用語を認識するようトレーニングされ，必要に応じて治験担当医師や治験協力者から説明を得られるようにするべきである．
- 一括処理コーディングによる自動エンコードは，自動エンコードされないすべての用語を同定するために，試験実施期間中は定型業務として実施されるべきである．報告用語については，あいまいさをレビューするべきである．もし，そのような用語が見つかれば，明確にするために当該医療機関へ問い合わせるべきである．

市販後自発安全性報告のために

- 有害事象情報の収集に責任を持つ担当者（コールセンターの担当者，薬剤安全性の専門家など）は，報告される非医学的あるいは，あいまいな用語を識別できることが必要で，それを明確にするための報告者への質問についてもトレーニングされている必要がある．
- 報告者が医療従事者である場合，診断を付けていないのであれば診断名を求めるべきである．

報告用語が自動的に割り当てられるか手作業で割り当てられるかにかかわらず，**すべてのコード化用語について，正確性と一貫性をレビューしなければならないことを忘れてはならない**．

■コーディングルール

コーディングの均一性と一貫性を保証するため，「コーディングルール」【訳者注：コーディングに関するルールを記載した文書】を臨床開発プログラムごと，あるいは市販された製品ごとに定めるべきであり，コーディングの専門家はその内容について訓練されるべきである．コーディングルールは，少なくとも以下のものを含むべきである．

- 個々の徴候および症状として列挙された用語と診断名をどのように扱うか，たとえば「胸痛，心筋酵素の上昇，心筋梗塞．胸痛と心筋酵素の上昇」は心筋梗塞の徴候や症状なので，これらの用語をひとまとめにして一つの用語「心筋梗塞」にコーディングするべきか？あるいは，それぞれの用語ごとに別々に「心筋梗塞」，「心筋酵素増加」，「胸痛」とコーディングするべきか．

  ➡ **注釈**：一般的には，それぞれの徴候や症状ではなく診断名としてコーディングすることが推奨される．**分割**アプローチよりは，むしろ**一括**アプローチということである．

- あいまいな用語や非医学的用語の取り扱いに対するアプローチを規定する．
- どのMedDRAのバージョンを用い，選択されたバージョンに基づいたコーディングの見直しをどのように扱うか．
- 品質管理と一貫性確認のプロセス．

ヒント：MedDRA辞書をサポートする国際維持管理機関(Maintenance and Support Services Organization：MSSO)作成の考慮事項(Points to Consider)を，「コーディングルール」作成の際に参照することを推奨する[8]．

■MedDRA

MedDRAは，規制当局へのICSRの電子報告に際して使用が義務付けられており，臨床開発および市販後の集積データ要約に用いられることが多くなってきているので，MedDRAの課題を示し，その最も効果的な利用方法についていくつかの助言を提供する．MedDRAは以下の5段階に体系化されている．

1. 器官別大分類(System Organ Class：以下SOC)
2. 高位グループ語(High Level Group Term：以下HLGT)
3. 高位語(High Level Term：以下HLT)
4. 基本語(Preferred Term：以下PT)
5. 下層語(Lowest Level Term：以下LLT)

図4-2に示すように，LLTは最も特異的な用語で，一方，SOCは最も非特異的な用語を含むものである．

自動エンコーディングは通常LLTレベルで行われる．これは，関連する冗長な用語を多く含む最も用語数の多い層である．用語数が多いので，自動エンコーダが報告用語と一致する可能性のある辞書用語を同定するチャンスが高くなる．LLTは同義語(同じ意味を持った別の用語)や字句の違い(異なった綴りの同じ言葉；**Dyspnea**と**Dyspnoea**，あるいは異なる語順の同じ二つの言葉；**Chest pain**と**Pain chest**など)を含む．報告用語がLLTに一致すれば，PT，HLT，HLGTや，SOCは容易に決定される．安全性報告の有害事象要約表では通常PTレベルで有害事象の発現率を表示する．規制当局に対する迅速なICSRの電子報告においては，報告用語とLLTを含める[7]．MedDRAの階層的特性によって，LLTを見つければ対応するPTを知ることができる(LLTとPTは1対1で結び付けられているため)．

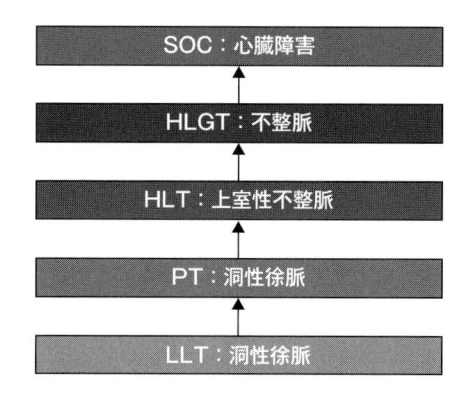

図4-2 MedDRAの階層構造の例

■多軸性

込み入ったことに，多くの場合，同じMedDRA基本語は複数のSOCに見られる．これは「**多軸性(multiaxiality)**」と呼ばれる．MedDRA辞書ではどのSOCがプライマリか，セカンダリかを示すフラグが立っている．たとえば，「片頭痛」というPTは，「神経系障害」というSOC(プライマリSOC)と「血管障害」(セカンダリSOC)で見つけることができる．したがって，コーディングルールにはどのSOC(プライマリかセカンダリか)を用いるか定めるべきである．

■データ検索のオプション

MedDRAの階層構造に加えて，用語は**MedDRA標準検索式(Standardised MedDRA Queries：以下SMQ)**でグループ化することができる．SMQは，特定の医学的状態あるいは注目する領域に関連する，一つかそれ以上のSOCからのPTの集合体である．これらはシグナル検出への利用を意図している．SMQに含まれるPTは，徴候，症状，症候群，身体所見，臨床検査や，その他の生理学的検査などに関連するものもあれば，注目する疾患領域に関連するものもある[9]．以下に例を示すが，これがすべてというわけではない．「無顆粒球症」，「薬剤に関連する肝障害の可能性－包括的検索」，「横紋筋融解／ミオパチー」，および「トルサードポアン／QT延長」．

SMQは通常二つのPTのカテゴリの用語(狭義語と広義語)を含んでいる．広義語は通常非特異的であり，多くの異なる状況にあてはまる．対照的に，狭義語はより特異的な傾向がある．たとえば，「横紋筋融解／ミオパチー」に対するSMQについて，狭義の用語の一つとして「筋壊死」が挙げられるが，これは筋肉に特異的である．一方，広義語の一つとして「血中クレアチニン増加」が挙げられるが，それは横紋筋融解症とは別の状態によるものかもしれない．SMQを使うときには広義語と狭義語両方の用語を使うのか，狭義語のみ使うのかを特定しておくべきである．

SMQが利用可能ではない，あるいは考慮中の課題に対してあまりふさわしくないという状況下では，他のデータ検索の選択肢を頼りにしなければならない．いくつかの場合には，SMQに基づく修正MedDRA検索式(modified SMQ：mSMQ)あるいは個別対応検索式(*ad hoc* Query：以下AHQ)がより良い選択肢である．SMQに基づく修正MedDRA検索式とは，オリジナルのSMQにPTを追加あるいは削除したSMQのことである．

AHQは，製薬会社が選択したPTのリストを指す．

AHQにどの用語を含めるかの決定は臨床的な判断に基づくが，任意で，会社ごとに異なりうる．この理由により，報告方法のセクションでは，選択された用語について明確に文書化するべきである．そうすれば，審査官はそれをそのまま使うか，追加削除の修正をするかどうかを決定できる．

AHQの例

「低血圧」というAHQは，潜在的に血圧が低下している患者を識別するために作成され，以下のPTを含んでいる．「外来血圧低下」，「血圧低下」，「拡張期血圧低下」，「起立血圧低下」，「収縮期血圧低下」，「低血圧」，「起立性低血圧」，「失神寸前の状態」，「失神」，および「血管迷走神経性失神」．

■ MedDRA利用に際しての課題，留意点

MedDRAの利用にあたっては，利用者は多くの課題を知っておかねばならない．これらは以下のものが含まれる．

- **MedDRAの粒度**．粒度というのは用語の多さ／MedDRAにおけるコーディングの選択肢の多さを表している．85,000語を越える用語数はコーディングを困難なものにし，手作業でコーディングを行う際に一貫性が欠如する可能性を増大させる．「コーディングルール」の利用やコード化用語の持続的なレビューは，一貫性の欠如を最小限にするために必要である．
- **バージョン間の違い**．現在，年に二つのMedDRAバージョンがリリースされる．これらのバージョンでは，新しいコードが導入され，古いコードを使用停止する，あるいは軸性（階層構造）が変更される．そのため，バージョン変更に影響を受けるコード化用語を記録する必要がある．
- **PTレベルにおける用語の類似性**．PTは単一の医学的状態を表していると考えられるが，これは必ずしも真実ではない．MedDRAでは，異なる用語が診断に対して，あるいは症状・徴候に対して用いられる．しかし，それらはしばしば同じ医学的状態を表している．例として，「高カリウム血症」に対する「血中カリウム増加」，「低血圧」に対する「血圧低下」が挙げられる．「血圧低下」は「低血圧」とは異なる（すなわち，「血圧低下」は，ベースライン値よりも下がっているが正常範囲内であるのに対し，「低血圧」は収縮期血圧90 mmHg未満あるいは拡張期血圧60 mmHg未満）などと述べることができるかもしれないが，実際には医療従事者はこれらの区別をしないであろうし，これらの用語を交換可能なものとして使うだろう．何らかの方法でこれらの同類の用語をひとまとめにしなければ，この意図しない「希釈」（すなわち，いくつかの事象が「低血圧」として報告される一方で，他が「血圧低下」として報告される）が，有害事象発現率の過小評価を導く可能性がある．

ヒント：この希釈の可能性を避けるために，特に副作用の疑いのある症状の発現率を計算する際には，**複合用語（combined terms）**を用いるべきである．

➤ **注釈**：「複合用語（combined terms）」は筆者による造語である．どのような用語を用いても良いが，使うことを決めた用語の定義を行なうこと．これにより審査官はその用語の意味を理解できる．

たとえば，カリウムレベルが減少する可能性のある利尿薬について，カリウム値の減少に関連する事象の発現率を過小評価しないことを保証するためには，「低カリウム血症」と「血中カリウム減少」の両方を併合した複合用語を用いるべきである．有害事象の要約表で複

表4-4　発現頻度の高い有害事象（発現率≧5%）　プラセボ対照 第2/3相比較試験

有害事象 MedDRA PT	プラセボ N=100	被験薬 N=100
頭痛	25(25%)	24(24%)
悪心	8(8%)	17(17%)
浮動性めまい	10(10%)	11(11%)
心筋梗塞*	6(6%)	4(4%)

*急性心筋梗塞，心筋梗塞，無症候性心筋梗塞を含む

合用語を用いる場合は，これらの用語が審査官に理解できるように，何らかの方法でフラッグ（*）（「低カリウム血症*」など）を表示して注釈を記述するべきである．もし，「低カリウム血症」の発現率が5％で，「血中カリウム減少」の発現率が3％であるならば，「低カリウム血症*」という複合用語についての発現率は8％となる．

複合用語の利用

以下は，報告書の文章や表のなかで，複合用語をどのように説明するかの例である．

表4-4に，プラセボ対照第2/3相比較試験で発現頻度の高い有害事象（発現率5％以上）の要約を示す．ここで，「心筋梗塞」については，「急性心筋梗塞」，「心筋梗塞」，および「無症候性心筋梗塞」を併合して発現率を算出していることに注意すること．

報告用語の質がコーディングのプロセスを左右するということを忘れてはならない．

参考文献

1. Medical Dictionary for Regulatory Activities (MedDRA). 2010. http://www.meddramsso.com. Accessed February 18, 2010.
2. WHO-ART. http://www.umc-products.com/graphics/3149.pdf. Accessed December 12, 2010.
3. SNOMED. SNOMED Clinical Terms (SNOMED CT). 2009. http://www.nlm.nih.gov/research/umls/Snomed/snomed_main.html. Accessed February 18, 2010.
4. ICD-9-CM. http://icd9cm.chrisendres.com/icd9cm/. Accessed February 18, 2010.
5. American Psychiatric Association. Diagnostic and Statistical Manual. 4th ed. http://psych.org/MainMenu/Research/DSMIV.aspx. Accessed February 18, 2010.
6. World Health Organization Drug Dictionary Enhanced. http://www.umc-products.com/graphics/2489.pdf. Accessed February 18, 2010.
7. International Conference on Harmonisation of Technical Requirements for Registration of Pharmaceutical for Human Use. Revision of the ICH Guideline on Clinical Safety Data Management: Data Elements for Transmission of Individual Case Safety Reports E2B (R3). Geneva, Switzerland: ICH Secretariat; November 2008. http://www.ich.org/products/guidelines/efficacy/efficacy-single/article/e2br3-clinical-safety-data-management-data-elements-for-transmission-of-individual-case-safety-re.html. Accessed December 13, 2011.
8. Maintenance and Support Services. MedDRA term selection: points to consider Release 3.13 based on MedDRA version 12.1. 2009. http://www.meddramsso.com/subscriber_library_ptc_archive.asp. Accessed February 18, 2010.
9. Maintenance and support services. MedDRA data retrieval and presentation: points to consider Release 2.1 based on MedDRA version 12.1. 2009. http://www.meddramsso.com/subscriber_library_ptc_archive.asp. Accessed February 18, 2010.

第5章

因果関係の判定
―個別症例安全性報告（ICSR）

リスク評価において，最も難しい点の一つは安全性所見が薬に関連しているかどうかの判定である．ある薬との因果関係を示している個別症例安全性報告（Individual Case Safety Report：以下ICSR）や集積された症例の安全性所見からは，薬のリスク・プロファイルを確立するために重要な情報が得られる．評価は必ずしも明快で容易とは限らず，決断に至るまでの方法もさまざまである．この章では，個々の症例における因果関係の判定について述べ，集積データの因果関係評価については次の章で述べる．

➡ **注釈**：市販後の製品の有害事象の自発的な報告は因果関係があると想定していることを念頭におくこと．

詳細な記録がうまく整理されたICSRは以下の三つの重要な目的に役立つ．

1. まれで予測できない事象についての安全性情報を得る手段となる．
2. 安全性所見の症例経過等の記述を含む詳細な症例情報が得られる．
3. 新規の重要なリスクを検出し，安全性情報をすばやく規制当局に通知する手段となる．この新しいリスクにより，直ちには何の措置もとらない場合もあれば，臨床試験中止や市場撤退などに至る場合もある．

■ ICSRに含まれる情報

各国の規制当局はICSRに関して，所定の書式にしたがって特定の情報を収集し，報告することを求めている．

最も一般的であるのは，主として米国で使用されるMedWatch形式と，米国以外で使用されるCIOMS 1形式である[1-3]．最近ではますます，事前に規定された伝送規格を使用してICSRを電子的に提出するようになっている[4]．形式や内容に若干の差異があっても，同様の情報が取得されている．有害事象に特有な情報には以下のようなものがある．

- イニシャルや人口統計学的特性を含む被験者情報
- 事象の情報－症例経過等の記述の作成に必要な完全かつ詳細な事象の記述
- 事象発現日
- 事象に関連する検査，臨床検査値，その他診断に必要な情報
- 事象に関連する既往歴・現病歴と併用薬
- 被疑薬の投与量，投与頻度，投与経路と投与日
- 薬を投与中止した後に有害事象が消失したか（デチャレンジ），そして有害事象が薬剤投与を再開した後に再現したかどうか（リチャレンジ）
- その事象が以下のような重大な結果を引き起こしたかどうか．
  - 死に至るもの
  - 生命を脅かすもの
  - 治療のため入院または入院期間の延長が必要となるもの
  - 永続的または顕著な障害・機能不全に陥るもの
  - 先天異常，出生異常
  - 重大な医療事象
- これが最初の報告か，あるいは追跡報告か

> **注意**：症例の重要な情報が得られなかったり，症例が積極的に追跡されなかったりするために，症例を完全に理解することができない場合があまりにも多い．これは市販後の自発報告で特に顕著である．

■ 因果関係の判定方法

因果関係の判定にはいくつかの方法が用いられているが，どれもICHやその他の政府機関から「公式に」認められたものではない．コンピュータ化されたアルゴリズムを用いたり，事前に定義された判定基準を使用する場合もあるが，いまだに全般的評価（正式なアルゴリズムも方法論もなしで1人以上の賢くて経験豊富な臨床医が因果関係を判定する）を使用している場合もある．一つの方法としては，各判定基準に番号をつけて，症例ごとに合致した判定基準の番号と種類からスコアを計算するものがある．また，単に質的にこれらの判定基準を適用する方法もある．この場合，エビデンスの重さが因果関係を示しているかどうかは医学的判断に基づいて判断される．どの方法が最も良いかは明確ではないが，大部分は統計学者で疫学者でもある，Austin Bradford Hill卿が確立した判定基準を何らかの形で応用したものである[5]．これらの判定基準には以下のようなものがある．

1. **時間的関係（Temporal association）**：一般に，薬剤摂取と有害事象発現との時間的間隔が短いほど，その事象が薬剤によるものである可能性が高い．しかしながら，妊娠中にジエチルスチルベストロールを投与された母親の娘が数十年後に膣がんになるような，重要な例外もある．別の例外は，非アレルギー性の反応で，薬物曝露の直後に起こるが，薬理学的にも生物学的にも薬剤による可能性がないものである．

2. **用量依存性（Dose relationship）**：投与量が高ければ高いほど，有害事象発現率が高くなったり症状が重くなったりする．用量依存性は因果関係を示唆するが，低投与量でも事象を起こす可能性は決して否定できない．たとえば，特異体質による薬への反応（まれで予測できない反応）は，しばしば投与量に依存しない．

3. **リチャレンジ陽性／デチャレンジ陽性（Positive rechallenge/Positive dechallenge）**：リチャレンジ陽性はその薬剤が事象を引き起こした**強固な**エビデンスである．逆に，リチャレンジ陰性であれば，因果関係は否定できる．リチャレンジ情報は非常に重要であるが，倫理的な配慮から常に得られるとは限らない．特に致死的な有害事象や重篤な疾患に関連する有害事象の場合には困難である．このため，因果関係判定に利用可能なリチャレンジ情報は限られており，デチャレンジ情報に頼らざるを得ない場合がある．

4. **生物学的妥当性（Biological plausibility）**：その有害事象が生物学的に説明できる．たとえば，血管拡張作用のある降圧薬による低血圧や失神は，生物学的に説得力がある．一方，ある薬剤を1ヵ月投与して，肺がんの発症を確認した場合には，肺がんが数年単位で発症することを考慮すると，生物学的に薬剤の関与は説明が困難である．

> **注意**：デチャレンジ陽性は因果関係を示唆するが，リチャレンジ陽性ほど強固なエビデンスではない．たとえば，被験者が被験薬を服用していて，24時間後に悪心と嘔吐を催したとする．被験薬を中止して24時間以内に，悪心と嘔吐は治まった．ちょうどこの時期，その地方では胃炎が流行っていた．胃炎の患者も，24時間以内に治まるような悪心と嘔吐を催す．その被験者にリチャレンジしてみないことには，その悪心と嘔吐が薬剤性であったのか胃炎のせいだったのか不明瞭である．もしその有害事象が胃炎によるものでも，悪心と嘔吐はやはり24時間以内に治まったと予想され，薬剤中止によって治まったように見えたのは偶然だったことになる．

5. **特異性（Specificity）**：ある特定の種類の有害事象がたびたび観察される．事例としては，妊娠初期にサリドマイドを投与された母親から生まれた子供のアザラシ肢症（特徴的な四肢の長骨がない，または短く，手または足が直接胴体についているため，アザラシのように見えることから名付けられた先天性疾患）が挙げられる．
6. **一貫性（Consistency）**：同じ有害事象が複数の調査や地理的・人口統計学的に異なった群でも観察される．
7. **その有害事象について他に説明ができない**：たとえばピーナッツアレルギーの既往のある少年が薬剤Aを3ヵ月間投与されており，その間何の有害事象も報告されていなかったとする．飛行機に乗っているとき，隣の人が，ピーナッツの袋を開けて，食べ始めたら，1分以内にアナフィラキシーショックを起こした．この場合には，アナフィラキシー反応は薬剤Aのせいではなく，ピーナッツのせいであるという説明が可能である．

■ 症例経過等の記述

症例経過等の記述は，症例のすべての重要な側面を統合したものであり，対象となる事象の**物語**である．すべての適切な情報（因果関係を支持する情報であれ，否定する情報であれ）が盛り込まれた，情報に不足がない症例経過等の記述を作成するには，医学的知識，臨床的判断，および文章作成力が必要となる．適切に書かれた症例経過等の記述は，因果関係を支持または否定する，すべての利用可能なエビデンスを提示するはずである．ある程度はコンピュータプログラムでも，単純で簡単な症例経過等の記述を作成できるが，現状ではコンピュータは，複雑な症例から得られた**関連するデータを選択・整理し，まとめるために必要なあいまいな論理を構築する**機能を欠いている．

症例経過等の記述は以下のような情報を含む．

- MedDRA基本語を使用した診断名
- 症例番号と被験者の人口統計学的特性
- 報告の情報源
- 被疑薬の投与量，投与頻度，投与経路と投与日
- 関連する既往歴・現病歴と併用薬
- 下記のような事象の詳細
  - 被疑薬の投与はいつか
  - 被疑薬の投与と被験者の症状発症との時間的関係
  - 事象の経過
  - 関連する検査と診断手順
  - 施された治療
- 事象の転帰
- 治療との関連性に関する報告者の評価
- 治験依頼者の症例評価

事例

以下の事例は同じ症例に対する2通りの症例経過等の記述である．これらの二つの異なるバージョンを提示し，本章で述べた主要な問題のいくつかを例証する．

症例経過等の記述－バージョン1

診断：意図的な過剰摂取

本症例（OSTEO-2008-0012）は，64歳白人女性（症例番号0023/AKB）で，ABC社の臨床試験「閉経後女性を対象とした骨粗しょう症治療薬OSTEO 5 mg, 10 mg連日投与長期安全性試験：10-10312」に参加しており，治験担当医師の一人から報告された．

本症例は1974年に虫垂切除，1986年に外反母趾による腱膜瘤切除術（左足），1996年にうつ病，2002年以来の偏頭痛の既往があった．併用薬は，偏頭痛治療に対しリザトリプタン一錠を頓服で処方されており，アレルギー歴は報告されていない．生活習慣：過去にタバコを吸った経験はなく，飲酒は週にワイン1杯程度．

本症例は，OSTEO 10 mg群にランダムに割付けされ，2006年8月2日に投与が開始された．

2006年8月16日に本症例は意図的にクロナゼ

パムを過剰摂取した．過剰摂取の約10日前に，「憂うつに感じる」と報告していたが，これといった理由は発見できなかった．過剰摂取した当日中に救急外来を受診し，活性炭を経口投与され，経過観察となった．その日のうちに退院となり，任意で精神科受診を勧められた．翌日，2006年8月17日に，精神科クリニックを受診し，近くの病院の精神科病棟へ入院となった．退院日は報告されていない．

2006年8月28日，被験者は意図的な過剰摂取を治験コーディネータに報告し，同日，試験中止となった．これ以上の詳細は報告されていない．この症例の最後の治験薬投与は2006年8月15日であった．

治験担当医師はこの意図的な過剰摂取を治験薬との関連はありそうもないと評価した．

追加情報が要求された．

2006年9月7日に報告された追加情報により，リザトリプタン開始は2002年であり，腱膜瘤切除は1986年ではなく1997年であったことが判明した．

さらに，2006年9月30日に報告された追加情報により，治験薬の最終投与は2006年8月16日であったことがわかった．

▶ **注釈**：追加情報をこのように次々に記述すると，まとまりがなく，混乱する．**関連する**追加情報は症例経過等の記述の本文に組み入れられるべきである．

症例経過等の記述－バージョン2

この症例経過等の記述では，改訂された情報は太字で示され，括弧内で改訂の理由を説明している．

事象名：意図的な過剰摂取（うつ病も考慮されるべきであり，この点に関してはこの症例経過等の記述の後半でコメントを述べる）

本症例（OSTEO-2008-0012）は，64歳白人女性（症例番号0023/AKB）で，ABC社の臨床試験「閉経後女性を対象とした骨粗しょう症治療薬OSTEO 5 mg，10 mg連日投与長期安全性試験：10-10312」に参加しており，治験担当医師の一人から報告された．

関連する既往歴として，1996年にうつ病，2002年からは偏頭痛が挙げられる（←虫垂切除および外反母趾による腱膜瘤切除は関連なしとして省略されている）．アレルギー歴は報告されていない．生活習慣：過去にタバコを吸った経験はなく，飲酒は週にワイン1杯程度．併用薬は，**2002年以来偏頭痛治療に対しリザトリプタン1錠を頓服で処方されている**（←治療開始年が追加されている）．

この症例は，OSTEO 10 mg群にランダムに割付けされ，2006年8月2日に投与が開始された．

2006年8月16日，**抑うつの既往のある**この被験者は意図的にクロナゼパムを過剰摂取した（←うつ病についてはすでに既往歴で述べたが，この症例の重要な一面であるのでここで繰り返し述べる）．過剰摂取の約10日前に，症例は「憂うつに感じる」と報告していたが，これといった理由は発見できなかった．過剰摂取した当日中に，救急外来を受診し，活性炭を経口投与され，経過観察となった．その日のうちに退院となり，任意で精神科受診を勧められた．翌日，2006年8月17日に，症例は精神科クリニックを受診し，近くの病院の精神科病棟へ入院となった．退院日は報告されていない．

2006年8月28日，被験者は意図的な過剰摂取を治験コーディネータに報告し，同日，治験臨床試験中止となった．これ以上の詳細は報告されていない．この症例の最後の被験薬投与は**2006年8月16日**であった（←日付訂正済み）．

治験担当医師はこの意図的な過剰摂取を被験薬との関連はありそうもないと評価した．

治験依頼者の症例評価：本被験者には，抑うつの既往があったが，本試験組み入れ時には抑うつ状態についての言及はなかった．OSTEO投与前には抗うつ薬を使用していなかったことからも，臨床的に抑うつ状態にはなかったことが示唆される．この症例のいかなる詳細情報も抑うつ状態を説明する他の要因の存在を示唆していない．リザトリプタンは抑うつに対する適応もあるが，この被験者が2002年からこの薬を服用していたのは，抑うつのためではない．OSTEO服用開始後10日以内に抑うつ状態を訴えている．これらの理由から，OSTEOと因果関係があった可能性がある．また，被験者が「憂うつに感じる」と訴え，その後意図的に過剰摂取しているため，診断には抑うつ状態も含むべきであると考える．この点に関しては，治験担当医師と相談する．

▶ **注釈**：治験依頼者は症例情報を常に独自に，そして客観的に評価するべきである．治験担当医師と意見が異なる場合には，その理由を

明確に述べるべきである．一般的には，治験担当医師と治験依頼者の評価の両方が記載される（特に，両者の意見が異なる場合には）．しかしながら，当局への報告の目的では，最も保守的な評価が用いられる．つまり，一方が薬剤に関連ありと感じ，他方が関連なしとした場合には，当局への報告目的では，薬剤との関連ありとされる．

その後，規制当局から追加情報が要求された．

疑義照会と回答

1. **不足している情報は何か？**
   次に挙げる情報が不足している．用量，クロナゼパムを何錠服用したか，最後に服用したのはいつか．処方されたより多くのOSTEOを服用したか．救急外来受診のさらなる詳細．たとえば，精神状態，バイタル，検査とその結果．精神科病棟入院時の詳細情報．
2. **意図的な過剰摂取という診断に賛成するか？**
   賛成する．しかし，被験者が「憂うつに感じる」と訴えていることから，抑うつ状態も加えるべきであると考える．これが意図的な過剰摂取の原因と推定される．
3. **この症例は重篤か？**
   重篤である．被験者は，救急外来から帰ることができ，入院もしなかったが，抑うつ状態にあり薬物を意図的に過剰摂取したのであるから，直接精神科病棟に入院するべきであったとも考えられる．被験者は翌日入院しており，それはおそらくOSTEO開始後10日間に始まった抑うつのためだったと推測されることから，入院という重篤の判定基準を満たす．別の判定基準として，これが重要な医学的事象であったことも挙げられる．なぜなら，被験者は臨床的にはっきりした抑うつ状態を経験したのであり，それが意図的な過剰摂取につながり，その結果最終的に入院したからである．
4. **治験担当医師の因果関係評価に賛成するか？**
   賛成しない．この症例は，OSTEO投与との時間的関連性があり，しかも，他にこの事象に対する明らかな説明もないことから，因果関係の判定基準を満たしている．

➡ **注釈**：ICSRの症例経過等の記述を書く際にお勧めの文献を挙げる[6]．

参考文献

1. US Department of Health and Human Services, Food and Drug Administration. Voluntary reporting [Form FDA 3500]. http://www.fda.gov/Safety/MedWatch/HowToReport/DownloadForms/default.htm. Accessed February 22, 2010.
2. US Department of Health and Human Services, Food and Drug Administration Mandatory reporting [Form FDA 3500A]. http://www.fda.gov/Safety/MedWatch/HowToReport/DownloadForms/default.htm. Accessed February 22, 2010.
3. Council for International Organizations of Medical Sciences. Suspect adverse reaction report. http://www.cioms.ch/cioms.pdf. Accessed February 22, 2010.
4. International Conference on Harmonisation of Technical Requirements for Registration of Pharmaceuticals for Human Use. Revision of the ICH Guideline on Clinical Safety Management: Data Elements for Transmission of Individual Case Safety Reports E2B (R3). Geneva, Switzerland: ICH Secretariat: November 2008. http://www.ich.org/cache/compo/276-254-1.html. Accessed February 22, 2010.
5. Hill AB. The environment and disease: association or causation? Proc R Soc Med. 1965;58:293-300.
6. Report of CIOMS Working Group V. Current Challenges in Pharmacovigilance: Pragmatic Approaches. Geneva, 2001.

第6章

因果関係の判定―集積データ

　前の章では，個別症例安全性報告（Individual Case Safety Report：以下ICSR）の因果関係の判定について述べた．この章では，集積データを用いて因果関係を判定する際に使用されるアプローチに焦点をあてる．集積データは個別の症例データではなく，患者集団のデータを指す．因果関係の判定方法は，解析する集積データが臨床試験から得られた場合と，市販後の自発報告からの場合とで異なるため，以下ではそれぞれの場合について述べる．

■ ランダム化比較臨床試験

　臨床試験では，因果関係の判定は群間で観察された差に基づいてなされる．このための最も良いデザインは，**ランダム化二重盲検比較試験**である．このタイプの試験では，被験者はコンピュータで作成されたリストに基づいてランダムに（割付けの要因は偶然性のみ）治療群に割り付けられる．真にランダムに割付けられていれば，各群の患者の人口統計学的特性やその他のベースライン特性は同様なはずである．そのような前提があるので，群間に安全性所見の差があれば，薬に関連していると見なせるようになる．もし，群間で人口統計学的特性やその他のベースライン特性が異なっていると，ベースライン時点での差と安全性所見の解釈が交絡（混乱）してしまう可能性がある．たとえば，薬剤Aを投与された患者群においてプラセボ群より高い脳卒中のリスクが観察されたと仮定する．しかし，薬剤A群で年配の人がかなり多かったとすると，年齢の因子だけでも，脳卒中のリスクを上げるため，年齢が交絡して脳卒中の発症率の差が薬剤Aによるものなのか，高齢の患者が多かったためなのか，あるいはその両者によるものなのかを決定するのは困難である．

> **ヒント**：ランダム化はベースライン特性が群間で実際に大きく異なってしまうリスクを最小化するはずである．もし，著しい差が見られた場合には，治療群の割付けが，コンピュータで作成されたランダム化リストによってなされていなかったことを疑うこと．

二重盲検は，被験者も治験担当医師も，どちらの治療群に割り付けられたかがわからない状態を指す．このタイプの試験は，実際には「三重」盲検である．つまり，製薬企業(治験依頼者)で臨床試験を実施しているチームも，試験終了まで患者がどの群に割付けられたか知らされない．割付け情報は誰にも知らされていないので，盲検化はほとんどのバイアスを減らすことができるし，すべて排除することさえできるかもしれない．盲検化は失敗することもある．たとえば，β遮断薬(プロプラノロール等)のプラセボ対照試験で，完全に，十分に盲検化したとする．しかし，β遮断薬の通常の薬理作用から，脈拍がゆっくりになることが予想されるので，どの患者がβ遮断薬で治療されているかは，誰の目にも明らかになってしまうかもしれない．したがって，**盲検化された**患者であっても，薬剤投与開始後に脈拍が低下したならβ遮断薬群だと強く推測できるかもしれない．

比較臨床試験では，ある群に対照薬(プラセボや別の実薬)が投与され，別の群に被験薬が投与される．プラセボ群と別の実薬群の二つの対照群がある場合もある．プラセボは，外見上は被験薬とそっくりだが，医学的にこれといった効果がない．実対照薬(比較対象であってもなくても)は，被験薬と同じ適応で承認され，すでに市販されている薬である【訳者注：その国で市販されているとは限らない】．可能なかぎり，実対照薬の外見も被験薬に似せて製造される．このように，被験者も治験担当医師も，通常はどちらの治療を受けているのか特定できない．比較対照となる実対照薬と被験薬は通常，同じ薬効群に属している．たとえば，降圧薬であるACE阻害薬同士などである．一方，新規化合物で，被験薬がその薬効群で最初の薬である場合には，実対照薬は，異なる薬効群(チアジド系利尿薬など)から選ぶこともある．一般の人でも通常，ある程度の背景ノイズ(薬に関連しない安全性所見)があるため，プラセボ対照をおくことで，それぞれの治療結果の客観的な比較ができる．たとえば，頭痛はある薬によるものであるかもしれないが，その薬に曝露されていない人でも頭痛を経験することはある．プラセボ群と被験薬群とで頭痛の発現率に差があれば，頭痛がその薬によるものかどうかを判断する一助となる．プラセボ群と被験薬群との頭痛発現率の差が大きいほど，薬剤関連性がより強く疑われる．

実対照薬群をおく目的は，同じ薬効群の薬剤間の比較であれば，通常，安全性(と有効性)に差がないことを示すことである．被験薬の方がよく見えたとしても(たとえば頭痛の発現率が低かったとしても)，被験薬の方が実対照薬より安全であるとは言えない．なぜなら，通常の試験ではその差が偶然ではないと言い切れるほど十分な検出力がないからである．ここで観察された低い頭痛発現率は，仮説を形成するにすぎない．つまり，この結果は被験薬の方が頭痛を起こしにくい**かもしれない**ことを示唆するが，立証されてはいない．被験薬が実対照薬より頭痛の発現率が低いことを立証したければ，**前向きの**(prospective)ランダム化実薬対照試験が必要となるだろう．**前向き**とは，たとえば，「この研究は，被験薬Xが市販薬Yと比べて，頭痛のリスクを50%以上減少させるかを評価することを目的とする」のように，研究の目的が試験開始前に，規定されていることを指す．そして，この違いの大きさを示すのに十分な統計的検出力(十分な被験者数)が必要である．

対照群がない臨床試験もあり，非対照試験と呼ばれる．これまでに述べたとおり，対照群がない場合には，たとえば頭痛のように一般の集団でも見られる背景ノイズがあるため，因果関係を判定する力は制限される．対照群なしでは，ある有害事象が薬剤性なのか単に背景ノイズなのかを決定するのが難しいので，混乱の原因となる場合がある．新しい安全性シグナルが非対照試験で見つかった場合に，その所見が薬剤性であるかを判定するために使える以下のようなオプションがある．

- 一つのオプションは，対象疾患を有する集団におけるその有害事象の背景発現率(たとえば，糖尿病患者における心筋梗塞発現率)が報告されていることを期待して，徹底的な文献レビューをすることである．そして文献上の発現率を，試験で観測された発現率と比較する．これは次の二つの理由でしばしば困難である．一般的な糖尿病患者におけるその有害事象の発現率を見つけることができない．または，調査対象集団と，一般的な糖尿病患者集団とで，たとえば，年齢や性別，既往歴や併用薬などが異なり，安易に発現率を比較できない．
- 別のオプションは，以前の別の研究から得られた被験者をヒストリカルコントロールとして使用することである．このオプションにも，重要な制限がある．

これらの評価が後ろ向き（結果がすでに得られている）で、治療内容もわかっているので、ヒストリカルコントロールの選択時に潜在的なバイアスが問題となるかもしれない。また、ヒストリカルコントロールとのベースライン時の差も、結果の解釈に交絡するかもしれない。たとえば、ヒストリカルコントロールとして用いる群では65歳以上は対象外であり、一方対象となる臨床試験では65歳以上も対象である場合など、選択除外基準が異なっていれば、研究結果にも影響を与える可能性がある。

これらの理由から、ランダム化二重盲検比較試験はやはり、因果関係判定の最も良い情報源である。このデザインから得られた研究結果は、安全性統合解析で特に注目される。

■ 意味のある差を判定する

薬効は主に治療群間で観察された発現率の差に基づいて決められる。粗発現率*が、有害事象やその他注目する安全性所見（臨床的に重要な検査値の変化など）が認められた被験者の割合として計算される。

公式は単純である。

注目する安全性所見の発現率(%)＝(n／N)×100

ただし、nは注目する安全性所見が報告された被験者数（分子）であり、Nは被験薬に曝露された被験者数（分母）である。この公式に基づけば、薬剤Bに曝露された100例の患者のうち、10例がめまいを報告した場合には、薬剤B群におけるめまいの発現率*は

(10／100)×100 ＝10%

となる。

その後、治療群間の**意味のある差**を判定するために、以下に示す量的なアプローチや質的なアプローチ、あるいはその組み合わせが用いられる。

- **統計的手法−仮説を検定する**：$p \leq 0.05$ という基準を用いて「被験薬がプラセボと比べて安全性に差がない」という帰無仮説の検定をすることは、特にその試験が重要な安全性事象の差を検出するために十分な検出力がない場合には、お勧めできない。しかしながら、被験薬群とプラセボ群の発現率の差の95%信頼区間を利用することは、有益であるかもしれない。95%信頼区間は推定の精度を示す区間推定で、被験薬群とプラセボ群との間の安全性パラメータに関する最も良い推定値となる。どんな統計的指標にも言えることだが、信頼区間の使用は臨床的判断に基づいて解釈されるべきである。これは、臨床的に重要性がなくても統計的には有意差が見られることがあるからである。

- **経験則**−被験薬群での発現率を特定するとともに、被験薬群と対照群との間に見られた差の大きさを特定する。たとえば、被験薬群で5%以上かつプラセボ群と比較して2倍以上など[1]。

- **データをよく見る**−統計的有意差（**統計的手法**）に達していなくても、規定された基準（**経験則**）に当てはまらなくても、治療群間での差を見てその差が臨床的に重要であるか判断する。データのパターンから潜在的薬剤関連性が示唆できることもある。たとえば用量反応性が見られる場合などである。

要注意：常に予想外のことを警戒すること。表6-1に、二つの興味深い調査結果を示す。一つはプラセボと比べ、被験薬群で頭痛の頻度が低いこと、そしてもう一つは、興味深いことに、被験薬で発毛の増加が5%の患者に見られている（プラセボ群では0である）。被験薬群における頭痛の頻度が低いのは、被験薬が何らかの鎮痛作用かその他の鎮痛管理に役立つ作用、または頭痛治療効果を持っていることを示唆しているのかもしれない。発毛の増加は有害事象として報告されたが、ハゲの人にはまさにベネフィットであるかもしれない！このような調査結果は、これまで気付かなかったベネフィットや適応追加の早期の手がかりかもしれない。ミノキシジルは血管拡張薬で、元々は降圧薬として開発されたが、発毛効果が見られた。局所製剤が開発され、試験が行われ、男性型脱毛症に対する効果が実証され、現在ミノキシジルは、この適応で市販されている[2]。

---

*【訳者注：本来「発現割合」と呼ぶべきではあるが、あまりにも広く「発現率」という用語が用いられているため、本書では「粗発現率」あるいは「発現率」という訳語を用いた。これらの用語に関する詳細はP.46のコラムを参照。】

表6-1	被験薬群で5%以上見られた有害事象のまとめ		
有害事象[a]		プラセボ N=100	被験薬 N=100
消化不良		5(5%)	12(12%)
頭痛		24(24%)	10(10%)
不眠症		8(8%)	7(7%)
浮動性めまい		5(5%)	6(6%)
悪心		2(2%)	5(5%)
毛髪成長亢進		0	5(5%)

[a] MedDRA PT

　これらのすべての方法には，それぞれ長所・短所があり，どの方法が最も良いかは統計家と相談して決めるべきである．方法の選択については，報告書の「方法」のセクションに明確に記載するべきである．最も重要なことは，選択された方法の限界について完全に理解することである．

　以下の例は**経験則**アプローチの事例である．表6-1はプラセボ対照試験の被験薬群における有害事象のまとめである．

　網かけ部分の有害事象は，5％以上で発現し，プラセボより実対照薬群の方が2倍以上という**経験則**に基づけば，**潜在的副作用**(potential adverse reaction)と考えられる．

　安全性の解析は通常，記述的である．つまり，治療群間の差を記述し，比較する．群間の大きな差は，薬の効果を**示唆する**が，**立証する**ものではない．観察結果を立証するためには，これまで述べてきたように十分に検出力のある前向き研究(目的を特定したもの)が行われなければならない．まれには死亡，脳卒中，あるいは心筋梗塞等のリスク評価のように，リスクの判定のために実施される場合もあるが，前向き研究と言えば通常は，有効性を示すために行われることが多い．

　薬物作用は通常，立証されるというより推測されるものなので，因果関係を支持するさらなるエビデンスが挙るまでは**潜在的副作用**という用語がしばしば使用される．

　統計的に有意な結果が常に因果関係を証明するわけではない．たとえば，何百もの異なる有害事象の発現率を比較するような**多重比較**が行われると，統計的に有意な結果が単なる偶然で得られることがある．比較検定の数が多いほど，統計的に有意な偽陽性が生じる可能性が大きくなる．また，中間解析で有意差が示唆されていても，最終解析では有意でなくなることもあるので注意が必要である．一方，まれで頻度の低い有害事象も副作用である可能性がある．つまり，薬との因果関係があるが，単に数が少なすぎて統計解析に適さない場合である．

　統計的に有意な薬の効果が，必ずしも臨床的に重要とは限らない．検出力の高い(つまり，十分な症例数を持ち，真の薬剤効果を検出できる)研究では，小さな差(たとえば，収縮期血圧0.5 mmHg上昇)でも統計的に有意な結果をもたらすかもしれない．たとえそのような結果が得られても，そのような小さな差は患者に不利益をもたらすとは考え難い．

　臨床試験の特徴から，非常に奇妙な結果が得られる場合がある．たとえば，多くの試験では，治験薬投与開始前のスクリーニング期間中に，データ収集を開始する．スクリーニング期間は以下のような目的で利用される．

- 参加予定の被験者の適格性の判定(つまりプロトコルの要件にあうか)
- 臨床試験で使用される手順への順応．たとえばベースライン特性を測定する前に，トレーニング効果を排除する目的でのトレッドミル歩行．これは**ウォッシュイン**期間と呼ばれることもある．これは特に狭心症と間欠性跛行の研究などで見られる．
- 治験薬投与開始前にプロトコルの除外基準に記載された薬を中止する(ウォッシュアウト)．

　スクリーニング期間や治験薬投与開始前に起こった有害事象は，有害事象の解析にも，有害事象の集計表にも含めるべきでは**ない**．しかし，この情報は収集され，追跡されるべきである．それは，スクリーニング期間中に報告された有害事象が，そのプロトコルに特異的な手順が安全でないことを示唆しているかもしれないからである．たとえば，β遮断薬(プロプラノロールなど)をスクリーニング期間中に中止することがプロトコルで規定されており，突然ではなく徐々に減らすようにと警告していなかったために，患者が心筋梗塞を発症したような場合である．治験薬投与前の有害事象が安全性解析に含まれるべき唯一の場合は，有害事象がベースライン時に存在し，治験薬投与期間中，あるいは薬効残存期間中

（最後の被験薬投与後，被験薬濃度がまだ検出可能である期間）に重症度が増した場合である．

　別の異常事態は，いくつかの珍しい有害事象が同じ施設からだけ報告され，他のどの施設からも報告されない場合である．探偵のように振る舞い，その施設で何かおかしなことが起こっていないか調査する必要がある．確かに1施設に事象が集中することは起こりうるが，これは**うさん臭い**と疑うべきである．もし，本当に副作用が起こっていれば，同様の所見が複数の施設で起こるはずであり，一つの施設だけではないはずである．この状況は，**薬剤と治験担当医師の交互作用**，または**薬剤と施設の交互作用**と呼ばれることもある．

探偵のように振舞え

　これまでに説明したどの方法も，被験薬との因果関係を立証するには不十分である．しかし，被験薬群と対照群との間に意味のある差が認められた場合には，薬の作用が疑われ，さらに探偵のような仕事の必要性が求められる．真の安全性所見というものは，めったに単独で起こるものではない．したがって，データに潜むパターンや，関連性，傾向を予測して探しておくべきである．たとえば，薬剤C群でプラセボと比べて徐脈の割合が高く，これが本当に薬剤性であったとすると，心拍数の減少はバイタルでも確認できるはずだし，心拍数を測るタイプの心電図でも測定されているはずである．同じようなパターンや傾向を複数のデータで見つけ出し，別の関連する安全性パラメータをつなげることで，観察された差が真の差であり**人を惑わす情報**ではない可能性が高まる．次の章では，このようなパターンや関連性の発見について述べる．

　潜在的副作用がひとたび見つかると，その所見のさらなる調査が必要となる．これは，投与量，年齢や，腎機能など他の要因が何らかの形でその副作用に影響を与えるかどうか，つまり，より悪化させたり，逆に良くしたりしないかを，調査するものである．この話題については次の章以降でさらに述べる．

■ 市販後安全性データでどのように因果関係を判定するか

　市販後の自発報告で因果関係を判定するための過程には，以下のようなものが含まれる．

- 新しい安全性シグナルの発見
- ケース・レビュー
- 追加評価

新しい安全性シグナルの発見

　症例の数により，新しい安全性シグナルの探索は手動か，あるいはデータマイニング技術を用いて自動的に行われる．

手動で探す方法

　手動で新規の安全性シグナルを探す場合には，以下のデータをレビューする．

- 以前に報告されていない重篤な副作用，または特別に注目する症例に関するICSR．特別に注目する症例とは，歴史的に薬に関連付けられたもの，たとえば，肝毒性，アナフィラキシー，再生不良性貧血，発作，腎不全などの有害事象を含む症例を指す．
- 未記載の事象，すなわち，以前に企業中核安全性情報（Company's Core Safety Information：CCSI）に含まれていなかった有害事象．
- 最もよく報告される有害事象の全体像を見渡すための有害事象の要約表を表6-2に示す．この情報は，もっともよく報告されている事象が時間とともに変化したかを見るため，それより前の**報告**期間と比較するべきである．
- 症例の要約として，ラインリスト（症例一覧）を作成する．このラインリストは，それぞれのICSRの細部を読まずに事象のパターンを発見する手段を提供する．以下の情報を含むべきである．
  - 製造承認保有者による症例参照番号
  - 症例が発症した国
  - 情報源（臨床試験，文献，自発報告，規制当局など）
  - 年齢，性別
  - 被疑薬の一日投与量（関連があれば剤型や用法）
  - 事象の発現日．入手可能な場合には，治療開始日から発現日までの推定期間．治療の休止に伴って発現することが知られている副作用に関しては，可能なら起こるまでの推定期間（これはコメントの箇所に記載されるかもしれない）
  - 治療日．入手可能な場合には推定治療期間
  - 報告された通りの事象の詳細と必要に応じて製造承認保有者の解釈（必要であれば英訳）
  - 症例レベルでの転帰（治癒，死亡，改善，後遺症，不明など）．ここでは重篤な副作用を定義する基準については述べない．複数の副作用による異なる結果のうち，その被験者に起こった最悪の結果を用いて副作用の転帰を記載するべきである．
  - 必要に応じてコメント（たとえば，治験依頼者が

表6-2　有害事象用語[a]による市販後報告の要約

MedDRA SOC/PTによる有害事象名	自発報告／規制当局	市販後研究	文献	合計
血液およびリンパ系障害				
斑状出血	98(5)	15	5(2)	118(7)
貧血	47(3)	4	5(2)	56(5)
白血球増加症	19(2)	10(1)	0	29(3)
好中球減少症	1	1	0	2
血小板減少症	1(1)	0	0	1(1)
心臓障害				
動悸	40	27	10	77
高血圧	10(2)	1(1)	5(2)	16(5)
頻脈	9	7	4(1)	20(1)
心筋梗塞	3(3)	0	1(1)	4(4)
神経系障害				
不眠症	20	16	1	37
うつ病	5(1)	2(1)	1	8(2)
不安	3	3	0	6

[a] ( )の中の数字は，重篤と考えられる有害事象の数を示す．　斜体は未記載の有害事象である．

報告者と意見を異にするなら因果関係の判定．その事象に直接または相互作用として影響を与えたと疑われる併用薬とその適応症．入手可能なら，デチャレンジ・リチャレンジの結果)[3]．

- **報告頻度**の経時的変化．分子(有害事象が報告された被験者数)も分母(その薬に曝露された被験者数)も把握でき，発現率を算出できる臨床試験とは異なり，分子も分母も確実にはわからない．頻度の増加傾向を把握するため，まずは報告率を計算するべきである．

報告率(reporting rate)は，以下の式で算出する．

$$報告率 = 報告された患者数 / 推定曝露^4$$

表6-3に失神とアナフィラキシーの2つの事象について示す．

表6-4に示すように，それぞれの有害事象について各期間における報告率を算出すれば，パターンの変化，つまり経時的に報告率が同じか，増加しているか，または減少しているかを把握するために報告率を比較できる．

表6-4からは，アナフィラキシーは経時変化がほとんど見られないのに対し，失神の頻度は増加しているように見える．失神の報告率の変化は，さらなる評価を必要とする安全性シグナルである．頻度の増加を判定するために統計的検定を用いることもある．最も良い方法について統計家と確認すること．

自動的な方法—データマイニング

事象の数や種類が多い場合，データマイニングの手法が用いられる．データマイニングは数学的・統計的な手法を用いて，これまでに検出されていないデータパターンを発見するために大規模なデータベースを検索したり解析したりするプロセスである．一つの方法は比例(**不均衡**)分析の形式を用いるものであり，注目する有害事象(たとえば，腎不全)の症例数を，ある被疑薬を投与された患者からのすべての有害事象の報告数で割った割合を求めるものである．その後，この割合を，データベース中に含まれる対照薬を除く他のすべての薬で起こった注目する有害事象(腎不全)と，これらの薬で起こったすべての有害事象との割合と比較する．もしその被疑薬における腎不全の割合が，データベースに含まれる他のすべての薬を合わせた時の割合より高かったら，それは安全性シグナルかもしれない．たとえば，薬剤Xを投与された患者における15の有害事象のうち3件が腎不全だったと仮定する．このとき割合(比)は3/15となる．データベースに含まれる他のすべての薬剤(薬剤X以外)で，合計2,000件の有害事象が報告され，そのうち70が腎不全症例であったとするとその割合(比)は70/2,000となる．これらの比は(3/15)/(70/2,000)=5.7となる．これは，データベースに含まれるその他すべての薬剤より，腎不全が薬剤Xにおいて頻繁に起こっていることをかなり強く示唆しており(シグナル)，さらに調査するべきである．

表6-3　各期間の患者数と推定曝露

	期間1	期間2
アナフィラキシーの報告患者数	8	6
失神の報告患者数	2	0
100万錠売上錠数に基づく各期間の推定曝露	2	6
アナフィラキシーの報告率(患者数/100万錠(売上ベース))	4	1
失神の報告率(患者数/100万錠(売上ベース))	1	0

表6-4　100万錠(売上ベース)あたりの患者数

有害事象	期間1	期間2	期間3	期間4	合計
アナフィラキシー	4	1	3	0	8
失神	1	0	5	10	16

> **注意**：頻度の増加を判定するとき，十分な注意が必要であることをここで強調したい．不完全な情報，対照群の欠如，メディアの影響，有害事象の過少報告[5]，不正確な曝露情報，および他の多く要因によって誤った結論が導かれることがある．

しかしここで問題なのは，常に存在する情報のバラツキが原因で，被験薬で起こったほぼすべての有害事象の発現は，その他すべての薬剤より高くなるか，あるいは低くなるものだということである．まったく同じになることはおよそあり得ない．すると，すべての有害事象のうち，半分はその他すべての薬剤より高く，残りの半分は低いことになってしまう．明らかに，他の薬剤より比が高くなった有害事象のうちすべてがシグナルであることはないし，低くなったすべての有害事象に対して予防的に働いているわけでもない．多くの審査官がシグナルとして認めるのは，被疑薬で少なくとも2倍以上の比となることである．

> **注意**：データマイニングは，さらなる調査が必要なケースを発見する手助けとなるツールである．データマイニングによって，多くの偽陽性シグナルが発生するし，重要なシグナルを見逃すこともある．したがって，適切に行われるケース・レビューの代用品とはならない．しかし適切に使用され，その限界が理解されていれば，データマイニングは有用なファーストチョイスである．

ケース・レビュー（ケース・シリーズをつくる）

ひとたびシグナルが発見されると，さらなる探索が必要となる．同じ診断名を持つすべての症例を（臨床試験や文献などから得られた症例を含む）レビューするのに加えて，診断名は異なるが，医学的に関連する可能性のある症例（つまり，同様の疾患メカニズム）を含めて検索を行うことは有用である．このために，**症例定義**が必要となる．

症例定義

症例定義は，注目する症例を検索し発見するときに用いる基準をあらかじめ定義することである．どのような基準を使用するかは安全性シグナルに依存する．これは主観的で，臨床的判断を必要とする場合が多い．MedDRA標準検索式（Standardised MedDRA Queries：以下SMQ）は症例定義の標準化のための試みとして開発されてきた．第4章で述べたSMQは，ある特定の医学的状態や注目する疾患領域に関連する有害事象用語のグループ分けである．SMQに含まれる有害事象は，徴候や症状，診断，症候群，身体所見，検査値やその他心理学的検査結果などを関連付ける．SMQは薬剤関連性が歴史的に知られている重要な医学的状態のために開発されたが，他の多くの重要な副作用にまで利用可能ではない．ある場合には，確立されたSMQの変更（用語を加えたり削除したり）が必要な場合もある．SMQがないときは，検索のための基準を確立しなければならない．これを個別対応検索式（*ad hoc* Query：以下AHQ）と呼ぶ．たとえば，低血圧のシグナルが見つかったら，低血圧に関連する他の有害事象も症例定義に含むべきである．用語の選択は，一般的な病態生理学（同

様の発症機序)や，同様の症状・微候に基づいてなされる．低血圧のためのSMQは存在しないため，AHQを作成する．第4章に，「低血圧」のAHQに含まれるべき用語を例示している．

　症例定義は本質的に主観的であり，臨床的判断が含まれていることから，臨床の教育を受けている，または経験のある者が検索基準を設定するか，他の者が作成した場合にはそれをレビューすることで，臨床的にその症例定義が包括的であり，意味があることを保証するべきである．

　以下に症例選択の基準の例を示すが，この限りではない．

- 症例の情報源(市販後の自発報告，文献，臨床研究や，その他すべての情報源など)
- 期間－特定の報告期間(1998年から2008年までの症例のみなど) vs. 報告期間に制限なし．
- 症例ごとの詳細な評価がなされたかどうか．診断が独立に確認された症例 vs. 診断の確認の有無によらず注目するすべての症例．
- 被疑薬の投与開始日と終了日－被疑薬投与と有害事象との間の時間的関連性を確認するための治療期間．
- 有害事象用語－上述のとおり，症例定義の一部となる，異なるが関連する有害事象用語のリスト(たとえば，SMQやAHQ)．

　初期の検索の結果によって，症例定義を広げたり(検索基準が厳しすぎる場合)，または狭くしたり(評価基準が広過ぎて，特定されない場合)しなければならないこともあるだろう．これらの評価基準を満たす症例が，ケース・シリーズの一部となる．

ケース・シリーズ

　次に，症例をレビューして，症例同士を結びつける可能性のあるパターンを探索する．残念ながら，明確に受け入れられた標準的方法もアルゴリズムも存在しない．よく用いられる方法の一つとして，それぞれの症例を一行にまとめた表やラインリストを作成し，全体を眺めて症例間の共通点を足し上げていく方法がある．症例間の所見の類似性は因果関係を強化し，症例間に類似性がなければ因果関係のエビデンスは弱くなる．以下に挙げるのは，ラインリストに含まれるべき主要な情報の推奨リストである．

- 症例番号
- 年齢，性別，人種などの人口統計学的特性
- 情報源と地理的な地域
- 被疑薬の投与開始日と終了日
- 被疑薬の用量
- 報告された(そのままの)有害事象用語，MedDRA基本語
- その同じ症例で報告された別の有害事象
- 注目する有害事象およびその他の有害事象の発現日と消失日
- 合併症
- 併用薬

　たとえば，薬剤Zが心筋梗塞のリスクを高める可能性を疑われているとする．SMQの「心筋梗塞」に含まれる一つ以上の報告語を持つすべての症例を見つけられるよう，検索基準を設定する．さらに2003年から2008年の間の臨床試験，市販後の自発報告，文献など他のすべての情報源も，検索基準の一部とする．検索が完了し，30例の症例が見つかり，これまでに紹介したようにラインリストにして，表示する．症例をレビューしたところ，30例のうち25例が55歳以上の高血圧の男性であり，また，この25例のうち22例では，肥満であった．さらに1例を除いて21例は，糖尿病もあった．

　このレビューから，高血圧で肥満の55歳を超える男性の糖尿病患者では心筋梗塞のリスクが増加するかもしれないと結論できる．シグナルが本当であったかどうかを確かめるために，さらなる評価，たとえば，追加解析，55歳を超える肥満体の男性糖尿病患者で心筋梗塞のリスクを探索する文献検索や，試験などが必要となるかもしれない(次の追加評価のセクションを参照)．

　ケース・シリーズは，有益であるが限界もある．

- 症例についての情報が不十分で質が悪い
- 後ろ向きに盲検化なしに症例を選択することによる潜在的な症例選択バイアス
- 対照群がないことから，潜在的な交絡の可能性

追加評価

　薬剤の因果関係の検証のために，追加の臨床試験や疫学調査が実施される必要があるかもしれない(Large Simple Safety Study：LSSSやケース・コントロール研究など)．重篤な疾患や死亡に関連する有害事象については特に必要である．どの研究デザインを選択するかはさまざまな要因に依存する．たとえば事象がまれか(たとえば中毒性表皮壊死融解症の発症率は100万人年あたり0.5だが[6]，重篤な皮膚疾患である)，対象患者集団での背景発現率が高いか(たとえば，

高血圧）などである．それぞれの研究デザインの強みと限界を理解することも重要である．注目する疾患分野や疫学，および統計家にどの研究デザインが最適か相談することを勧める．

参考文献

1. Conducting a Clinical Safety Review of a New Product Application and Preparing a Report on the Review. Washington, DC: US Department of Health and Human Services, Food and Drug Administration, Center for Drug Evaluation and Research (CDER); 2005. http://www.fda.gov/downloads/Drugs/GuidanceComplianceRegulatoryInformation/Guidances/UCM072974.pdf. Accessed February 23, 2010.
2. Olsen EA, Whiting D, Bergfeld W, et al. A multicenter, randomized, placebo-controlled, double-blind clinical trial of a novel formulation of 5% minoxidil topical foam versus placebo in the treatment of androgenetic alopecia in men. J Am Acad Dermatol. 2007; 57(5):767-774.
3. International Conference on Harmonisation of Technical Requirements for Registration of Pharmaceuticals for Human Use. Clinical Safety Data Management: Periodic Safety Update Reports for Marketed Drugs E2C(R1). ICH Secretariat, Geneva, Switzerland, November 1996. http://www.ich.org/fileadmin/Public_Web_Site/ICH_Products/Guidelines/Efficacy/E2C/Step4/E2C_R1__Guideline.pdf. Accessed December 1, 2011.
4. Report of CIOMS Working Group V. Current Challenges in Pharmacovigilance: Pragmatic Approaches. Geneva, 2001.
5. Hazell L, Shakir SA. Under-reporting of adverse drug reactions: a systematic review. Drug Safety 2006; 29: 385-396.
6. Chan HL, Stern RS, Arndt KA, et al. The incidence of erythema multiforme, Stevens-Johnson syndrome, and toxic epidermal necrolysis. A population-based study with particular reference to reactions caused by drugs among outpatients. Arch Dermatol. 1990; 126(1):43-47.

Column 割合と率

日本語では「率」という言葉が実に幅広い意味を持つ．英語ではproportion, rateをはじめ，incidenceやprevalence, mortalityなどで表される概念もすべて「率」と訳される．

「割合」とは，文字通り，「全体の中で何割か」を表す指標である．「割合」は分数として計算され，常に分母の部分集合が分子になる．「ベースラインでは男性が7割(70%)，65歳未満が6割(60%)であった」のように用いる．Percent, すなわちper cent(100あたり，全体を100としたら)の意味であり，ここには時間の概念は存在しない．Prevalenceは有病率，罹患率のように訳されることが多いが，実際には有病割合のことである．有害事象が何例中何例に発現したかは，本来「発現割合」と呼ぶべきものである．しかし，「発現率」という呼称があまりにも広く用いられているため，本書の訳語としては「発現率」を用いた．ただし，「曝露人年(Person-Year Exposure)」を用いるなど時間を考慮したまとめが行われている文脈では，時間を考慮していない粗い発現割合の意味で「粗発現率」という用語を用いた．

一方，rate「率」とは，本書では「曝露人年(Person-Year Exposure)当たり，100PYEあたり」のように示されているもので，分母に追跡期間，曝露期間など，時間を含む概念である．Incidence(発生率，発現率)やMortality(死亡率)は，何人をどれだけの期間追跡したら，その事象が何件起こるか，あるいは何人死亡するか，という指標であり，割合とは根本的に異なる．本書にもある通り，暗黙の了解として，追跡している期間中の発現率が一定であることを仮定している．本書では，追跡期間の異なるデータセットから得られた結果の直接比較が良くない事例として示されているが，割合ではなく，率として示せば，追跡期間の異なるデータセットを比べることも必ずしも不可能ではない．しかし，実際には投与直後に起こるイベントもあれば，長期間の曝露により初めて発現するイベントもあり，一般化は難しい．たとえば，曝露直後に多く発生するような事象(infusion reactionなど)については，その後患者を長期間追跡しても，イベント数は増えないため，長く追えば追うほど発生率は「薄まる」ことになる．

治験では追跡可能性が比較的高いため，群間で割合を比較しても，率を比較しても，それほど差が出ない(追跡期間の合計が相殺できるほど近似している)ことから，安全性事象は割合(%)として示されることも多い．しかし，市販後には特定の研究調査が行われていなければ，対象となる薬剤に曝露された患者の「追跡期間」は存在しない．したがって本書で紹介されていように「曝露人年」を一人あたりの使用数と売上から算出し，発生率を求める際の分母として用いている．疫学研究では，それぞれの患者の実際の追跡期間を足し合わせて人年を計算するが，日本で行われている使用成績調査では，「発生率」として発生割合が提供されている例も散見される．3ヵ月追跡した調査と1年追跡した調査の結果を割合で比べると，一般的には1年追跡した調査の方がイベントの報告数は多くなり，割合は高くなるだろう．しかし追跡期間中の発現率が一定であれば，発生率は同じになる．

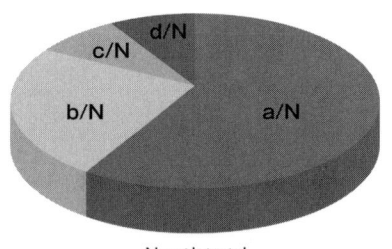

図 「割合」とは？
$N = a+b+c+d$

参考文献
REGINA C. ELANDT-JOHNSON, Definition of Rates: Some Remarks on their Use and Misuse, American Journal of Epidemiology(1975), 102(4): 267-271
佐藤俊哉，宇宙怪人しまりす医療統計を学ぶ，岩波科学ライブラリー114，岩波書店(2005)

(木村 友美)

第7章

エビデンスの重みを判断する
―パターンと関連性

安全性のシグナルは，あまりにはっきりしていて，人がひどく無気力にでもなっていない限り，見落とすことはあり得ないと思えるようなときもある．しかし，シグナルの発見は難しいことが多く，特定の安全性所見を他の所見と切り離して見ていると，見過ごされることがある．そのため，薬との因果関係を暗示する，すべての安全性所見(エビデンス)について，「エビデンスの重み」を判断することが重要になる．安全性データは到底整理できない雑多な情報に見える場合が多い．しかし，何を探せば良いかがわかっていれば，安全性のレビューは実際楽しいものであるし，やりがいのある仕事である．さまざまなパターンや関連性があることを見つければ，それはデータの謎の扉を開ける鍵になる．

この章の目的は，そのような**パターンや関連性**を見る目を養う助けとなることである．より多くのパターンや関連性が見つかれば，ある安全性所見が真実であって**人を惑わす情報**でないこと，つまり**エビデンスの重み**は強くなる．

■ パターン

データのパターンは多くの異なった形をとり，以下のようなものがある．

- ベースラインからの変化
- 治療群間で観察された差異
- 傾向
- 所見が一様に分布している vs. 偏った集団で見られる

■ ベースラインからの変化

ある薬の効果を検討するとき，被験者が治験薬を服用する直前(ベースライン)から，薬剤治療を受けている期間(治療期間)，治療効果を追跡している期間(追跡期間)まで，何か変化がないかを調べることは重要である．ベースラインからのどのような変化も，薬の効果かもしれないと考えるべきである(このことはベースライン値が安定していること，つまり治療を受ける前の被験者の状態を本当に表していることを仮定している)．図7-1で，被験薬群とプラセボ群の血清クレアチニン(腎機能の指標)の変化を示している．ベースラインは0日目，投与期間は1～84日，追跡期間は112日(最後の治験薬投与の28日後)までである．

血清クレアチニン

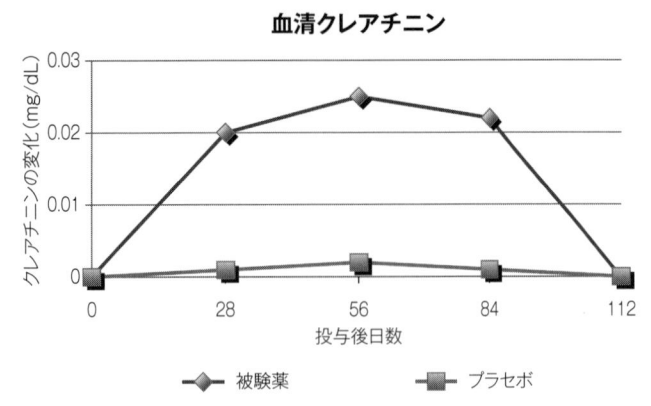

図7-1 血清クレアチニンの平均変化

この図から，血清クレアチニンの平均値がプラセボ群ではベースラインからほとんど変化していないが，被験薬群では顕著に異なったパターンが認められる．被験薬群では血清クレアチン値はベースラインから上昇し，治療期では上昇したままである．薬物治療を止めた後に血清クレアチン値はベースラインの状態に戻っている．このパターンは薬の作用を強く示唆するものである．

■ 治療群間の差異

薬物の効果を判定するときに，臨床試験に実対照薬群を置くことは非常に重要である．しかし，プラセボ群と実対照薬群は，違ったことを教えてくれる．プラセボ群と被験薬群の所見の違いは，第6章や図7-1で説明したように薬の効果を**示唆する**．被験薬と実対照薬（同じ薬効群に属する既存薬，または被験薬と同じ適応症を有する既存薬）を比較する場合は，治療群間に違いがあるとは期待されないが，ときには，被験薬が実対照薬より優っているか，劣っているということが（証明されはしないが）**示唆される**ことがある．このことは表7-1に示している．

これらの所見から，悪心とクレアチニン値の臨床的に重要な上昇は，被験薬と実対照薬の両方に関連があることが示唆される．しかし，被験薬よりも実対照薬で悪心の発現率が高いことは，実対照薬との関連性の強さを示唆している．

■ 傾向

データの傾向を見つけることはリスクを判定するときにとても役に立つ．臨床検査値やバイタルサイン，心電図データなどの安全性パラメータは，以下に示すような複数の方法で解析される．

- 中心傾向の算出；各群の変化の平均や中央値
- カテゴリのシフト；ある値が一つのカテゴリから別のカテゴリにシフトした被験者（%）．たとえば正常値から異常な高値へのシフト
- 外れ値の検出；他の被験者とかなり異なった，臨床的に重要な可能性のある値が認められた被験者（%）
- これらの定量的な値と，関連する有害事象の発現率に注目すること．たとえば，被験薬群をプラセボ群と比較したときに，心拍数の平均について，統計的に有意差が認められたとする．もし，この所見が真実であるならば，群平均よりもかなり大きな心拍数の減少が認められた被験者がいたかもしれないし，これらの減少を有害事象（「徐脈」あるいは「心拍数減少」）として報告した症例が何例かいて，その結果，プラセボ群に比べて被験薬群でこれらの有害事象の発現率が高くなっているのかもしれない．

同じような傾向が別々の異なった解析から観察されると，安全性所見が真実であるという**エビデンスの重み**が増加する．これを説明するために，表7-2には白血球数の変化を評価する異なった解析の結果が示されている．

この例は，データがいろいろな方法で解析されていても，それぞれの解析が同様の傾向を示し，そのことが薬物作用の**エビデンスの重み**を増していることを示している．実社会では傾向がもっとあいまいな場合が多いが，この例はデータの傾向の重要性を教えてくれる．異なった解析の

表7-1	治療群の比較		
	プラセボ N=100	被験薬 N=100	実対照薬 N=100
悪心	3(3%)	20(20%)	40(40%)
咽頭炎	3(3%)	2(2%)	3(3%)
臨床的に重要なクレアチニン値	1(1%)	8(8%)	7(7%)
臨床的に重要なナトリウム値	1(1%)	1(1%)	1(1%)

結果を表7-2のようなダッシュボード型表示(Dashboard display)で1箇所にまとめる方法も，傾向を発見しやすくする．ダッシュボード型の表示は，別のデータを一緒にレビューすることによって，審査官がすばやく全体像を把握したり，情報を理解したりすることができる，ユーザーフレンドリーな提示方法である．

表7-2は被験者の群に注目した傾向の例である．個別症例のデータの傾向を発見することもまた重要である．表7-3は同じビジットで得られている同じ値の血小板数（網かけ部分）が，個々の被験者の血小板数の傾向がどうであったかによって，違った物語になる可能性があることを示している．

シナリオ1は，ある被験者において臨床的に重要な値が1回だけ観察された場合である．もし他にこの現象を説明する情報がなければ，被験薬が血小板数の低下を引き起こしたか，検査時のエラーであるか，さもなければこの所見は他の薬か合併症により引き起こされたものであると推測することになる．本当に血小板数の低下が薬と関連していたとしても，一時的に生じたものであり，治療を継続していても正常範囲内に回復したという物語である．シナリオ2の血小板数はまったく別の物語である．この症例では，被験者は治療前，治療中，治療後で臨床的に重要な血小板の低値が認められている．パターンには本質的に変化が見られず，ベースラインからの変化もないので，薬の効果ではないことを示唆している．シナリオ3の血小板数のパターンはかなり違っている．この例では，被験者の血小板数はスクリーニングとベースライン時では正常範囲内であった．治療が開始されると，血小板数は56日で記録された臨床的に重要な低値に到達するまで，次第に減少している．血小板数は次のビジットでも臨床的に重要な低値のままである．しかし，最終投与から7日後，血小板数は上昇し始め，正常範囲内に戻っている．変化は治療が開始された後に発現しているので時間的関連性があり，治療が終了してから正常範囲内に戻り始めているのでデチャレンジ陽性である．シナリオ3の所見に他の説明ができないならば，このパターンは薬の効果を強く示唆するものである．それぞれのシナリオでは，同じビジットで同じく臨床的に意味のある血小板数の低値が得られたが，被験者ごとの血小板数の傾向によって示唆されたことはかなり違っている．

表7-2　白血球データの要約
（正常範囲＝4〜10×10^9/L; 臨床的に重要な値 ≦ 2.8×10^9/L）

	プラセボ	被験薬
ベースラインからの平均変化（×10^9/L）	+0.05	-0.75
WBCがベースラインで正常範囲あるいは正常範囲より高い値だったが，投与後に正常範囲より低値となった被験者の割合(%)	1%	10%
WBCがベースラインで正常範囲内の値だったが，投与後に臨床的に重要な低値となった被験者の割合(%)	0	2%
有害事象発現率：		
白血球数減少	0	1%
白血球減少症	0	5%

表7-3　血小板数
（正常範囲＝150〜400×10^9/L; 臨床的に重要な値 ≦ 75×10^9/L）

ビジット	シナリオ1	シナリオ2	シナリオ3
スクリーニング（投与開始7日前）	225×10^9/L	71×10^9/L(L,CS)	175×10^9/L
ベースライン（0日目）	178×10^9/L	69×10^9/L(L,CS)	225×10^9/L
ビジット1（28日目）	180×10^9/L	74×10^9/L(L,CS)	100×10^9/L(L)
ビジット2（56日目）	70×10^9/L(L,CS)	70×10^9/L(L,CS)	70×10^9/L(L,CS)
最終ビジット（84日目）	312×10^9/L	73×10^9/L(L,CS)	65×10^9/L(L,CS)
治療後ビジット（91日目）[a]	281×10^9/L	71×10^9/L(L,CS)	125×10^9/L(L)

[a] 最終投与7日後
L：正常値未満　CS：臨床的に重要な値

■ 所見が一様に分布している vs. 偏った集団で見られる

一般に，実際の安全性所見は一様に分布しているはずである．臨床試験では，似たような安全性所見が以下に認められる．

- 多施設共同試験において異なった実施施設間
- 国際共同試験において地理的に異なる地域間
- 同じ被験薬もしくは同じ既存薬を評価した多施設共同試験間

複数の国で承認された薬は，（すべての条件が等しいとして）その薬が承認されたそれぞれでの国での薬の販売量に比例して，同種の有害事象が観察されるはずである．ただし，被験者集団が異なっている，医療習慣が異なっている，あるいはそのような事象を生じさせる何か他の地域的な要因がある，ということを疑わせるもっともな理由がなければの話ではある．これを次の例で説明する．

ヒント：多施設共同試験の1施設にだけ，もしくは多国籍臨床試験において，一つの地理的な地域で集中的にある所見が認められた場合は，何かあると疑うべきである．集中的に見られた所見は，意味のないことかもしれないし（偶然に認められた所見など），本当に安全性のシグナルかもしれない．その施設がプロトコルに従っていないからかもしれないし，薬の効果に感受性の高い特定の患者集団（他の施設では認められない）を代表しているのかもしれない．不正（つまり，偽造データ）の可能性もある．所見の分布に偏りがあれば，データは特に注意深く調べるべきである．

薬剤Aと膵炎

膵炎は，薬剤Aに関連があると予測された有害事象である．薬剤Aが同じ用量で5カ国において発売されており，これら5カ国の販売量は同じくらいであるとする．しかし，フランスにおいては膵炎が他の4カ国の3倍も多く報告されていた．さまざまな理由が考えられたが，そのうち4つを以下に示す．

- **シナリオ1：**フランスの大学で薬物の安全性に関わる一つの独立した研究機関が，薬剤Aに曝露された後の膵炎発症の機序を検討するための研究を行っている．その機関は，薬剤Aが投与され膵炎が発症した患者の症例報告を求める旨の手紙を，免許を持つすべての医師に送っている（この情報は自発的な報告ではなく，依頼に基づく非自発的な報告なので，報告症例が多いと見込まれている）．
- **シナリオ2：**膵炎の症例と薬剤Aのすべての症例が製薬会社によってレビューされており，膵炎を発症したフランス人患者のアルコール消費量は，他の国で膵炎を発症した患者より平均で3倍以上多いことがわかっている（アルコール摂取は膵炎の原因となりうるので，アルコール消費量は交絡因子である．膵炎のリスク増大を招くアルコールと薬剤Aの交互作用もあったかもしれない）．
- **シナリオ3：**市販直後の12ヵ月間には，それ以上の地理的な不均衡は認められていない（最初に増加したのは，一つの報告時期にだけ偶然に報告が集中したためで，それ以降には認められなかった）．
- **シナリオ4：**フランスの一地方のあるセレブが，夫が薬剤Aを飲んだ後に膵炎を合併して死亡したという理由で，薬剤Aを販売した製薬会社を訴えようとしていると地方紙やラジオやテレビ局が報じた（報告が増加したのはメディアの影響かもしれない－いわゆる世俗的効果）．

この例は，フランスで多くの膵炎が報告された背景には，多くの理由があるかもしれないこと，そのうちのどれも重要ではないかもしれないし，意味がないかもしれないことを示している．重要なことは，パターンのなかにある変化（症例が集中したこと）は，この所見についてさらに調査が必要だと，製薬会社に警告を与えるフラッグとして役立てるべきだということである．

■ 関連性

臨床試験の安全性情報源には，以下のようなものがある．

- 有害事象
- 臨床検査値
- バイタルサイン
- 12誘導心電図
- 身体所見

薬が市販されると，大半の安全性情報は有害事象の自発報告から得られる．臨床試験であれ自発報告であれ，有害事象は次にあげるようなさまざまな形で報告される．

- **症状(symptoms)** として－患者からの異常な感覚や不調についての報告．たとえば，側腹部痛．
- **徴候(signs)** として－ある所見の客観的なエビデンス．たとえば，血尿，静脈性腎盂造影（腎臓，尿管，膀胱のX線の一種）で見つかった腎結石．
- **診断(diagnosis)** として－疾患または症候群（診断に関連する一連の特異的な症状・徴候）．たとえば，

腎結石症の診断は以下の徴候と症状を含んでいる．
- 症状：激しい側腹部痛，悪心，赤色尿
- 徴候：
  - **身体所見**：問題の側のわき腹に叩打診による圧痛あり．腹部は柔らかく圧痛なし．
  - **臨床検査/スキャン**：血尿，およびコンピュータ断層X線撮影法(CT)のスキャンによる腎結石症
  - **他の所見**：実際の腎結石（排出・回収された場合）

腎結石症の患者全員に，ここに要約した徴候や症状のすべてが認められるわけではない．

しかし，これらの特異的な徴候や症状があればあるほど，診断をサポートする**エビデンスの重み**が増すことになる．

「関連性」は，ある安全性所見と他の安全性所見の関連性を指す．これらの関連性は，徴候，症状，診断に関係することがある．また，関連性はある安全性に関する測定結果とその評価の関係でもある．たとえば，ヘモグロビン，ヘマトクリット，赤血球数は赤血球に関して異なったものを測定する，異なった検査であるが，お互いに緊密に関連している．もし，赤血球の数値がとても低いならば，ヘモグロビンおよびヘマトク

表7-4 急性失血の患者－安全性所見における関連性[a]

有害事象[b] MedDRA PT	臨床検査	バイタルサイン分析	心電図分析	身体所見
症状：	Hb/Hct/RBC減少	収縮期血圧低下	心拍数増加	発汗
疲労，浮動性めまい，呼吸困難		拡張期血圧低下		蒼白
徴候：		脈拍数上昇		
ヘモグロビン減少		起立性血圧低下		
ヘマトクリット減少		（起立性変化）		
赤血球数減少				
血圧低下				
拡張期血圧低下				
起立血圧低下				
収縮期血圧低下				
心拍数増加				
低血圧				
多汗症				
起立性低血圧				
蒼白，失神，頻脈				
診断：				
貧血				
出血性十二指腸潰瘍				
出血性ショック				

[a] これらは主だった用語であり，さらに追加され得る．[b] 表中で有害事象は斜体で表示されている．
ECG：12誘導心電図　Hb：ヘモグロビン　Hct：ヘマトクリット　RBC：赤血球数

リットの値も低いと予測される．

　もし，これらのパラメータがあるレベルまで下降したならば，貧血だということになる．貧血と関連しそうな徴候や症状も多く，たとえば，顔面蒼白，疲労，呼吸困難などがある．もし，貧血が十二指腸潰瘍からの出血によって急に血球が失われたせいならば，発汗，めまい，低血圧，起立性低血圧（体位を変えることで起こる血圧の低下），頻脈，失神や出血性ショック（器官の機能不全や機能停止に至る）も起こり得る．これらの有害事象に加えて，バイタルサインの測定値にも，脈拍数の増加，低血圧として現われる．同時に心電図がとられているならば，心電図上に心拍数の増大が認められるはずである．身体所見では，急激かつ大量の血液を失った場合，顔色が悪くなり，発汗しているだろう．この例は表7-4にまとめられており，赤血球，ヘモグロビン，ヘマトクリットなどの臨床検査値だけがお互いに関連しているのではなく，有害事象，バイタルサインの変動，心電図および身体所見での所見を含んだ，他の安全性に関する測定値／評価も関連していることがわかる．

　すべての安全性に関する所見がこの例のように明らかなものとは限らない．しかし，他の関連性が見つかれば見つかるほど，本当の何かが起きているという**エビデンスの重み**が増すことになる．

　安全性データのさまざまな関連性を理解するには，医学的な知識が必要である．しかし，発現頻度の高い副作用や重要な副作用と関連するパターンについての基本を理解するために，リスク判定の責務を負うチームのすべてのメンバー（プログラマー，統計家，メディカルライター，薬剤安全性や薬事の担当者，医学専門家など）に，トレーニングを実施するべきである．トレーニングされた目が多ければ多いほど，安全性のシグナルを発見する機会が増える．

　シグナルの検出を促進し，**エビデンスの重み**を強めるデータパターンや関連性，ダッシュボード型のデータ提示などの例が，この本全体にわたって提示されている．

第8章

臨床的重要性の判定…それで何？

有害事象や安全性の懸念についてリスクや重要性を判定する際には，以下の3つの質問に答える必要がある．

1. 副作用や安全性の懸念が存在するか？
2. もし存在するなら，臨床的に重要か？
3. もし重要なら，総合的なベネフィット・リスク・プロファイルは依然として好ましいか？

最初の2問への回答は，薬のベネフィット・リスク・プロファイルの判定に欠くことができないもの，薬の開発から市販後までを通じて要求されるものである．暗黙的に示されようと明示的に示されようと，薬の作用が臨床的に何を意味するかは，継続的に判定されなければならない．多くの薬は良い作用と悪い作用の両方を有するが，これらの作用そのものには臨床的重要性（clinical significance）はない．時に，真の薬物作用があるか否かの判定は非常に難しいが，臨床的重要性については容易に判断できることもあるし，逆の場合もある．時にはまったく逆が真実となる．このことは，薬の安全性が非常に興味深く，困難だが，やりがいがあるものとなる所以の一つである．

本書では，多くの章で薬物作用の判定について触れている．この章の目的は，

- 臨床的重要性を定義する．
- 臨床的重要性の判定に利用される手法を提供する．
- 臨床的に重要な薬剤関連所見に対して何をするかを決定する．

■ 臨床的重要性の定義

本書の主要な目的の一つは，リスク判定に関わる不確実なグレーゾーンを読者が乗り越えるのを手助けすることである．最もグレーな領域の一つは臨床的重要性の判定である．

臨床的重要性の判定において，標準的な定義や明確な基準があれば便利だが，そんなものは存在しない．次善の策は，臨床的重要性の評価の枠組みとして利用可能な実用的定義を提供することである．**臨床的**とは何かしら患者に適用されるもの，**重要性**とは何かしら重要なもので，患者の健康に結び付くものであるが，時には家族への影響（薬によりいびきをかき，夜の夫婦間の不和につながることもあるなど）や，社会への影響（末期患者の命を2週間延長すると膨大なコストにつながるなど）といった他の問題にも結びつく．本

書では社会的・政治的側面を避け，患者に対する重要性を指針として考慮することとする．

したがって，患者にとって重要な事柄が，副作用の臨床的重要性を理解するうえで核となるであろう．この「患者にとって重要な事柄」というコンセプトを展開すれば，「日常生活に支障を来すあらゆる薬物作用」という有益な実用的定義が得られる．日常生活に影響を及ぼすような転帰に至る薬物作用の例としては，以下が挙げられる．

- 薬剤に起因するアナフィラキシーにより，死亡あるいは生命を脅かす差し迫った事象に至れば，自分の結婚式に参加できない（転帰＝**死亡あるいは差し迫った生命の脅威**）
- 薬に関連した出血性潰瘍のために入院すれば，会社の夏の行楽行事に参加できない（転帰＝**入院**）
- 薬剤起因の悪性高血圧症のために脳卒中となり，左半身不随になれば，もはや大工として生計を立てることはできない（転帰＝**障害**）
- 薬に関連した先天的失明のために盲目で産まれれば，日常生活を行うことはより困難となる（転帰＝**先天性異常**）
- 薬剤起因の重度な貧血の治療で輸血を受けるため，病院に行く必要があれば，仕事を休まなければならない（転帰＝**医学的に重要**）

臨床的に重要なこれらの転帰は，**重篤な有害事象**の定義に利用される基準なので，聞き覚えがあるはずである．重篤性の基準は当局への報告の目的で用いられるが，これらの基準は臨床的重要性の判定にも有用であろう．

ヒント：重篤な転帰に至る事象は通常臨床的重要性がある！

重篤性の基準に合致しない薬物作用であっても，通常の生活を送るうえで，負の影響を与えるなら，臨床的に重要と言える．たとえば，

- 激しい下痢が頻繁に出現していれば，山登りには行きたくないだろう（もしくは友人はあなたとハイキングしたくないだろう！）
- くしゃみ，鼻水，倦怠感（インターフェロン投与でよく認められる）といった持続的な風邪症状を有し，他の多くの非薬剤性の風邪症状のように1週間から10日間で回復しなければ，最高の状態とは言えないし，この6ヵ月間トレーニングしてきたマラソンを走ることはできないであろう．

これらの例は**白か黒かのはっきりした区別**には至らず，明白さや単純さに欠ける．これらの事象に対して臨床的重要性を与えるには，ある程度の医学的判断が求められる．

さらに，最初は無症候性で患者は何が進行しているか気付かないこともある．持続的な曝露と問題の放置により，臨床的に重要な転帰に至るリスクは上昇する．たとえば，ある薬が拡張期血圧を平均10 mmHg上昇させるとしよう．もしこの状態が持続し，治療されなければ，服用している患者は心血管系疾患，脳血管系疾患および腎疾患のリスクが上昇する．

この例は，薬物作用により短期間では重篤な転帰に至らなくても，将来臨床的重要性が生じるリスクがあり，無視するべきではない，ということを示している．

■ 臨床的重要性の判定に利用される手法

臨床的重要性を判定するためには，多くの異なる要因を考慮しなければならない．以下はこれらの要因のリストである．要因が数多くあれば，臨床的重要性は増す．

- 薬物作用が重篤な転帰に至らしめた．
- 程度が重度であった．
- 治療の中止に至った．
- 一過性ではなく持続性であった．
- 臨床的に重要な転帰に至るリスクを患者に与えた．
- 薬物作用が大きかった（拡張期血圧の平均10 mmHg上昇 vs. 平均0.5 mmHg上昇など）．
- 薬物作用の転帰が永続的（全盲に至った）あるいは後遺症を残した（視力低下など）．
- 薬物作用を予防もしくは最小化できなかった（たとえば，投与量の減量によっても）．

はっきりしない状況では，すなわち，**グレーゾーン**に陥れば，臨床的重要性の判定は臨床医の判断に強く依存する．しかしながら，判断は絶対確実なものではなく，必ずしも客観性や再現性もない（同じ事例に対して3人の医療従事者が3通りの異なる評価を与えた，あるいは株式市場の動向について3人の経済学者がまったく異なる3通りの見解を示した事例を，あなたは何回，目の当たりにしただろう？など）．この判断は見解（願わくば知識と情報に基づく見解）であり，多くの異なるやり方で導き出され，最も科学的に厳密で客観的な手法から，非科学的で主観的な手法まで，広

い範囲を網羅する．客観性の高い順に以下のような手法がある．

- エビデンスに基づく医療
- 専門家としての見解
- 経験
- 直感(「第六感」)
- 先入観

エビデンスに基づく医療

　エビデンスに基づく医療は，臨床的見解の形成において最も客観的で科学的な手法である．意思決定におけるゴールドスタンダードは，前向きランダム化比較試験の結果に依存するが，こういった試験は第6章で触れたように，安全性評価のために実施されることはまれである．安全性解析の結果は概して，薬に関連した安全性所見を**示唆する**もので，**証明する**ものではない．統計的に有意であることが，必ずしも臨床的に重要ではないことも思い起こして欲しい．反対に，臨床的に重要なものが，必ずしも統計的に有意であるとも限らない．これは，統計的に解析するには余りに少ない，まれな有害事象，ないしはたまにしか発現しない有害事象で認められる．

　これらの理由から，エビデンスに基づく臨床的重要性の判定には限界がある．

専門家としての見解

　利用可能な科学的データがない場合，臨床的重要性の判定は，しばしば専門家の臨床的見解に依存する．注目する領域の研究に自ら携わってきた，あるいはその研究結果に十分精通している専門家は，自身の知識と経験に基づき有益な見解を提供することができる．この手法の問題点は，こういった見解がやや主観的で先入観が入ることがある点である．意見が対立する非常に適格な専門家が，同じデータに対して反対論を唱えた訴訟は数え切れないくらいある！専門家が金銭的な利害関係を有するような利益相反(conflicts of interest)の事例もたくさんある．実際，何の先入観も持たない人はまれであり，おそらく期待し得る最善策は，専門家の見解を判断する際に，あらゆる先入観を考慮に入れ，潜在的な利益相反を公開することである．

経験

　臨床的重要性の判定は，医療従事者の経験に基づきなされることもある．これは専門家の見解と似てはいるが，医療従事者の経験領域は専門家の経験ほどの底深さや幅広さに欠けることがあるため，影響力は多少小さくなる．

　興味深いことに，同様なことが，臨床試験実施中に治験担当医師によって判定された治療に関連する重篤な有害事象の判定において見られる．多くの被験者が参加する大規模試験では，ある種の重篤な有害事象はきわめてまれで，ほんの一握りの被験者でしか認められない．個々の治験担当医師は，このまれで予想外の重篤な有害事象は薬とは関連していないと考えるであろう．事例を網羅的に観察しており，まれで予想外の同じ事象が複数施設で発現していることを確認できる人(治験依頼者や規制当局など)のみが，この重篤な有害事象が薬と関連していて重要であると結論付けることができる．

直感(「第六感」)

　医師は，しばしば**自分の勘(すなわち，印象や直感)を信じ**，自分の経験を伝えるものであり，これらの逸話のいくつかは，きわめて似通って聞こえる．たとえば，あいまいで，特定されない愁訴を持った男が救急診療部へ行き，「俺はとにかく気分が優れない」と言う．患者が心配そうで，顔色がよくないことを除けば，あらゆる客観的な測定結果，たとえばバイタルサイン，臨床検査，12誘導心電図は正常である．問題となるような客観的なエビデンスはほとんどないが，医師の勘(直感)は，何か深刻な問題が進行している可能性がある，と警告する．医師は，特定の診断に対する明確で客観的な根拠もなく，**勘を信じることを決断し**，経過観察のために患者を入院させる．1時間後，患者は病室で心停止となる．直感とは，現時点での我々の気付きや理解のレベルを超え，潜在的な問題に対して警告を送るという，体内のスーパーコンピュータが処理した情報と言えよう．こういった理由から，主観的な感覚を処理し，評価する**あいまいな論理**を欠いているコンピュータは，これまで医療従事者に取って代わることはなかった．しかしながら，直感に基づく臨床的重要性の判定は，特に実際に患者を診察したことがなく，患者の症例報告書しか持っていない審査官には限界がある．

先入観

　先入観は，臨床医の見解に大きな影響を与える．エビデンスに基づくデータが医療従事者に提示されたとしても，医療従事者がデータを信じる，あるいはこれらの根拠から導かれる推奨に必ずしも従う訳ではない．これは催奇形性のリスクと薬の承認条項を評価するカナダの研究結果で示されている．この研究では，医療

従事者は，ある種の薬では，妊娠中に使用されても胎児の先天性異常の原因とはならない旨が明確に添付文書に記載されていることを再確認した．にもかかわらず，医療従事者は今なお，これらの薬が出生異常の原因となるリスクがあると評価している[1]．

したがって，これらすべての手法は，最も科学的で客観的であっても，臨床的重要性の判定においては限界があることがわかる．

もう一つの大きな課題は，臨床的重要性が，時間とともに収集されるデータの**スナップショット**で判定されなければならないことである．これらのデータは，提供される情報の深さや幅に限界がある．このため，データの臨床的重要性の提示は，実際には，もっと多くの情報が利用できれば変わることもある**条件付きの評価**ということになる．

これらの制限があるものの，薬物作用が観察された，もしくは否定できない場合には，上述のような複合的要因に基づく臨床的重要性の提示が必要となる．もし，その所見が臨床的に重要であると考えるなら，その根拠を示すべきである．認められた所見に基づく提示の例を以下に示す．

- **シナリオ1**：薬物作用はあるが，臨床的に重要な所見が認められない（たとえば，死亡，重篤な有害事象，検査値の顕著な変化などが認められない）．
  報告書などでの記載：「薬物作用は認められたが，現時点のデータに基づけば，臨床的に重要な所見は確認されていない」
- **シナリオ2**：薬物作用はあるが，この所見が臨床的に重要か否か不確かである．
  報告書などでの記載：「薬物作用は認められるが，臨床的重要性は，たとえあったとしても，現時点では不明」
- **シナリオ3**：薬物作用があり，患者の大部分では臨床的に重要な所見は認められないが，少数の患者では疑わしい所見が認められる．
  報告書などでの記載：「…に基づけば，現時点では臨床的に重要な薬物作用を否定できない」（2例で血中クレアチニン値の上昇と，これに付随する体液貯留を認めるなど，その根拠を提示する．）
- **シナリオ4**：薬物作用があり，臨床的重要性がある．
  報告書などでの記載：「…に基づけば，臨床的に重要な薬物作用が存在する（あるいはやや不確かであれば，**思われる**との用語を使用する）」（死亡率が上昇した，急性腎不全のリスクが上昇したなど，その根拠を提示する．）

> **注意**：最初は薬に関連した所見が臨床的に重要とは考えられなくても，その所見を頭の片隅に記憶し，薬を長期に曝露した後に何が起こるかを注意深く監視することが求められる．また，この所見の原因を十分理解するために，さらに評価することが求められる．これは章の最後で述べる事例で図示する．

■ …それで何？

もし，臨床的に重要な薬物作用が発見されたら，次の重要なステップは，ベネフィット・リスク・プロファイルが，ベネフィットとリスクのどちらに傾くかを判定することである．これは以下に基づく．

- 所見の及ぶ範囲．たとえば，一般的かまれか．腎機能障害を有する等，患者の一部集団のみに認められるのか．
- そのリスクは最小化もしくは防止できるか？
- その状態は，臨床的に重要と捉えられているか，たとえば，がん vs. 鼓腸？
- より安全な治療が利用可能か？

もし，臨床的に重要な薬物作用が見つかった後でも，ベネフィット・リスク・プロファイルが依然として好ましいと考えられるならば，以下の手順が取られるべきである．

- 時間の経過とともに所見が変化するかを判断するために，患者を注意深く観察する（当該所見が頻繁に認められるようになっている，重症化しているなど）．
- 所見を十分理解し，特徴付けるために，さらに評価する．

■ 被験薬の選択肢の範囲

もし，ベネフィット・リスク・プロファイルが好ましくないと判定されたなら，実行可能な選択肢は限定される．どれを選択するかは，リスクが何かや，リスクを回避もしくは最小化できるかに依存する．被験薬の選択肢として挙げられるのは，

- プロトコルと同意説明文書を改訂する．
  二つの問題がしばしば見られる．
  1. リスクが用量に依存する．この場合，問題解決には減量だけで十分であろう．
  2. リスクが特定の群で認められる（糖尿病など）．

この場合，これらの患者を除外することが問題回避に有効であろう（もちろん，この患者集団への販売は承認されないだろう）．
- さらに評価する．非臨床試験を追加で実施する，実施中の臨床試験で追加の検査を実施する，新たな臨床試験を立ち上げる，など．
- もし可能であれば，有害事象に対する治療を勧める．たとえば，他の有効な抗菌薬が存在しない，致死的な感染症を罹病している患者に，新規抗菌薬を投与する臨床試験で下痢が発現した場合，下痢に対する治療薬を追加することで十分であり，治療期を完了させられるかもしれない．
- 試験を一時的に中断する．
- 試験を中止する．
- 開発を中止する．

■ 市販医薬品の選択肢の範囲

市販医薬品のベネフィット・リスク・プロファイルが好ましくない場合の選択肢として挙げられるのは，

- 製品の添付文書を改訂する．
- 新たなリスク管理戦略を開始する，たとえば，メディケーション・ガイドを作成／改訂する，アクセスを制限するプログラムを作成する．
- さらに評価する，たとえば，LSSSや薬剤疫学研究を実施する．
- 薬を市場から撤退させる．

以下は，この章で論じたいくつかの主要な概念を強調する安全性所見の一例である．

血清クレアチニンの変化

被験薬Xは高血圧の治療を目的として開発中の薬である．この薬は，すでに市販されている降圧薬と同じ薬効群に含まれる．プラセボと比較して，被験薬群において平均クレアチニン値のわずかだが一貫した上昇が認められている．この差異は統計的に有意である（$p=0.01$）．平均変化量の最大値は56日目の0.025 mg/dLである．この変化はわずかではあるが臨床的重要性があると考えられている．図8-1には，クレアチニン値のベースライン（0日目）からの平均変化量が示されており，投与期間中（1〜84日）持続し，112日目（すなわち，治療終了28日後）として表示されている治療後には，ベースラインに復していることがわかる．

ベースラインでは正常範囲未満，もしくは正常範囲だったクレアチニン値が，投与期間中に正常範囲上限を超えた被験者はわずかで，プラセボとの差は認められていない（被験薬＝1％；プラセボ＝1％）．どちらの治療群でも，臨床的に重要な値，すなわち>2.0 mg/dLに到達した被験者はいなかった．血清尿素窒素の上昇，血清アルブミンの減少あるいは尿のタンパクレベルの上昇といった傾向も認められていない．さらに，腎臓関連の有害事象はまったく報告されていなかった．同様の血清クレアチニン所見は他の3試験においても認められている．すなわち，クレアチニンの平均値が薬剤投与後に上昇し，統計的に有意差が認められるが，他の所見は認められていない．

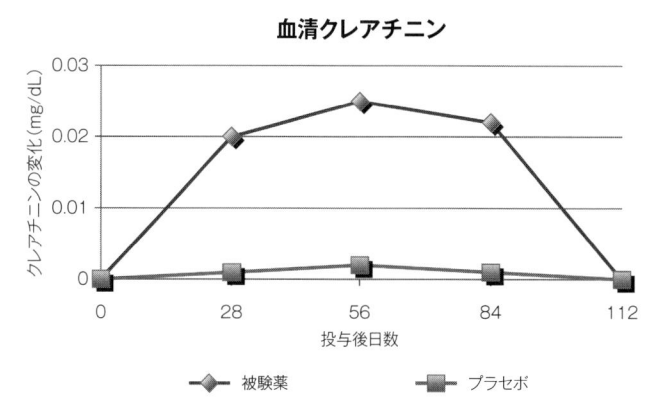

図8-1 血清クレアチニンの平均変化

質問

1. **薬物作用はあるか？**
   4試験にわたって認められた結果のパターンとの一貫性に基づけば，ある．
2. **この薬物作用は臨床的に重要か？**
   現時点までのデータに基づけば，臨床的に重要な所見は特定されていない．
3. **次の段階として何をするべきか？**
   安全性シグナルの調査が必要である．この所見に関する仮説をリスト化し，これらの仮説を裏付ける，もしくは棄却するための情報を蓄積する．完了した他の臨床試験や動物試験から情報を集め，同様の結果が認められていたか確認する．

以下は仮説のリストと，これらを証明もしくは棄却するための実行計画である．

- **仮説1**：血中クレアチニン検査に使用した試薬が被験薬と相互作用し，偽陽性の原因となっている．
  実行計画：
  - 中央検査機関の責任者と協議する．
- **仮説2**：薬が筋肉を損傷し筋肉からのクレアチン放出が起こった結果，クレアチニンレベルが上昇している（クレアチニンは，筋肉のクレアチンから生成される）．
  実行計画：
  - 筋肉関連の有害事象を確認する．
  - クレアチンキナーゼ（CK）値をレビューする．
- **仮説3**：薬が腎障害の原因となっている．
  実行計画：
  - 動物のデータをレビューし腎障害が記録されているか確認するとともに，独立した動物毒性学者と検討する．
  - 文献を調査し，他剤で同様の所見が報告されているか確認する．
  - 薬剤性の腎毒性領域に通じた腎臓専門医と，この所見について意見を交わす．
- **仮説4**：薬がクレアチニン値の変化の原因となっているが，腎毒性はない．
  実行計画：
  - 他の調査結果の確認を待つ．もし仮説1～3が否定的であれば，これが最も確からしい仮説である．

追跡調査で以下が判明している．

- 中央検査機関は試薬／検査との相互作用の可能性を検討したが，何も見出されなかった．（それでも臨床検査といくらかの相互作用があると考え，中央検査機関の見解に同意しないのであれば，他の検査機関に検討を依頼し，自ら調査した検査機関が公平で先入観のない調査を実施したことを確認する．）
- すべての動物データをレビューした結果，腎臓関連所見は認められなかった．これは，独立した動物毒性学者により確認された．
- 臨床試験では，CK値の上昇や筋肉関連の有害事象の増加は認められていない．
- 薬剤性腎障害を専門とする腎臓専門医がデータをレビューした．彼女は，長期間の薬剤曝露後に，最終的に市場から撤退せざるを得なかった他の2剤と同様の所見であると指摘した．腎障害は少なくとも6ヵ月間は認められず，その後，何人かの患者（<0.5％）で腎毒性の徴候が認められ始め，何人かが不可逆的な腎不全に至った．腎臓専門医は本被験薬の曝露期間が最長で3ヵ月間であることを指摘し，以下の尿中バイオマーカーの収集と解析を勧めた尿中腎障害分子（Kidney injury molecule：KIM-1），アルブミン，総タンパク，β2-ミクログロブリン，尿中クラスタリン，尿中トレフォイル因子3，および尿中シスタチンC．彼女はまた，2種のラット（ウィスターラットとSDラット）に6ヵ月間高用量の被験薬を投与し，臨床試験で推奨したのと同じ尿中バイオマーカーを測定する試験を提案した．
- 文献調査により，腎臓専門医の指摘が確認された．初期の所見が被験薬と類似している2剤が腎毒性のために市場から撤退していた．

ラットの試験結果，および臨床試験とラット試験の尿中バイオマーカーの追加測定結果により以下が判明した．

- 臨床試験の患者同様，2種のラットでも，わずかだが一貫したKIM-1値の上昇が認められた．
- 剖検ラットの腎組織検査により，早期毒性を示唆する異常細胞所見が，わずかながら認められた．

2人の別の腎臓専門医にデータのレビューを依頼した．腎臓専門医が3人とも，本被験薬は，長期間投与後にヒトの腎毒性の原因となるリスクが高いと結論付けた．この見解は企業の社内安全性委員会に提示され，委員会は被験薬の開発を中止することに合意し，この薬は葬り去られた．

➡ **注釈：**わずかではあるが一貫した血中クレアチニンの上昇所見は，当初，臨床的重要性があるようには思われなかったが，さらなる評価によって，曝露期間の延長により現実に腎毒性をもたらすリスクのあることが明らかになった．この例により，最初は臨床的重要性が認められないような薬剤関連所見を，継続的に監視し，再評価することの重要性が明らかとなっている．この例では，被験薬は，他の有効で安全な治療薬で市場が飽和している状況で開発されている「ゾロ品」であった．これらのすべての因子がベネフィット・リスク・プロファイルを好ましくないという評価に導いた．その代わり，もし被験薬が膵がん治療を目的とした開発であったなら（通常致死的で，適用可能な治療の選択肢が限られており，有効性が期待されるが同じようにリスクプロファイルを有する），開発は継続され，投与された患者では腎機能障害が慎重に監視されたであろう．

もう一つ言えば，現実の所見では，こんなに判り易く一貫していることはまれである．結果が対立することは珍しくない．たとえば，文献で報告された腎毒性のある他の2剤のうち，一つだけが市場から撤退していたり，3名の腎臓専門医のうち2名が本剤に毒性があると考えたが3人目は否定することもあるだろう．したがって対処法は多様であり，利用可能なエビデンスの重みに基づいて決定するべきである．その際，シグナルが現実のものだという確証が得られ，所見の臨床的重要性が判定されるまで，投与中に再評価する方策を整えながら行う．

参考文献

1. Pole M, Einarson A, Pairaudeau N, et al. Drug labeling and risk perceptions of teratogenicity: a survey of pregnant Canadian women and their health professionals. J Clin Pharmacol. 2000;40:573–577.

Column 臨床試験データの世界標準：CDISC

安全性統合解析を実施する際には，複数の試験データを併合する必要がある．しかし，臨床開発には7〜8年を要するものであり，実施時期や地域，業務に使用したシステムが異なるなどの理由により，必ずしも同じようにデータが集められていないことがある．本文中で示されているように，試験中止理由の選択肢が試験によって異なっていることもある．最近は，開発ライセンス契約や共同開発，業務委託など，他社とのデータ交換の機会も増えており，この場合，データの形式や構造が各社ごとに異なることも多い．

臨床試験データの標準化によりシステムの相互運用性を改善し，スムーズなデータ交換に取り組んでいるのがCDISC(Clinical Data Interchange Standards Consortium)である．CDISCは米国で設立された非営利団体で，現在281(2011年11月18日時点)のスポンサー企業がCDISCの活動を財政的に支援しており，また，世界中のボランティアが活動に参画している[1]．

CDISCがリードする主な標準を表に示す[2]．

SDTM IGやSEND，ADaMは，FDAが医薬品の申請データ形式として受け入れていることから，FDAへの申請を考慮する企業ではCDISC標準を各社の標準に実装する動きが盛んになってきている．

臨床試験データが世界的に標準化され，共通利用が可能となれば，試験を超え，企業を超え，国を超えたデータの相互利用，安全性の統合解析が可能となることから今後，CDISC標準の普及が期待される．

表 CDISCがリードする主な標準

カテゴリ	標準名	内容
コンテンツの標準	PRM (Protocol Representation Model)	プロトコールの標準
	CDASH (Clinical Data Acquisition Standards Harmonization)	CRFの標準
	SDTM IG (Study Data Tabulation Model Implementation Guide)	申請データ一覧(臨床)の標準
	SEND IG (Standards for the Exchange of Non-clinical Data Implementation Guide)	申請データ一覧(非臨床)の標準
	ADaM (Analysis Dataset Model)	申請データ(解析データ)の標準
	Controlled Terminology	用語(コード・ラベル)の標準
転送／交換の標準	ODM (Operational Data Model)	臨床試験データの転送・交換・保存に関する標準
	LAB (Laboratory Data Model)	臨床検査データの標準

また，試験を実施する医療機関関係者にとっても，試験で集めるデータ(CRF)が標準化されれば，データの意味を理解するためのトレーニングが軽減され，業務の効率化やデータの品質向上が期待される[3]．

参考文献

1. http://www.cdisc.org/
2. 「CDISC 標準の紹介」−医学研究の効率化のために−，CDISC 発行，2009(英語版)，2010(日本語版)
3. 症例報告書のデータ項目を定めたCDASH 標準の解説，日本製薬工業協会医薬品評価委員会／日本CRO協会／Japan CDISC Coordinating Committee & CDISC Japan User Group CDASH team 合同タスク，2011

(東 浩)

第9章

臨床検査
―何を測っているのか，何を意味するのか

この章の目的は，それぞれの臨床検査が何を測っているか，それらの検査値の変化は薬にとって，何を意味するのかという基礎的な理解をすることである．これらは，第17章「臨床検査データの解析」の基礎となる．臨床検査の基礎的な知識は，個別症例安全性報告（ICSR）で記述される臨床検査値異常の理解にも役立つ．

➡ **注釈:** この章は，臨床的なトレーニングをまったく，あるいはほとんど受けていない読者向けに書かれている．このトピックについてさらに興味のある人々のために一般的な参考文献を用意している．参考文献1〜5は臨床経験者向け，6と7は未経験者向けである．

■ 臨床検査

臨床試験で測定される臨床検査パラメータ（被分析項目 analyte と呼ばれることもある）は，大きく血液学的検査，生化学検査，尿検査の三つのカテゴリに分類される．

血液学的検査パラメータ

血液学的検査パラメータは，赤血球（RBC），白血球（WBC），および血小板の三つの基本要素を含んでいる．血小板は細胞ではなく，**巨核球**と呼ばれる細胞由来の断片である．赤血球，白血球，および血小板の産生は，**造血**と呼ばれる．造血は骨髄で行われ，造血過程に関与する細胞の分化過程が図9-1に示されている．

薬剤性障害を理解するための重要な概念の一つは，すべての血液成分は一つの細胞，**多分化能造血幹細胞**に由来するということである（多分化能という用語は，この幹細胞は図9-1に示されたどの細胞種にも分化できることを意味する）．この細胞への損傷は三つすべての系列に悪い影響を与え，「再生不良性貧血」と呼ばれる状態になり，「汎血球減少症」（赤血球，白血球，血小板が同時に減少）に至る．再生不良性貧血は，重篤な貧血症（赤血球数減少）による死亡，白血球数減少による感染症，および血小板減少による出血に至る可能性があ

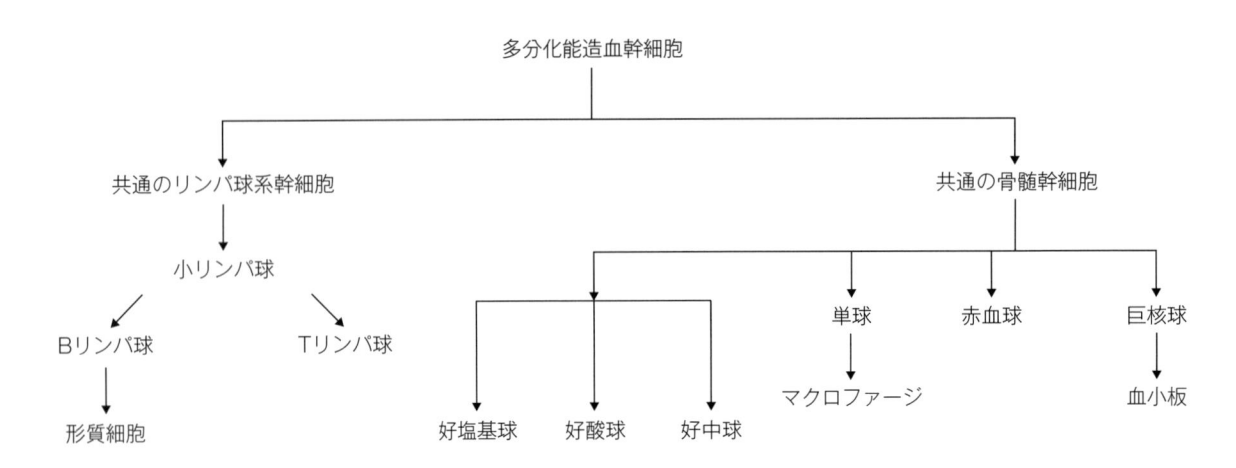

```
                    多分化能造血幹細胞
                   ↙              ↘
          共通のリンパ球系幹細胞           共通の骨髄幹細胞
              ↓                ↙    ↓    ↓    ↓
            小リンパ球                単球   赤血球  巨核球
           ↙      ↘                  ↓          ↓
        Bリンパ球  Tリンパ球              マクロファージ    血小板
          ↓      
        形質細胞  好塩基球 好酸球 好中球
```

図9-1 単純化した造血系の模式図

る生命を脅かす病態である．クロラムフェニコール（抗菌薬）やフェニルブタゾン（非ステロイド性抗炎症薬：NSAID）は，再生不良性貧血を引き起こす可能性がある薬の例である．再生不良性貧血は**過敏反応**や，自身の**免疫系**が骨髄を攻撃したり損傷させる**自己免疫疾患**が原因となることもある．

全血算（complete blood count）は以下のものを測定する．

- 赤血球数
- ヘモグロビン(Hb)，ヘマトクリット(Hct)，平均赤血球容積(MCV)，平均赤血球ヘモグロビン濃度(MCHC)．
- 白血球数－好中球，リンパ球，好酸球，好塩基球，単球．
- 血小板数

全血算は，赤血球，白血球，および血小板の顕微鏡下での形状の情報も提供する．

赤血球

赤血球の役割は，身体のさまざまな細胞に酸素(O_2)を運び，二酸化炭素(CO_2)を取り除くことである．**ヘモグロビン**は赤血球にあるタンパク質で，O_2とCO_2の輸送の担い手である．ヘモグロビンはO_2と結合すると血液を明るい赤色に，CO_2と結合すると暗い赤色／淡紫色にする．**ビリルビン**は，ヘモグロビンの分解産物である（ビリルビンのさらに詳しい説明は「肝臓プロファイル」を参照）．

血液は細胞成分と液体成分（**血漿** plasma あるいは**血清** serum）の二つの構成要素からなる．細胞成分は主に赤血球からなり，白血球と血小板も含んでいる．血漿は，グルコース，タンパク質，脂質，ホルモン，ミネラルや，凝固因子などの成分を含んでいる（「生化学検査」を参照）．血液を遠心分離機にかけると，細胞と血漿が分離する．血漿から凝固因子とフィブリノーゲン（血小板とともに**凝血塊**または**血栓**を形成するフィブリンというタンパク質が生成される）が除去されると，残りの液体は**血清**と呼ばれる．血清に対して行なう検査もあれば，血漿に対して行なう検査もある．血漿を得るためには，凝固を防ぐため，凝固因子やフィブリノーゲンが機能しないように抗凝血薬を検査チューブに加える．そしてチューブを遠心分離機にかけ，チューブ内の上清部分（血漿）を注意深く取り出す．血清は，検査チューブ内の血液を凝固させ，固体成分と液体成分を形成させることで得られる．遠心分離して得られる液体が血清である．

ヘマトクリットは，大部分が赤血球で構成される血液の細胞成分の体積百分率である．ヘマトクリット値が45％であることは，血液の体積の45％が赤血球でできており，残りの55％が血漿であることを意味する．この値を報告するときにパーセントを省いて，単にヘマトクリットは45であるということもある．**貧血**は，赤血球数，ヘモグロビン値，およびヘマトクリット値が正常より低くなる病態である．赤血球数，ヘモグロビン値，およびヘマトクリット値の上昇（**赤血球増加症あるいは多血症**）に関連する病態は，血栓（血の塊）のリスクを増大させる可能性がある．

薬剤性の貧血は，以下のようなことの結果として起こる．

- 骨髄毒性－図9-1で示した赤血球系の細胞のいずれかが破壊される．
- ビタミンB_{12}や葉酸など，正常な赤血球産生に必須な成分の欠損，吸収障害，阻害や，喪失の増加．た

とえば，メトフォルミン（糖尿病薬）はビタミンB_{12}の吸収を阻害する[8]．フェニトイン（抗けいれん薬）やメトトレキセート（抗腫瘍薬／免疫抑制薬）など多くの薬が葉酸拮抗薬である．アルコールは重要な葉酸拮抗物質である．アスピリンやNSAIDは出血の原因となり鉄分を失わせる可能性がある．

- **破壊の亢進** – **溶血**と呼ばれる．赤血球はつぶれたり，破壊されたりする．過敏反応や免疫反応が原因であることが多い．溶血の原因となり得る薬の例は，メチルドーパ（降圧薬），キニジン（抗不整脈薬），ペニシリン（抗菌薬）である．
- 凝固因子や血小板への有害な作用や，血管への直接的な損傷による血液損失．ワルファリンやヘパリンは凝固因子を阻害する．アスピリンやNSAIDは，正常な血栓形成に必要な血小板の接着性を阻害し，潰瘍の原因にもなり得る．これは血管を損傷させ，出血の原因にもなり得る．凝固因子に対する作用が好ましく，患者にその薬を使う理由になることもある．ヘパリンやワルファリンは血栓がある患者に投与されるが，これは血栓を溶解させたり再発を防いだりするためである．これらの薬の投与量が多すぎると重篤な出血をまねく可能性がある．

赤血球分画や他の臨床検査項目を調べることは貧血の評価に必要であり，その医学的な原因の手がかりとなる．そのような検査項目には以下のものが含まれる．

- **平均赤血球容積（MCV）** – 赤血球の大きさの指標である．MCVが低値，正常，および高値である赤血球は，それぞれ**小球性**，**正球性**，および**大球性**と呼ばれる．
- **平均赤血球ヘモグロビン濃度（MCHC）** – 赤血球の平均ヘモグロビン濃度の指標である．**低色素性**や**正色素性**という用語は，それぞれMCHC値が低値，正常値であることを示す．
- **網状赤血球** – 血液中にある未分化の赤血球である．その数が増えることは，赤血球の代謝回転が速くなっていることを示し，溶血や出血に伴って見られる．
- **フェリチン** – 鉄分の体内蓄積を反映する．鉄はヘモグロビンの重要な構成成分の一つである．
- **B_{12}のレベル** – 赤血球形成に必須なビタミンである．
- **葉酸** – 健康な赤血球を産生するために必要である．
- **ハプトグロビン** – 遊離ヘモグロビン（損傷を受けたり溶血した赤血球から放出されたヘモグロビン）と結合するタンパク質である．
- **クームス試験** – 赤血球に接着した抗体を検出する．抗体の存在は，免疫反応の引き金になる可能性があり，溶血の原因となる．

ヒント：貧血は薬に関係のない原因でも起こり得る（出血，がんなど）．薬がこれらのパラメータを増加させる原因になることは滅多にないことにも注意すること．そのような薬の一つは，エリスロポエチン（一般にEPOと呼ばれ，貧血の治療に用いられる）である．この場合，赤血球の増加は望ましい作用であり有害事象ではない！しかし，気を付けなければならないのは，赤血球を増やす他の薬，アナボリックステロイド（筋肉増強薬の一種）である．エリスロポエチンもアナボリックステロイドも運動能力向上薬として不正に使われており，その使用は競技スポーツでは禁止されている．

- **間接ビリルビン** – ビリルビン産生が増えていることの徴候である．ビリルビンはヘモグロビンの分解産物である．間接ビリルビンの増加はヘモグロビンの放出や破壊が増えている場合に見られる（ビリルビンの詳細は「肝臓プロファイル」を参照）．

表9-1は，さまざまなタイプの薬剤性貧血の原因を決定するために役立つ臨床検査の手がかりをまとめたものである．

白血球

白血球（WBC）は，**好中球**，**桿状核球**（未成熟の好中球），**リンパ球**，**好酸球**，**好塩基球**，および**単球**の複数種の細胞からなる．白血球の主な役割は，感染や体外からの侵入者と戦うことである．白血球が自身の細胞や組織を攻撃することがあり，損傷の原因となる．このようなことは過敏反応や自己免疫疾患で起こる．それぞれの白血球は特有の機能をもっている．

- 好中球（桿状核球を含む）は細菌感染を防いでくれるが，炎症性疾患にも関わっている．
- リンパ球は免疫応答に関わっている．Bリンパ球は抗体を産生し，Tリンパ球はウイルスに侵された体細胞やがんにかかった体細胞を攻撃する．
- 好酸球は寄生虫感染を防いでくれるが，アレルギー性疾患にも関わっている．
- 好塩基球は，好酸球と同じく，寄生虫感染を防いでくれるが，アレルギー性疾患にも関わっている．
- 単球は食作用を有している．つまり，単球は外来物質を取り込むことができ，免疫防御や炎症プロセスにも関わっている．

表9-1 さまざまなタイプの薬剤性貧血—臨床検査の手がかり[1-3]

	再生不良性貧血 （骨髄毒性）	溶血性貧血	鉄欠乏性貧血	急性出血に伴う貧血	B_{12}または葉酸欠乏による貧血
MCV	正常	正常	減少	正常	増加
MCHC	正常	正常	減少	正常	正常
網状赤血球数	減少	増加	減少	正常（最初），3〜4日後に増加	減少
フェリチン	減少	増加	減少	最初は正常	増加
B_{12}	正常	正常	正常	正常	B_{12}欠乏のため減少*
葉酸	正常	正常	正常	正常	葉酸欠乏のため減少*
クームス試験	陰性	陽性	陰性	陰性	陰性
ハプトグロビン	正常	減少	正常	正常	減少
間接ビリルビン	正常	増加	正常	正常	増加

*被験者によって正常な場合もある

顆粒球は顆粒を持つ白血球で，好中球，好酸球，および好塩基球がこれに含まれる．この顆粒は感染と戦う物質を内包しているもので，炎症や組織損傷の原因となり，組織を傷つけることもあり得る．肥満細胞も顆粒をもった細胞である．外見上好塩基球に似ており，組織損傷や生命を脅かすアレルギー性反応の原因になり得る．**肥満細胞**は組織中にあり，血液中を循環していない．**白血球減少症**は，感染のリスク増加に関連している．薬剤性の白血球減少症は，たいていは白血球を産生する骨髄細胞の損傷か，過敏反応が原因で破壊が増えることに起因している．白血球数が増加することは**白血球増加症**といわれ，感染，炎症や，白血病（白血球のがん）などさまざまな病態で起こる．

全血算での白血球分画の値は全白血球数に対する百分率（%）で示される．絶対計数で示すことも百分率と両方で示すこともある．絶対計数の計算は，白血球数に特定の白血球割合（%）をかけて行われる．たとえば，好中球が50%であり，白血球数が 5,000 cells/mm³であるならば，好中球の絶対計数は，5,000 cells/mm³ × 50% = 2,500 cells/mm³ となる．

ヒント：好中球，リンパ球，好酸球，好塩基球，および単球の百分率の合計は100%になるはずである．およびそうならない場合は，どこかにエラーがある．しかし値の丸めによって合計が99%や101%になることはある．

血小板

血小板は巨核球細胞の断片である（図9-1）．血小板は**止血**や出血停止に関わっている．血小板数が少ない状態は**血小板減少症**といわれ，血小板数が多い状態は**血小板増加症**といわれる．血小板減少症は出血のリスク増加に関連し，血小板増加症は血栓形成のリスク増加に関連する．薬剤性の血小板減少症は，たいてい巨核球細胞への損傷や巨核球細胞を産生する骨髄細胞への損傷に起因する．薬剤性の血小板増加症は，過敏反応が原因である可能性がある．

生化学検査

生化学検査は血漿中のさまざまな物質を測定するいろいろな検査からなる．

ヒント：生化学検査結果を解析するときに，生化学検査を**肝臓プロファイル，腎臓プロファイル，代謝および筋肉プロファイル，脂質プロファイル**のカテゴリに分類することは，有用で審査官にも親切である．多くの臨床検査は互いに関連しあっているし，臨床検査のあるグループで認められた傾向は肝損傷，腎臓障害などの潜在的な安全性シグナルを発見する手助けとなるからである．

肝臓プロファイル

肝臓プロファイルを構成する臨床検査にはALT，AST，総ビリルビンや，アルカリホスファターゼ（以下ALP）がある．これらの検査結果の異常は潜在的な肝臓または胆嚢の問題を示唆するものである．

ALTとASTは**肝(実質)細胞**中の酵素である．肝細胞が損傷を受けると，これらの酵素が肝細胞から血液中に漏れ出し，血中の値が上昇する．

ヒント：ALTは主に肝臓に特異的な酵素である．ASTは心臓や骨格筋などさまざまな組織や臓器にもある．増加の原因が肝臓の損傷の場合は，ALTとASTはともに上昇するはずである．ASTだけが上昇した場合は肝臓以外の原因である可能性が高い．**ガンマ・グルタミルトランスフェラーゼ (Gamma- glutamyltransferase：GGT)** も，肝臓にある酵素で，アルコール感受性が非常に高い．もしGGTがALT，ASTとともに上昇した場合は，アルコールだけが問題の原因かもしれないし，アルコールと薬の有害な相互作用を示すものかもしれない．

ビリルビンは，すでに述べたように，ヘモグロビンの分解産物である．ビリルビンの測定値には**間接ビリルビン**，**直接ビリルビン**，および**総ビリルビン**（間接ビリルビン値と直接ビリルビン値の和）の3種類がある．間接ビリルビンは水に溶けないので，血中では通常は低い値でしか見られない．肝臓中では，ビリルビンは**グルクロン酸**という物質と結合しており，この状態では水に溶ける．したがって，血液中では間接ビリルビンに比べて，より高いレベルの直接ビリルビンが観察される．臨床試験では総ビリルビンが測定されることが多い．総ビリルビンが上昇した場合は，直接ビリルビン値をはっきりさせるため追加検査が行われる．間接ビリルビン値は，直接は測定されないが，総ビリルビン値から直接ビリルビン値を引いて計算される．溶血に伴い，総ビリルビンと直接ビリルビンの上昇が見られるのが普通である．肝細胞への損傷や胆道閉塞がある場合には，直接ビリルビン同様，総ビリルビンも上昇する．ビリルビン値の上昇は**黄疸**（皮膚や目の白目が黄色くなる）の原因になる．**ビリルビン尿**も，血漿中のビリルビンレベル上昇と関連している．

ALPはほとんど肝臓や骨で見つかる酵素である．子供は骨の成長があるため，大人よりもかなり高いALP値となる．胆石が胆管を閉塞したり刺激したりするような胆管の障害がある場合には，ALP値は上昇する．

ヒント：肝臓は薬剤性障害の主な標的である．肝障害はさまざまな形をとりうる．一つの形は，肝細胞の障害であり，特に懸念されるものである．ALPはほとんど，あるいはまったく上昇せず，総ビリルビンが上昇するとともに，ALTやASTが臨床的に顕著に上昇することは**Hyの法則**として知られている．Hyの法則の基準に合致する肝機能検査結果は，肝不全を引き起こす可能性がある重大な肝疾患のシグナルである可能性がある[9]．この問題は第11章と第17章でさらに説明する．この種の肝損傷の手がかりは，ALPが正常か軽度に上昇しているときの，異常なALT，ASTおよび総ビリルビン値である．

腎臓プロファイル

腎機能に関連した臨床検査値には，**クレアチニン**，**血中尿素窒素(BUN)**，**総タンパク**や**アルブミン**がある．尿の分析も腎機能についての情報を与えてくれる．（「尿検査」を参照）

クレアチニンは筋肉のエネルギー代謝の副産物である．正常な腎臓はクレアチニンを排出することができる．しかし，腎障害があると，クレアチニンの排出は正常に機能せず，血中クレアチニンレベルは上昇する．

BUNは肝臓で形成される，タンパク質代謝の老廃物である．クレアチニンと同様，BUNは腎臓で排出され，腎臓が正常に機能していないと上昇する．クレアチニン値とは異なり，BUNレベルの上昇は腎臓以外の要因があり得る．低レベルのBUNは，肝不全，栄養不良，水分過剰に起因する可能性がある．BUNレベルの上昇は，腸内出血（血液が壊れてBUNができる），タンパク質の過剰摂取，火傷などが原因でタンパクが急速に破壊された場合に起こりうる．

総タンパクは血漿中のさまざまなタンパク質から成り，その一つがアルブミンである．腎機能が正常ならば，総タンパク／アルブミンが体から失われることは防がれ，尿中には総タンパク／アルブミンはほとんど見られない．腎疾患，特に「ネフローゼ症候群」と呼ばれる病態では，大量の総タンパク／アルブミンが尿中に排泄される．

総タンパク／アルブミンは血管中で，液体を蓄えるスポンジのような役割を担っている．低レベルの総タンパク／アルブミンは体液移行に関連しており，組織内の液体貯留(**浮腫**)や腹部の液体貯留(**腹水**)をもたらす可能

性がある．タンパク質は肝臓で合成されるので，低レベルの総タンパク／アルブミンは肝疾患でも起こりうる．

➡ **注釈**：総タンパク／アルブミンの低い値が，腎臓の問題ではなく異常な肝機能に起因する場合，これらの項目は上述した肝臓プロファイルに含めるべきである．

ヒント：腎疾患では，クレアチニンとBUNの両方が上昇する場合が多い．もしBUNだけが上昇した場合は，腎臓以外の要因，検査のエラー，患者が血液検査を受ける前の絶食により軽度の脱水が起きたなどの可能性がある．

代謝および筋肉プロファイル

代謝および筋肉プロファイルには，**グルコース，電解質，カリウム，クロール，重炭酸イオン，カルシウム，無機リン，尿酸**，および筋肉酵素である**クレアチンキナーゼ**など，さまざまな検査項目が含まれる．これらの臨床検査値の異常は，さまざまな病態のシグナルである可能性がある．

グルコースは，単糖であり，脳やさまざまな体の機能にとってとても重要なエネルギー源である．グルコースは主として糖質代謝（炭水化物の分解）に由来するが，タンパク質や脂質もグルコースに変換され得る．グルコースがあまりにも低い（低血糖症）か，あまりにも高い（高血糖症）と，昏睡を含む重大な症状に至る可能性がある．糖尿病は，血中グルコースレベルの上昇に関連する発症頻度の高い疾患である．糖質コルチコステロイド（プレドニゾンなど）やチアジド系利尿薬（ヒドロクロロチアジドなど）は血中グルコースレベルを上昇させる薬の例である．食事はグルコースレベルに影響を及ぼすので，グルコースは絶食時に測定するのが理想である．

電解質は溶液中で正または負の電荷を持つ粒子である．正電荷を持つ粒子は**カチオン**（英語圏ではkat eye onと発音する），負電荷を持つ粒子は**アニオン**と呼ばれる．電解質の例は，ナトリウム（Na^+），カリウム（K^+），クロール（Cl^-），重炭酸イオン（HCO_3^-），およびカルシウム（Ca^{2+}）である．カルシウムは電解質以外の形でも存在する（後述のカルシウムについての説明を参照）．電解質の移動は，電流の原因となり，神経インパルス伝達や，骨格筋や心筋の収縮などのさまざまな電気機械的，電気化学的な事象を体内で引き起こす可能性がある．ある種の電解質は，酸塩基平衡，エネルギー産生する生化学反応，および体液平衡にも関わっている．

ナトリウム（Na^+）は正電荷を運び，安静時には主に細胞の外側（細胞外）にある．ナトリウムの細胞内への流れ，再び細胞の外に戻る流れは，神経伝導など重要なさまざまな生化学的，生体力学的反応に必要である．**アルドステロン**や**バソプレッシン（抗利尿ホルモン）**などのホルモンとともに，腎臓は正常なナトリウムレベルの維持を担っている．ナトリウムレベルが高いと体液うっ滞をもたらすことがよくある．たとえば，塩分の多いポテトチップスをたくさん食べた後の指や足首のむくみがこの例である．極端なレベルになった，**低ナトリウム血症**や**高ナトリウム血症**は，発作や昏睡の原因になりうる．利尿薬は過剰なナトリウムや水分を排出するためによく用いられるが，あまり多すぎると低ナトリウム血症を引き起こす可能性がある．

カリウム（K^+）は正電荷を運び，安静時には主に細胞の内側（細胞内）にある．カリウムの細胞外への流れ，再び細胞の内に戻る流れも，重要な生化学的，生体力学的反応に必要である．腎臓はカリウムレベルを維持する役割を担い，**高カリウム血症**は，腎機能障害に伴って起こる可能性がある．高カリウム血症の他の原因は，**代謝性アシドーシス**であり，アシドーシス（後述の代謝性アシドーシスの説明を参照）に対する反応として細胞内カリウムが細胞の外へ移動した場合である．**低カリウム血症**は重篤な嘔吐や下痢，または不十分なカリウム摂取の結果として起こる可能性がある．低カリウム血症は心臓の易刺激性の原因になることがあり，重篤な場合は**心室性頻拍**や**心室細動**などの生命を脅かす不整脈を引き起こす可能性がある（第10章と第11章を参照）．一方，カリウムレベルが高くなりすぎると，**心停止**が起きる可能性がある．チアジドやループ利尿薬は低カリウム血症の原因となることがある．トリアムテレン，アミロライド，スピロノラクトンはカリウム保持性利尿薬の例であり，高カリウム血症を引き起こす可能性がある．

要注意：赤血球は細胞内カリウムの豊富な供給源であり，検体処理の前に長く放置されると，細胞は破裂（溶血）し，血漿中にカリウムを放出する．これは見かけ上カリウム値を上昇させ（誤った結果），患者が心不全のリスクに曝されているとの誤った考えに向かわせる可能性がある．もしその患者のクレアチニン値とBUN値が正常（正常な腎機能）であるならば，代謝性アシドーシスのエビデンスはなく，検査機関の検体処理が原因の溶血が真犯人である可能性が高い．

クロール(Cl^-)は負電荷を運ぶ電解質であり，主に細胞外側の細胞外間隙にある．クロールは，水分と酸塩基平衡に関連している．腎臓はクロールレベルを制御している．低クロール血症に関連した状態は，持続的な嘔吐，下痢や発汗による水分喪失や利尿薬，特にループ利尿薬の乱用で起こる．

高クロール血症の原因には，「尿細管性アシドーシス」と呼ばれるある種の腎疾患，重炭酸イオン喪失をもたらす下痢，炭酸脱水素酵素阻害利尿薬の使用などがある．

重炭酸イオン(HCO_3^-)は負電荷を運び，**酸塩基平衡**を維持するために必須のバッファーとして特有の役割を演じている．酸塩基平衡は血液の酸性または塩基性のレベルであり，正しいバランスは生きるために必要である．**pH**は溶液がどのくらい酸性であるか塩基性であるかの指標である．pH 7.0はpHのスケール上の中性を示す点である．pHは溶液がどのくらい酸性かに反比例する．pHが低いほど，溶液はより酸性になり，pHが高いほどアルカリ性になる．7.35と7.45の間のpHは正常であると考えられる．体のなかにはpHを正常範囲に保つメカニズムがある．このメカニズムの一つは，重炭酸イオンのようなバッファーの存在であり，pHが下がったときにはpHを上げ，高すぎるときには下げる．pHを維持するためのもう一つのメカニズムは，呼吸の速度を制御することである．CO_2は酸のように振舞う．CO_2レベルが高いとpHは低くなり，CO_2レベルが低いとpHは高くなる．pHが低い条件では，呼吸速度は上昇し，より多くのCO_2が肺を経由して排出される．CO_2レベルは低下し，その結果，pHは上昇する．pHが高い条件では，呼吸はゆっくりとなり，CO_2レベルは上昇し，pHは下がる．もしバッファーや呼吸メカニズムが機能しなくなったり，弱くなると，代謝性アシドーシス(血中のpHが低い)や代謝性アルカローシス(血中のpHが高い)が起きる可能性がある．代謝性アシドーシスの原因となるのは，ショック状態(生命の維持に不可欠な器官への血流が不足する)や糖尿病性ケトアシドーシスである．重篤な嘔吐は，代謝性アルカローシスを引き起こす病態の例である．重篤なアシドーシスや重篤なアルカローシスでは，生命を支える必要があるさまざまな生化学的，生体力学的反応に必要な酵素が最大限の機能を果たせない．もしその基礎疾患が迅速に十分に処置され，pHを正常化できなければ，死に至る．

カルシウムは体内で二つの形で存在している．およそ50%はタンパク質(アルブミン)と結合し，残りは結合せずイオン化された形(正電荷をもっているCa^{2+})で存在している．ネフローゼ症候群，栄養不良，肝疾患のような低タンパク状態では，アルブミンは減少し，その結果，タンパク結合したカルシウムは減少する．カルシウムは無機リンと逆相関の関係にある．無機リンレベルが高いほど，カルシウム値は低くなり，逆もまた同様である．カルシウムは，骨や歯の主要構成成分であり，血液凝固(血栓形成)，心臓や筋肉の収縮，神経伝導と，さまざまな身体機能に関わっている．低カルシウム血症は，テタニー(持続性筋収縮)やけいれん(発作)に関連している．高カルシウム血症は昏睡，心毒性や不整脈に至る可能性がある．チアジド系利尿薬は腎臓による排泄を阻害し，ループ利尿薬は反対の作用をもち排泄を促進する．

大部分の無機リンは骨でカルシウムと結合している．残りは酸塩基平衡，糖質代謝や脂質代謝などのさまざまな生化学反応，エネルギーの貯蔵や輸送に関わっている．溶液中では無機リンはイオン化されている(負電荷を運ぶ-PO_4^{3-})．上述のように，無機リンレベルはカルシウムレベルと逆相関の関係にある．無機リンレベルの上昇は，腎機能不全で起こる．

尿酸は**プリン体**(DNAやRNAの部分構造)の分解産物である．プリン体はさまざまな食物，特に内臓肉(腎臓，肝臓など)，イワシやサケなどの魚，ビール作りやパン作りに使う酵母に含まれている．大部分の尿酸は腎臓で体から排出される．残りは便で排出される．白血病(白血球のがん)など細胞の急速な産生と破壊が起きているとき，過剰な組織破壊(異化)，プリン体やタンパク質を多く含む食事，または腎機能障害が起きると常に，尿酸レベルが上昇する．血中尿酸レベルの上昇は，チアジド系利尿薬やループ利尿薬を使ったときにも起きる．尿酸結晶は関節に沈着物を形成することがあり，痛風(痛みを伴う関節の炎症)の原因となる．高尿酸尿は，腎結石症を引き起こす可能性がある．

クレアチンキナーゼは心筋や骨格筋で見られる酵素である．このレベルが高いことは，骨格筋の損傷，心外傷，心筋梗塞(心臓発作)を示唆している可能性がある．ある種の薬，たとえばHMG-CoA還元酵素阻害薬(スタチン)などは，横紋筋融解症を引き起こす場合がある．横紋筋融解症は，骨格筋の損傷を伴う病態である．損傷を受けた細胞から血中へクレアチンキナーゼが漏れ出すと，血漿のクレアチンキナーゼレベルが高くなる．重篤な症例では，**ミオグロビン**(O_2と結合するヘモグロビンと似たタンパク質)も筋細胞から漏れ出す．ミオグロビンは腎臓に損傷を与え，腎不全の原因となる．

脂質プロファイル

脂質プロファイルには通常，**総コレステロール**，**高比重リポ蛋白コレステロール(HDL-C)**，**低比重リポ蛋白コレステロール(LDL-C)**，および**中性脂肪**が含まれる．心血管や脳血管のリスク(それぞれ心臓発作，脳卒中のリスク)の増加は，異常な脂質レベルに関連している．

コレステロールは動物の油脂に見られる．体中に広く分布しており，細胞膜に必須の構成成分である．コレステロールは胆汁酸，性ホルモンなどのホルモン，髄鞘(神経線維を覆っている膜)の中にもある．遺伝的要因や食事が血中レベルに影響を与える．コレステロールは血液中では不溶性であり，HDLコレステロール(善玉コレステロール)，またはLDLコレステロール(悪玉コレステロール)として体内で輸送される．総コレステロールやLDLコレステロールが上昇することは心血管系あるいは脳血管系の疾患に関連している．一方，HDLコレステロールはリスクの減少に関わっている．食事が検査結果に影響するため，血液検体は絶食時に採取しなければならない．

中性脂肪は食物中や体内で蓄積された脂肪中に見られる．高いレベルは冠動脈疾患に関連している．

尿検査

尿の異常は，腎臓の問題だけでなく腎臓以外の問題に対しても手がかりを与えてくれる．尿検査では，比重，pH，タンパク，血液，グルコース，ケトンやビリルビンが調べられる．尿を遠心分離機にかけ，沈渣(遠心分離のチューブの底にある固体部分)をとって顕微鏡下で赤血球，白血球，円柱，結晶や細菌の存在を調べる．尿中の血液の存在は，化学検査(試験紙法)と顕微鏡所見(尿沈渣)の両方で判定される．

比重は尿中の粒子の濃度の指標である．粒子が多いほど，尿は高濃度となり，比重は高くなる．

比重は，水分を再吸収することによって尿を濃縮させる腎臓の能力を示すものでもある．脱水状態では，健康な腎臓は水分を再吸収し，排泄される水分量を抑えるので，尿の濃度や比重は高くなる．

尿pHは，尿がどのくらい酸性か塩基性かを測るものであり，ある種の食物の影響を受ける．たとえば，柑橘類を多く含んだ食事，豆類や野菜は尿を塩基性にする．尿pHを制御することは，尿路感染症や腎結石症，および薬物治療の管理において重要である．尿路感染症の原因である細菌は，アンモニアや他の塩基性老廃物を産生し，尿を塩基性にする．尿酸，シスチン，シュウ酸カルシウム結石は尿の酸性化に寄与する．一方，尿が塩基性だと，リン酸カルシウム，炭酸カルシウム，リン酸マグネシウムの結石のリスクが高まる．ストレプトマイシン，カナマイシン，ネオマイシンなどの抗菌薬は，尿が塩基性のほうが，尿路感染症の治療効果が高い．

血尿は，腎臓損傷，腎結石症，泌尿生殖器系の悪性腫瘍，感染や凝固障害などさまざまな病態が原因で起こる．

胆汁は潜在的な肝疾患や閉塞性胆道疾患を示唆するものである．

一般に，尿中にはグルコース(尿糖)はないはずである．糖尿病では，血中のグルコースレベルが高く，グルコースを再吸収する腎臓の能力を上回ってしまい，過剰分が尿中に溢れ出して(排泄されて)しまう．尿中グルコースは糖尿病の血糖管理と逆相関の関係にある．尿中グルコースが高いほど，糖尿病の管理はよくない．

要注意：妊娠可能な女性の血尿(尿中の血液)の理由のうちもっとも頻度が高いものの一つは，月経である．この場合の血液は尿管由来ではなく，生殖器官由来である．これらの器官が解剖学的に近い位置にあるために，尿検体の採取時に月経血が尿に混じってしまうことがよくある．血尿を報告する場合には，妊娠可能な女性の月経の状態を必ずチェックするべきである．

すでに述べたように，健康な腎臓は血液から尿への**タンパク**の移行を防いでくれるので，尿中にタンパクはほとんどないか，まったく見られないはずである．**タンパク尿**や微量タンパク尿はネフローゼ症候群などの腎疾患で見られる可能性がある．ネフローゼ症候群では大量のタンパクが尿に排泄され，血漿中のタンパクレベルが低くなる．タンパク尿は通常は腎疾患で見られるが，発熱や運動に伴って起きることもある．

ケトンは脂肪酸や脂肪の代謝産物である．グルコースの利用が正常に機能しない糖尿病では，より多くの脂肪酸や脂肪が代謝され，ケトンレベルが上昇する．ケトンは飢餓状態でも見られ，高脂肪低炭水化物の食事によっても見られる．

細菌，白血球，赤血球，円柱や結晶が見つかった尿沈渣は，腎臓や腎臓以外の問題の手がかりを与えてくれる．

適切に採取された尿検体は，患者が尿路感染症を患っていなければ，細菌を含んでいない．感染のエビデンスがないのに細菌が含まれる場合は，尿検体が汚染されていることを示唆する．

表9-2	他の臨床検査からの手がかり		
臨床検査所見		異常所見に対する潜在的な原因	手がかり
ALP 上昇		肝疾患，骨疾患	他の肝機能検査が正常ならば骨関連である可能性が高い．
AST 上昇		肝疾患，心疾患，筋疾患	ALTが正常ならば，筋疾患／心疾患が原因である可能性が高い．
低アルブミン／低総タンパク		肝疾患，腎疾患，栄養不良	クレアチニン，BUN，尿タンパクが増加しているならば，腎臓関連である可能性が高い．
ビリルビン上昇		肝疾患，赤血球破壊の増加（溶血），胆嚢疾患	ヘモグロビンとヘマトクリットが減少し，間接ビリルビンレベルが上昇していて，他の肝機能検査が正常ならば溶血が原因である可能性が高い．

　白血球が多く含まれる場合は，通常，尿路感染を示唆するが，白血球は腎疾患など他の原因でもみられることがある．出血のエビデンスや尿中の赤血球についてはすでに説明した．

　円柱は細胞，あるいはその他の物質と一緒に塊になって尿沈査中で見つかる物質であり，尿細管（腎臓にある管状構造）で形成される．円柱には，赤血球円柱，白血球円柱，上皮円柱，ろう様円柱，硝子様円柱，顆粒状円柱などがある．高倍率の顕微鏡視野あたり二つの硝子様円柱，顆粒状円柱が見つかるのは正常だと考えられる．もっと多く見つかる場合や，他の円柱が見つかる場合は，通常，腎臓の問題を示唆している．

　結晶の存在は問題がない場合もあるが，腎結石形成のリスクを増加させる場合もある．

■ 臨床検査からの手がかり

　この章で説明したように，臨床検査には複数の臓器系の機能を測るものがある．表9-2は，臨床検査値異常の原因究明に役立つかもしれない**手がかり**のまとめである．

参考文献

1. Fischbach FT, Dunning MB. A Manual of Laboratory & Diagnostic Tests. 8th ed. Philadelphia, PA: Lippincott; 2009.
2. Sacher RA, McPherson RA. Widman's Clinical Interpretation of Laboratory Tests. 11th ed. Philadelphia, PA: F. A. Davis Company; 2000.
3. Goldman L, Ausiello DA, Arend W, et al. Cecil Medicine: Expert Consult-Online and Print (Cecil Textbook of Medicine). Philadelphia, PA: Saunders; 2008.
4. Fauci AS, Kasper DL, Longo DL, et al. Harrison's Principles of Internal Medicine. 17th ed. New York, NY: McGraw-Hill Professional; 2008.
5. eMedicine. http://emedicine.medscape.com/. Accessed March 15, 2010.
6. WebMD. http://www.webmd.com. Accessed March 15, 2010.
7. Mayo Clinic Diseases and Conditions http://www.mayoclinic.com/health/DiseasesIndex/DiseasesIndex. Accessed March 15, 2010.
8. Andrès E, Noel E, Goichot B. Metformin-associated vitamin B12 deficiency. Arch Intern Med. 2002; 162:2251-2252.
9. Guidance for Industry Drug-Induced Liver Injury: Premarketing Clinical Evaluation. Washington, DC: US Department of Health and Human Services, Food and Drug Administration, Center for Drug Evaluation and Research (CDER) Center for Biologics Evaluation and Research (CBER); July 2009. http://www.fda.gov/downloads/Drugs/GuidanceComplianceRegulatoryInformation/Guidances/UCM174090.pdf. Accessed March 15, 2010.

Column 臨床検査値の「正常」範囲？「基準」範囲？

臨床検査値の基準は古くは「正常範囲(normal range)」と呼ばれ，正常範囲内の臨床検査値は「正常値(normal value)」と呼ばれていた．しかし，その範囲の上限値や下限値は，正常な値と異常な値を明確に線引きできるようなものではない．正常とは何か，正常人(健康人)とは何かの普遍的な定義もない．一般に，健康状態にある集団の95.4%範囲(平均±2×標準偏差)や99.7%範囲(平均±3×標準偏差)などの基準で設定された「正常」範囲から外れても，十分に健康な人も必ずいるし，病的な状態にあってもその検査値に関しては「正常」範囲内の値を持つ患者もいる．つまり，これらの基準はある特定の個人にとっての正常範囲では決してない．「正常」という語感も手伝って，診断，治療の意思決定値，薬剤による毒性発現のカットオフ値と混同して用いられることもしばしばあった．このような問題に対して各分野でさまざまな検討が行われてきた．

1973年にDybkaer[1]らによって「基準範囲(reference range)」の考え方が提唱され，その後，国際臨床化学連合(IFCC)が中心となり，その概念が定義され，さらに国際血液標準化委員会(ICSH)も加わり，1986年から1988年に勧告が作成され，WHOの賛同を得て1992年3月には米国臨床検査標準協議会(NCCLS)によって「基準範囲(reference range)」に関するガイドライン[2]がまとめられ，世に広く提案された．

日本においては，1997年版の「医師国家試験出題基準」の中から，事実上「正常範囲」，「正常値」という用語が消え，正式に「基準範囲」，「基準値」という言葉が盛り込まれた[3]．

本書の原書では一貫して「normal range」，「normal value」が，この「基準範囲」「基準値」の意味で用いられている．「normal range」，「normal value」などの用語を「基準範囲」，「基準値」と読み替えて訳すことも考えたが，あまりにも頻出する用語であり，また文中や表中でこの頭文字をとって「N」と略されていることから，ここでは原著に合わせて「正常範囲」，「正常値」や「正常」，「異常」という用語を用いて訳した．

なお，日本においては臨床検査の標準化も進んできており，全国の大学病院では共通の基準範囲を用いても差し支えないレベルまで達していると聞く．日本臨床検査医学会では臨床検査値の学生用共通基準範囲[4]も設定している．これは，医学教育の場で臨床検査値の全国統一的判断を可能にすることで，診断学教育の効率化と問題作成上の統一化を目的としたものである．

本書の付録Vに紹介されている「臨床的に重要な基準」は，「基準範囲」とは異なった基準である．上述した学生用共通基準範囲と比べてみれば明らかであるように，「臨床的に重要な基準」は，「基準範囲」よりもある程度外側に(上限値は高く，下限値は低く)設定されている．「臨床的に重要な基準」は，個々の臨床検査値の異常な値を「安全性の他の所見と切り離して」(第7章を参照)発見しようとしているのではなく，有害事象などの検査値以外の安全性所見としても現れる可能性があるような，顕著な異常を検出することを目指したものである．このような基準を算出できる便利な計算式は存在しない．基準を緩く設定しすぎるとノイズを拾いすぎるし，厳しく設定しすぎると重要な異常を見逃してしまう可能性が高くなる．「いい塩梅の基準」の設定は，基準を実際の臨床試験での使用経験を重ね，磨きをかけることによって可能となる．欧米の製薬企業やCROでは，このような各社独自の基準を持っていたが，各社の重要なノウハウであるため，ほとんど公表されることはなかった．日本では「臨床的に重要な基準」を作れずにいる企業が多かった．本書の付録Vは，公表されていない欧米各社の基準と大きく異なることはなく，「いい塩梅の基準」に極めて近いものである．日本の企業，日本の規制当局への最高のプレゼントではないだろうか？とにかく使い始めてみよう．使用経験を重ね，変更すべき基準は変更していけば良い．臨床試験が完了した後に全体のデータに対して適用する基準なので，具合が悪ければ設定し直した基準で再集計することもできる．「臨床的に重要な基準」を使うことで，本書で紹介されているような安全性評価が可能になり，臨床検査値や臨床検査の関連情報の収集方法も変わっていくはずである．

参考文献

1. Dybkaer R., Graesbeck R, Theory of reference values., Secand.J.Clin.Lab.Invest, 32:1-7, 1973
2. NCCLS Document: How to define, determine and utilize reference intervals in the clinical laboratory. NCCLS C28-P, 1-42, 1992
3. 菅野剛史, 河合忠, 対談：基準値をどう利用するか. NCCLSの新ガイドラインと日本人の基準値設定をめぐって, 週間医学会新聞第2215号(1996年11月11日) (http://www.igaku-shoin.co.jp/nwsppr/n1996dir/n2215dir/n2215_01.htm)
4. 日本臨床検査医学会, 臨床検査値 学生用共通基準範囲の設定について, 2011 (http://www.jslm.org/committees/standard/ref_2011.html)

(小宮山 靖)

第10章

12誘導心電図
―何を測っているのか，何を意味するのか

　心電図（ECGあるいはEKG）は，心周期に関連する電気的な事象のグラフィカルな表示である．心拍数，心リズム，そして他の心機能に関する重要な情報を心電図から読み取ることができる．心電図は次のような多くの心臓の状態を診断することができる．たとえば心筋梗塞（心臓発作），不整脈（心房細動，トルサード ド ポアン，心室細動，その他の重要な不整脈），3度の房室ブロック（完全心ブロック）のような刺激伝道系の異常や，心筋の収縮を刺激するのに必要な電気的な刺激がブロックされ，結果的にペースメーカーが必要となるような状態などである．

　心電図パラメータが何であるか，そしてそれらは何を測っているのかという基本的な知識は，心電図の所見を分析し解釈する最良な方法を理解するために必要である．

➡ **注釈:** この章は，臨床的なトレーニングをまったく，あるいはほとんど受けていない読者向けに書かれている．このトピックについてさらに興味のある人々のために一般的な参考文献を用意している．参考文献1～3は臨床経験者向け，4～6は未経験者向けである．

■基本的な心電図の概念

　体内のさまざまな細胞の内側と外側の電解質（正あるいは負の電荷を持つ粒子）の流れによって体内には電気の流れが存在する．静止状態からの電解質の流れの変化は**脱分極**といわれる．**再分極**は電解質の流れが逆方向となり，細胞が静止状態に戻る過程である．電解質の例としてはナトリウム，カリウム，カルシウム，クロールがあり，第9章で述べた．

　心臓は筋肉であり，血液を体中に送り出すポンプとして機能している．心臓は**心筋細胞**によって形成されており，心筋細胞が収縮するときに心臓の基本的なポンプ動作が提供される．収縮という機械的なイベントが起こる前に心筋細胞は電気的な刺激を受け，その結果として心筋細胞の脱分極が起こる．この電気的な脱分極の過程が心筋細胞を興奮させ，収縮させ

る．脱分極に続いて再分極が起こり，心筋細胞は静止状態に戻る．心筋細胞の収縮は，何百万もの心筋細胞のすべてが一斉に収縮するよう精妙な協調が必要である．**心房細動**(Atrial fibrillation：AF)と**心室細動**(Ventricular fibrillation：VF)は不整脈の事例であり，心房や心室の個々の心筋細胞あるいは心筋細胞の集団が一緒にではなく，それぞれでたらめに収縮し，**バラバラに興奮する状態**を呈する．これが不適切な心臓の収縮を招き，心室細動の場合は突然死を含む緊急を要する結果となり得る．心筋細胞の協調した収縮は二つの異なるタイプの特殊な心細胞に依存している．**ペースメーカー細胞**と**伝導細胞**である．

ペースメーカー細胞は自発的に電気的な刺激を発生する特別な細胞である．この刺激は伝導細胞によって構成される特別な経路を伝わり，伝導細胞はペースメーカー細胞からの刺激を心臓の残りの細胞に伝えていく．実際，心臓には数種の異なるペースメーカー細胞があり，心臓の至るところに位置している．心臓で最も優勢なペースメーカーは**洞房結節**と呼ばれていて，通常は1分間に60から100パルスの頻度で放電している．**正常な洞調律**は洞房結節によって制御されている正常な心臓のリズムである．ペースメーカー細胞からの刺激発生の過程と，この刺激伝導路を介する刺激の伝導が心筋細胞への電気刺激の均一な伝導を可能にしており，心臓の協調した収縮と最大のポンプ作用を確実なものとしている．

■ 基本的な心電図

心電図は洞房結節から心臓の心室(主たるポンプ)の収縮と弛緩までの電気的な刺激の軌跡である．図10-1に正常な12誘導心電図の第3誘導の例を示す．

12誘導心電図は身体の異なる部位からの電気的な活動を捉え，心臓の12の異なる視点からの電気的な活動(電気的ベクトル)を観察できる．心電図は四肢と心臓を取り囲む胸部表面(前胸部)の6つの異なる部位につけられた電極によって得られる．四肢の誘導は，腕と足につけられた電極からの刺激を測定するものであり，第1，第2，第3，aVR，aVL，aVF誘導といわれる．6つの胸部の誘導はV1からV6といわれ，V1は被験者にとって右側につけられた胸骨の第1胸部誘導であり，V6は胸の左側の腋窩正中線に位置する最後の誘導である．心電図の記録紙(あるいはコンピュータの同等のもの)は1 mm角のマス目から構成されている．水平軸の各1 mm角は時間の単位を表し，心電図記録紙を1秒間に25 mmの速度で送ったとき，1 mm = 0.04秒(40 msec)となる．また，垂直軸の各1 mmのマス目は0.1 mVを意味し，波形の高さ(電圧)を表す．電圧が増加した波形(すなわち，より高い心電図のスパイク)は心房あるいは心室肥大でみられる．たとえば持続した高血圧は左心室肥大をもたらす．低い電圧の波形は**心筋症**(筋組織の異常，損傷，あるいは破壊されている状態)でみられ，たとえばドキソルビシン投与に伴う心毒性によるものがある．**等電位線**というのは心電図の平らな線のことであり，ベースラインあるいは0ボルト点を意味する．図10-1に示したように心電図

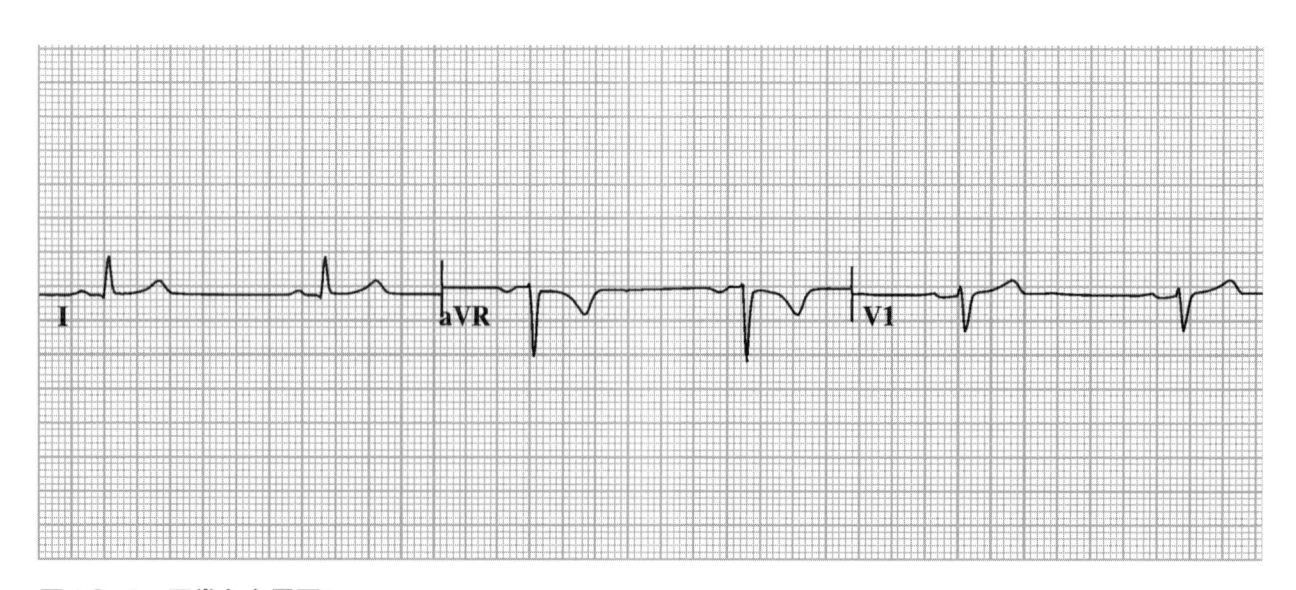

図10-1　正常な心電図*

*これは32歳の男性における12誘導心電図の第3誘導である．心拍数は45拍/分である．正常な心拍数は60〜100拍/分であるが，定期的に運動をしている健康な男性ではより低い心拍数が正常である(期待される)．
出典：O'keefe JH, Hammi11 SC, Freed MS, Pogwizd SM. The Complete Guide to ECGs. 3rd. Sudbury; MA:Jones and Bartlett;2008.

は多くの波形と各波形をつなぐ線(間隔)から構成されている．等電位線の上側と下側の波形は，それぞれ正電位および負電位の波形ということになる．心電図の波形と間隔については図10-2に示す．

これらのさまざまな波形と間隔が何を意味するか，簡単な説明を以下に示す．

- **P波** – 心房の脱分極．
- **PR間隔** – 刺激が洞房結節から心室に伝わるまでの時間．

 I度の心ブロックはPR間隔が210 msecを超えると定義されている．
- **QRS(複合)群** – 心室の脱分極．
- **T波** – 心室の再分極．
- **STセグメント** – 心室の脱分極の終了から心室の再分極の終了までの時間．
- **QT/QTc間隔** – 心室の脱分極から心室の再分極終了までの時間．QT間隔は心拍数と反比例している．すなわち，心拍数が減少するとQT間隔は長くなり，心拍数が増加するとQT間隔は短くなる．このため，QT間隔を心拍数の違いによって修正しなければならない．これはQTcと呼ばれている．QTcを計算するためのさまざまな式があるが，そのなかでも特によく利用される二つがBazett法とFridericia法である[7]．QT間隔に影響する可能性のある他の要因としては，たとえば，性別が挙げられる．女性は男性よりもQTc間隔が長い．
- **U波** – T波に続く波で，その成因ははっきりせず，常に見られるとは限らない．

これらの波形と間隔は，電気的な刺激が洞房結節から開始して心室の刺激と弛緩に至るまでの道筋と相似している．心電図で測定できる電気的な活動は，心筋細胞の機械的な収縮に先行する．心臓における問題は電気的である可能性があり，通常は心電図あるいは他のより洗練された電気計測技術によって容易に拾うことができる．

表10-1は心電図パラメータの正常範囲を示している．この情報をもとに，波形を見て，心電図のマス目を数えれば，図10-1に示された心電図を解釈することができる．水平軸の心電図の各マス目は40 msec(5マスが200 msec, 25 mmごとに1秒)ということを覚えておくこと．

- 心拍数は45拍/分(bpm)である．これはQRS群ともう一つのQRS群(1心拍にあたる)との間のマス目の数を数えることによって計算される．二つのQRS群の間の距離は約33 mmすなわち33マスである．心拍数は以下の式で計算する．

 心拍数 = (25 mm/秒)/(33 mm/拍) = 0.76拍/秒
 0.76拍/秒×60秒/分 = 45拍/分
- 調律は洞性徐脈である(すなわち，P波とPR間隔は正常なので刺激は洞房結節から来ており，心拍数が60拍/分未満なので徐脈である)

➡ **注釈**：表10-1に示された心拍数の正常範囲は60~100拍/分である．定常的に運動を行っている健康男性ではこの範囲を下回っても正常である(むしろ期待される)．ウェイトリフティングやトレーニングで筋肉が強くなるように，心臓(これも筋肉である)は運動でより強力になる．心拍数が45拍/分の虚弱な90歳の女性では異なる臨床像がみられるだろう．患者はめまいがあり，低血圧で，意識さえないかもしれない．

- PR間隔は200 msec(5マス)
- QRS群は70 msecである(2マス未満)
- QT間隔は400 msec(10マス)．Fridericiaの補正式を用いた場合[7]，QTcは365 msecである．

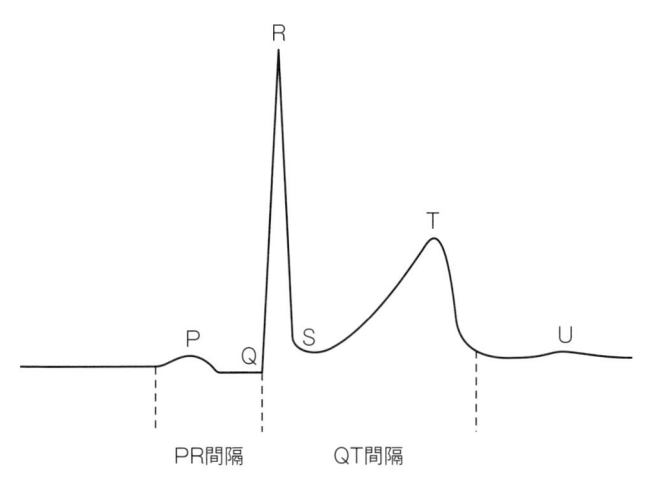

図10-2　心電図の波形と間隔

表10-1	心電図のパラメータと正常範囲[2,8]
心電図のパラメータ	正常範囲
心拍数	60~100 拍/分
PR間隔	120~200 msec (0.12~0.20秒)
QRS群	70~110 msec (0.07~0.11秒)
QTc (補正されたQT)	< 430 msec (0.43秒) (男性)
	< 450 msec (0.45秒) (女性)

■薬剤により誘発される心電図の変化

薬剤誘発QTc延長

QTc延長は，結果として突然死を招く可能性があり，致死性の心室性不整脈に発展するようなリスクの増加を伴う心臓の電気的な問題である．つまり，電気的な障害が機械的ポンプの問題や死をもたらす可能性があるということである．QTcが延長するほどリスクは増大する．多くの薬剤がQTcの延長に起因して市場から排除され，あるいは開発中止に追い込まれてきた．QTc間隔を延長する薬剤の例としてクラスIaとIIIの抗不整脈薬，シサプリド，そしてテルフェナジンが挙げられる．テルフェナジンとシサプリドは両方ともQTcの延長により市場から消え去った[9]．

図10-3と10-4にはそれぞれ致死性の心室性不整脈であるトルサード ド ポアン(TdP)と心室細動(VF)の軌跡を示した．これらの心電図のパターンは図10-1で見られるような正常な心電図とはまったく異なっている．

図10-3では波(異常なQRS群)の振幅が変動し，TdPの特徴を現している．

図10-4では識別できる心電図のパターンがまったくなく，まさに混沌とした不均一な波であり，心室細動の特徴を現している．

TdPと心室細動は最も恐ろしい調律障害である．それらは医学的な緊急事態で，すぐに治療しないと速やかに(分単位で)死に至るといわれている．このような理由から，QTc延長の潜在的可能性は，新薬の開発や感受性の高い患者での既存薬の使用における最重要の関心事である．医薬品の承認までに行わなければならない特定の非臨床と臨床の評価については，それぞれ「ヒト用医薬品の心室再分極遅延(QT間隔延長)の潜在的可能性に関する非臨床的評価(S7B)[10]」と「非抗不整脈薬におけるQT/QTc間隔の延長と催不整脈作用の潜在的可能性に関する臨床的評価(E14)[7]」で述べられている．ヒトでQT/QTc延長を評価する特定の試験は，QT/QTc評価試験として知られているが，しばしば医薬品承認の要求事項である．この試験を実施するべきか否かは以下に示すいくつかの要因に基づいている．

- 非臨床の評価でQT延長のリスクを示唆する所見があるか．
- ヒトでそのような試験を実施できる可能性があるか．
- 薬剤が新たな化学物質であるか，あるいはQT/QTc延長の潜在的可能性がほとんどない，またはまったくない薬効分類の一部であるか．

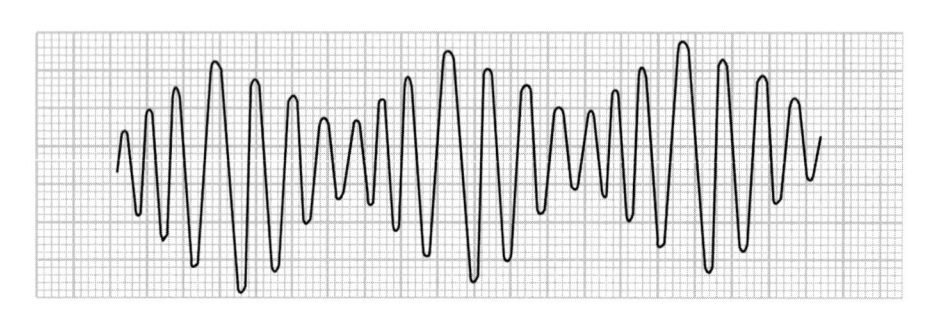

図10-3　トルサード ド ポアン
出典：Holler T. Cardiology Essentials. Sudbury, MA : Jones and Bartlett;2008.

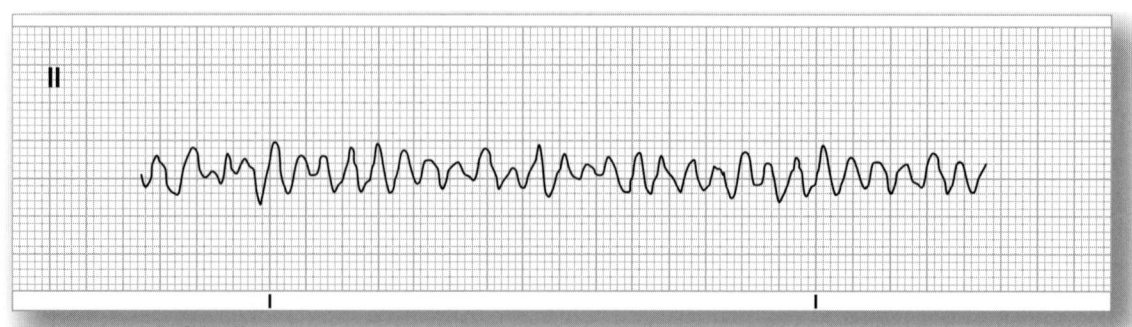

図10-4　心室細動
出典：From Arrhythmia Recognition : The Art of Interpretation, courtesy of Thomas B. Garcia, MD.

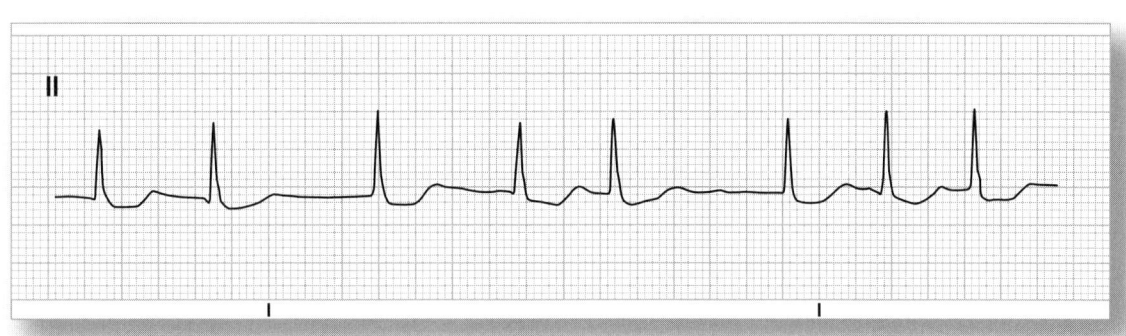

表10-2　薬剤に関連する心電図異常と引き起こされる可能性ある臨床症状の例[1,11,12]

心電図所見	薬剤[a]	可能性のある臨床症状
洞性徐脈（60拍／分未満への心拍数の低下）	β遮断薬，カルシウムチャネル遮断薬	めまい，低血圧，失神
洞性頻脈（100拍／分を超える心拍数の上昇）	交感神経作動薬（興奮薬）	心筋虚血／狭心症の誘発／増悪
完全心ブロック	β遮断薬，カルシウムチャネル遮断薬	めまい，低血圧，失神，心停止
QT／QTc延長	Class Ia，Class IIIの抗不整脈薬，シサプリド，長時間作動型抗ヒスタミン薬，P450系に影響する他の薬剤の併用	失神，トルサード ド ポアン，心室細動，突然死
心房細動	交感神経作動薬，コリン作動薬，抗コリン薬，その他	血栓と脳卒中のリスク，うっ血性心不全／狭心症の誘発／増悪
平坦あるいは逆向き（陰性）T波，U波の顕在増加，QTc延長，P波の増大，PR間隔の延長，早期の心室収縮（期外収縮），心室性不整脈	ループ利尿薬，チアジド系利尿薬に起因する低カリウム血症（血中カリウム低値）	心室頻拍／心室細動のリスクと突然死
幅広のQRS群（サイン波），先鋭T波，PR間隔の延長およびP波の平坦化／消失	カリウム保持性利尿薬，ACE阻害薬に起因する高カリウム血症（血中カリウム高値）	心室細動と心停止のリスクの増加

[a]該当する一部の薬剤のみ掲載

図10-5　心房細動
出典：From Arrhythmia Recognition : The Art of Interpretation, courtesy of Thomas B.Garcia, MD.

　もし，QT／QTc評価試験（thorough QT／QTc）が実施されていない，あるいはそのような試験の結果QT／QTc延長が陽性であるならば，臨床開発の後の段階でさらに広範囲な心電図と他の心臓に関する評価が要求される．QT延長のリスクを最大限に検出するため，心電図は薬物濃度のピークが予測される間に得るべきである．なぜなら，QT／QTcは用量に依存して変化するかもしれないからである．もし，心電図が薬剤のトラフ（低い濃度）の間に得られたものであるならば，QT／QTcに対する影響は見逃されるか過小評価される可能性がある．

他の薬剤誘発心電図変化

　QTc延長は非常に重要ではあるが，他の薬剤に関連した心電図の変化もまた臨床的に重要なリスクを示唆しており，評価されなければならない．表10-2にいくつかの例を示す．

　心房細動（AF）は薬剤に誘発されるもう一つの臨床的に重要な不整脈である．図10-5に心房細動を示す．混沌とした（細動を伴う）パターンは，図ではしばしば見るのが難しく，識別ができないが，図10-1で見られるP波の規則正しい均一な様子とは対照的である．また，心房細動（図10-5）では一つのQRS群とその次のQRS群の間隔が図10-1では一定であるのに比較して，変動している．心房の細動は血栓の形成と放出のリスクを増大させる．これは脳卒中を引き起こす可能性がある．また，心房細動は非常に早い速度で起こる可能性があり，これが心不全を誘発したり，あるいは突然の心筋虚血や心疾患を伴う患者での狭心症（心胸部痛）を引き起こす可能性がある[12]．こういった理由から，薬剤で誘発される心房細動は重要な所見である．

参考文献

1. Libby P, Bonow RO, Mann DL, Zipes DP. Braunwald's Heart Disease: A Textbook of Cardiovascular Medicine. 8th ed. Philadelphia, PA: Saunders 2007.
2. Wagner GS. Marriott's Practical Electrocardiography. 11th ed. Philadelphia, PA: Lippincott Williams & Wilkins; 2008.
3. eMedicine. http://emedicine.medscape.com/. Accessed March 15, 2010.
4. American Heart Association. http://www.heart.org/HEARTORG/Conditions/HeartAttack/SymptomsDiagnosisofHeartAttack/Non-Invasive-Tests-and-Procedures_UCM_303930Article.jsp#.TugxRLJE5gF. Accessed December 14, 2011.
5. WebMD. http://www.webmd.com. Accessed March 15, 2010.
6. Mayo Clinic Diseases and Conditions. http://www.mayoclinic.com/health/DiseasesIndex/DiseasesIndex. Accessed March 15, 2010.
7. International Conference on Harmonisation of Technical Requirements for Registration of Pharmaceuticals for Human Use. The Clinical Evaluation of QT/QTc Interval Prolongation and Proarrhythmic Potential for Non-Antiarrhythmic Drugs E14. Geneva, Switzerland: ICH Secretariat; May 2005. http://www.ich.org/fileadmin/Public_Web_Site/ICH_Products/Guidelines/Efficacy/E14/Step4/E14_Guideline.pdf. Accessed December 1, 2011.
8. Committee for Proprietary Medicinal Products. Points to Consider: The Assessment of the Potential for QT Interval Prolongation by Non-Cardiovascular Medicinal Products. vol. CPMP 986/96. London: The European Agency for the Evaluation of Medicinal Products; 1997.
9. Yap YG, Camm AJ. Drug-induced QT prolongation and torsades de pointes. Heart. 2003; 89:1363-1372.
10. International Conference on Harmonisation of Technical Requirements for Registration of Pharmaceuticals for Human Use. The Non-Clinical Evaluation of the Potential for Delayed Ventricular Repolarization (QT Interval Prolongation) by Human Pharmaceuticals S7B. Geneva, Switzerland: ICH Secretariat; May 2005. http://www.ich.org/fileadmin/Public_Web_Site/ICH_Products/Guidelines/Safety/S7B/Step4/S7B_Guideline.pdf. Accessed December 1, 2011.
11. Zeltser D, Justo D, Halkin A, et al. Drug-induced atrioventricular block: prognosis after discontinuation of the culprit drug. J Am Coll Cardiol. 2004;44:105-108.
12. Van der Hooft CS, Heeringa J, Van Herpen G, Kors JA, Kingma JH, Stricker BH. Drug-induced atrial fibrillation. J Am Coll Cardiol. 2004; 44:2117-2124.

第11章

みんなのレーダースクリーンに映るべき有害事象

リスクの判定には，ある種の有害事象の発生は薬によらず注意が必要で，常にみんなのレーダースクリーンに映るべきである．これらの事象は歴史的に薬剤と関連があり，また重篤な転帰をもたらす．規制当局や製薬会社がこれらのさまざまな事象のリストを準備してきた．この章で提示される有害事象のほとんどは，FDAが提唱する，「常に報告されるべき有害事象／副作用のリスト」からのものである[1]．注意事項：この有害事象のグループはすべてを包含しているわけではないが，良い手始めの事例として提供され，何かを構築しようとするうえでの基礎を与えるものである．

有害事象はMedDRAの器官別大分類によってアルファベット順に示される．

➡ **注釈**：この章は，臨床的なトレーニングをまったく，あるいはほとんど受けていない読者向けに書かれている．このトピックについてさらに興味のある人々のために一般的な参考文献を用意している．参考文献2～7は臨床経験者向け，8～11は未経験者向けである．

■ 血液およびリンパ系障害

無顆粒球症

「無顆粒球症」は，末梢血で顆粒球という白血球の数が危険なほどに低レベルな状態である．これらの白血球は，放出されると細菌を死滅させる物質を含む顆粒を有している．顆粒球には好中球，好塩基球，好酸球の三つの種類があり，第9章で述べた．この用語を見て，無顆粒球症は末梢血に顆粒球がまったく存在しない状態と考える人がいるかもしれないが，多くの場合少しは存在する．無顆粒球症は絶対好中球数として100個/mm^{3}未満と定義されている．無顆粒球症は，金を含む製剤（関節炎の治療に用いられたが，今やほとんど使われていない），ある種の抗てんかん薬，抗甲状腺薬（カルビマゾールとメチアゾール），ペニシリン，クロラムフェニコール，コトリモキサゾール，ある種の抗がん剤，インドメタシン，ナプロキサン，フェニルブタゾン，クロザピンによって引き起こされる．他の多くの薬剤も，まれにこの状態を引き起こすと疑われている．他の原因としては，まれな遺伝的障害，重症感染症，ある種の自己免疫疾患が挙げられる．無顆粒球症を見たら常に，薬剤性を原因リストの上位に置くべきである．

無顆粒球症は，血液中の自動血球カウントを含む全

血算により診断される．続いて，熟練した医療従事者による，血液塗抹染色（異なる白血球の際立った特徴を増強するために用いられる細胞染色）の顕微鏡検査が行われるべきである．

通常，顆粒球の減少自体は症状を引き起こさない．しかし，顆粒球の減少により感染しやすくなり，重症感染症を呈するかもしれない．治療は通常，被疑薬を取り除き，細胞数が増加してくるのを待つ．もし，感染症が見られた場合には，それを治療するべきである．ハイリスクの患者の場合は，感染症に対する予防的な治療を行うべきである．患者はまた，顆粒球の産生を増加させるためにG-CSFで治療されることもある．白血球輸血もまれに行われる．

再生不良性貧血

「再生不良性貧血」は，骨髄が赤血球，白血球（主として好中球）および血小板を含む血液細胞を産生できなくなる，非常に重篤な状態である．3種すべての細胞系の産生が減少する．これは通常末梢血に現れる．ほとんどの場合，全血算（および塗沫）は，これら3種の細胞系の細胞数低値を示すだろう．赤血球は寿命が長い（～90日）ので，血算で産生障害が見られるまである程度の時間がかかる．しかしながら，血小板と白血球はずっと寿命が短く，再生不良性貧血の発症直後から血球数の減少が見られるだろう．確定診断には，産生能の欠損を確認するための骨髄生検が要求される．

ある種の自己免疫疾患，毒物（ベンゼン），悪性腫瘍や，放射線といったような他の原因も知られているが，再生不良性貧血の最もよくある原因は薬剤毒性である．多くの薬剤でこれを引き起こすことが報告されており，クロラムフェニコール（最初に報告された薬剤），カルバマゼピン，金製剤，フェルバメート，フェニトイン，キニン，フェニルブタゾンなどが挙げられる．

再生不良性貧血の患者は，各細胞系に関係する問題を呈するだろう．赤血球減少に対しては，貧血（虚弱，蒼白，呼吸困難など）が見られるだろう．血小板減少に対しては，患者は点状出血（皮膚上の微小な出血点），斑状出血（刷毛状），および出血を呈するかもしれない．白血球減少に対しては，感染症を呈するかもしれない．

治療としては，回復を期待して原因物質を取り除くこと，急性の危機的状況における輸血や二次感染の治療，そして，もし必要ならば免疫抑制薬や骨髄移植が挙げられる．

■ 心臓障害

心室細動

「心室細動」は心臓で生じる可能性のある不整脈で，最も危険なものの一つである．これは，心室の筋肉細胞の不調和な収縮によって特徴付けられる．この調和を欠いた筋肉の動きは，収縮や血液の送り出しというよりはむしろ，心臓のぶるぶるとした震え（ボウルのなかのゼリーを連想させる）を生み出す．実際に心室細動が発現する前には呼吸困難，疲労感，動悸，そして失神といった，いくつかの非特異的な徴候があるかもしれないが，一度細動が始まると，患者は速やかに意識を消失し，呼吸が停止し，脈が感じられなくなる．心電図は，古典的で特徴的な診断パターンを示す．心室細動を「心房細動」と混同しないこと．心房細動はまったく異なる調律障害である（心室細動と心房細動の心電図は第10章に示されている）．

心室細動の原因となる直接的なメカニズムは，通常，イオン（カリウム，ナトリウム，カルシウム）の異常，あるいはそれらを細胞から出し入れする心臓のチャネルの異常と関係があり，これが心臓における電気的な異常を引き起こし，血液のポンプ作用に必要な適切な信号の妨げとなる．心筋細胞は特に，低酸素状態と低カリウム血症に敏感である．低カリウム血症の原因としては，利尿薬の過剰摂取が挙げられる．心臓の低酸素レベルは，呼吸器障害，心筋梗塞（心臓麻痺），および他の多くの疾患に続発する可能性がある．カリウムあるいは酸素のレベルが低くなると心筋細胞は非常に過敏になり，個々の心筋細胞，あるいは心筋細胞の集団が勝手に収縮を開始してしまう．この個々の心筋細胞あるいは心筋細胞の集団の不調和な収縮が，心臓からほとんど，あるいはまったく血液を送り出さない結果を招く．

その他，心室細動には多くの原因があり，アテローム性動脈硬化症，心筋炎，心筋症，Wolff-Parkinson-White症候群のような伝導障害，代謝障害，敗血症，電気的なショック，肺疾患，発作，脳卒中，家族性疾患（先天性QT延長症候群），そして薬剤などが挙げられる．心室細動の原因となるような薬剤としては，ベラドンナ誘導体，カルシウム製剤，そしてキニジンが挙げられる．一般的に，すでに重大な疾患を有している心臓は，正常な心臓と比較して心室細動を発現しやすい．

心室細動は医学的緊急事態である．治療は速やかな除細動（胸部への電気ショック）であり，それに加えて，抗不整脈薬の投与，根本的な問題（たとえば代謝

障害)の是正である．心肺蘇生が要求されるかもしれない．緊急の生命維持は，現場で患者を治療する能力に依存している．迅速な救急医療サービスや訓練を受けた一般市民が揃っている地域では，多くの成功例がある．正常なリズムが速やかに戻った場合であっても，最初に心室細動を引き起こした根本原因が取り除けない場合には，長期の生存例はかなり少ない．

心室頻脈とトルサード ド ポアン

「心室頻拍(VT)」は，心室で始まる死に至る可能性のある不整脈である．それは急速な心室拍動(1分間に100ないし120拍を超える)を特徴とする．不整脈は心房(上室)ではなく心室(下室)で始まるので，心室は調和した流れでの心房からの血液を受け取れない．心房中の血液量が減少し，心室心拍が急速になると，結果として心室が受け取って拍出できる血液の量をかなり減少させる．これは心臓，脳，肺，その他の生命維持に必要な臓器への酸素と他の栄養素の欠乏をもたらす．もし治療しないと，VTは心室細動や突然死(第10章参照)へと悪化する可能性がある．VTは二つのタイプ，**単形性**と**多形性**に分類される．多形性VTは**トルサード ド ポアン(TdP)**とも呼ばれ，その渦巻き状の波形(TdPの心電図波形は第10章に示されている)のため，フランス語で「針先のねじれ(twisting of the points)」を意味している．単形性のVT(各心室の波形は同じに見える)は通常，器質的異常，たとえば以前の心筋梗塞によって残された瘢痕によって生じる．心筋の瘢痕は電気的な刺激を伝えることができず，したがって，正常な心室の収縮のために要求される刺激伝導路が経由されず，正常な心室活動の順序が途絶する．多形性のVT(各心室の波形は異なって見える)では，問題は通常QT間隔の延長によるものである(心電図測定については第10章を参照)．延長したQT間隔は先天的(たとえばQT延長症候群)な可能性もあり，後天的な可能性もある．

後天的なQTの原因は多数あり，代謝障害(マグネシウム，カリウム，カルシウムの低下)，アシドーシス，低酸素血症，心疾患，低体温症，およびくも膜下出血が挙げられる．薬剤もまた，TdPの主たる促進要因あるいは原因であり，いくつかの抗菌薬(ある種のマクロライドとフルオロキノン，ただし全てではない)が挙げられるが，特にメタゾン製剤，リチウム製剤，トリサイクル製剤，フェノチアジン系，シサプリドやピモジンなどとの併用があげられる．鎮静作用を持たない抗ヒスタミン薬であるテルフェナジンは，まったく驚いたことに，特に他の薬剤(たとえば，エリスロマイシン，ケトコナゾール)と併用したときにQT間隔の延長を生じる．これは，それらの薬剤がテルフェナジンの代謝に必要なのと同じ酵素を奪い合うからである．より高いテルフェナジンの血中レベルは，結果的により強いQT延長とより高い頻度のTdPや突然死につながるのである．これらの所見によりテルフェナジンと類似薬は，市場からの撤退を余儀なくされた．QT延長の情報は，今や薬剤承認の必須事項となっている．TdPとQT間隔の延長は，重要な薬剤の安全性問題を代表し得るシグナルであり，無視してはならないものである．

VTは医学的緊急事態であり，電気的除細動と抗不整脈薬の静脈投与が要求される．

■ 先天性，家族性および遺伝性障害

先天異常

先天異常はまた，先天性奇形とも呼ばれている．発達中の胚／胎児は特に薬剤や他の毒性物質の影響を受けやすい．疾病対策予防センター(Center for Disease Control and Prevention)によると，米国で誕生した乳児の約3％が先天性欠損症(たいていは軽症だが)を有している[12]．原因の多くは不明だが，遺伝，喫煙，飲酒，薬物(合法，違法どちらも)が原因として知られている．妊娠中期以降に発生する可能性もあるが，多くは妊娠の最初の3ヵ月(妊娠初期)に発生する．妊娠初期には器官形成が行われている．この時期の問題は，胎児に著しい異常を特に起こしやすくする．サリドマイドに関連した先天性欠損症は，この不幸な事例である．米国，EUをはじめ世界中で，妊娠に関するレジストリが，製薬会社あるいは政府機関により維持管理されており，そのいくつかは妊娠の全期を追跡している(たとえば，スウェーデン)．他の国では誕生あるいは誕生時の異常のみを追跡している．薬剤の未知の作用の可能性に関する傾向や糸口を前もって探すため，これらのレジストリ情報の定期的な検討は日常的な習慣としなければならない．もし，ある種の薬剤【訳者注：薬剤による妊娠への影響が懸念される一部の抗がん剤や抗てんかん薬など】で多数の妊娠，あるいは異常がみられたならば，薬剤の曝露期間中の妊娠可能性を最小化するようなリスク管理計画(Risk Management Plan：RMP)を策定するべきである．

■ 胃腸障害

膵炎

膵臓はインスリンといくつかの消化酵素を産生する臓器である．膵臓はさまざまな原因で炎症を引き起こす可能性があり，原因として，胆石や他の胆管疾患，過度の飲酒，外傷性障害，ステロイド，おたふくかぜ，ある種の異常脂質の疾患，特定の遺伝病（たとえばポルフィリン症），そして特に，薬剤が挙げられる．もっとも一般的な膵炎の原因は胆石とアルコールである．膵炎の原因に関係があるとされる薬剤の多くは，エイズ薬のディダノシンやペンタミジン，高血圧に投与されるヒドロクロロチアジドやフロセミドといった利尿薬，エストロジェン，ステロイド，サルファ剤やテトラサイクリン系の抗菌薬であるが，これらに限られたものではない．すべての膵炎の約2％は薬剤で説明できる[13]．

膵炎は急性，慢性，あるいは他の分類では亜急性（慢性と急性の間）または再発性かもしれない．主な所見は悪心と嘔吐を伴う背部へ拡散する（射るような）腹痛である．他の徴候や症状は，腹部圧痛，高血圧あるいは低血圧，発熱などで，驚くほど軽症である．もし，重度の合併症である内出血が生じると，臨床像はショック症状（血圧低下，蒼白，頻拍，意識消失，時には死）へと転換する．これは医学的緊急事態である．他の合併症としては，腎障害（尿素窒素とクレアチニンの高値），血球数の減少，血中カルシウムの低値と血糖の高値，膵臓の感染症，そして慢性のケースでは膵偽嚢胞（体液で満たされた風船様の球体）が挙げられる．診断は臨床像によってなされるが，血清中のアミラーゼまたはリパーゼ（これら二つの酵素は膵臓で作られる）の上昇によってもなされる．腹部の超音波あるいはCTスキャンも確定診断の助けとなるかもしれない．予後は，入院時と治療開始48時間後の疾患の重症度に依存している．

治療は対症的なもので，鎮痛薬（通常はモルヒネ），輸液，必要に応じて電解質，そして急性症状が沈静化するまでの絶食が挙げられる．膵炎は再燃あるいは慢性化するかもしれない．

すべての膵炎あるいは膵酵素（アミラーゼとリパーゼ）の上昇は，薬剤関連の可能性を疑うべきである．

■ 投与部位反応

注射部位反応

注射部位反応には，疼痛，腫脹，発赤，薬の投与部位の熱感などがある．筋肉内注射や皮下注射と同様に，静脈内注射でも見られる．これらの反応は通常きわめて軽く，すぐに回復する．そのような反応の現れは，特に重症あるいは慢性の疾患（たとえばC型肝炎や糖尿病）であれば，薬剤の投与を中止するべきではないということを意味する．そのような場合，反応を減じるためのさまざまな手順，たとえば，注射部位の変更，注射部位および周辺領域のアイシング，その他の手技がある．もし反応が重症であれば，薬剤の切り替え（たとえば別のインスリン製剤）が必要になるかもしれない．反応は通常，製剤そのものに起因するが，注射針やチューブ（あるいは，潤滑剤など注射針やチューブに塗布してあるものすべて）あるいは，薬剤中の賦形剤（「理論的には」不活性の物質，一部の患者では実際に賦形剤による副作用を発現する）によることもあり得る．通常は重症ではないが，これらの注射部位反応に注意し，監視するべきである．

■ 肝胆道系障害

急性肝不全

肝臓は大きく，複雑な体内臓器で，さまざまなタンパク質（血液が凝固するために必要なものを含む）の合成，脂肪を消化するための胆汁の産生，さまざまな薬剤を尿や糞便に排泄しやすくする化合物への代謝といった，多様な機能を持っている．肝臓は薬剤（アルコールを含む），ウイルス（A，B，C型肝炎），細菌，真菌，過度に高いあるいは低い血流，がん，その他の疾患など，多種多様な過程で傷害される可能性がある．

急性肝不全は，肝機能の急速かつ劇的な（数日から数週間）低下である．患者は非常に速やかに食欲低下，体重減少，黄疸，腹部腫脹（腹水と呼ばれる体液の貯留による），出血，意識混濁，昏睡，そして死亡へと進展する．肝臓は実質的にその機能を停止し，毒素が代謝されなくなる．ALT，ASTそして総ビリルビンのような肝機能検査は，通常非常に異常な結果となる．活性化部分トロンボプラスチン時間，プロトロンビン時間，そして国際標準比といった血液凝固検査もまた，特に重症な場合は異常値を示す傾向がある．肝臓はタンパク質を産生するので，総タンパクとアルブ

ミン値が異常低値となる可能性があり，そうなると腹水や体中の浮腫進行の一因となるかもしれない．スキャンでは，肝臓は肥大しているかもしれないし，後期には萎縮しているかもしれない．身体所見では，腹部と肝臓の疼痛と腫脹，皮膚と腸管の出血，および意識の混濁が見られることがある．

　急性肝不全の原因を診断することは非常に重要である．しばしばそれは難しいが，あらゆる努力がなされるべきである．薬歴には特別の注意を払う必要がある．これは処方薬だけではなく，OTC医薬品，健康食品，栄養補助食品，ハーブも対象となる．また，不正使用，医療過誤，模造品，製品の品質の問題，あるいはその他，関係しそうな要因があるかどうかの手がかりを得るために，これらの製品の供給元に対しても注意を払うべきである．

肝壊死

　肝壊死は肝細胞の不自然な死である．体内のほとんどの細胞は自然なライフサイクルを有している．通常，死はプログラムされており（アポトーシス），順に新しい細胞へと置き換わっていく．これは皮膚でよく見られ，皮膚の外側の細胞層が剝げ落ちて（たとえばフケ），表面へ向かって外側へ，より下層から生育した新しい細胞によって置換される．壊死は自然な死ではなく，見つけなければならない原因がある．急性肝不全は常にある程度，肝壊死と関係がある．しかし肝壊死が軽度であれば，必ずしも急性肝不全に至るとは限らない．原因物質が除かれれば，ゆっくり時間をかけて自然に治るかもしれない．

　実際には，肝臓には異なる種類の細胞が数多く存在するが，ここで注目するのは**肝細胞**と呼ばれる細胞であり，これらは薬剤を代謝し，タンパク質や他の生命に必要な化合物を産生する細胞である．

　肝壊死を診断するための最も直接的な方法（ゴールドスタンダード）は，手術中あるいは生検により，肝臓から実組織を採取することである．その後，病理学者が顕微鏡下で細胞を観察し，壊死の可能性を見極める．これらは侵襲的で，痛みを伴い，疾患を伴う肝臓では危険を伴う処置なので，通常は実施されない．疾患を伴う肝臓では，凝固因子が低値異常を示す可能性があるので，肝生検は制御不能な大出血や死を招くこともある．

　これに代わり，肝壊死を見つけるための通常の手法は，ビリルビンやある種の酵素（AST，ALT，ALP，その他，肝臓で見られ，傷害を受けた肝細胞から血中へ流れ込んだ酵素など）の上昇を調べる血液検査である．これらの酵素の多くは，至る所（たとえば，心臓，筋肉，骨）

の細胞で見られるので，酵素の上昇のすべてが肝細胞の問題によるもではない．さらにこれらの酵素に関する情報のいくつかは，必ずしも肝壊死とは関係のない他の肝臓の問題，たとえば，胆石によるものかもしれない（第9章と第17章を参照）．

要注意：薬剤に起因した肝障害や肝壊死では，肝細胞は，他の種類の肝臓の細胞よりも障害を受ける．ALT，AST，ビリルビンは通常上昇するがALPはそうではない．ALPが上昇しても，通常は軽度に上昇するのみである．たとえば，正常範囲上限の2倍未満である．もし，肝臓や骨で見られる酵素であるALPが正常範囲上限の2倍を超えて上昇したならば，それは通常胆嚢（胆管）系か骨の問題を示唆するものである．もし，ALPが正常値上限を超えて上昇したならば，薬剤性の肝障害や肝壊死以外の何かを考えること．

　薬（再度，OTC医薬品や健康食品，栄養補助食品などを含むことを述べておく）を服用した患者で肝機能検査値の異常が見られたら，薬剤毒性による肝障害を常に考慮するべきだ．これが薬剤安全性のメッセージである．

■ 免疫系障害

アナフィラキシー

　「アナフィラキシー」は急性，重症（時には死に至る），で，通常，食物，薬剤，蜂に刺されるといったような外部の刺激物に対するアレルギー反応である．異なる名前（偽性アナフィラキシー反応，アナフィラキシー様反応）の，さまざまな種類のアナフィラキシーがあり，それらは症状を引き起こすメカニズムを反映している．しかしながら，症状と治療は原因によらずだいたい同じである．伝統的には，これはⅠ型アレルギー反応であり，また，**即時型過敏反応**ともいわれており，ロイコトリエン，ヒスタミン，プロスタグランジンといった，さまざまな免疫物質の放出による急速な症状の発現を引き起こす．これらの物質は，血管拡張と気管支収縮をもたらす．古典的なアナフィラキシーでは，トリガー（原因薬物）の最初の曝露は反応をもたらさず，むしろ個体を敏感にする．2回目以降の曝露においてのみ，アナフィラキシー反応が生じる．しかしながら，さまざまなアナフィラキシーをもたらす他のメカニズ

ムが，初回曝露に対して反応をもたらすかもしれない．アナフィラキシーあるいはその亜型をもたらす物質としては，ペニシリン，セファロスポリン，アスピリン，非ステロイド系抗炎症薬，ポリミキシン，フルオレセイン染料(眼科検査に用いる)，X線造影剤，モルヒネなどが挙げられる．どの薬剤も，初回あるいは2回目以降のいずれも反応を引き起こす可能性がある．いかなる曝露経路(経口，経静脈，局所，点眼など)であっても，反応を引き起こす可能性がある．

アナフィラキシーあるいはその亜型では，血圧は低下し，血管から組織へ体液が漏出し，組織の腫脹が生じて血液量がより低下し，もし治療しなければショックに至る可能性がある．主たる徴候や症状としては，血管神経性浮腫／血管性浮腫(顔面，目元，口唇，舌の腫脹)，喉頭浮腫(のどと声帯の腫脹)，呼吸困難，低血圧，意識の低下，蕁麻疹，かゆみ，潮紅，下痢，嘔吐が挙げられる．すぐに治療しないと急速に死に至る可能性がある．

アナフィラキシーは医学的緊急事態である．必要に応じてアドレナリン，酸素，抗ヒスタミン薬，コルチコステロイドの投与による治療，および補助療法(輸液の静注)を実施する．

硬化性症候群

「硬化性症候群」は，不明確な用語のカテゴリであり(FDAは2003年に要請した報告義務のなかでは定義していない)[1]，強皮症(結合組織においてコラーゲンが産生過剰となる自己免疫疾患)，全身性進行性硬化症(全身性の結合組織の疾患)，CREST症候群(石灰沈着，レイノー現象，食道運動低下，強指症，末梢血管拡張)，あるいは限局性の強皮症，腹膜線維症，腹膜硬化症，腹膜硬化性肥厚，硬化性閉塞性腹膜炎，石灰化腹膜炎，腹部コクーン，硬化性腹膜炎，硬化性胆管炎などの疾患が含まれる．多発性硬化症や脊髄硬化症は含まれ**ない**．これらの硬化性疾患は，さまざまな組織や臓器の炎症や線維化を含む共通の特徴を持っており，関連する臓器の正常な機能を妨害する．診断は多くの場合複雑で，病因はしばしば見いだせない．ある薬剤に伴ってこれらの症候群が一つ以上見られれば，当該薬剤がその疾患の原因となっている可能性を考えるべきである．

■ 感染症および寄生虫症

確認された／疑わしいエンドトキシンショック

ショックは，組織への酸素の受け渡しが重度に阻害され，結果として組織が障害される医学的緊急事態である．これはしばしば致死性である．たとえば心臓障害，血液量の低下，アナフィラキシー，および敗血性ショック(細菌や，それらが産生する毒性物質による)が原因となる．エンドトキシンショックは，グラム陰性菌(たいていは大腸菌)がエンドトキシンと呼ばれる毒性物質を放出することによる敗血性ショックの一種であり，エンドトキシンは多種の作用を引き起こす．たとえば，心筋に対する負の作用と血管の拡張による血圧低下，血栓の形成，出血，そして時には臓器障害(肺，肝臓，腎臓)に至る．

医薬品(次のセクションを参照)中の感染性病原体の伝搬がここでの第一の関心事である．このような場合，製品の品質問題を考慮するべきである．

確認された／疑わしい治験薬／医薬品による感染性病原体の拡散

感染性病原体の拡散は実際，製品の品質問題である．なぜなら，問題は医薬品あるいはその賦形剤というよりも，むしろ薬剤の製造，包装，輸送や，調剤を行う際の汚染あるいは混入によるものだからである．医薬品の安全性監視担当者は，これを発見するための鍵となる役割を演じている．なぜなら，個々の症例は，治療にあたった看護師，医師，薬剤師が疑いを抱くことはできないからである．たいていは，同一のロットやバッチ番号を持つ特定の製品で，地理的に近い地域や場所(たとえば一つの病院)から報告される一連の事故によって発見される．上述のように，エンドトキシンを放出する感染性病原体による汚染は，重症感染症を導く可能性がある．

■ 筋骨格系および結合組織障害

横紋筋融解症

横紋筋融解症は，筋肉細胞の急速な破壊と衰弱をもたらす．筋肉細胞が破壊されると，それらは血流中に内容物を放出する．放出される化学物質の一つがミオグロビン(筋肉で酸素結合を司るタンパク質の一つ)である．しかしながら，循環血中ではミオグロビンは腎毒性が高く，急性腎不全を引き起こす可能性がある．横紋筋融解症の多様な原因として，筋肉(通常下肢や胸部といった大きな筋肉)の挫滅，外傷，体の一部が固定されている，あるいは動きが困難で寝たきりの状態(たとえば，監禁，拷問，酩酊，昏睡，その他の原因の結果として)，また，発作，過度の運動(脱水状態における)，電気ショック，動脈閉塞(塞栓，血栓)，

感染症，中毒，毒物や，筋肉疾患が挙げられる．横紋筋融解症に焦点があてられる理由は，それが薬物によって引き起こされることがあるからである．特に横紋筋融解症を引き起こす薬剤としては，一般に**スタチン**と呼ばれ，高脂血症治療薬として広く使われているHMG-CoA還元酵素阻害薬，同様に，ある種の麻酔薬や精神病薬が挙げられる．

横紋筋融解症は通常，筋肉痛，衰弱，および腫脹を示す．これは，非常に急速で急性に，数分から数時間で進展することもある．疼痛は進行性に悪化し，大きな筋肉に影響を及ぼす．もし，腫脹(水腫や体液の滲出)が激しければ，腫脹した筋肉が近傍の動脈，静脈，神経を圧迫して傷害する「コンパートメント症候群」を引き起こすかもしれない．破壊された筋肉からの産生物が血流に乗ると，さまざまな他の問題が生じ，悪心，嘔吐，心臓の調律障害につながる電解質障害，腎不全，「播種性血管内凝固」と呼ばれる一種の凝固障害，さらに死にも至るかもしれない．

クレアチンキナーゼと呼ばれる筋酵素の上昇を検出する検査などの臨床検査は診断の一助となる．心臓のトロポニンレベルもしばしば上昇する．もし他の臓器が障害されると，他の臨床検査値異常が起こる可能性がある．たとえば，急性腎不全を伴う患者では，クレアチニンと血中尿素窒素が上昇することがある．

横紋筋融解症は，医学的緊急事態である．治療は，原因治療(もしわかっていれば)に加えて，急速な水分補給，異常となった電解質の是正(たとえばカリウム)，そして，もし腎不全が起これば，透析ということになる．

薬剤のどのような安全性データのレビューにおいても，筋肉のダメージを示唆するいかなる有害事象，あるいは血液検査，筋痛，機能不全があれば，横紋筋融解症の疑いを維持するべきである．

■ 神経系障害

悪性症候群

「悪性症候群」は通常，薬剤の副作用による医学的緊急事態である．これは抗精神病薬(中枢神経抑制薬)の投与後や，時にはレボドパのようなドパミン作動薬の投与後に，ほぼ限定して見られてきた．筋肉に対する直接毒性も考えられるが，ドパミンに対する細胞の特定の受容体のブロックによるものと考えられている．

診断は注意深く行われる．鍵となる特徴は筋肉の硬直，ひどい高熱，不安定な血圧，頻拍，発汗，振戦，失禁，消化管障害，異常行動，せん妄を含む意識変容，そしてほとんどすべてのケースで，中枢神経抑制薬の投与歴，特に高用量あるいは増量後である．重症例では，筋肉が破壊されて横紋筋融解症が起こり，急性腎不全を招く．

この疾患に対して特有な臨床検査はないが，筋酵素(クレアチンキナーゼ)の異常な上昇や腎不全の可能性(血中尿素窒素や血清クレアチニン値の上昇)，尿中のタンパクやミオグロビン，その他の血中の異常を示す可能性がある．

治療は中枢神経抑制薬を中止し，水分補給，電解質補給，透析(もし必要ならば)，冷却毛布などで患者を支えることである．速やかに治療が開始されれば，ほとんどの患者は回復する．後日，必要ならば，ほとんどの患者で中枢神経抑制薬を再開することが可能だが，再発もあるので，大変注意深い医学的管理下で行うべきであることは明白である．

悪性症候群はほとんど常に薬剤の有害事象によるので，1例でも発現した，あるいは発現が疑われる例があれば，重要な安全性問題の警告として提示するべきである．

発作

二つのカテゴリの発作，すなわち，てんかん性(異常な脳の活動による)と非てんかん性(情緒ストレスあるいは低血糖や子供における発熱といった生理的な原因による)がある．発作は精神状態における変化，クローヌス(筋肉が収縮と弛緩を何度も繰り返してぴくぴくする，単痙縮様の動き)，トーヌス(筋肉が収縮し，こわばって収縮したままになる)，引き付け，精神的症状(既視感；déjà vu)を含む可能性がある．発作は単発かもしれないし，再発するかもしれず，そのような場合はてんかん，あるいはてんかん性発作と称される．

発作はまた，それらが身体(運動器)の全体，あるいは一部に関係するかどうかに依存して分類され，知覚異常あるいは前兆(特定の臭い，あるいは発作を予告する光の点滅のようなもの)，腹痛，悪心，下痢，鼓腸といった異常な身体所見を伴う[14]．発作は限局性かもしれないし，全身性かもしれない．全身性の発作はたびたび，強直／間代性，あるいはぴくぴくとした動きと意識の消失を伴い，しばしばけいれんと呼ばれる．

発作の原因は多数あり，発熱(特に小児)，糖尿病，腎不全，低ナトリウムといった電解質および代謝異常，脳損傷，脳腫瘍，飲酒(そしてアルコールの禁断症状)，感染症(エイズ，梅毒)，および遺伝性／家族性の要因が挙げられる．多くの薬は潜在的に発作の原因となり得るか，**発作の閾値を低くする**(薬剤が，それに依存する傾向のある人々で発作を引き起こしやすいという，あいま

いで不明確な概念ではあるが). 閾値が高い人々は, まったく同様の刺激に対しても発作を発症しない. 実際には, 発作の閾値を測定する, あるいは定量化することはできない. 以下の薬剤は関連がある. テオフィリン, ブプロピオン, フェノチアジン, メプリジン, シクロスポリン, クロロキン, オフロキサシン, セフタジジム, カンフル(吸入), バスピロン, インドメタシン, 抗うつ薬, 経口避妊薬. そして, とにかく逆説的なのは, 高用量で投与されるある種の抗発作薬も発作に関連するということである. 発作は, すでに述べたように, 一般的な麻酔薬, アルコール, およびいくつかの睡眠薬を中止した際にも見られることがある. 道端で売買されるようなクスリの品質, 純度といった他の要因が判断を困難にしているものの, コカインのようないくつかの違法な薬剤も, 発作の原因になると考えられている. 鉛やストリキニーネのような毒物も発作を引き起こす. 発作はよくあることで, かなりの数の薬剤で見られるので, 該当する薬剤について報告するときは十分に検討するべきである.

発作の診断は困難かもしれない. 脳波計は, 脳の電気的な活動を測定するものでが, 最も有用な検査機器である. 血清プロラクチン(乳汁分泌を刺激するホルモン)レベルが上昇するという報告もあり, いくつかのケースでは血清プロラクチンの測定は有用な診断ツールとなる[15]. 発作の管理は原因, 急性度合い, 発作の重症度といったさまざまな要因に依存している. てんかんの状態(持続性の発作)は医学的緊急状態で, 医学的な介入を要する.

■腎および尿路障害

急性腎不全

「急性腎不全」は腎機能の突然の喪失である. 多くの原因があり, これらは解剖学的に腎前性, 腎性, 腎後性に分けられる.

腎前性は, ショックあるいは血液喪失による血液量の低下, 利尿薬の過剰摂取といった血液量の問題, 感染症, 肝不全(「急性肝不全」参照), および腎臓の血管障害に起因する.

腎性は, 薬剤(アスピリン, NSAID, アミノグリコシド系抗菌薬, リチウム製剤など)による, 腎臓そのものへの直接的なダメージによる. 他の原因としては, ある種の悪性腫瘍, 全身性エリテマトーデス(腎臓やその他の臓器を攻撃する可能性のある自己免疫疾患), 赤血球の破壊(溶血), そして大量の筋肉の破壊(「横紋筋融解症」を参照)があり得る.

腎後性は, 結石, 膀胱がん, 前立腺障害, および膀胱が空になるのを邪魔するような薬剤といった, 腎臓より下流の尿管での問題である.

急性腎不全は臨床検査値の重要な変化と関連している. 最も重要なものは, 血中クレアチニン値, 血中尿素窒素値, カリウム値の増加である. 重度の高カリウム血症(値が7.0 mmol/Lを超える, 正常範囲は3.5〜5.5 mmol/L)は医学的緊急事態で, 臨床的に重要な心電図の変化を引き起こし, 心停止や突然死につながる可能性がある. 代謝過程で産生された酸を腎臓が排泄できないため, 代謝性アシドーシスを起こす可能性もある. 尿検査では, タンパク質レベルの上昇, 白血球と赤血球(正常時には, 尿中で多く見られることはない), 尿円柱(管状で, 赤血球, 白血球, 腎臓の細胞よりなる)が検出されるかもしれない. いくつかの腎臓病(たとえばネフローゼ症候群)では, タンパク質を再吸収する腎臓の能力が失われ, 大量のタンパク質が尿中に見られ(タンパク尿), 呼応して血中でのアルブミンと総タンパクレベルの低下が見られる. 血液中のタンパク質は, 血管中の体液を保持するスポンジの役割を演じている. タンパク質が喪失すると周辺の組織に体液が漏れ出し, 浮腫が起こる. 体液の貯留と浮腫は, 機能不全に陥った腎臓が体液を排泄することができなくなった結果として生じている可能性がある. 結果として, 尿産生の低下(乏尿)あるいはまったく尿産生がなくなる(無尿). 急性腎不全でも尿流が維持されていることがあるが, その際には腎臓は老廃物を排泄していない. 腎不全の他の徴候や症状としては, 前述の生化学的変化によるところが大きく, 知覚消失, 振戦, 無気力, 発作, 動揺, 悪臭を伴う呼気(尿の蓄積による), 出血, 高血圧がある.

診断は一般的に容易で, これまでに述べたような徴候, 症状および臨床検査所見に基づく. 放射線医学検査もまた, 特に腎後性の不全の場合に, 診断の助けとなる. しかしながら, 原因の決定は非常に困難かもしれない. 治療は緊急を要し, 原因の除去と同様に対症療法(体液と電解質の是正, アシドーシスの治療など)が行われ, 同時に必要ならば透析が行われる.

リスクの判定に関して, 急性腎不全の場合は, 薬剤が原因となることを常に疑うべきである(OTC医薬品や栄養食品なども原因物質になり得る).

■呼吸器，胸郭および縦隔障害

急性呼吸不全

　急性呼吸不全は，肺が酸素交換の役割(血液中の二酸化炭素を排出して酸素を取り込む)を果たせなくなる障害である．換気とは，呼吸により肺に空気を取り入れ，肺から呼気を排出することである．かん流とは，血液の循環により体内のさまざまな組織に酸素を供給することである．換気あるいはかん流の問題にはさまざまな原因があり，肺への血流量の減少に至るような疾患(たとえば，肺塞栓症)など，いくつかの肺疾患が含まれる．肺気腫，喘息，あるいは他の疾患により体内で生成された二酸化炭素が肺から排出できなくなると，二酸化炭素レベルが高くなる可能性がある．

　急性呼吸不全は，肺疾患に直接起因することもあるが，肺の外側の状態もまた，呼吸不全の原因となる可能性がある．肺性ではない原因の例として，うっ血性心不全の結果として生じる肺水腫(肺への体液の貯留)，脳卒中や頭部外傷といったような脳の呼吸中枢に悪影響を及ぼす状態が挙げられる．薬剤もまた急性呼吸不全の原因に関係する可能性があり，肺に対する直接作用によることもあるし，急性心不全や貧血(結果として臓器への運搬能が低下する)のような二次的な作用によることもある．モルヒネ(あるいは他の麻薬)，ベンゾジアゼピン系といったいくつかの薬剤は，呼吸を抑制する可能性があり，脳の呼吸中枢を抑制することにより急性呼吸不全の一因となる可能性がある．薬剤の過剰摂取もまた，急性呼吸窮迫症候群(肺胞や肺の毛細血管の障害に関連した疾患)を誘発する可能性がある．

　急性呼吸不全の診断はさまざまな方法によって行われ，急速もしくはきわめてゆっくりとした呼吸，ラ音(パチパチとした音)，他の異常な肺音や異常な心音(弁による雑音)，異常な胸部X線像などの身体所見とともに，動脈血中の酸素や二酸化炭素(血液ガス)の量が直接測定される．心電図，肺のスキャン，肺の生検などの他の検査が行われることもある．

　治療は基礎疾患の手当てに焦点が当てられ，たとえば，麻酔薬の過剰摂取によって生じた呼吸抑制を回復させるために，適量の酸素の確保と余分な二酸化炭素の除去をしながら，解毒薬であるナロキソンで治療することがある．基礎疾患が改善されるまで，患者は人工呼吸器を用いなければならないかもしれない．

肺線維症

　「肺線維症」は，正常な肺組織が(線維組織あるいは結合組織により)瘢痕化し，もはや酸素と二酸化炭素を交換する機能を発揮できない疾患(疾患群)である．原因としては，放射線療法，強皮症やそれに類する疾患，喫煙，およびある種の環境汚染物質(アスベスト，シリカ)，さらには薬剤(メトトレキセート，シクロホスファミド，アミオダロン，プロプラノロール，アスピリン，金製剤，ペニシラミン，ニトロフラントイン，スルファサラジンなど)が挙げられる．薬剤の投与は吸入によるものとは限らない．患者は典型的には呼吸困難，空咳，疲労感，および急速な体重減少を訴える．頻呼吸と低酸素血症が顕性となるかもしれない．肺線維症は肺高血圧症や呼吸不全に進行することもある．

　肺線維症では，常に薬剤が原因となる可能性を検討するべきである．

肺高血圧症

　肺高血圧症は，肺動脈，肺静脈，肺の毛細血管における高い血圧によって特徴付けられる状態である．正常では肺血管の圧は低い．右心室は左心室とは異なり，大きな抵抗に対抗するようにはできていないため，この過剰な運動負荷により，結果として右心系の不全が起こる可能性がある．肺高血圧症にはさまざまな原因があり，家族性(遺伝性)とともに，肺気腫(しばしば喫煙による)，肝硬変，強皮症，鎌状赤血球症や心臓病が挙げられる．多くの場合，実際の原因はわからず，状態は**特発性**として分類される．肺高血圧症は，いわゆる「高血圧」とは異なる疾患である．コカイン，メタンフェタミン，およびアルコールが原因として示唆されている．もし，肺高血圧が予想以上に高い頻度で見られた場合は，薬剤が関連する原因が疑われる．

■ 皮膚および皮下組織障害

多形紅斑，スティーブンス・ジョンソン症候群，中毒性表皮壊死融解症

　これらの皮膚症状は，ある共通の特徴を有するが重症度は異なる．多形紅斑(Erythema multiforme：EM)は最も軽症の状態で，中毒性表皮壊死融解症はライエル症候群とも呼ばれ，最も重症である．スティーブンス・ジョンソン症候群(Stevens-Johnson syndrome：以下SJS)はこれら二つの中間である．これらの障害は表皮が下層から分離する．摩擦時に皮膚

の上層と下層が分離するニコルスキーの徴候が，しばしば現れる．皮膚の小さな領域に限定することもあるし，全身に及ぶこともある．ウイルス感染や，がんによる可能性もあるが，薬剤に起因する可能性も高い．最も頻繁に「関連あり」とされる薬剤には，硫黄製剤，フェニトイン，ペニシリン，クロラムフェニコール，キノロン系，NSAID（フェニルブタゾン，ピロキシカム，イブプロフェン，インドメタシン，スリンダク，トルメチンを含む），フェノバルビタールやカルバマゼピン，バルプロ酸が挙げられ，多くの他の薬剤でも散発的に報告されている．いくつかのケースでは，機序は免疫学的であると考えられているが，多くの場合，原因はまったくわからない．紅斑（発赤），小胞（水泡），プラーク（硬く，盛り上がった，頂部が平坦な病変），囊胞（非常に大きな，体液で満たされた水泡）など，さまざまな皮膚の所見を伴って出現する．標的病変は発赤と蒼白の同心円層で，雄牛の目のように見え，これは多形紅斑の特徴である．囊胞が形成されると，かなりの量の体液が体から失われ，結果としてショックとなる可能性がある．これらの囊胞が破裂すると大量の皮膚が失われ，重度の火傷のような状態になる．感染症の合併がみられることもあり，感染部位によっては，他の症状を引き起こす．

　診断は皮膚の生検によって確定される．被疑薬の中止に加えて，治療は重症の火傷に対するのと同様であり，主として補液，対症療法，および二次感染に対する治療である．もし，SJSで皮膚の広範囲が含まれ，かつ剝離すると，死亡率は30％に達する可能性がある[16]．

　多形紅斑，SJS，中毒性表皮壊死融解症が診断されたときは，常に薬剤の原因を考慮するべきである．

固定薬疹

　固定薬疹は薬剤に起因する皮膚反応で，あるときは皮膚の一箇所，あるときは多数の箇所に生じる．これらは通常軽症で，被疑薬が使われるたびに再発する．病変そのものは通常は赤く，境界がはっきりしており，水疱を伴うかもしれない．多形紅斑との違いは，典型的には皮膚反応が相対的に軽症で，再発するときは病変の位置が決まっているということである．これらは，薬剤の投与後，数分から数時間で発現する．「関連あり」とされる薬剤には，アセトアミノフェン，テトラサイクリン系，コトリモキサゾールとスルファサラジンを含むサルファ剤，アスピリン，NSAID（イブプロフェンを含む），ベンゾジアゼピン系やキニンが含まれる．他の薬剤も散発的に指摘されてきた．処置は薬剤の投与中止である．

■血管障害

悪性高血圧

　悪性高血圧は，臓器障害を伴う非常に高い血圧である．収縮期血圧は通常220 mmHgを超え，拡張期血圧は120 mmHgを超える[17]．ここで用いられている**悪性**という用語は，がんで用いられるような意味はまったく持たず，不適切な言葉の使用である．それにもかかわらず，長年にわたって使われてきた用語で，いまだに使われている．

　悪性高血圧は悪心，嘔吐，眼の障害（乳頭浮腫あるいは乳頭腫脹），心臓の障害（胸痛，心筋梗塞，うっ血性心不全），腎臓の障害（急性腎不全），神経系の障害（脳卒中，頭痛，視覚障害，脳症，脳の機能障害）に関係する．通常，（良性の）高血圧の既往がある患者でみられる．

　悪性高血圧は薬剤で誘引される可能性がある（コカイン，アンフェタミン，ステロイド，モノアミン酸化阻害薬，ある種の経口避妊薬など）．また，βアドレナリンブロッカー，クロニジン，およびアルコールを含むある種の薬剤の突然の中止で発現する可能性もある．

　悪性高血圧は医学的緊急事態で，速やかに治療しなければならない．

参考文献

1. Food and Drug Administration. "Safety Reporting Requirements for Human Drug and Biological Products." Federal Register/Vol. 68, No. 50/Friday, March 14, 2003/Proposed Rules. 12406–12497. http://www.federalregister.gov/articles/2003/03/14/03-5204/safety-reporting-requirements-for-human-drug-and-biological-products. Accessed December 14, 2011.
2. Goldman L, Ausiello DA, Arend W, et al. Cecil Medicine: Expert Consult-Online and Print (Cecil Textbook of Medicine). Philadelphia, PA: Saunders; 2008.
3. Fauci AS, Kasper DL, Longo DL, et al. Harrison's Principles of Internal Medicine. 17th ed. New York, NY: McGraw-Hill Professional; 2008.
4. McPhee SJ, Papadakis MA. Current Medical Diagnosis and Treatment. 49th ed. New York, NY (LANGE CURRENT Series) McGraw-Hill Medical; 2010.

5. Warrell DA, Cox TM, Firth JD, Berz ED. Oxford Textbook of Medicine. 4th ed. Oxford University Press; 2003.
6. Brenton LL, Lazo JS, Parker KL. Goodman & Gilman's The Pharmacological Basis of Therapeutics. 11th ed. New York, NY: McGraw-Hill Professional; 2005.
7. eMedicine. http://emedicine.medscape.com/. Accessed February 28, 2010.
8. WebMD. http://www.webmd.com. Accessed February 28, 2010.
9. Mayo Clinic Diseases and Conditions http://www.mayoclinic.com/health/DiseasesIndex/DiseasesIndex. Accessed March 23, 2010.
10. NIH Medline Plus. http://www.nlm.nih.gov/medlineplus/druginformation.html. Accessed February 28, 2010.
11. FDA http://www.fda.gov. Accessed February 28, 2010.
12. Department of Health and Human Services. Center for Disease Control and Prevention. Birth Defects. http://cdc.gov/ncbddd/bd/. Accessed February 28, 2010.
13. Wilmink T, Frick TW. Drug-induced pancreatitis. Drug Saf. 1996 Jun;14(6):406–423.
14. Peppercorn MA, Herzog AG, Dichter MA, Mayman CI. Abdominal epilepsy: A cause of abdominal pain in adults. JAMA. 1978;40:2450–2451.
15. Chen DK, Yuen TS, Fisher RS. Use of serum prolactin in diagnosing epileptic seizures: Report of the Therapeutics and Technology Assessment Subcommittee of the American Academy of Neurology. 2005;65:668–675.
16. Bastuji-Garin S, Fouchard N, Bertocchi M, Roujeau J, Revuz J, Wolkenstein P. SCORTEN: A severity-of-illness score for toxic epidermal necrolysis J Invest Dermatol. 2000; 115: 149–153.
17. JD Bisognano. Hypertension, Malignant, September 2009. http://emedicine.medscape.com/article/24160-overview. Accessed February 28, 2010.

PART 2

実践編
―安全性データの解析，要約，解釈へのアプローチ

- 第12章 曝露
- 第13章 人口統計学的特性とその他のベースライン特性
- 第14章 被験者内訳
- 第15章 有害事象 その1
  発現頻度の高い有害事象
- 第16章 有害事象 その2
  死亡，死亡以外の重篤な有害事象，その他の重要な有害事象，
  および有害事象の器官系もしくは症候群による解析
- 第17章 臨床検査データの解析
- 第18章 バイタルサイン，身体所見，安全性に関わるその他の観察の解析
- 第19章 心電図データの解析
- 第20章 特別な患者集団および状況下における安全性
  ―内因性要因，外因性要因，薬物相互作用
- 第21章 妊娠および授乳下での使用
- 第22章 過剰摂取
- 第23章 薬物乱用
- 第24章 禁断症状とリバウンド
- 第25章 自動車の運転および機械操作に対する影響および精神機能の障害

第12章

曝露

> **注釈**：被験者の人口統計学的特性と被験者内訳は，安全性統合解析（Integrated Analysis of Safety：IAS）では「曝露」のセクションにまとめられ[1,2]，総括報告書では別のセクションにまとめられる[3]．第13章，第14章で人口統計学的特性と被験者内訳をそれぞれ述べる．

曝露情報は安全性データの理解や解釈のために必須である．曝露情報は，市販前，市販後の双方で以下のような多くの目的に使用される．

市販前
- 医薬品承認の裏付けとして，その安全性データベースで十分かを判断する．
  曝露情報は以下の質問に対する回答を与える．
    - 当該医薬品を承認するに足る十分な数の被験者が十分な期間，推奨用量で曝露されたか？
    - この臨床開発プログラムに参加した被験者のプロファイルが実際に市販された薬剤を服用するであろう患者集団を代表するものであるか？
    - もし違うなら，何が欠けているか？黒人やアジア人，その他の人種が少なすぎないか？高齢者や小児が少なすぎないか？
- 第6章で述べた安全性所見（有害事象など）の発現率の分母となる．

市販後
- 市販後に当該医薬品がどの程度使用されたかをはっきりさせる．
- 第6章で説明した有害事象報告率の分母となる．

■ 安全性データベースは十分か

非致死性の疾患に対する長期間の治療について，臨床開発段階では最低1,500例の被験薬に対する曝露が推奨されている．このうち最低300例に6ヵ月，さらに100例に12ヵ月の臨床推奨用量での曝露が求められている[4]．これらの例数は推奨されてはいるが，臨床開発段階におけるまれな事象を発見し，特性を明らかにするためには，それでも少なすぎるということを理解するべきである（第2章参照）．曝露された患者数や曝露期間に加えて，治療を受けた被験者の特性も評価される．臨床開発プログラムに参加した被験者は，市販された薬剤を服用するであろう患者の代表になっているだろうか？その答えは通常，NOである．たとえば，

黒人，アジア人，その他の人種，高齢者，小児や肝障害のような異なる合併症を持つ被験者は少数であるため，医薬品承認時に十分に評価されていないことが多い．被験者数，曝露期間，あるいは曝露される被験者内訳の観点から，曝露不足は結果的に医薬品の不承認や，承認後に追加試験を要求されることにつながる．

■ 曝露の推定

主として二つの状況において曝露の推定が要求される．すなわち，盲検下で実施中の臨床試験と，市販医薬品に関する定期的安全性最新報告である．

盲検化試験

臨床開発期間中の定期報告（通常，毎年提出）と安全性統合解析においては，盲検化試験での曝露の推定が求められる．安全性最新報告を含む定期報告の例として，米国では，開発中の新薬年次報告，EUでは，安全性年次報告が挙げられる[5-7]．これらの情報は，安全性の年次総括の一部であると同時に，試験がまだ進行中の間に，新しいリスクになり得る有害な所見や傾向を発見することをも目的とする．安全性統合解析においては，治験薬に曝露されたすべての被験者が曝露の要約のなかに含まれるべきである．ある時点でカットオフされたデータを使うことがあるが，まだその時点で試験が進行中である盲検化試験については，治験薬に曝露された推定被験者数が提示されるべきである．推定値の算出方法については後述する．

市販医薬品定期的安全性最新報告（PSUR）

曝露の推定はPSURの要求事項である[8,9]．これはいくつかの異なる方法（処方箋数，販売された，あるいは製造された医薬品の本数や錠数など）によって検討される．しかし，これは主に二つの問題を抱えた推定である．一つ目は処方箋数や販売データは通常，正確でなかったり，完全でなかったりして，全体から抽出されたほんの一部に過ぎないということである．二つ目は，販売された医薬品が実際にはどのくらいの量で，どのくらいの期間使われたかということが，確実にはわからない．使われなかった医薬品が，いかにたくさん患者の家にあることか！

■ 曝露のまとめ方－臨床試験

ここでは，臨床試験中の曝露のまとめ方について説明する．付録Ⅱ「Meproの安全性統合解析」でも，曝露データのまとめ方の事例を示している．

1. 安全性統合解析に含まれるすべての試験の一覧表を用意すること．これは審査官がひと目で理解できるように，試験のタイプ，試験ごとの曝露被験者数，投与期間や用量などの情報を提供するためのものである．「ICH M4E(R) コモン・テクニカル・ドキュメント(CTD)のモジュール2と5」，「総括報告書と申請書の臨床と統計の部の内容と形式のガイダンス」には，この表にどんな情報を記載するべきかが述べられている[1,2]．この形式の表に示されるより一般的な情報には，以下がある．
   - 試験番号
   - 試験の実施場所と試験の完了日
   - 試験デザイン
   - 試験群と投与量
   - 試験ごとの被験者数
   - 試験期間

2. 安全性統合解析ではそれぞれの試験の簡単な解説を含めること．これは審査官にどのような試験が行われ，当該試験でどのくらいの数の被験者がどんな治療を受け，どのくらいの期間，曝露を受けたのかという情報を提供する．

3. 治験薬（被験薬，プラセボ，実対照薬のいずれをも含む）の一つの用量もしくは複数の用量を服用したすべての被験者について，それぞれ説明すること．表12-1は安全性統合解析に含まれる試験に参加した被験者数の表示例であり，試験ごと，治療群ごと，試験デザインごと，試験の相ごとにまとめられている．この表は多くの脚注があり，わかりにくい．曝露データは区分したカテゴリにうまく分類できないことがあるため，脚注や説明は必要である．この事例の脚注では，被験者が複数の試験に参加して同じ治療群や違う治療群で複数回分母に含まれていたり，クロスオーバー試験に参加した被験者が複数の期で被験薬を服用したり，第1相試験で被験者が被験薬だけでなくもう一方の薬剤も服用した場合など，他のカテゴリにも含まれる場合について説明している．

4. **重複のない被験者の数を示すこと**．全試験にわたってデータが併合される安全性統合解析では，複数の試験に参加した被験者がいることも珍しくない．表12-1の脚注では，短期試験（MP2003，MP2004）でプラセボまたは実対照薬を服用していた被験者の一部が，長期継続試験（MP2003X，

表12-1 完了した試験の被験者数

試験番号	プラセボ	被験薬	実対照薬	その他[#]
第2/3相試験				
プラセボ対照試験				
MP2001	25	50		
MP2002	25	75		
MP2004	150	450		
MP3002	2000	2000		
実薬対照試験				
MP2003		450	150	
MP3001		2000	2000	
MP3003		150	75	
第2/3相比較試験の合計	2200	5175	2225	
非対照試験				
MP2003X		125[a]		
MP2004X		110[b]		
第2/3相試験の合計	2200	5410[a,b]	2225	
第1相試験				
単回投与試験				
MP1001	6	18		
MP1002	6	36		
MP1005		12[c,d]		
MP1006		24		
MP1007	6	36		
MP1009		24		
MP1011		12		
MP1012		12		
MP1015		12[d]		12[d]
MP1016		12[d]		12[d]
MP1019	6	36		
反復投与試験				
MP1003	6	24		
MP1004	6	24		
MP1008		12		
MP1010	35	35		35
MP1013		12[d]		12[d]
MP1014		12[d]		12[d]
MP1017		12[d]		12[d]
MP1018		8[c]		
第1相試験の合計	71	373[c,d]		95
総計	2271	5783[a,b,c,d]	2225	95[d]

[#] モキシフロキサシン，ジゴキシン，リチウム，フルコナゾール，メトトレキサート，ワルファリンを含む．
[a] MP2003試験で実対照薬を投与された25例，被験薬を投与された100例がMP2003X試験では被験薬の投与を受けている．
[b] MP2004試験でプラセボを投与された10例，被験薬を投与された100例がMP2004X試験では被験薬の投与を受けている．
[c] これらのクロスオーバー試験では，被験者は試験の複数の期間で被験薬の投与を受けている．
[d] 被験者はそれぞれジゴキシン，リチウム，フルコナゾール，メトトレキサート，ワルファリンのいずれか単剤投与と，被験薬との併用投与の両方を受けている．

MP2004X)で被験薬を服用していたことが説明されている．さらに，短期試験で被験薬を服用し，引き続き長期継続試験でも被験薬を服用した被験者を，それぞれの試験ごとにカウントしたことも示されている．同一被験者が同じ投与群で複数回カウントされたり，異なる投与群でカウントされたりすることがあるため，その試験に参加した被験者の**重複のない数を示すこと**は有用である．表12-1で示すように25例と10例の被験者（あわせて35例）が短期試験でそれぞれプラセボ，実対照薬の投与を受け，その後長期継続試験で被験薬の投与を受けた場合，これらそれぞれの被験者はプラセボ，実対照薬，被験薬にカウントされる．さらに200例の被験者は短期試験でも被験薬を服用し，長期継続試験でも被験薬を服用し，短期試験と長期継続試験の両方でカウントされている．被験薬を服用した被験者の総計は表12-1では5,783例となり，このうち複数の試験に参加した被験者数は235例になる．しかし，200例の被験者が複数回にわたって（短期試験と長期継続試験の両方で）被験薬を服用しているので被験薬を服用した被験者としては1回のカウントとし，実際に被験薬を服用した被験者数は5,583例となる．

5. 安全性統合解析でまとめられる個々のデータセットに含まれる被験者数を示すこと．安全性統合解析では，いろいろな方法やデータセットで試験がグループ化される．これらのグループはデータの異なった見方を提示してくれる．第2/3相比較試験，すべての第2/3相試験，それにすべての第1相試験というようなものがデータセットの例である．（第3章，第15章を参照）有害事象発現率やそれぞれのデータセットでまとめられた安全性のその他の所見を理解するため，それぞれのデータセットに含まれる被験者数（N：分母）を必ず明示すること．表12-2は3つのデータセットに分けた被験者数の表示例である．被験者数は表12-1からの情報に基づいて示されている．第2/3相比較試験のデータセットはすべての第2/3相試験のデータセットとほとんど同じであるが，オープンラベルの長期継続試験（MP2003XとMP2004X）が入っていない．

6. 用量と投与期間による曝露情報を示すこと．この情報はしばしばまとめられ，さまざまな方法で提示される．一つの事例が表12-3のような表示である．この事例では，被験薬に曝露された期間が36週以上と52週の被験者数をそれぞれ704例と116例としている．投与期間と投与量の計算は，以下の二つの状況で混乱を招いたり，問題となることがある．一つ目は，最初に短期試験（たとえば6ヵ月未満）に参加した被験者がその後，長期継続試験に移行する場合の曝露の計算である．二つ目は，固定用量を用いずに薬剤の効き具合（高血圧試験での血圧コントロールなど）をみながら，あるいは安全性上，どこまで耐えられるかといった観点での漸増法試験に参加した被験者に対する用量の計算である．このような状況はどう取り扱えば良いのであろうか？

状況1に対するアプローチ：短期試験でプラセボや実対照薬の投与を受け，その後長期継続試験に移行して被験薬の投与を受けた被験者の曝露期間は，長期継続試験の始めから終わりまでとして計算される．短期試験で被験薬の投与を受け，さらに長期継続試験でも被験薬の投与を受けた被験者では，被験薬への曝露期間は短期試験の始めから長期継続試験の終わりまでとして計算される．

状況2に対するアプローチ：漸増法試験に対して，どの用量群を選択するべきかという判断が必要であり，用量群選択の根拠が示されなければならない．たとえば平均値，もっともよく使用された投与量，もっとも長期間使われた投与量などが選択肢となる．どの方法を使うのかを明示し，同じ方法を試験横断的に用いるべきである．

表12-2　データセットごとの被験者数

データセット	プラセボ	被験薬	実対照薬
第2/3相比較試験	2200	5175	2225
すべての第2/3相試験	2200	5410	2225
すべての第1相試験	71	373	0

表12-3 用量・期間ごとの曝露のまとめ

曝露期間(週)	プラセボ N=2200	ID=5 mg N=2450	ID=10 mg N=2400	ID=15 mg N=325	ID合計 N=5175
0以上1未満	38(1.7%)	34(1.4%)	36(1.5%)	6(1.8%)	76(1.5%)
1以上4未満	275(12.5%)	257(10.5%)	204(8.5%)	43(13.2%)	504(9.5%)
4以上12未満	550(25.0%)	473(19.3%)	400(16.7%)	87(26.8%)	960(18.6%)
12以上24未満	792(36.0%)	562(22.9%)	581(24.2%)	189(58.2%)	1332(25.7%)
24以上36未満	545(24.8%)	729(29.8%)	754(31.4%)	0	1483(28.7%)
36以上52未満	0	340(13.9%)	364(15.2%)	0	704(13.6%)
52	0	55(2.2%)	61(2.5%)	0	116(2.2%)

ID：被験薬

7. 曝露期間を表示するのに曝露人年(Person-Year Exposure：PYE)を計算すること．曝露人年は，それぞれの被験者が実際に治療を受けた日数を累計し365日で割って計算する．
8. 現在進行中の盲検化試験に対する曝露は以下により推定すること．(1)カットオフされた日のデータでランダム化された被験者数を確定する．(2)プラセボや実対照薬に対して被験薬がランダム化される比率を用いる．たとえば，カットオフされた日のデータでランダム化された被験者が300例であったとし，被験薬とプラセボの比率が2対1であったとすると，曝露の推定として200例の被験薬服用者と100例のプラセボ服用者がいると見なす．

■ 市販後の曝露をいかに調べるか

市販後の曝露の推定値はPSURで求められている[8,9]．前述したように，いくつかの異なった方法で調べることができる．たとえば，処方箋，提供された薬剤，販売あるいは製造された錠数などである．

1. 曝露を計算するために用いた方法は文書で明確にすること．
2. 次の期間との結果の比較を可能にするために，レポートごとに曝露推定値の計算には同じ方法を使うこと．

参考文献

1. International Conference on Harmonisation of Technical Requirements for Registration of Pharmaceuticals for Human Use. The Common Technical Document for the Registration of Pharmaceuticals for Human Use − Efficacy − M4E (R1): Clinical Overview and Clinical Summary of Module 2 Module 5: Clinical Study Reports. Geneva, Switzerland: ICH Secretariat; September 2002. http://www.ich.org/fileadmin/Public_Web_Site/ICH_Products/CTD/M4__R1__Efficacy/M4E__R1_.pdf Accessed December 1, 2011.
2. Center for Drug Evaluation and Research, Food and Drug Administration, Department of Health and Human Services. Guideline for the Format and Content of the Clinical and Statistical Sections of an Application. July 1988. http://www.fda.gov/downloads/Drugs/GuidanceComplianceRegulatoryInformation/Guidances/UCM071665.pdf. Accessed March 23, 2010.
3. International Conference on Harmonisation of Technical Requirements for Registration of Pharmaceuticals for Human Use. Structure and Content of Clinical Study Reports E3 ICH. Geneva, Switzerland: ICH Secretariat; November 1995. http://www.ich.org/fileadmin/Public_Web_Site/ICH_Products/Guidelines/Efficacy/E3/Step4/E3_Guideline.pdf Accessed December 1, 2011.
4. International Conference on Harmonisation of Technical Requirements for Registration of Pharmaceutical for Human Use. The Extent of Population Exposure to Access Clinical Safety for Drugs Intended for Long-Term Treatment of Non-life-threatening Conditions E1. Geneva, Switzerland: ICH Secretariat; October 1994. http://www.ich.org/fileadmin/Public_Web_Site/ICH_Products/Guidelines/Efficacy/E1/Step4/E1_Guideline.pdf Accessed December 1, 2011.

5. International Conference on Harmonisation of Technical Requirements for Registration of Pharmaceuticals for Human Use. Development Safety Update Report E2F. Geneva, Switzerland: ICH Secretariat; June 2008. http://www.ich.org/fileadmin/Public_Web_Site/ICH_Products/Guidelines/Efficacy/E2F/Step4/E2F_Step_4.pdf Accessed December 1, 2011.
6. Code of Federal Regulations. PART 312 – Investigational New Drug APPLICATION, Subpart B – Investigational New Drug Application, Sec. 312.33 "Annual reports." April 2009. http://www.accessdata.fda.gov/scripts/cdrh/cfdocs/cfcfr/CFRSearch.cfm?fr=312.33. Accessed March 23, 2010.
7. "Detailed guidance on the collection, verification and presentation of adverse reaction reports arising from clinical trials on medicinal products for human use." April 2006. http://ec.europa.eu/enterprise/pharmaceuticals/eudralex/vol-10/21_susar_rev2_2006_04_11.pdf. Accessed March 23, 2010.
8. International Conference on Harmonisation of Technical Requirements for Registration of Pharmaceuticals for Human Use. Clinical Safety Data Management: Periodic Safety Update Reports for Marketed Drugs E2C (R1). Geneva, Switzerland: ICH Secretariat; November 2005. http://www.ich.org/fileadmin/Public_Web_Site/ICH_Products/Guidelines/Efficacy/E2C/Step4/E2C_R1__Guideline.pdf Accessed December 1, 2011.
9. Volume 9A of The Rules Governing Medicinal Products in the European Union—Guidelines on Pharmacovigilance for Medicinal Products for Human Use. September 2008. http://ec.europa.eu/enterprise/sectors/pharmaceuticals/documents/eudralex/vol-9/index_en.htm. Accessed March 23, 2010.

第13章

人口統計学的特性とその他のベースライン特性

薬学，医学の世界で用いられる，「人口統計学的特性」という用語は，年齢，性別，人種やその他のベースライン特性（体重，腎機能，合併症，喫煙，飲酒など）に関する集団の特性に着目したものである．人口統計学的特性とその他の集団特性はいくつかの異なった使い方がされる．個別症例安全性報告（individual case safety report：ICSR）では，患者の人口統計学的特性，併用薬や合併症は，報告された事象の原因の一部を説明する情報となる可能性がある．そのために，人口統計学的特性は収集され，事象に関する症例経過等の記述のなかに含まれる．また，人口統計学的特性は薬剤のリスク・プロファイルにもインパクトを与えることがある．たとえば，スティーブンス・ジョンソン症候群（重篤で生命を脅かす皮膚症状）の発現リスクは，鎮けい薬であるカルバマゼピンやフェニトインを服用したアジア人で発現頻度が高くなる[1]．ここでの一番の焦点は，いかにこの情報が総括報告書と安全性統合解析で使われるかということを理解することである．

人口統計学的特性とその他のベースライン特性は，以下の判断に利用される．
- ベースラインで治療群間に違いがあるかどうか
- 試験の対象集団が，市販後にその薬を服用するであろう実際の集団を代表しているのか．これは新薬承認プロセスで考慮されるべきことの一つである．

■ ベースラインで考慮するべきこと

集積データの解析（治療群ごとのデータの解析）の基礎となるのは，第6章で述べたように，被験薬群と対照群（プラセボあるいは実対照薬）の違いを探ることである．もし，各治療群がベースラインで互いに似ている（均衡が取れている）ならば，当該試験で見出される違いは薬効の可能性を示唆するものである．もし，ベースライン特性で治療群間に違いがあった場合には，治療群間で結果が異なるのはなぜかという理由（少なくともその一部）を説明する情報となる可能性がある．もし，薬効がまったく認められない場合には，ベースライン特性の違いが薬効を隠してしまう，あるいは反対の作用で中和してしまう因子であったかもしれない．このように，ベースライン特性の不均衡は安全性所見の解釈を交絡（混乱）させてしまう．たとえば，ある試験で治療群間にベースライン特性の不均衡（被験薬群

がプラセボ群に比べて男性が多い)を示しているとしよう．さらに心筋梗塞の発現率も被験薬群がプラセボ群よりも高いとする．これは性別に起因するのか，薬効に起因するのか，それとも薬剤と性別の交互作用に起因するのだろうか？この事例では，性別は心筋梗塞の所見の解釈を交絡させることを示している．このような理由から，ベースラインにおいて治療群は人口統計学的に均衡が取れていたか，不均衡であったかを調べておくことが重要である．ランダム化比較試験では，通常人口統計学的特性あるいはその他のベースライン特性は，治療群間で均衡が取れており，ゴールドスタンダードの臨床試験方法である．これはコンピュータでランダムに異なる治療群に割り振るように作成されたリストに基づいて割付けされるためである．

ヒント：ランダム化比較試験でベースラインの違いが認められたら，まずランダム化がうまくいっていない可能性を疑うこと．

ヒント：第3章で述べたように，安全性統合解析において，ある試験を，第2/3相比較試験データセットや，すべての第2/3相試験データセットは，異なるデータセットに分けたり併合したりする．もし，ある試験で人口統計学的特性やその他のベースライン特性に不均衡が認められれば，その試験をデータセットに含めることは適切ではないかもしれない．

■ 試験集団 vs. 実社会

　試験集団の特性は，いったん市販されればその薬を服用するであろう実社会の集団(実社会の人口統計学的特性がわかっていると仮定)と比較すること．もし試験集団と実社会の集団とが一致しない場合，当該薬剤は承認されないか，あるいはある特定の人口統計学的特性を持つ患者集団について承認後に評価を求められることになる．規制当局は試験集団から得られている人口統計学的特性をもつ患者だけに承認効能を縛ることができる．たとえば，試験集団の1％だけが黒人で，処方情報には「黒人においては薬剤の有効性と安全性は適切に調べられていない」と記載されたが，市販後に薬剤を使用する黒人は24％と見積もられる場合，規制当局は承認後の要求としてさらなる安全性情報を提供するように促すかもしれない．

■ 人口統計学的特性およびその他のベースライン特性のまとめ方

　ここでは，総括報告書や安全性統合解析で求められるような治療群ごとの人口統計学的特性およびその他のベースライン特性のまとめ方を説明する．付録Ⅱ「Meproの安全性統合解析」でも，安全性統合解析での，これらの情報のまとめ方の事例を示している．

1. 以下を含む治療群ごとの要約表を準備すること
   a. 年齢
   b. 性別
   c. 人種
   d. 試験集団のその他の特性
      ⅰ．民族(ヒスパニック，非ヒスパニックなど)
      ⅱ．体重，BMI
      ⅲ．喫煙，飲酒歴
      ⅳ．腎機能
2. 連続変数(範囲内のいかなる値をも取り得る変数)である．年齢，体重，BMIなどに対して以下を提示すること．
   a. 平均
   b. 標準偏差(データの統計的バラツキ)．もし個々のデータが平均値の近くにあれば，標準偏差は小さくなる．逆に個々のデータが平均値から遠くに散らばっていると標準偏差は大きくなる．
   c. 中央値．すべてのデータを順番に並べた際に選ばれる真ん中の値
   d. 値の範囲．標本の上限，下限を示す．
   　表13-1は人口統計学的特性およびその他のベースライン特性をどのように示すことができるかという事例である．この表は，各治療群が人口統計学的特性およびその他のベースライン特性においてうまく均衡していることを示している．さらに男性よりも女性が多く，白人が主要な人種集団であり，40歳以上の被験者が多数派であることがわかる．
3. 治療群横断的にベースラインの違いがあったかどうか調べるために，合併症および併用薬について治療群ごとにまとめた表を提示すること．
4. ベースラインの違いを調べた方法を記録すること．この方法としては，第6章で述べたように，データをよく見て治療群間の差の平均のようなシンプルな記述統計量に注目することもあるし，あるいは観察された差が統計的に有意であるかを判断するために統計的な検定や解析を行うこ

表13-1　人口統計学的データと他のベースライン時の特性－第2/3相比較試験

人口統計学的変数	プラセボ N=2200	被験薬 N=5175	実対照薬 N=2225
性別			
男性	752(34%)	1597(31%)	756(34%)
女性	1448(66%)	3578(69%)	1469(66%)
人種			
白人	1628(74%)	3788(73%)	1691(76%)
黒人	396(18%)	1073(21%)	423(19%)
アジア人	110(5%)	201(4%)	89(4%)
その他[a]	66(3%)	113(2%)	22(1%)
年齢(歳)			
平均	43.8	45.4	45.1
SD	11.0	9.8	11.1
中央値	44	45	45
範囲	18～79	18～81	18～80
年齢カテゴリ			
40歳未満	770(35%)	1708(33%)	801(36%)
40～64歳	968(44%)	2432(47%)	1001(45%)
65歳以上	462(21%)	1035(20%)	423(19%)
体重(kg)			
平均	81.3	79.1	79.9
SD	19.2	18.6	18.8
中央値	79.0	78.5	78.1
範囲	47～137.1	46.5～140.3	49～141.4
BMI(kg/m^2)			
平均	27.8	27.7	26.8
SD	6.0	6.0	5.9
中央値	27.1	27.3	26.1
範囲	18.8～40.1	18.5～40.8	18.5～40.3

[a] ネイテイブアメリカン，太平洋諸島系を含む　SD：標準偏差

ともあり得る．もっとも良いアプローチを決めるために統計家に助言を求めるべきである．もちろん，ランダム化がベースラインの不均衡を防ぐ最良の手段である．

参考文献

1. Locharernkul C, Loplumlert J, Limotai C, et al. Carbamazepine and phenytoin induced Stevens-Johnson syndrome is associated with HLA-B*1502 allele in Thai population. Epilepsia. 2008;49: 2087-2091.

第14章

被験者内訳

被験者内訳は，臨床試験に参加したそれぞれの被験者で何が起こったかをはっきりさせるためのものである．その被験者が治療を完了したのか，中止*したのか？もし治療が中止されていたら，有効性不十分が原因なのか，安全性の問題なのか，その他の理由なのかを知ることは重要である．

完了できない理由は通常以下の4つのカテゴリに分類できる．

1. 有効性不十分
2. 有害事象（死亡も含む）
3. 追跡不能
4. その他
   このカテゴリはあらゆる状況に対応するカテゴリで，たとえば以下のような例があるが，それ以外にもある．

- 被験者がもはや試験に参加したくないと思っている．
- 服薬率が悪い．
- 被験者がどこかに転居してしまった．
- 被験者が妊娠してしまった．
- 治験担当医師がもうこれ以上試験に参加したくないと思っている．
- 治験依頼者が患者登録の遅さを理由に試験を止めてしまった．

ヒント：追跡不能の被験者，あるいはその他のカテゴリに入るすべての被験者を疑うこと．死亡は追跡不能の理由となり得る．あるいは治験担当医師が，試験に戻ってこなくなった被験者の追跡にそれほど執着していないことが原因かもしれない．また，非常にまれではあるが，不正が行われて，被験者が追跡不能のカテゴリに入れられてしまうこともある．

■ 被験者内訳データのまとめ方－臨床試験

ここでは，被験者内訳データのまとめ方を，起こり得る多くの落とし穴についてとともに述べる．付録 II「Meproの安全性統合解析」では，安全性統合解析において，被験者内訳データのまとめ方の事例が示されている．

---

*【訳者注：英語ではさまざまな言い方がされている；premature withdrawal, premature termination, premature discontinuation, dropout】

1. 中止の理由について**標準**カテゴリを設けておくこと．個別の試験から得られるデータは最終的には安全性統合解析で他の試験データと統合されなければならない．だからこそ，臨床開発プログラムの開始時に，すべての試験で使われる中止理由の標準カテゴリを定めることが重要なのである．もし，臨床開発プログラムの開始時にデータの統合が計画されておらず，中止理由が標準化されていない（試験ごとにバラバラの）場合，安全性統合解析の準備段階で一つの標準にそろえる作業を行わなければならず，それが，リソース不足と大きな問題を引き起こし得る．（第2章，第3章を参照）

2. 総括報告書や安全性統合解析の被験者内訳のセクションに示された中止に至った有害事象発現率と，有害事象のセクションに示された中止に至った有害事象発現率をチェックすること．これらの発現率は一致すべきである．時々，一致しない場合があるが，これは症例報告書（電子または紙）の別々のページ，すなわち，試験終了情報のページと，有害事象のページの両方で中止に至った有害事象の情報が収集されるためである．症例報告書の試験終了情報のページには，被験者が試験完了したか中止したか，中止した場合，その理由（有効性不十分，有害事象など）が示される．症例報告書の有害事象ページには，報告されたすべての有害事象（事象の記載，それが軽度か中等度か重度か，被験薬との関連性はないか，その事象が結果的に治療中止をもたらしたか，重篤かどうか，そして消失したか否かなど）の詳細が示される．被験者内訳データの要約表は通常，症例報告書の試験終了情報のページをもとに準備される．一方，中止に至る有害事象については症例報告書の有害事象ページをもとに準備される．二つのデータセット間での有害事象の不整合は，有害事象による中止率の違いをもたらすだろう．このようなデータ収集とプログラミングのルールは，「二つの異なる箇所で同一のデータを収集してはいけない」というデータ収集の基本中の基本から外れているが，実際のところそのような不幸なデータ収集とプログラミングが当たり前のように行われている．データの収集と取り扱い方法ににはこのような弱点が知られており，良い計画の一部として，有害事象により中止された被験者の情報が，症例報告書の試験終了情報のページと有害事象のページで一致することを確認するために，常にデータをこの視点からチェックする手順を定めておくことが重要である．

> **注意**：もし，このような整合性確認の手順が計画されていなかったり実施されていなかったりした場合，発現率が異なるデータの不一致は深刻でネガティブな結末をもたらし得る．見逃した有害事象をすでに準備されている表に加えるために，有害事象の表の再計算，再解析を行うことが必要になる．多くの有害事象の表がある安全性統合解析では，結果として，時間・リソースの顕著な無駄，コストの増大をもたらしている．
>
> **結論**：安全性統合解析の段階でこれらの不一致が初めて同定されるようでは，あまりにも遅すぎる．

3. **対象疾患の進行（悪化*）**をカテゴリ化するために使われる取り扱いルールを定め，文書化すること．疾患の進行はしばしば一貫性がなく取り扱われる．いくつかの症例で，有効性不十分として疾患の進行を記録する治験担当医師がいる一方で，有害事象として疾患の進行を記録する治験担当医師もいるであろう．この状況は入院治療や死亡の可能性のある，がん，うっ血性心不全，脳卒中といった疾患の治療で起こり得る．入院や死亡に至った場合，疾患の進行は重篤な有害事象として取り扱われる．治験担当医師は治験薬が，治療している症状を実際には悪化させていることを疑い，有害事象として記録する場合もあるが，それが真実かもしれない．歴史的に，特定の疾患の治療に最初に使われた薬剤のいくつかが結果的に疾患の悪化を引き起こしてしまったことがある．次のような例がある．(1)フレカイニドとエンカイニドは抗不整脈薬だが，急性心筋梗塞，心室不整脈患者における不整脈による死亡のリスクを高めた．(2)B型肝炎の治療でフィアルリジンを投与された患者で肝障害が増加した[1-3]．

---

*【訳者注：英語ではさまざまな言い方がされている；worsening, aggravation, exacerbation】

表14-1　被験者内訳

被験者内訳	プラセボ N=100	被験薬 N=100
完了	65(65%)	80(80%)
中止	35(35%)	20(20%)
有効性不十分	28(28%)	10(10%)
有害事象	4(4%)	7(7%)
有害事象[a]	2(2%)	6(6%)
疾患進行[b]	2(2%)	1(1%)
追跡不能	1(1%)	2(2%)
その他[c]	2(2%)	1(1%)

[a] 疾患の増悪に関連のない有害事象を含む
[b] 症例報告書に有害事象として記載され，中止した疾患の進行，疾患の悪化を含む
[c] その他は，一般には同意の撤回，服薬不遵守，被験者の引越しである

　表14-1はプラセボ群に比べて被験薬群で完了例や有害事象による中止がより多いことを示している．

> **ヒント**：審査官に，これらの不一致をどのように扱うかを明らかにするには，「疾患の進行」を有害事象のサブカテゴリに追加し，疾患の進行により試験中止に至った場合には，このサブカテゴリにすべて記載しておけばよい．下位のカテゴリが何かということを説明する脚注は，有用である．このアプローチを表14-1で示した．

4. もし，有効性不十分と有害事象の両方が記録されていたら，そのような被験者をカウントするための取り扱いルール（当該被験者は有効性不十分と有害事象カテゴリの両方でカウントする，あるいは，有害事象カテゴリだけでカウントするなど）を示すこと．

> **ヒント**：FDAは，有効性不十分と有害事象の両方で中止した患者は，有害事象のカテゴリでカウントするように推奨している[4]．

5. 試験を中止した被験者ではなく，**治療**を中止した被験者だけをまとめること．治療を完了したかどうかによらず，被験者が治験薬の最終投与後，ある一定の期間（3ヵ月，1年など）追跡することを定めているプロトコルもある．何を解析するべきかという点において混乱を来すかもしれない．安全性解析の立場からは，**試験**の中止ではなく，**治療**の中止をまとめることこそが必須なのである．

> **注意**：もし，この取り扱いルールが守られないと，被験者は治療が完了していたとしても中止として間違ってカウントされてしまうかもしれない．もちろん，治療完了した被験者でも試験が完了する前に，被験薬の遅発性の副作用で試験中止する可能性はある．この情報も重要であるが，安全性統合解析では，治療後の有害事象をまとめたり考察する「禁断症状とリバウンド」のセクションで扱われる．

参考文献

1. Pratt CM, Moye LA. The Cardiac Arrhythmia Suppression Trial: background, interim results and implications [review]. Am J Cardiol. 1990;65(4): 20B-29B.
2. McKenzie R, Fried MW, Sallie R, et al. Hepatic failure and lactic acidosis due to fialuridine (FIAU), an investigational nucleoside analogue for chronic hepatitis. N Engl J Med. 1995;333 (17):1099-1105.
3. Committee to Review the Fialuridine (FIAU/FIAC) Clinical Trials, Division of Health Sciences Policy, Institute of Medicine, Manning FJ, Swartz M, eds. Review of the Fialuridine (FIAU) Clinical Trials. Washington, DC: National Academies Press; 1995.

4. Center for Drug Evaluation and Research, Food and Drug Administration, Department of Health and Human Services. Guideline for Conducting a Clinical Safety Review of a New Product Application and Preparing a Report on the Review. February 2005. http://www.fda.gov/downloads/Drugs/GuidanceComplianceRegulatoryInformation/Guidances/ucm072974.pdf. Accessed March 23, 2010.

第15章

有害事象 その1
発現頻度の高い有害事象

　有害事象データの解析は，薬剤のリスク・プロファイルを検討するために非常に大きな役割を果たす．本章では，発現頻度の高い有害事象について述べる．次章では，死亡，その他の重篤な有害事象，その他の重要な有害事象，そして器官別，症状別の有害事象解析について述べる．

　本章と次章では，被験薬についての安全性統合解析（Integrated Analysis of Safety：IAS），市販医薬品定期的安全性最新報告（Periodic Safety Update Report for Marketed Drugs：以下PSUR）に重点を置く．本章と次章で述べる内容はその他の報告書でも適用可能である．

　ICH E3総括報告書ガイドライン，EUの臨床的安全性の概要（Summary of Clinical Safety：SCS），米国の安全性の統合的要約（Integrated Summary of Safety：ISS），米国の定期副作用報告（Periodic Adverse Drug Experience Report：PADER），市販医薬品についてのPSURの内容や様式に関する個別の要件については，それぞれの規制文書類を参照されたい[1-7]．これらの規制文書類が提供する情報を適用するためのさまざまな方法がある．付録Ⅱと付録Ⅳでは，架空の非ステロイド抗炎症薬（NSAID）メプロアミン・ジヒドロアセテート（Mepro）について簡略化した安全性統合解析とPSURをそれぞれ事例として示す．これらの事例により，この章で述べるアプローチをどのように適用すればいいかが，わかるであろう．

■「発現頻度の高い」の定義

　臨床試験あるいは安全性統合解析における発現頻度の高い有害事象（Common Adverse Events）を述べるにあたって，「発現頻度の高い」とは何かを定義することから始めることは有益である．残念ながら，設定するべき特定の数値は存在しない．なぜなら，「発現頻度の高い」とは曝露される被験者の数に依存するからである．たとえば，一群50例しかない小さな試験では，「発現頻度の高い」とは10％以上と定義されるかもしれない．しかし，安全性統合解析のように1,500例やもっと多くの曝露被験者がいる場合，「発現頻度の高い」とは1％以上かもしれない．従って，「発現頻度の高い」の定義は主観的なものなのである．なぜなら，「発現頻度の高い」とは特定の数値ではなく，当該報告書で明らかに定義・特定されるべき発現頻度の高い有害事象に対して用いられる，選ばれた閾値だからである．たとえば，「本総括報告書では発現頻度の高い有害事象とは頻度5％以上のものとする」というように定義される．

　ひとたび，薬剤が市販されると，処方情報で用いられる「発現頻度が高い（Common）」か「頻度が高くない

(Uncommon)」か「まれ(Rare)」か，という定義は以下のようになる[8]．

発現頻度が高い：
1/100以上，1/10未満(1%以上，10%未満)
頻度が高くない：
1/1,000以上，1/100未満(0.1%以上，1%未満)
まれ：
1/10,000以上，1/1,000未満(0.01%以上，0.1%未満)

■ 有害事象情報の収集

臨床試験

臨床試験においては，有害事象情報収集のためにデザインされた以下の内容を含む症例報告書が準備される．

- 有害事象 – 診断や症候群に合理的理由があり明確であれば，個別の症状や徴候よりも診断や症候群を記載するべきである．たとえば，「発熱，筋肉痛，頭痛，不快感，せき，咽頭炎，鼻炎」よりは「インフルエンザ」と記載するべきである．
- 発現日．
- 回復日(回復した場合)．
- 重症度 – 軽度，中等度，重度．
- 治療との関連 –「関連ない」，「関連ないだろう」，「関連ないかもしれない」，「関連あるかもしれない」，「関連あるだろう」，「関連あり」(あるいは他の標準化された順序カテゴリ)．
- 対応 – 処置なし，投与量調整，一時服薬休止，治療中止．
- 重篤 – その有害事象のもたらす結果が，重篤かどうかの基準(死亡，入院など)に一つ以上該当するかどうか．
- 転帰 – 回復，後遺症を伴った回復，症状継続，死亡．

市販後

市販後の有害事象情報は，規制の報告様式(たとえば，欧州のCIOMS様式や米国のMedWatch 3500A様式など)[9-11]に記載するのに必要なデータ領域を持った様式で集められる．これらの様式の内容については第5章で述べた．

■ 発現頻度の高い有害事象の解析 – 臨床試験

臨床試験から得られた有害事象集積データの解析で用いられるデータ取り扱いルール

臨床試験から得られる有害事象の統合解析を実施する前に，以下のようなデータ取り扱いルールが必要である．データ取り扱いルールとは，どのようにデータがカウントされ，解析されるかについて，そのデータに適用される特定のルールである．データ取り扱いルールは，審査官がどのようなルールが用いられたのかがわかるように，そして，必要な場合には結果を再現するのにそのルールを使えることが必要である．もし，審査官が結果に同意せず，用いられた取り扱いルールが正しくないと感じたならば，審査官は他の取り扱いルールを使うことも選べるし，審査官が妥当と考える他の取り扱いルールに基づいて再解析を行うこともある．データ取り扱いルールは当該報告書で明示され，審査官に対しても透明化されるべきである．データ取り扱いルールには発現頻度の高い有害事象の解析において以下のような内容が含まれる．

- 試験治療下に発現した有害事象の定義．
- 因果関係の判定，すなわち，当該有害事象が治験担当医師の判断として，治験薬との関連があると考えられたか，関連がないと考えられたか．
- 欠測データの取り扱いルール
- 有害事象のカウントルール
- 併合解析(すなわち，複数の試験の解析)を実施する場合，どのデータを併合し，どのデータを併合するべきでないかの決定．
- 発現頻度の高い副作用(すなわち，治療に関連した有害事象)の検討に用いられた方法の記載(「この後の有害事象 vs. 副作用」参照)．

試験治療下に発現した有害事象の定義

臨床試験において，試験治療下に発現した有害事象と治療終了後に発生した有害事象はそれぞれ解析される．後者は，禁断症状／リバウンドや遅発性有害事象があるかどうかの検討のために実施される．試験治療下に発現した有害事象の定義は以下に示すうちの一つを含む．

- 治療期間中，または治療終了後の**残存効果**期間に起こるすべての有害事象
- ベースラインで発現していた有害事象が治療期間中，または治療終了後の**残存効果**期間に悪化した場合

残存効果期間とは，当該薬剤が検出可能であると想定される，最終薬剤投与後の期間を指す．多くの薬剤

は，最終投与後の残存効果は無視できるが，一方で顕著な残存効果を示すものもある．残存効果期間の長さは多くの因子によって決まる．薬剤の半減期やタンパク質との結合があるか否かということも含まれる．たとえば，半減期20日の薬剤を服用した後，8日目に有害事象が発現したとすると，その有害事象は試験治療下（治療後ではない）に発現した有害事象としてカウントされるべきである．薬剤の残存効果期間の決定については臨床薬理の専門家に相談するべきである．

➤ **注釈：**治療後あるいは薬剤が体内から消失して長い時間が経過したあとに起こる有害事象のまれな事例がある．さまざまなメカニズムが考えられ，かなり後まで明らかにならない作用も含まれる．ジエチルスチルベストロール[12]は，妊婦に投与されると，ずっと後になってそのときの子供が思春期になる頃に重度で重篤な有害事象（膣がん）を発現することがあることが知られている．もう一つ例を挙げると，ずっと後になってストレス要因が生じるまで明らかにならない長時間蓄積された累積毒性がある．ドキソルビシン（アドリアマイシン）がその例で，何年も経ってから血管毒性を引き起こす[13]．

有害事象をどのようにカウントし，有害事象発現率をどのように計算するか

単純な有害事象発現率（粗発現率）は以下の数式で計算される（第6章参照）．

$$有害事象発現率(\%) = (n/N) \times 100$$

ここでnは有害事象が報告された被験者数，Nは治療に曝露された被験者数である．

この計算では，曝露期間や有害事象の発現回数は織り込まれていない【訳者注：したがってここでは粗発現率と表記する】．もし，同じ有害事象が1回以上報告されている被験者がいれば，同一のMedDRA基本語（PT）でコードされるべきであるが，被験者は1回だけカウントされることになる．たとえば，同一被験者で頭痛が5回起こったとすると，頭痛の粗発現率の計算では5回ではなく1回だけカウントされる．もし同一被験者で発現した異なった有害事象が，異なったPTでコードされている場合も，それらが同一の器官別分類（SOC）に仕分けされているならば，SOCに対しては，粗発現率の計算にはやはり1回でカウントされる．たとえば，もし被験者が悪心と便秘の両方を報告したとすると，SOCでは「消化器症状」と分類され，粗発現率の計算では1回しかカウントされない．もし，同一の有害事象が同一被験者で複数回報告され，1回は薬剤との関連あり，他は関連なしと評価されたとすると，その有害事象は薬剤との関連ありとしてカウントされることが推奨される．もし，同一の有害事象が複数回報告され，重症度が異なっていた場合（中等度と重度など），より状態の悪い方（この場合，重度）を取ることが推奨される．

前に記したように，これは単純な，粗発現率であり，曝露の違いを考慮に入れたものではない．粗発現率には，1日しか曝露されていない被験者もいれば，365日曝露された被験者もカウントされており，両者は同じ重み付けで計算されている．しかし，曝露は重要な考慮するべき事項である．曝露が長ければ長いほど，たとえ薬剤に起因しないとしても，被験者に有害事象が発現するリスクは増える．たとえば，もしアフリカに滞在するとしたら，1日滞在するよりも1年滞在するほうが，マラリアに感染するリスクは大きい．曝露の違いを考慮するためには曝露人年（person-years exposure：PYE）に基づく発現率が用いられる．

曝露人年はそれぞれの被験者が実際に治療を受けた日数を加算し，365日で割ることによって計算される．たとえば，もし100例が180日治療を受けたとすると以下の計算式に基づき曝露人年は49.3となる．

$$曝露人年(PYE) = (100例 \times 180日)/365日/年 = 49.3曝露人年$$

この数値は小さいかもしれないので，結果は100倍，1,000倍などされて，100曝露人年や1,000曝露人年と表現される．

➤ **注釈：**曝露人年を使う発現率の計算では，有害事象のリスクはずっと一定であると仮定している．

粗発現率と曝露に基づく発現率がどのように異なった結果を示すかという事例を見てみよう．

事例－粗発現率 vs. 曝露人年に基づく発現率

心筋梗塞発現率を計算するためにすべてのプラセボ対照試験が併合された．500例の被験者がプラセボに曝露され，1,000例が被験薬に曝露された．プラセボ群のすべての被験者は90日間，プ

表15-1 心筋梗塞発現率

投与群	被験者数	心筋梗塞症例数	粗発現率	曝露人年(PYE)	100PYEあたりの心筋梗塞症例数
プラセボ	500	10	2%	123.3	8.1
被験薬	1000	50	5%	623.3	8.0

表15-2 治療との因果関係（治験担当医師の判断による）による有害事象の要約

有害事象 MedDRA PT	プラセボ N=100			被験薬 N=100		
	関連なし	関連あり	合計	関連なし	関連あり	合計
頭痛	6(6%)	3(3%)	9(9%)	9(9%)	1(1%)	10(10%)

ラセボを服用していた．被験薬群では，500例が90日間，残りの500例が1年間服用していた．プラセボ群では10例が心筋梗塞を発症し，一方では被験薬群では50例が発症した．表15-1では，心筋梗塞の粗発現率と100曝露人年あたりの発現率をまとめている．

この事例では，被験薬群に対する曝露はプラセボ群の約5倍である．もし，この曝露の違いが考慮されなくて，粗発現率だけで結論付けられてしまっていたとしたら，心筋梗塞のリスクはプラセボの2倍以上になってしまい，この所見はきわめて深刻な問題となりかねない．曝露を考慮にいれると，発現率は基本的に同じになる．この事例は，もし曝露の違いが治療群間に存在する場合，曝露人年に基づく発現率の計算がいかに重要であるかを強調するものである．

治験担当医師による「関連なし」，「関連あり」の判断

所定の有害事象の統合解析の一つの目的は，治験担当医師によって判断される治療との因果関係に着目することである．症例報告書の有害事象ページで捕捉される情報は，前に述べたように，たとえば，「関連なし」，「関連ないかもしれない」，「関連ないだろう」，「関連あるかもしれない」，「関連あるだろう」，そして「関連あり」のように分類される．解析において，これらの用語は通常二つのカテゴリに再分類される．取り扱いルールでは，「関連なし」，「関連ないかもしれない」と「関連ないだろう」を「関連なし」のカテゴリに入れ，「関連あるかもしれない」，「関連あるだろう」，「関連あり」を「関連あり」のカテゴリに入れる．

▶ **注釈：**「関連ないかもしれない」と「関連ないだろう」と言う用語については，有害事象の世界では議論のあるところである．これら二つの用語は両方とも薬剤に起因する可能性があることをほのめかしており，「関連あり」として取り扱うべきだと主張する人もいる．この議論は，「関連なし」とはまったく関連の可能性がないということであり，因果関係の可能性が少しでもある場合は，たとえ「関連ないかもしれない」であっても，「関連なし」のカテゴリには入れるべきではないということを意味している．この問題が解決するまでは，取り扱いルールはすべて明確に文書で記録されるべきである．

表15-2にこの情報をどのように表示するべきかという事例を示す．

▶ **注釈：**これらの解析は，発現頻度の高い有害事象に定型的に実施されるが，その有用性には限界がある．つまり，常に治験担当医師間で不一致が起こるからである．因果関係は，治験担当医師によって判断されるよりも治療群間で観察された有害事象発現率の違いによって判断するほうがよい．治験担当医師による因果関係判定は個別症例安全性報告の評価において，より有用である．

表15-3　欠測データー解析のために用いた値

欠測情報	解析のために用いた値
有害事象発現日	治験薬の初回投与日
有害事象消失日	事象は継続中であるとみなす
重症度	重度
因果関係（治験担当医師による判断）	因果関係あり

欠測データをどのように取り扱うか

有害事象データの欠測について，次の二つのアプローチのうちの一つを考慮するべきである．

1. 解析から欠測データを除くこと．たとえば，もし1,000例の被験者が被験薬を服用していて，100例が有害事象の重症度に関する情報が欠落していたとすると，この100例は有害事象の重症度の解析からは除外されることになる．もし，このアプローチに従うなら，粗発現率の計算では，分母は1,000ではなく900となる．
2. 表15-3で示すように，欠測データの代わりに**最悪値**を充てること．

これは安全性解析において重要な判断である．審査官はその解析で何かを隠そうとしたり，都合が悪く，好ましくないデータを最小化しようとしたりしているのではないかと考えるかもしれないので，被験者の除外は疑われることがある．どんな方法でも使われたものはすべて報告書の「方法」のセクションに明確に記録されるべきである．

■ 有害事象 vs. 副作用

安全性統合解析においては，有害事象（薬剤との関連があろうがなかろうが，すべての好ましくない事象）の中から，発現頻度の高い**副作用**（すなわち薬剤と関連のある有害事象）を識別することは特に重要である．これにより，メディカルライターと審査官は副作用と，副作用を増加させる原因，最小化する原因に焦点を絞ることが可能になる．統合解析（個別症別安全性報告とは異なり）において，ある発現頻度の高い有害事象が本当に副作用なのかどうかの判定は，治療群横断的に観察される有害事象発現率に**意味のある差**があるかないかの検討を含むさまざまな方法に基づいて行われる．意味のある差であることを判断するために使われる方法論は以下のようなものである．

- **統計的手法** – 仮説を検定する．たとえば，$p \leq 0.05$ という基準を用いて被験薬がプラセボと比べて安全性に差がないという帰無仮説の検定をすることは，特にその試験が重要な安全性事象の差を検出するために十分な検出力がない場合には，お勧めできない．しかしながら，被験薬群とプラセボ群の発現率の差の95％信頼区間を利用することは，有益である場合がある．95％信頼区間は推定の精度を示す区間推定で，被験薬群とプラセボ群との間の安全性パラメータに関する最も良い推定値となる．どんな統計的指標にも言えることだが，信頼区間の使用は臨床的判断に基づいて解釈されるべきである．これは，臨床的に重要性がなくても統計的には有意差が見られることがあるからである．
- **経験則** – 被験薬群での粗発現率を特定するとともに，被験薬群と対照群との間に見られた差の大きさを特定する．たとえば，被験薬群で5％以上かつプラセボ群と比較して2倍以上など．
- **データをよく見る** – 統計的有意差（統計的手法）に達していなくても，規定された基準（経験則）に当てはまらなくても，治療群間での発現率の差を見てその差が臨床的に重要であるか判断する．データのパターンから潜在的薬剤関連性が示唆できることもある．たとえば用量反応性が見られる場合などである．
- 治療群間の発現率の差に着目すること．さらに，統計的有意差（**統計的方法**）が認められなくても臨床的に重要な差，あるいは特定の基準（**経験則**）に合致するか，臨床的判断を行うこと．データのパターンが潜在的な薬剤効果を示唆してくれるかもしれない．たとえば，用量反応関係が認められるなど．

すでに第6章で述べたように，これらいずれの方法にも良い点と悪い点がある．どの方法を選ぶかにかかわらず，臨床的判断は，通常，統計的手法もしくは経験則との組み合わせで用いられる．

例として，血管拡張作用を持つ被験薬の有害事象のまとめを以下に示す．表15-4は被験薬群で1％以上の発現率の有害事象と，その有害事象のプラセボ群での発

現率をまとめたものである.

網掛けした用語は,一つだけ除き,先に示した経験則,すなわち,被験薬で5%以上かつプラセボの2倍以上,に基づき潜在的副作用と考えられたものである.「血圧低下」の発現率は,5%未満であり,プラセボの2倍に満たないが,以下の根拠に基づき,とにかく潜在的副作用に含めるべきである.

- 血管拡張薬の作用メカニズムに基づく事象(血管が拡張すると血圧が下がる)
- 被験薬群の粗発現率がプラセボの2倍以上である

これらに基づき,薬物作用は無視することができないし,「血圧低下」は潜在的副作用として含められる.この事例でみるように,潜在的副作用を特定する際には,臨床的判断と経験則の**両方**が用いられる.

➡ **注釈**:「潜在的」という単語を用いる理由はいくつかある.安全性解析の大部分は前向きではなく後ろ向きである.薬剤との因果関係は証明されたものではなく推論に過ぎない.因果関係の判断は,この事例で血圧低下について述べたように,常に容易なわけではない.さらに,安全性の結論は,常に試験間で一致しているとは限らない.このような理由で,因果関係の確固とした結論を補強するためのさらなる根拠が集まるまで,「潜在的」という用語が使われる.

表15-4では,発現頻度の高い副作用を見極めるときに重要なもう一つのコンセプト,複合用語(combined terms)を状況に応じて使用する必要性が示されている.MedDRAには医学的に関連するたくさんの用語が含まれているため,似たようなMedDRA基本語は,過少報告を防ぐために,一つにまとめてカウントしなければならない場合がある.表15-4では「血圧低下」について複合用語が作られた例が示されている.

「血圧低下」の有害事象発現率は,もしこの複合用語が作られなかったとしたら,表15-5で示すように過少評価されていたであろう.この表では,二つの治療群に対して,事象名は異なるが医学的にはよく似た有害事象の発現率が示されている.これらの用語と粗発現率をそれぞれ結合し,複合用語として示すことは,別々に示すよりも血圧低下(プラセボ2.3%,被験薬4.3%)に関連した複数の事象の真の発現頻度をより的確に示すことになる.

■ 発現頻度の高い副作用の特徴

ひとたび,有害事象が副作用と判定されると,完全な特徴付けが必要となる.つまり,その事象と副作用発現率に影響を与える要因について,よりよく理解するために,さらなる情報が必要となる.

- 症例報告書の有害事象ページで得られた情報(重症度,関連性,介入治療,治療の中止,さらに当該事象が重篤な転に至ったかどうかなど)
- 投与量および用法,用量と体重(mg/kg もしくは mg/m^2),総投与量,薬剤濃度などの投与量関連の要因
- 事象の発現日
- 事象の継続期間(事象が消失するまでにかかった時間)

表15-4 発現率1%以上の有害事象の要約

有害事象 MedDRA PT	プラセボ N=1000	被験薬 N=1000
頭痛	104(10.4%)	233(23.3%)
浮動性めまい	55(5.5%)	124(12.4%)
咽頭炎	76(7.6%)	50(5.0%)
血圧低下[a,b]	23(2.3%)	43(4.3%)
疲労	20(2.0%)	30(3.0%)
悪心	10(1.0%)	10(1.0%)

[a] 血圧低下は以下のMedDRA PTを含む:外来血圧低下,血圧低下,拡張期血圧低下,起立血圧低下,収縮期血圧低下,拡張期低血圧,低血圧,起立性低血圧.
[b] この事象は臨床的判断に基づき潜在的副作用と考えられる.

表15-5　血圧低下に関連する医学的に類似した有害事象の要約

有害事象 MedDRA PT	プラセボ N=1000	被験薬 N=1000
血圧低下	18(1.8%)	30(3.0%)
収縮期血圧低下	5(0.5%)	8(0.8%)
低血圧	0	5(0.5%)
外来血圧低下	0	0
拡張期血圧低下	0	0
起立血圧低下	0	0
拡張期低血圧	0	0
起立性低血圧	0	0

以下を含む探索すべきその他の因子

- 薬剤と以下の項目との潜在的交互作用
  - 人口統計学的特性
  - 併用薬
  - 疾患
- 地理的な地域

■ どのデータを併合するか

　個別の臨床試験は，治療に曝露される被験者数も曝露期間もしばしば小さすぎる．これは，薬剤関連の安全性所見の発見と特徴付けにおいて足かせとなる．したがって，薬剤関連の安全性所見を発見する力を強化するため，また，リスクを増やしたり軽減したりする要因を特定するために，安全性統合解析がすべての試験横断的に実施される．ある試験は併合する，他の試験は分けて示す，という決定はデータに依存する．結果が交絡する可能性のあるデータの併合はしないようにすることが重要である．併合を妨げる重要な要因には以下のようなものがある．

- 異なる試験デザイン-たとえば，並行群間比較試験 vs. クロスオーバー試験(最初にプラセボを投与された被験者は次の期では被験薬を投与される，反対の順序の被験者もいる)
- 異なる投与量-たとえば，推奨用量(100 mgと200 mg)よりも大幅に少ない投与量(10 mg)
- 異なる剤型-たとえば，体内吸収がほとんどないことが予想される局所投与 vs. 静脈注射
- 異なる試験期間-たとえば，1日だけの試験 vs. 1年間の試験
- 異なる試験集団-たとえば，開発中の抗菌薬の評価をするにあたり対象とする被験者の感染が軽い表在性感染 vs. 生命を脅かす感染

安全性統合解析の対象となるデータは通常，次の3つのデータセットにわけられる．

- 第2/3相比較試験-これは治療群横断的な比較のために用いるのにもっともよいデータセットである．
- すべての第2/3相試験-第2/3相試験に参加した**すべての被験者のデータセットで，それには対照をおいていない試験も含まれる．多くの長期継続試験では対照をおかないが，このデータセットからは重要な情報が得られる．このデータセットはまた，すべての第2/3相試験(対照をおいた試験もおかなかった試験も)で発現した**すべての死亡，重篤な有害事象，その他の重要な有害事象を含んでいる．
- すべての第1相試験-このデータセットは限られた価値しか持たない．なぜなら，第1相試験は短期間で，推奨投与量の上下に用量を設定して投与し，被験者(通常は健常成人男性)は多くの場合，第2/3相試験の集団を反映していない．それでも，重要な有害事象やその他の安全性所見が第1相試験でも発現し得るので，被験薬を1回でも投与された被験者はこのデータセットに含まれなくてはならない．

効能(たとえば，高血圧 vs. 狭心症)や，剤型(経口 vs. 外用)など，その他のカテゴリで分けたデータセットも用いられることがある．

　どの試験を併合し，どの試験を併合しないか，どのデータセットが使われるべきか，ということは実に複雑である．臨床薬理や生物統計学，臨床研究，薬剤安全性といった異なった専門分野のアドバイスが時には必要である．

■ 発現までの時間−消失までの時間

発現までの時間と消失までの時間は，いつ頃副作用が発現し，いつ頃消失しそうかということに関して，有益な情報を医療従事者と患者の双方にもたらす．

発現までの時間

一般的に，ほとんどの有害事象が臨床試験の初期段階，すなわち，治療開始後数週間以内に報告される．ほとんどの臨床試験が短期間で実施され，数ヵ月（たとえば3ヵ月以内）かそれよりも短い期間しかカバーしていないので，長期投与の情報は通常，限られたものとなる．長期試験は，特に慢性疾患，たとえば，糖尿病治療，関節リウマチや骨粗しょう症などに対する効能の場合は重要な遅発性の安全性所見を得るために必要である．長期の抗てんかん薬治療による骨の石灰化に対する影響と骨折リスクは，長期曝露後に発現する重要な副作用の一例である[14].

発現までの時間を解析することは，その副作用の発現が，早いか遅いかという判断の助けになる．この情報は以下のような色々な方法で表示される．

- 特定の期間，たとえば，2週未満，2週以上4週未満，4週以上3ヵ月未満などに基づいて有害事象の発現を評価する．
- 発現時間の平均値あるいは中央値を計算する．
- 実際の事象発現時間を治療群ごとにグラフィカルに表示する統計手法の一つであるカプラン−マイヤー法を用いる．

> **注意：**表15-6で示すように，治験依頼者が不適切に短期試験での有害事象発現率と長期試験での発現率を比較したり，その有害事象の発現時期を無視してしまうと間違いが起こる．は短期試験は6ヵ月未満の試験として定義され，長期試験は6ヵ月以上の臨床試験と定義されている．この表で示される発現率は，有害事象の発現までの時間を考慮したものではない．もし，長期試験の被験者の1例は治療開始後1日で，もう1例は1年後に有害事象が発現したとすると，これら二つの事象は同じ方法でカウントされる．この表からは，長期投与後に起こった事象を特定することは不可能である．この表では，短期試験に参加した被験者が4,000例で，一方，長期試験に参加した被験者は200例であったことが示されており，短期試験と長期試験を比較しても有害事象発現率に差は認められない．これらの結果は間違った結論を導きやすい．長期曝露後の効果をよりよく理解するためには，表15-7で示すように有害事象発現までの時間によってデータを分けて解析するべきである．この表では，両方の試験が併合され，表示された時間内で治療を受けた被験者が何例いたかが各欄に示されている．ある期間でカウントされる被験者はまた，それより短い期間でもカウントされている．たとえば，12ヵ月以上薬剤に曝露している被験者は，他の期間にも含まれている．なぜなら，彼らは，3ヵ月未満，3ヵ月以上6ヵ月未満，6ヵ月以上12ヵ月未満，12ヵ月以上のいずれの期間においても薬剤を服用しているからである．言い換えれば，各期間は被験者が薬剤を服用したときのその瞬間の**スナップ写真**を示しているようなものである．従って，発現率は，各期間で最初に事象発現が報告された被験者数に基づいて計算される．たとえば，もし，発疹の発現が3ヵ月以上6ヵ月未満の期間に起こったとすると，被験者は，期間だけにカウントされることになる（発疹が次の期間に持続したとしても）．この方法で表が作成されると，異なった結果が認められる．この表は，悪心と嘔吐が，早期に発現し，やがてその事象発現率は減少していくことを示している．発疹は比較的一定水準に落ち着いていることがわかる．呼吸困難は，早期と再び12ヵ月の曝露後に，二峰性の分布が認められ，長期曝露後に高い発現率を示している．これは，審査官に呼吸困難がもっと詳細にレビューされ，探求されるべき事象であることを警告するものである．なぜなら，これは遅発性の薬物作用のシグナルかもしれないからだ．

試験が長くなればなるほど，有害事象発現率は高くなることを心に留めておくこと．数年の試験であれば，通常，すべての被験者が少なくとも一つの有害事象を引き起こすものであり，頭痛や悪心などの一般的な集団で頻度が高い有害事象であれば80％以上の被験者で観察されるかもしれない．このことが短期試験との比較をいっそう難しくしているのだ．別の言い方をすれば，もしずっと長い期間プラセボを服用するとしたら，それがプラセボであるにも関わらず，いつの日にか寿命が尽きて死亡というイベントが観察されるだろう，ということである．

表15-6　正しくない事例：短期試験と長期試験からの有害事象発現率の比較

有害事象 MedDRA PT	短期試験での被験者 N=4000	長期試験での被験者 N=200
悪心	600(15%)	28(14%)
嘔吐	480(12%)	28(14%)
発疹	400(10%)	18(9%)
呼吸困難	360(9%)	20(10%)

表15-7　正しい事例：有害事象の要約－発現までの時間

有害事象 MedDRA PT	3ヵ月未満 N=4200	3ヵ月以上6ヵ月未満 N=4000	6ヵ月以上12ヵ月未満 N=200	12ヵ月以上 N=100
悪心	620(14.8%)	2(<0.1%)	4(2.0%)	2(2.0%)
嘔吐	504(12.0%)	4(0.1%)	0	0
発疹	252(6.0%)	153(3.8%)	8(4.0%)	5(5.0%)
呼吸困難	361(8.6%)	1(<0.1%)	0	18(18.0%)

消失までの時間

　消失までの時間を計算する方法は発現までの時間について記載した方法と似ている．しかし，治療期間が終了したときにいくつかの事象は進行中ということが起こりがちである．消失まで長い時間がかかったり，消失しない副作用は，特に臨床的に重要である．有害事象が消失するまで被験者を追跡調査するあらゆる努力がなされるべきである

■ 審査官にとって見やすいデータ表示

　いつでも可能な限り本文中にダッシュボード型のデータ表示をするべきである．ダッシュボードとは車の状態や操作についてキーとなる情報がひと目でわかるようになっている自動車のダッシュボードと同じ意味合いである．ダッシュボード型データ表示は審査官ににとって親切な方法であり，適切に表示されていれば1か所で関連情報のすべてを見渡せるようになる．こうすれば有用性や，重要性の低い情報しか持たないデータの山に埋もれてしまっている可能性のある情報を探すために，多くの異なった付録を検索する手間を減らすことができて，審査官の仕事が楽になる．このような本文中に示すデータ表示は作成するのに少し時間がかかるかもしれないが，明確で有用な情報を提供するための投資としては価値がある．ダッシュボード型表示やその他の審査官にとって使いやすいデータ表示の事例を本章と本書全体にわたって示す．

■ 発現頻度の高い有害事象の解析－市販後

　市販後の発現頻度の高い有害事象の解析の目的は，有害事象のタイプや頻度，重症度が時間の経過とともに変わり，薬剤のベネフィット・リスク・プロファイルに変化を生じていないかどうかを調べることである．このために用いられる方法は，臨床試験で用いられる方法とはかなり異なる．治療群横断的に有害事象を比較できる臨床試験とは違って，市販後の自発報告有害事象では，そうすることができない．この理由は主に有害事象の報告件数が少ないこと[15]，曝露の不確実性，そして対照群がないことである（第2章参照）．頻度の増加を調べるために用いられる方法は，第6章で述べた．**市販後研究**の有害事象は，臨床試験の有害事象と同じ手法で解析される．

■ 発現頻度の高い有害事象のまとめ方 －臨床試験

　本セクションでは，一般の有害事象をどのようにまとめるかについて説明する．付録Ⅱ「Meproの安全性統合解析」では，安全性統合解析での発現頻度の高い有害事象データのまとめ方の事例を示している．

1. 以下の章を参照すること．
   - 第3章：「継続的にアップデートされる安全性統合データベース－それなしでは生きていけないもの」
   - 第4章：「コーディングの基礎」
   - 第5章：「因果関係の判定－個別症例安全性報告（ICSR）」
   - 第6章：「因果関係の判定－集積データ」
   - 第7章：「エビデンスの重みを判断する－パターンと関連性」
   - 第8章：「臨床的重要性の判定…それで何？」
2. 治験薬概要書をレビューすること．動物毒性の所見や薬剤の薬物動態学的，薬力学的プロファイルにより，潜在的副作用を見抜くことができる．たとえば，被験薬曝露によりイヌで高い白内障の発現率が認められたとすると，ヒトでの白内障の発現についてはどうか，腎臓での薬剤蓄積がある場合は潜在的「腎障害」はどうか，薬剤に血管拡張作用がある場合は潜在的低血圧はどうか，というようにそれらの潜在的副作用を警戒すべきである．
3. もし被験薬がある薬効群に含まれるなら，同じ薬効群の薬剤ですでに報告されている副作用（被験薬がNSAIDであれば消化管出血など）と似たタイプの副作用については注意すること．
4. 有害事象の完全で正確な情報を集めること．
5. 報告書の「方法」のセクションで，「試験治療下に発現した有害事象」を定義し，本章の前半で述べたように計算方法を示すこと．
6. もし曝露が治療群間で異なっていたら，曝露人年によって有害事象を計算することを思い出すこと．
7. 以下のような有害事象解析を行うこと（これらの解析で示される結果によっては，その他の解析も必要になるかもしれない）．

➡ **注釈**：これらさまざまに異なる膨大な有害事象解析の結果は，付録とされ，データのほとんどは報告書の本文中では述べられない．通常，わずかな関連情報だけが本文中で述べられる．事例は，本章と付録Ⅱの「Meproの安全性統合解析」で示す．

   - 有害事象の概説－治療群横断的な関連性のある有害事象情報のスナップショットのまとめであり，以下を含む．
     - 総合的な有害事象発現率，すなわち，有害事象が1件以上報告された被験者
     - 関連性のある有害事象（治験担当医師に判断として）
     - 重度の有害事象
     - 重篤な有害事象
     - 死亡
     - 中止に至る有害事象
   - MedDRA基本語およびSOCによる有害事象
   - 頻度の高い順に並べた有害事象のまとめ
   - 投与量ごとの有害事象のまとめ
   - 治療中止に至った有害事象
   - 薬剤との関連性による有害事象（治験担当医師に判断されたもの）のまとめ
   - 重症度による有害事象のまとめ
   - 発現までの時間による有害事象のまとめ
   - 消失までの時間による有害事象のまとめ
   - 有害事象－短期 vs. 長期
   - 併用薬による有害事象のまとめ
   - 人口統計学的特性およびベースライン特性による有害事象のまとめ
     - 年齢
     - 性別
     - 人種
     - 体重
     - 腎機能（ベースラインのクレアチニン値による）

➡ **注釈**：腎機能のサブグループ解析は，ベースラインでのクレアチニン値の異常がみられる被験者が解析するには少なすぎるため，通常行われない．

   - 地理的な地域による有害事象のまとめ

これらの解析は，安全性統合解析に含まれるそれぞれのデータセット，第2/3相比較試験，すべての第2/3相試験，すべての第1相試験などに対して実施される．想像できるように，さまざまなデータの切り口すべてだと，何百もの表や何冊もの付録となる．

ヒント：治験依頼者は通常，表15-8に示すように合計欄を設けて，異なった治療群からの結果の合計を示す．これは審査の立場からするとまったく無意味である．なぜなら，ゴールは治療の差を識別することであり，治療群横断的に結果を比較することによって達成されるからである．このような合計欄を設けるために，追加解析プログラムが

必要になり，まったく時間と紙の無駄であり，コストもかかるし，邪魔でしかない．合計欄の適切な使用方法は，表15-9に示すように治療群内の被験者を被験薬合計として「まとめる」ためのものである．

---

8. 不必要な解析プログラム作業はやめること．
9. ユーザーにとって使いやすい表形式を産み出すこと．

ヒント：本文中の表について，表15-9で使われる形式が推奨される．この詳細な表は，プラセボ，被験薬の各用量の合計（すなわち，併合した被験薬群のすべての投与量群），および実対照薬を含む．この形式は，治療群横断的な比較を容易にし，用量依存的な所見を識別するのにより都合が良い．

➡ **注釈**：表15-9は，潜在的副作用の発見に役立つデータ表示の例でもある．この表には，架空の被験薬のNSAIDと架空の既存薬のNSAID（実対照薬）をプラセボと比較した結果をまとめてある．PUB症状（穿孔，潰瘍，出血）を除いて，グレーの網掛けした用語は前に述べた経験則を用いた副作用の分類に合致する．潜在的副作用のリストにPUB症状を含めるかどうかの決定は以下の理由で臨床的判断となる．

- PUB症状はNSAID群の効果として知られている．
- 全被験薬のPUB症状発現率がプラセボの2倍以上である．
- 用量依存性が認められる．

この表は被験薬と実対照薬の両方で同じ副作用があることも表示している．特に，被験薬の低用量群と比較した時，一貫して実対照薬群で発現率が高いことがわかる．これは一概に被験薬が実対照薬よりも安全であるという証明にはならない（第6章参照）．注目すべきは，頭痛の発現率が低いことがプラセボに比較して被験薬でも実対照薬でも認められていることである．この所見はNSAIDの鎮痛作用特性に合致し想定されるものである．

10. 本文中で述べられる主要なデータセットは何かを決めること．この決定はデータに依存するが，発現頻度の高い有害事象の比較にあたっては，第2/3相比較試験に焦点をあてることが推奨される．これがもっとも客観的な提示であり，発現頻度の高い副作用を特定する最善の方法である．交絡（混乱）の可能性も最小化される．

最大の焦点は第2/3相比較試験のデータセットであるべきだが，第2/3相比較試験のデータセットから得られる結果とすべての第2/3相試験のデータセットから得られる結果が実質的に異なるかどうか，もしそうであれば，その違いは何かということも本文中に記載すること．すべての第1相試験のデータセットからのいかなる重要な所見も本文中に記載すべきである．

➡ **注釈**：死亡，その他の重篤な有害事象，その他の重要な有害事象については，すべての第2/3相試験のデータセットに焦点を移すことが推奨される．こうすれば，たとえば，対照のない第3相試験における死亡などの重要な事象が除外されることはない．このことについては次の章で詳しく述べる．どのデータセットが使われたかに関わらず，どの付録にそれぞれのデータセットからの完全な結果を掲載しているかを本文に示すこと．こうすれば，もし，審査官が本文で強調されていないデータを見たいと思った時に簡単にその情報が見つけられる（付録Ⅱの「Meproの安全性統合解析」の事例を読めば，さらによく理解出来るであろう）．

表15-8　正しくない事例：有害事象の要約

有害事象 MedDRA PT	プラセボ N=100	被験薬 N=100	合計 N=200
頭痛	51(51%)	48(48%)	99(50%)
浮動性めまい	22(22%)	45(45%)	67(34%)
咽頭炎	8(8%)	6(6%)	14(7%)

表15-9 発現率1%以上の有害事象[a]の要約－第2/3相比較試験

有害事象 MedDRA PT	プラセボ N=2200	ID=5mg N=2450	ID=10mg N=2400	ID=15mg N=325	ID合計 N=5175	実対照薬 N=2225
すべての有害事象	1376(62.0%)	1853(75.6%)	1883(78.5%)	268(82.5%)	4004(77.4%)	1802(81.0%)
浮動性めまい	333(15.0%)	360(14.7%)	377(15.7%)	44(13.5%)	781(15.1%)	334(15.0%)
心窩部不快感	24(1.1%)	174(7.1%)	188(7.8%)	30(9.2%)	392(7.6%)	200(9.0%)
悪心	69(3.1%)	142(5.8%)	170(7.1%)	29(8.9%)	341(6.6%)	276(12.4%)
頭痛	533(24.0%)	183(7.5%)	126(5.3%)	13(4.0%)	322(6.2%)	267(12.0%)
鼻咽頭炎	144(6.5%)	152(6.2%)	110(4.6%)	24(7.4%)	286(5.5%)	122(5.5%)
上腹部痛	67(3.0%)	123(5.0%)	180(7.5%)	30(9.2%)	333(6.4%)	185(8.3%)
消化不良	44(2.0%)	100(4.1%)	142(5.9%)	21(6.5%)	263(5.1%)	232(10.4%)
嘔吐	64(2.9%)	105(4.3%)	132(5.5%)	21(6.5%)	258(5.0%)	174(7.8%)
PUB症状	1(0.05%)	17(0.7%)	40(1.7%)	10(3.1%)	67(1.3%)	97(4.4%)

[a] ID合計において1%以上のもの.
ID：被験薬，PUB症状：穿孔，潰瘍，出血．
網掛け部分は，潜在的副作用と考えられるもの．

ヒント：表15-9の網かけ部分は発現頻度の高い潜在的副作用を示している．ひとたび，発現頻度の高い潜在的副作用が特定されると，これらの事象は本文中の表で焦点とされ，本文で述べられるべきである．治療と無関係な発現頻度の高い事象の記述は混乱を招き，薬剤のリスク・プロファイルの洞察にはならない．

11. 本文中の表には潜在的副作用だけを以下の区分で示すこと．
    ■ 用量
    ■ 薬剤との関連性
      （治験担当医師の判断による）
    ■ 重症度
    ■ 発現までの時間
    ■ 消失するまでの時間
    ■ 短期 vs. 長期
    ■ 併用薬
    ■ 人口統計学的特性とベースライン特性
    ■ 地理的な地域
    ■ 中止に至った有害事象（次章参照）

表15-10では，潜在的副作用発現率の用量依存性を発見するためのデータ表示例を示している．この表は，表15-9と似ているが，潜在的副作用と識別された事象のみが記載されている．上述したような，その他に必要となる解析に対するさらに多くのデータ表示例が付録IIの「Meproの安全性統合解析の事例」に示されている．

この表では，最初の結果の行に何らかの有害事象を発現した被験者の発現割合がまとめられている．この情報を含めることで，すべての事象の概説（有害事象と潜在的副作用を併せたもの）が審査官に提供される．この表のその他の部分は潜在的副作用に焦点を当てている．データがダッシュボード型で表示されれば，審査官は治療群横断的に結果を比較することも，表15-10で示すように用量効果があるかどうかを決めることも容易にできる．

12. 潜在的副作用の見逃しを恐れないこと．レビューするにあたって，勤勉で客観的である限り，そして，潜在的副作用を特定する方法が記録され，透明性が確保される限り，審査官は感覚的にどれが副作用かということを決めることができる．もし正直に，徹底的にそして包括的にレビューを実施しているならば，審査官があなたが犯した何か重大な見逃しを発見することはないだろう．**逆も真なり！**

13. もっとも使用頻度の高い併用薬（すなわち，治療期間中に用いられたもの）に着目すること．この解析は，さらに薬剤関連性のエビデンスを示す．たとえば，表15-10で示した結果は被験薬と実対照薬両方における消化管関連副作用である．もし，プロトンポンプ阻害薬，制酸剤，その他の消化管治療薬の併用使用率が高ければ，消化管関連事象が薬剤に関連しているというエビデンスの重みが増すことになる．

14. 虚心坦懐たれ．有害事象は常に**不都合**なものではない（第6章参照）

表15-10　投与量による潜在的副作用の要約－第2/3相比較試験

有害事象 MedDRA PT	プラセボ N=2200	ID=5mg N=2450	ID=10mg N=2400	ID=15mg N=325	ID合計 N=5175	実対照薬 N=2225
すべての有害事象	1376(62.0%)	1853(75.6%)	1883(78.5%)	268(82.5%)	4004(77.4%)	1802(81.0%)
心窩部不快感	24(1.1%)	174(7.1%)	188(7.8%)	30(9.2%)	392(7.6%)	200(9.0%)
悪心	69(3.1%)	142(5.8%)	170(7.1%)	29(8.9%)	341(6.6%)	276(12.4%)
上腹部痛	67(3.0%)	123(5.0%)	180(7.5%)	30(9.2%)	333(6.4%)	185(8.3%)
消化不良	44(2.0%)	100(4.1%)	142(5.9%)	21(6.5%)	263(5.1%)	232(10.4%)
嘔吐	64(2.9%)	105(4.3%)	132(5.5%)	21(6.5%)	258(5.0%)	174(7.8%)
PUB症状	1(0.05%)	17(0.7%)	40(1.7%)	10(3.1%)	67(1.3%)	97(4.4%)

ID：被験薬．

表15-11　有害事象用語[a]による市販後報告の要約

MedDRA SOC/PTによる有害事象	自発報告／規制当局	市販後研究	文献	合計
血液およびリンパ系障害				
斑状出血	98(5)	15	5(2)	118(7)
貧血	47(3)	4	5(2)	56(5)
白血球増加症	19(2)	10(1)	0	29(3)
好中球減少症	1	1	0	2
血小板減少症	1(1)	0	0	1(1)
心臓障害				
動悸	40	27	10	77
高血圧	10(2)	1(1)	5(2)	16(5)
頻脈	9	7	4(1)	20(1)
心筋梗塞	3(3)	0	1(1)	4(4)
神経系障害				
不眠症	20	16	1	37
うつ病	5(1)	2(1)	1	8(2)
不安	3	3	0	6

[a] ( )の中の数字は，重篤と考えられる有害事象の数を示す．　斜体は未記載の有害事象である．

■ 発現頻度の高い有害事象のまとめ方－市販後データ

ここでは，発現頻度の高い有害事象のまとめ方について述べる．付録Ⅳ「6ヵ月定期的安全性最新報告－Mepro」では，PSURの中でのこの情報の表示方法と，まとめ方を示す．

1. 前述(P.114)で紹介した章を読むこと．
2. 表15-11に示すように，PSURの報告期間中に報告されたすべての有害事象のまとめの表を提示すること(これは第6章の表6-2の複製である)．まとめの表の形式と内容は，「ICH E2C(R1)：臨床安全性データマネジメント：市販医薬品定期的安全性最新報告[6]」に記載されているものから多少変更しても構わない．ただし，規制当局が特定の様式を要求しない限り，表15-11に示すような様式が推奨される．なぜなら，そこには，情報源横断的にすべての事象がダッシュボード型に表示されており，重篤な事象もそうでないものも含まれているからである．

➡ **注釈**：この表では，報告期間中に報告されたもっとも発現頻度の高い有害事象は，「斑状出血」，「動悸」，「貧血」であることを示している．また，大多数の事象は，重篤でないことを示している．重篤な事象は臨床的重要性

がより高く，重篤でない事象をみることも重要である．重篤かどうかにかかわらず，同じ有害事象であれば，事象の大きさと重症度が異なっていたとしても，同じ現象を示すこともある．たとえば，ある患者が重篤でない「血小板減少症」，すなわち，値が$100 \times 10^3/mm^3$（通常，$140 \sim 400 \times 10^3/mm^3$）で症状がなく，一方もう一人の患者は，血小板が$20 \times 10^3/mm^3$で出血を起こし，入院（重篤な事象）が必要な場合もある．「血小板減少症」の重症度は二つのケースで大きく異なっているにもかかわらず，双方のシグナルは潜在的血小板減少効果を示す．似たようなケースが大量にあれば，それは潜在的薬物作用の手がかりではあるが，人を惑わす情報にもなり得る．因果関係を支持する，あるいは否定するエビデンスに重み付けを行なうために，（第5章から第8章で述べたような）他の判定のアプローチを取ることが必要である．

3. 頻度が増えたかどうかの判断に対するアプローチが提示されている第6章を参照すること．

注意：頻度増加をどうやって計算するかは，規制当局でも特定していない．1997年にFDAは，実際に，事象の頻度増加を緊急報告の対象とすることを取りやめた[16]．この要求を取りやめる以前に，FDAは頻度増加を緊急報告対象とすることを中断していた[17]．現時点で標準的な公式は存在しないので，用いられた方法はPSURに明示されるべきであり，ある報告対象の期間とその次の期間では同一の方法が用いられるべきである．これまで，報告件数が少ないこと，正確な曝露情報が欠落していること，そして適切な頻度増加の計算方法がないことの問題について述べたが，他にも多くの要因によって間違った結論に導かれる可能性があることを付け加えておく．

結論：市販医薬品の頻度計算は，せいぜい仮説設定に過ぎない．しかし，少なくとも，発見されることを待っている未発見の手がかりが潜んでいるかもしれないデータに目を向けさせる効用はある．

参考文献

1. International Conference on Harmonisation of Technical Requirements for Registration of Pharmaceuticals for Human Use. Structure and Content of Clinical Study Reports E3. Geneva, Switzerland: ICH Secretariat; November 1995. http://www.ich.org/fileadmin/Public_Web_Site/ICH_Products/Guidelines/Efficacy/E3/Step4/E3_Guideline. Accessed December 1, 2011.

2. International Conference on Harmonisation of Technical Requirements for Registration of Pharmaceuticals for Human Use. The Common Technical Document for the Registration of Pharmaceuticals for Human Use—Efficacy—M4E (R1) Clinical Overview and Clinical Summary of Module 2 Module 5: Clinical Study Reports. Geneva, Switzerland: ICH Secretariat; September 2002. http://www.ich.org/fileadmin/Public_Web_Site/ICH_Products/CTD/M4__R1__Efficacy/M4E__R1_.pdf Accessed December 1, 2011.

3. "Guideline for the Format and Content of the Clinical and Statistical Sections of an Application." July 1988. http://www.fda.gov/downloads/Drugs/GuidanceComplianceRegulatoryInformation/Guidances/UCM071665.pdf. Accessed March 26, 2010.

4. Center for Drug Evaluation and Research, Food and Drug Administration, Department of Health and Human Services. Guideline for Conducting a Clinical Safety Review of a New Product Application and Preparing a Report on the Review. February 2005. http://www.fda.gov/downloads/Drugs/GuidanceComplianceRegulatoryInformation/Guidances/ucm 072974.pdf. Accessed March 26, 2010.

5. Code of Federal Regulations. PART 314 - APPLICATION FOR FDA APPROVAL TO MARKET A NEW DRUG, Subpart B - Applications, Sec. 314.80 Postmarketing reporting of adverse drug experiences. April 2009. http://www.accessdata.fda.gov/scripts/cdrh/cfdocs/cfcfr/CFRSearch.cfm?fr=314.80. Accessed March 26, 2010.

6. International Conference on Harmonisation of Technical Requirements for Registration of Pharmaceuticals for Human Use. Clinical Safety Data Management: Periodic Safety Update Reports for Marketed Drugs E2C (R1). Geneva, Switzerland: ICH Secretariat; November 2005. http://www.ich.org/fileadmin/Public_Web_Site/ICH_Products/Guidelines/Efficacy/E2C/Step4/E2C_R1__Guideline.pdf Accessed December 1, 2011.
7. Volume 9A of The Rules Governing Medicinal Products in the European Union—Guidelines on Pharmacovigilance for Medicinal Products for Human Use. September 2008. http://ec.europa.eu/health/files/eudralex/vol-9/pdf/vol9a_09-2008_en.pdf Accessed January 10, 2012.
8. A Guideline on summary of product characteristics (SMPC). September 2009. http://ec.europa.eu/health/files/eudralex/vol-2/c/smpc_guideline_rev2_en.pdf
   Accessed March 26, 2010.
9. US Department of Health and Human Services, Food and Drug Administration. Voluntary reporting [Form FDA 3500]. http://www.fda.gov/ Safety/MedWatch/HowToReport/DownloadForms/ default.htm. Accessed March 26, 2010.
10. US Department of Health and Human Services, Food and Drug Administration Mandatory reporting [Form FDA 3500A]. http://www.fda.gov/Safety/MedWatch/HowToReport/DownloadForms/default.htm. Accessed March 26, 2010.
11. Council for International Organizations of Medical Sciences. Suspect adverse reaction report. http://www.cioms.ch/form/cioms.pdf. Accessed March 26, 2010.
12. Giusti RM, Iwamoto K, Hatch KE. Diethylstilbestrol revisited: A review of the long-term health effects. Ann Intern Med. 1995; 122(10): 778–788.
13. Saltiel E, McGuire W. Doxorubicin (Adriamycin) Cardiomyopathy—A critical review. West J Med. 1983; 139(3): 332–341.
14. Epstein S, Tannirandorn P. Drug-induced bone loss. Osteoporos Int. 2000; 11:637–659.
15. Hazell L, Shakir SA. Under-reporting of adverse drug reactions: a systematic review. Drug Safety. 2006;29: 385–396.
16. Department of Health and Human Services. Postmarketing Expedited Adverse Experience Reporting for Human Drug and Licensed Biological Products; Increased Frequency Reports. Federal Register. 62 FR 34166, June 25, 1997.
17. Center for Drug Evaluation and Research, Food and Drug Administration, Department of Health and Human Services. Guideline for Postmarketing Reporting of Adverse Drug Experiences. March 1992. http://www.fda.gov/downloads/Drugs/fda.gov/ Guidances/ucm071987.pdf. Accessed March 26, 2010.

第16章

有害事象 その2
死亡,死亡以外の重篤な有害事象,その他の重要な有害事象,および有害事象の器官系もしくは症候群による解析

前の章では,発現頻度の高い有害事象について述べた.本章の目的は,発現頻度はさして高くないが,臨床的には重要である事象(死亡,死亡以外の重篤な有害事象,およびその他の重要な有害事象)に焦点を当てることである.副作用(薬剤に関連した有害事象)は,たとえその発現頻度が低くても,薬剤のリスク・プロファイルに重大な影響を与え得るし,ベネフィット・リスク・プロファイルを望ましくない方向に傾かせ得るものである.臨床開発期間中は,発現頻度が高くないまれな有害事象を検出する力は非常に限られている.なぜなら,被験薬に曝露される患者数が限られているし,その期間もきわめて短いからである.いったん薬剤が市場に出れば,今度は,報告数や曝露された患者数が不明確なことや,比較のための対照群が設定されていないことで,情報の不完全さ,データの質の低さと相まって,低頻度だが重要な有害事象を特定することの難しさが浮き彫りになる.このような理由で,発現頻度の高くない,まれな有害事象を発見し,その事象が薬剤に関連したものなのかどうかを究明することは,干し草の山の中から針を探し出すのに匹敵するくらい難しいのである.干し草の中の針を見つけようとするときに,最初にするべきことは,干し草の山を特定することである.薬剤の安全性の世界では,「干し草の山」は死亡,死亡以外の重篤な有害事象,およびその他の重要な有害事象にあたる.

■ その他の重要な有害事象

「その他の重要な有害事象」は,ICHやFDAから出されている各種ガイダンスにて以下のように定義されている[1-4].

- 被験薬の投与中止,減量,もしくは併用薬の追加を含む,何らかの介入の原因となる事象.
- 血液学的検査,もしくはその他の臨床検査の顕著な異常で,重篤の定義には該当しないもの.
- 潜在的に重要な異常.つまり,重篤ではないが,臨床的には重要であるもの(てんかん性発作,失神エピソード,起立性の症状など).

上の一つ目のカテゴリに入る事象は客観的であり最も特定しやすいのに対して,残りの二つのカテゴリに該当する事象は主観的であり,その特定には医学的な判断が必要となる.この後者の二つのカテゴリに入る

事象を，この章では「注目すべき有害事象」と呼ぶことにする．この「注目すべき有害事象」は，初期の所見では，重篤でもないし，臨床的に重要にも見えず，単独で観測された場合には見逃されがちである．しかしながら，これらの個々の事象も，その他の医学的に類似した事象や関連する他の安全性所見と併せれば，異なる様相が浮かび上がる可能性があるのだ．そのため，臨床的安全性の要約（SCS）においては，「器官系もしくは症候群による有害事象のまとめ」と冠されたセクションが設けられている[2]．市販医薬品に関する定期的安全性最新報告（PSUR）においても，「器官別大分類（以下SOC）による有害事象のまとめ」を必須としている[5,6]．このようなデータレビューをすることで，干し草の山の中の針を見つける可能性は高まる．この解析がどんなもので，どのように実施すればいいかをこの章で紹介する．

■ 統合的レビュー

発現頻度の高くない所見を特定する頻度を上げるために，可能性のある**手がかり**はすべて検索の対象にする必要がある．手がかりは，「卒倒」と「意識喪失」など，異なる名称の類似した有害事象としてあげられているかもしれない．有害事象と臨床検査のように，異なる範疇に分かれて手がかりが出現する可能性もある．たとえば，「高血圧」は，有害事象として報告もされるし，血圧測定値の上昇傾向として観測されることもある．その全体像がみられるよう，入手できるエビデンスをすべて提示し，統合することが必要になる．第7章「エビデンスの重みを判断する－パターンと関連性」では，これらの手がかりを探す方法が説明されている．

■ トップダウンのアプローチ

死亡，死亡以外の重篤な有害事象，およびその他の重要な事象の解析とレビューには，系統的なトップダウンのアプローチを採用するべきである．データを以下に示すような順番で，より一般的な情報（グループや集団としての情報）から特定の情報（個別症例の情報）へとレビューしていく．

- 治療群ごとの有害事象の発現頻度．治療群ごとに曝露の不均衡がある場合は，曝露人年（PYE）を用いた発現率も提示する（第15章参照）．
- 一覧表，もしくは症例プロファイル（後述）．
- 症例経過等の記述．

抜けや漏れのない情報を報告書の別添として適切に提示するべきである．治験薬に関連のある有害事象など，抜粋した情報のみを報告書の本文の中で述べること．何を報告書の本文中で抜粋するべきかについて模範解答はなく，データをよく見て決定するしかない．薬のリスクについての物語を執筆しているのだということ忘れてはいけない．リスク評価を裏付けるすべての**エビデンス**は，審査官が執筆者と同じ結論に到達できるよう，読み手側にとって親切な方法で提示されることが大事である．どのデータを提示するべきかについては執筆者が決定しなければならない．具体的にどうするかは，安全性統合解析（IAS）の事例と，PSURの事例として，それぞれ付録Ⅱおよび付録Ⅳに示した．

ヒント： 死亡，死亡以外の重篤な有害事象，およびその他の重要な有害事象のうち薬剤と関連があると考えられるもの（治験担当医師もしくは治験依頼者の判断として）は，その記載量が多すぎて現実的でない場合（大部分の患者，またはすべての患者が亡くなってしまうある種のがんを対象とした薬など）を除き，本文中にも簡潔に抜粋されるべきである．それにより審査官はその事象についての理解を深めることができる．実は薬と関連しているかもしれない事象が潜んでいないかどうかを確認するために，関連がないと考えられている死亡や重篤な有害事象，およびその他の重要な有害事象についても目を通すべきである．

■ 器官系もしくは症候群による有害事象の解析とはどんなものか？実際にどうするのか？

「症候群」という単語の意味の理解から始めよう．症候群とは，特定の疾病に伴う一連の症状・徴候を示す疾患の名称（Hermansky Pudlak 症候群など），もしくは，同じ名称を持つが原因は異なる一連の疾病（ネフローゼ症候群など）のことである．症状は第7章で述べたように，患者自身が経験・詳述する**主観的**な身体の異常感や障害である．例としては，頭痛や腹痛，浮動性めまいなどがある．それに対して，患者本人以外の誰かにより認められる**客観的**な異常のエビデンスを徴候という．頻脈，血圧の上昇，肝腫脹（肝臓の肥大），血糖値の上昇やMRIにより観察されるがんの転移巣の数や大きさ，位置などがその例である．

症候群には，病態に「症候群」を付けて名前にしたも

のと，病態だけで「症候群」を含まない名前のものがある．向精神薬の使用時に起こりうる生命を脅かす病態である「**悪性症候群**」は前者の例，深刻な筋肉の損傷に伴う病態を示す横紋筋融解症は後者の例である（これらのイベントの記載については第11章参照）．そもそもすべての疾患は一連の症状・徴候を伴うものであるため，症候群という用語の使用には紛らわしさがある．たとえば，急性心筋梗塞は，胸痛（症状）と心筋酵素の上昇（徴候），そして特有の心電図所見（徴候）を伴う．その有害事象が症候群なのか，疾患なのか，というのは実は重要なことではない．重要なことは，報告された有害事象が個々の症状・徴候ではなく，**診断結果を示しているか**である．症状・徴候は，非特異的であることがあり，さまざまな病態において同じ症状・徴候が起こり得る．さらには，特定の疾患や症候群の症状・徴候であっても，異なるSOCにまたがって散在し得るため，有害事象の集計がSOCごとに行われている場合は，審査官が個々の医学的状態や症状を特定できる可能性は著しく制限されてしまう．器官系もしくは症候群ごとに有害事象を見ることの目的は，さまざまなSOCでまとめられた多くの個別の有害事象名から特定の疾患や症候群を積極的に見付け，それらを特定することである．有害事象に加えて，臨床検査値，バイタルサイン，心電図，身体検査からも，その固有の症候群や疾患に符合する所見が得られるかもしれない．これらのさまざまな安全性所見はすべて統合されるべきである．つまり，薬剤との関連性の有無を示すエビデンスとしての重みづけを決定するために，まとめて提示されるべきである．

この考え方を横紋筋融解症で解説してみよう．上述したように横紋筋融解症は，筋組織が深刻な損傷を受けている病態である．筋細胞から筋酵素である**クレアチンキナーゼ**が漏れ出し，血中濃度の上昇を招く．重症なケースでは**ミオグロビン**（ヘモグロビンに類似する酸素を結合するタンパク質）も筋細胞から漏れ出す．ミオグロビンは腎臓にダメージを与え，腎不全を引き起こす可能性がある．横紋筋融解症の症状としては筋痛や筋力低下が挙げられる．徴候としては，血中のクレアチンキナーゼの上昇と，しばしばミオグロビン血症，ミオグロビン尿症および血中クレアチニンレベルの上昇，乏尿，あるいは急性腎不全などの腎機能障害のエビデンスがある．

MedDRA標準検索式（Standardised MedDRA Queries：以下SMQ）が使える状況であれば，その疾患・症候群を特定するのに最適な有害事象検索用語を得ることができる．特に，その疾患・症候群に伴う有害事象が異なるSOCにまたがって存在している場合に有効である．SMQで「横紋筋融解／ミオパチー」に用意されている有害事象用語を表16-1に示す．6つのSOCにまたがる45の基本語（Preferred Terms：PT）が含まれている．より横紋筋融解症に固有のPTがいくつか存在しているが，これらは検索上の**狭義語**として作成されている．それに対して，特異性の低い用語（つまり，その他の状態でも観測し得るようなもの）は，**広義語**と呼ばれる．

横紋筋融解症は筋肉の損傷に関連しているため，クレアチンキナーゼの上昇も起きているはずである．以上が，統合的アプローチ（すなわち，有害事象と関連する臨床検査値の双方に注目する）の事例である．

ヒント：有害事象，臨床検査，バイタルサインおよび心電図（利用可能な場合）を含むすべての関連する安全性情報を，表16-2に例示するような「ダッシュボード型」で提示することによって，医系審査官が，すばやくかつ簡単に一連の結果を見られるようになる．このような提示の仕方は，審査官が，データの傾向やパターンを見つけるのに役に立つ．もし傾向やパターンがあるならば，薬に関連する所見についてそのエビデンスの重みを増すことになる．

表16-2の集計結果から，プラセボに対して，被験薬と実対照薬群での有害事象の発現頻度が高くなっていること，そして，それに伴いクレアチンキナーゼのレベルが上昇する傾向もあることが読み取れる（この表にある臨床検査データの解析については第17章で述べる）．これらの所見はすべて，被験薬群と実対照薬群の両方が筋肉に対して副作用があるというエビデンスの重みを増加させる．

次のセクションでは，この手の検索としてお勧めの方法について，さらに詳しく紹介する．

SMQは，すべての疾患や症候群に利用可能であるわけではない．たとえば，**サイトカイン放出症候群**は，免疫療法においてモノクローナル抗体を投与した際に24時間以内に起こる症状・徴候のことであるが，現時点ではSMQはこれに対応していない．このようなとき，検索基準は，医学専門家もしくはMedDRAコーディングの専門家が規定・特定する必要がある．こうして設定される検索基準や検索式は**個別対応検索式**（*ad hoc* Query：AHQ）と呼ばれる．

このAHQにどの有害事象用語を含めるかについては，医学的な知識が必須であり，時として，医学文献

表16-1 横紋筋融解／ミオパチーに対応するMedDRA標準検索式（SMQ）に含まれる有害事象基本語（Preferred Term）[a,b]

傷害，中毒および処置合併症	臨床検査	代謝および栄養障害	筋骨格系および結合組織障害	腎および尿路障害	呼吸器，胸郭および縦隔障害
筋断裂	*血中ミオグロビン増加*	*高クレアチニン血症*	*筋壊死*	*ミオグロビン尿*	*横隔膜筋力低下*
	血中ミオグロビン陽性	*低カルシウム血症*	*ミオグロビン血症*	*無尿*	
	尿中ミオグロビン陽性		*ミオパチー*	*着色尿*	
	筋生検異常		*中毒性ミオパチー*	*乏尿*	
	血中カルシウム減少		*横紋筋融解*	*腎不全*	
	血中クレアチンホスホキナーゼ異常		*コンパートメント症候群*	*急性腎不全*	
			筋障害	*慢性腎不全*	
	血中クレアチンホスホキナーゼ増加		*筋肉疲労*	*腎機能障害*	
			筋肉内出血	*腎尿細管壊死*	
	血中クレアチンホスホキナーゼMM増加		*筋力低下*		
	血中クレアチニン異常		*筋骨格不快感*		
	血中クレアチニン増加		*筋骨格障害*		
	腎クレアチニン・クリアランス異常		*筋骨格痛*		
			筋肉痛		
	腎クレアチニン・クリアランス減少		*肋間筋肉痛*		
	筋電図異常				
	糸球体濾過率異常				
	糸球体濾過率減少				
	筋酵素上昇				

斜体：狭義語
[a] MedDRAバージョン12.0.
[b] PTはプライマリSOCで分類し提示した．

をレビューする必要も出てくる．次に挙げる有害事象（Oncologist誌に掲載された論文の調査結果に基づく）は，サイトカイン放出症候群の可能性のある症例を特定するための検索基準の一部として選ばれたものである[7]．

サイトカイン放出症候群の経過として，薬剤点滴直後の発症が特徴的であるため，各事象の発現時期が，もう一つの検索基準として選ばれる．サイトカイン放出症候群には24時間以内という設定が妥当である．サイトカイン放出症候群として設定された検索基準は次の二つとなるだろう．(1)表16-3に挙げた有害事象．(2)薬剤投与後24時間以内に発現した有害事象．

検索結果に応じて，最初に設定した検索基準を広げたり，狭めたりして，再検索を行う．

こうして設定した検索基準に合致する症例はすべて，一覧表や，より広範囲の情報を含んだ症例プロファイルとして提示されるべきである．一覧表や症例プロファイルには以下のような情報が含まれており，症例間に共通点を見つける手助けになる．

表16-2 クレアチンキナーゼの変動と横紋筋融解症に関連する有害事象についてのダッシュボード型要約表

	プラセボ	ID=5 mg	ID=10 mg	ID=15 mg	ID合計	実対照薬
クレアチンキナーゼ(U/L)						
N	2100	2315	2290	300	4905	2095
ベースライン平均 (U/L)	144.3	144.7	144.3	145.2	144.5	144.4
平均変化 (U/L)	−0.1	0.5	0.8	1.5	0.7	2.4
N^c	2100	2315	2290	300	4905	2095
L/NからH[a]	109 (5.2%)	167 (7.2%)	202 (8.8%)	30 (10.0%)	399 (8.1%)	465 (22.2%)
N^d	1987	2183	2145	287	4615	1906
臨床的に重要な変化[b]	10 (0.5%)	17 (0.8%)	25 (1.2%)	5 (1.7%)	47 (1.0%)	63 (3.3%)
横紋筋融解症関連の有害事象 発現率						
N	2200	2450	2400	325	5175	2225
横紋筋融解/ミオパチー(SMQ検索結果)	11 (0.5%)	37 (1.5%)	50 (2.1%)	9 (2.8%)	96 (1.9%)	129 (5.8%)

N:被験者数. ID:被験薬.
[a] 投与中に,正常範囲未満(L) もしくは正常範囲(N)から正常範囲超(H)にシフトした被験者.
[b] 臨床的に重要な変化=ベースラインで正常範囲内であり,投与中に正常範囲の上限値の3倍を超える値を示した場合.
【訳者注:[c] ベースラインがLまたはNの被験者数 [d] ベースラインがNの被験者数】

表16-3 サイトカイン放出症候群に関連する有害事象[7]

症状	徴候
そう痒	アレルギー反応/過敏症(薬剤性発熱含む)
悪寒	皮疹/落屑
頭痛	蕁麻疹(膨疹)
関節痛/筋肉痛	発汗
腫瘍疼痛	咳嗽
疲労(無力症,嗜眠,倦怠感)	気管支痙攣
浮動性めまい	低血圧/高血圧
悪心/嘔吐	頻脈
呼吸困難	

- 症例番号,試験番号.
- 年齢,性別,人種.
- 治験薬の投与量,投与経路.
- 有害事象-医師報告用語とMedDRA基本語を併記.
- その有害事象の発現日と消失日の日付,投与開始から事象発現まで,投与開始から事象消失までのそれぞれの日数(相対日数)も併せて示すべきである.
- その有害事象が重篤か.
- その有害事象が原因で中止したか.
- その有害事象の重症度.
- 治験薬との因果関係(治験担当医師の判断として).
- その有害事象の転帰.
- 注目している事象が起きた時点で被験者が併用していたすべての薬剤.併用薬を服用した日付および相対日付を添えること.
- 同じ症例に発現したその他の(つまり,注目している事象以外の)有害事象と,その発現日,消失日の日付および相対日付.

　報告書には,治験依頼者による上記一覧表や症例プロファイルの評価結果を記述するべきである.たとえ,重大な事柄が見受けられない場合も,「大部分の症例は非重篤であり,治験薬とは関連性がないと考えられ,試験中止の原因にもなっておらず,HMG-CoA還元酵素阻害剤(スタチン)を併用している患者のみに発現している」のように,その旨を記す.もし,何か通常見られない所見が認められる場合には,さらなる検討が必要となる.この事例では,スタチン自身が被疑薬なのか,それともスタチンと治験薬の間に何らかの相互作用が存在するのかを判定するための検討が引き続き行われる.

　死亡,重篤な有害事象,中止に至った有害事象,およびその他の重大な所見についての症例経過等の記述も用意し,別添として報告書に添付する必要がある.

治験薬との関連性がある(治験担当医師もしくは治験依頼者の判断として)事象については本文中に簡潔に記述するか,もしくは本文から電子的にハイパーリンクする.良い症例経過等の記述のためのアプローチについては,第5章で述べた.

■ 死亡,死亡以外の重篤な有害事象,その他の重要な有害事象の要約の方法と,器官系もしくは症候群による有害事象の解析－臨床試験

ここでは,死亡,死亡以外の重篤な有害事象(SAE),その他の重要な有害事象の要約の方法,および,器官系や症候群ごとの有害事象の解析方法について説明する.付録Ⅱ「Meproの安全性統合解析」は,その事例である.

1. まず死亡を含むすべての重篤な有害事象について,リアルタイムで完全な情報を入手すること.最優先するべきは,予測できず,かつ薬剤との関連性のある重篤な有害事象であるが,それだけではなく,最初は予測されていた有害事象,あるいは薬剤との関連性がないと考えられていた重篤な有害事象が,実は重篤な副作用であったことが判明することもある.このようなことは,すべての症例を一緒に解析しないとわからない.複数の症例や特定のパターンが存在していることを認識して初めて,人は一見関連性がなさそうに見えるいくつかの有害事象が実は治験薬によって起きている(つまり副作用)と気付くものなのである.とりわけ,一例しかその重篤な有害事象を診ることのない治験担当医師は,他に同様な症例が報告されており,薬剤との関連なしと判断した有害事象が実は関係があったということには気付きようもないのだ.

注意:症例情報が不完全であることに気付くのは,たいてい,安全性統合解析の準備を始めてからである.治験実施施設との契約期間が終了している場合もあるし,申請の予定日を考えるともう手遅れであったりして,後から追加情報を集めることが可能であるとは限らない.安全性統合解析を準備するときになって重篤な有害事象情報が不十分であることがわかっても,それはもう手遅れである!

2. 以下の章を読むこと.
   - 第4章:「コーディングの基礎」
   - 第5章:「因果関係の判定－個別症例安全性報告(ICSR)」
   - 第6章:「因果関係の判定－集積データ」
   - 第7章:「エビデンスの重みを判断する－パターンと関連性」
   - 第8章:「臨床的重要性の判定…それで何?」
   - 第11章:「みんなのレーダースクリーンに映るべき有害事象」

3. 死亡,死亡以外の重篤な有害事象および中止に至った有害事象をトップダウン的に提示する.全般的な情報から始め,より個別の情報へと掘り下げること.
   - これらの事象の発現頻度を治療群ごとに示すこと.
   - それとは別に,死亡もしくは重篤な有害事象があった症例や有害事象のために治験薬投与を中止した症例の一覧表を用意すること.
   - すべての死亡,死亡以外の重篤な有害事象,中止に至った有害事象,およびそれ以外の重要な事象についての症例経過等の記述を用意すること.

4. 群間の曝露が異なる場合には,表16-4に示すように,曝露人年を用いてすべての第2/3相試験の死亡例を要約すること.死亡以外の重篤な有害事象,中止に至った有害事象についても,同様の表を準備するべきである.すべての死亡,死亡以外の重篤な有害事象,中止に至った有害事象はすべてを明確にする必要がある.もしそれが第1相試験で起きたものであるのならば,報告書の本文でも触れる必要がある.

➡ **注釈**:この表から,大まかな死亡の頻度,100曝露人年当たりで算出した死亡の頻度について,被験薬投与群とプラセボ群は同程度であり,実対照薬で若干高くなっていることがわかる.

➡ **注釈**:治験薬投与期間中と投与終了後30日以内に起きた死亡は,併せて報告するべきである.投与終了後の死亡については,表や一覧表の脚注として,投与終了後の死亡の例数と投与終了後のどの時点で起きたことなのかを入れるべきである.「30日ルール」は,遅発性の(潜伏期間がある)重要な副作用,すなわち,治験薬が原因であるが,投与期間が終

わってある程度の時間が経過してから発現する事象を捉えるためにある．消失半減期が長い薬剤では，投与後の追跡期間をさらに長くする必要があるかもしれない．

もし疾患の進行が投与期間中もしくは投与終了後だが薬効の残っている期間(すなわち，血中にまだ薬剤が検出される期間)に始まり，死に至った場合は，たとえ死亡した時期が投与終了後30日目以降であったとしても把握されなくてはならない[1-4]．補足すれば，投与終了後30日以内，というのは少々根拠がはっきりしない期間であり(ガイドラインなどに記載されているが)，このような追跡期間の設定は，明確なエビデンスがあって使われているというよりは，慣習的に使われている．

5. 死亡，死亡以外の重篤な有害事象，中止に至った有害事象の一覧表の様式と内容については，ガイドラインを参照すること[1-4]．臨床的安全性の要約(SCS)のための一覧表や，安全性の統合的要約(ISS)は似てはいるが若干の相違点がある．
6. 一覧表と症例経過等の記述は，適切な別添とし，遵守すべき規制もしくはガイドラインに応じた番号を付けること[1-3]．
7. 死亡，死亡以外の重篤な有害事象，中止に至った有害事象，その他の重要な有害事象のうち，薬剤と関連性があると考えられるもの(治験担当医師もしくは治験依頼者の判断による)については，その量に問題がない限りは，本文中に簡潔な症例経過等の記述を用意すること．事象の数が多すぎてすべて記載するのに問題があるような場合は，本文中には発現頻度の要約と，他の事象と異なる点があるなど特筆すべき症例について記載すること．
8. 本文中にて個別の症例について記述するときはいつでも，審査官がその症例の追加情報を必要に応じて調査できるよう，症例番号と試験番号を明記すること．
9. 器官系もしくは症候群による有害事象の解析に含める事象を選ぶこと．選択の基準は以下に挙げる数々の要因によって決められる．
   - **薬剤の薬理学的性質** – 作用機序や薬物代謝・排泄などの薬理学的性質が，含めるべき有害事象について何らかの方向性を与えてくれる．たとえば，免疫抑制剤の作用機序は，免疫応答の働きを何らかの方法で変えることにある．この作用のため，少なくとも理論的には，感染症，自己免疫疾患や悪性腫瘍のリスクが存在する．このような性質をもった薬剤は，感染症，自己免疫疾患や悪性腫瘍の発現頻度の要約を報告書の当該セクションに記載する必要がある．もし，何も観測されていなくても，同様に本文中にその旨を記載するべきである．
   - **薬効分類** – 被験薬がすでに販売承認を受けている薬剤と同じ分類に属しているのであれば，その薬効分類で知られている重要なリスクについての議論がなされるべきである．たとえば，非ステロイド性抗炎症薬に属する薬剤の場合は，以下に挙げる有害事象を取り上げる必要がある．
     - 消化管の穿孔・潰瘍・出血
     - 循環器系，脳血管系の疾患
     - 血液学的影響(貧血，血小板機能)
     - 肝機能への影響
     - 腎機能への影響
     - うっ血性心不全および浮腫
     - 高血圧
     - アナフィラキシー
     - 皮膚反応
     - 既往歴のある喘息
   - けいれん発作，肝毒性，腎毒性，重症皮膚反応，多形性心室頻拍等の，第11章「みんなのレーダースクリーンに映るべき有害事象」で取り上げた有害事象については，たとえ医師が重

表16-4　すべての第2/3相試験における死亡の要約

投与群	被験者数	総死亡数	粗死亡率	曝露人年(PYE)	100 PYEあたりの死亡率
プラセボ	2200	2	0.10%	947.8	0.21
被験薬	5410	4[a]	0.07%	3433.8	0.12
実対照薬	2225	7[b]	0.31%	1221.6	0.57

[a] うち1例は投与終了後17日目に死亡した
[b] うち1例は投与終了後23日目に死亡した

篤ではない，もしくは治験薬との関連性はないと判断していた場合でも，必ず取り上げなければならない．
- その他に**注目すべき有害事象**があれば含める．そのような事象の選択は，安全性データの所見と臨床的判断に基づいて行われる．どのようなアプローチを取るべきかは正確に規定できるものではない．

ヒント：探偵よろしく鹿撃ち帽をかぶって，目に付くもの（何か異常なもの，予測できないもの）がないか警戒すること．データを検討しきったと納得がいくまでは，答えを探し続けること．検討が終了したならば，その事象が注目すべき有害事象として適当であるかどうか，自らの見解を決定すること．

ヒント：一つの方法として，被験薬群で3例以上発現しているが，プラセボ群では発現していない有害事象に着目することから始めることをお勧めする．ここで留意すべきは，もしそれに該当する症例を特定したとしても，特に，被験薬群の曝露がプラセボ群の3倍あるような場合には，意味をなさないかもしれないことである．群間の曝露の違いに応じて，最初に着目する被験者数を3例ではなく，4，5例もしくはそれ以上で始めたいと思うかもしれない．どの被験者数を選ぶかは全く自由である．このアプローチはどう見ても科学的な方法とはいえない．単なる出発点である．評価に焦点を与え，系統的に進められるようにする方法である．

---

10. 器官系もしくは症候群による有害事象の解析に含まれる症例の検索，集計，評価については次にあげる方法を検討すること．
    - 注目すべき事象（一つでもあれば）について，SMQを提示し，かつ，それを狭義語に限るのかすべての用語に対して検索するのかを決定する．SMQが適切ではなく，加工するべき，つまり，修正MedDRA検索式（mSMQ）を使うべきと思われるときもあるだろう．mSMQを使用すると決めた場合は，元のSMQに追加・削除する用語をきちんと記載する．
    - 注目すべき有害事象に対してSMQが提供されていない場合は，自ら文献調査を行うか，独自のAHQを作り，そのAHQに含まれている用語を記載する．AHQを修正するために，当該疾患の専門家やMedDRAの専門家を一人以上交えて適切な用語の選択を行うべきである．
    - 設定したSMQ，mSMQ，もしくはAHQに含まれる事象を一つでも発現した症例の頻度を計算する．その症例が同じ事象を2回以上発現している場合や，SMQ，mSMQ，もしくはAHQに含まれる事象を2種類以上発現している場合も，頻度計算の中では1症例としてカウントする．発現頻度はすべての群について算出し，表16-2に示すような方法で提示し，群間の違いを比較する．

> **注意**：検索式の中のすべての有害事象用語が同等であるわけではない．たとえば，SMQ「アナフィラキシー反応」には，「アナフィラキシー」に加えて，「咳」や「くしゃみ」も含まれている．アナフィラキシーは生死に関わるような状態であるのに対し，咳やくしゃみは，重篤ではない事象の典型で，疾患特異的でもない．したがって，その検索に引っかかり，頻度計算に含まれているすべての症例について，その一覧もしくは症例プロファイルをしっかりとレビューすることが重要なのである．そして，そのうち何例が重篤であり，中止に至り，薬剤と関連性があると考えられるかについて特定することも重要である．

- 検索基準の一環として，対象期間を設定する．たとえば即時型過敏反応のように投与後直ちに発現する事象の場合，24時間以内に発現したものに絞って検索すると良い．発現時期について特に情報がない事象の場合は，たとえば，投与期間中もしくは薬効がまだ残っている期間というように，より広い検索基準を設定することになるだろう．
- 治療群間で曝露が不均等な場合は，100曝露人年あたりの発現頻度も算出すること．
- 検索により該当したすべての症例について，一覧表を用意する．この一覧表には，P.125で述べた情報を含めること．
- 本文中に，用いた方法について要約し，選んだ有害事象用語についても記載する．もし，方法の記述が膨大になるようであれば，別添にして，本文ではそれを引用する形にしてもよい．
- 検索の結果得られた重要な所見について，本文中に要約する．

> **ヒント**：データの解釈については，先制攻撃を忘れてはいけない．もし，そのデータから何か懸念事項が起こる予感がしたら，規制当局から追加情報を要求される前にそれについて記述しておくこと．その発見を真実だと考えているのか，紛らわしいものと考えているのか，あるいは，この時点ではまだ判断できないと考えているのかを述べ，その結論の根拠となるエビデンスを提示する．疑問を感じるデータには，当然規制当局も同じ疑問をもってもおかしくないのだ．

■ 死亡，死亡以外の重篤な有害事象，その他の重要な有害事象のまとめ方と器官系もしくは症候群による有害事象の解析－市販後

ここでは，市販後の死亡，死亡以外の重篤な有害事象，その他の重要な有害事象のまとめ方と器官系もしくは症候群による有害事象の解析について説明する．データの要約方法の事例は付録Ⅳの「6ヵ月定期的安全性最新報告－Mepro」を参照すること．

1. 前述（P.126）で紹介した章を参照すること．
2. 第11章で述べた有害事象すべてについての詳細な調査票を準備すること．さらにそこに，その薬について既知，もしくは理論的に起こり得るものを注目すべき有害事象として追加する．薬剤安全性の担当者や市販後の自発報告を収集する責任を担うコールセンターの担当者は，報告者と話すときに症例情報を最大限収集できるように，質問票についてのトレーニングを受けること．
3. 下記の点に注意し，その薬剤のベネフィット・リスク・プロファイルが変わったかを見極めることにレビューを集中すること
    - 安全性に関する新規の所見が見つかったか．
    - 既知のリスクの特徴が変わったか．たとえば，発現頻度が上昇する，より重症になる，より具体的になる（薬剤性腎不全ではなく，薬剤性ネフローゼ症候群）など．
4. PSURでは，「未記載の」有害事象，特に重篤なものを最優先に留意すること．ここで「未記載」とは，PSURの報告対象期間に有効であった「企業中核安全性情報（Company's Core Safety Information：CCSI）」の中にはない，という意味である．未記載の事象が，まったくの新規か，もしくは以前には特定されていなかった安全性所見を警告することがある．「未記載」の事象が重篤であるときは，その薬剤のベネフィット・リスク・プロファイルに影響を及ぼしかねない臨床的に重要な所見を示しているのかもしれない．このため，PSURの本文には，未記載だが重篤な事象についての簡潔な症例経過等の記述が必要となる．

> **注意**：同じ有害事象用語，たとえば，貧血が「重篤」，「非重篤」の両方に分類されている可能性に注意せよ．貧血は入院が必要な場合は「重篤」に，入院するほど重症ではない場合は「非重篤」になるが，どちらも初期には同じような様相を示す．有害事象がある程度の臨床的判断を必要とする医学的に重要なカテゴリに該当する場合も，同じ事象が別の分類をされる可能性がある．この問題は，大規模な多国籍企業で，特に，市販後の情報の取り扱いを一元管理でなく各国で別々に行っている場合に顕著である．このため，類似した有害事象の用語はすべて，重篤か非重篤かによらず評価することが大事なのである．また，その際に「記載されている」有害事象だからと言って，棄却したり，無視したりしてはならない．なぜなら，第6章，第15章で説明したように，「記載されている」有害事象の発現頻度や重症度が上昇した場合も，これまたリスクプロファイルの重要な変化の徴候の可能性があるからである．

5. 未記載の有害事象で重篤なもの（他に必要と考えられる事象があればそれも含める）について，器官分類ごとにまとめて，PSURの「安全性総合評価」に含めること[5,6]．すでにPSURの別のセクションに掲載してある場合には，このセクションも相互参照できるように明記しておく．
6. 前のセクションで紹介した注目すべき有害事象を特定するための器官系・症候群による有害事象の解析に従って分析を行い，その結果をPSURの「安全性総合評価」に含める．
7. 未記載の有害事象だが重篤で重要なものについて，PSURの本文中に簡潔に症例経過等の記述を入れる．

参考文献

1. International Conference on Harmonisation of Technical Requirements for Registration of Pharmaceuticals for Human Use. Structure and Content of Clinical Study Reports E3. Geneva, Switzerland; ICH Secretariat: November 1995. http://www.ich.org/fileadmin/Public_Web_Site/ICH_Products/Guidelines/Efficacy/E3/Step4/E3_Guideline.pdf Accessed December 1, 2011.

2. International Conference on Harmonisation of Technical Requirements for Registration of Pharmaceuticals for Human Use. The Common Technical Document for the Registration of Pharmaceuticals For Human Use – Efficacy – M4E (R1) Clinical Overview and Clinical Summary of Module 2 Module 5: Clinical Study Reports. Geneva, Switzerland; ICH Secretariat: September 2002. http://www.ich.org/fileadmin/Public_Web_Site/ICH_Products/CTD/M4__R1__Efficacy/M4E__R1_.pdf Accessed December 1, 2011.

3. Center for Drug Evaluation and Research, Food and Drug Administration, Department of Health and Human Services. Guideline for the Format and Content of the Clinical and Statistical Sections of an Application. 1988. http://www.fda.gov/downloads/Drugs/GuidanceComplianceRegulatoryInformation/Guidances/UCM071665.pdf. Accessed March 26, 2010.

4. Center for Drug Evaluation and Research, Food and Drug Administration, Department of Health and Human Services. Guideline for Conducting a Clinical Safety Review of a New Product Application and Preparing a Report on the Review. 2005. http://www.fda.gov/downloads/Drugs/GuidanceComplianceRegulatoryInformation/Guidances/ucm072974.pdf. Accessed March 26, 2010.

5. International Conference on Harmonisation of Technical Requirements for Registration of Pharmaceuticals for Human Use. Clinical Safety Data Management: Periodic Safety Update Reports for Marketed Drugs E2C (R1). Geneva, Switzerland; ICH Secretariat: November 2005. http://www.ich.org/fileadmin/Public_Web_Site/ICH_Products/Guidelines/Efficacy/E2C/Step4/E2C_R1__Guideline.pdf Accessed December 1, 2011.

6. Volume 9A of The Rules Governing Medicinal Products in the European Union—Guidelines on Pharmacovigilance for Medicinal Products for Human Use. September 2008. http://ec.europa.eu/enterprise/sectors/pharmaceuticals/documents/euralex/vol-9/index_en.htm. Accessed March 23, 2010.

7. Lenz HJ. Management and preparedness for infusion and hypersensitivity reactions. Oncologist. 2007;12:601–609.

第17章

臨床検査データの解析

第9章では，臨床検査や検査の意味について述べた．この章の目的は，検査データを解析するためのアプローチを提案することである．主眼は安全性統合解析(Integrated Analysis of Safety：IAS)ではあるが，この章に示されている情報は，総括報告書にも関わるものである．

検査値の評価は，薬剤のリスク・プロファイルを判定するために欠くことのできない役割を担う．薬剤に関連する臨床検査値の変化は，薬剤の毒性について重要な洞察を与える．結果は，たとえば利尿薬使用に関連した電解質異常のような，薬剤の作用機序に基づいて予測できるものかもしれないし，あるいは，特異体質によるもので予測できないものかもしれない．どのように薬剤が代謝，排泄されるかによって，それぞれ肝機能や腎機能の異常につながる．また，ペニシリンの使用に伴う溶血性貧血(赤血球の破壊)の発症のように，検査値の変化はアレルギーや免疫学的な問題のシグナルにもなり得る．どの検査値が影響を受けているか，そして，それが他の安全性所見と関連しているかは薬剤のリスク・プロファイルの理解のための重要な手がかりを与える．

臨床開発プログラムを通じてどのような臨床検査を実施すれば良いかという絶対的な基準は存在しない．この章で述べる基準は，より一般的な検査を反映したものである．取り扱っている薬剤のプロファイルによっては，いくつかの追加の臨床検査が必要となるかもしれない．

■ 複数の試験にわたる検査データの併合

検査データは最終的には安全性統合解析のために併合しなければならないという認識に基づき，データ併合が容易になるような方法でデータ収集できるように，臨床開発の初期に計画を立案すること．その際，以下の2点に留意する．

1. 検査データの解析に用いる検査単位の選択．
2. 中央検査機関か各医療機関の測定か．

■ 慣用単位系 vs. 国際単位系

臨床検査値は二つの方法で表現できる．米国で用いられている慣例的もしくは古典的な単位と，欧州や他の国で用いられている国際単位系(SI単位)である．米国以外ではもっぱらメートル法が使われているが，

米国の研究者は英国流単位系(華氏，フィート，インチなど)とメートル法(mmol/Lなど)を混合して用いる傾向がある．試験ごと，あるいは施設ごとに集められる検査データには解析に用いる単位と同じ単位を用いること．したがって，すべての試験に用いる**標準単位**を先に決める必要がある．ひとたび，決めたら，すべての検査値はこの標準単位を用いて記録すること．そうでなければ，安全性統合解析のためにデータの単位を標準単位に変換しなければならなくなる．データの変換は間違いのリスクを増加させ，価値のある時間とリソースを浪費する．これは臨床開発プログラムで一貫して同じ単位系を用いれば避けることができる．

■ 中央検査機関 vs. 各医療機関の測定

可能な限り中央検査機関を用いるべきである．このことによって多くの異なる正常範囲を扱う必要性が軽減される．異なる正常範囲値を持つデータを併合しようとする場合には，一つの**標準的な正常範囲**にデータを**正規化**する必要がある．データの正規化とは，異なる正常範囲を持つそれぞれの試験や施設から得られた検査値を，データ解析のために定めた標準的な正常範囲に基づいた値に変換するプロセスである[1]．これを表17-1に示す．検査機関1と検査機関2は異なる正常範囲を持つので，これら二つの検査機関から得られたALTの値は正規化するか，安全性統合解析の解析に用いるための標準的な正常範囲へ変換する必要がある．

データの正規化は複雑であり，エラーを生じやすく，時間がかかる．時には，正規化のプロセスで負の値になったり，その他の問題が生じることがある．これらの問題のさらなる詳細や対処方法の助言については，参考文献に示されている[2]．

表17-1　ALT値の正規化

IAS 標準正常範囲 = 0-20 U/L[a]			
	正常範囲	実際の値	正規化された値
検査機関1	10-60 U/L	60 U/L	20 U/L
	10-60 U/L	110 U/L	40 U/L
検査機関2	0-40 U/L	40 U/L	20 U/L

IAS：安全性統合解析
[a] IASで用いられる標準的な正常範囲

■ 検査値の解析方法とルール

臨床検査データの解析は以下のことを含む[3-6]．

- **中心傾向**の判定：ベースラインからの変化の平均や中央値．【訳者注：分布の中心付近のデータの挙動を表すものであり，平均への回帰と混同しないようにすること】
- シフトテーブル：ベースラインにおけるカテゴリ(正常値未満，正常範囲，正常値超)から治療期間中に異なるカテゴリに推移した(正常範囲から正常値未満へのシフトや正常値未満から正常値超へのシフトなど)割合．
- 臨床的に重要なあるいは顕著に異常な臨床検査値変動の発現頻度
- 臨床検査値に関連した有害事象の発現頻度

ベースラインからの変化の平均または中央値

ベースラインからの変化の平均または中央値の解析では，ベースラインの値と治療後のビジットの値の両方を持つすべての被験者について，ベースラインから治療後のビジットまでの変化を計算する．次に，これらの変化の平均(算術平均)／中央値(50％点)として，ベースラインからの変化の平均または中央値が計算される．

➡ **注釈**：ベースラインからの変化の「平均」は，治療後のビジットの値の平均からベースラインの値の平均を引いた値と一致するが，この性質はベースラインからの変化の「中央値」にはない．

この計算は，治療後の各ビジットと最終ビジット(治療開始後に得られている最後の値)に対して行われる．安全性統合解析では，ベースラインから治療後の**最悪の値**(もっとも極端な値)への変化の平均を求めることも推奨されている[6]．ベースラインからの変化の平均または中央値が治療群間で差があるかを判定するために，群間の比較が行われる．(第6章で説明したように)**意味のある差**があれば，それは潜在的な薬剤効果を示唆するものである．

シフトテーブル

シフトテーブルでは，ベースラインにおけるあるカテゴリから治療期間中に異なるカテゴリへ推移した被験者の割合が計算される．すべての可能性のある推移を表17-2に示した．網掛けの部分はベースラインか

表17-2 シフトテーブル

ベースライン	治療期間		
	低(L)	正常(N)	高(H)
低(L)	**低(L)**	正常(N)	高(H)
正常(N)	低(L)	**正常(N)**	高(H)
高(H)	低(L)	正常(N)	**高(H)**

低(L)：正常値より低い値
高(H)：正常値より高い値

ら治療期間にカテゴリが推移していないカテゴリを示している．割合は治療群間で比較される．

ヒント：この解析を単純化するために，シフトテーブルを少し**修正**することもある．すなわちベースラインにおける正常範囲(N)を，正常値未満(L)または正常値超(H)と併合する．それぞれの割合は以下の被験者に対して計算される．
- ベースライン値の高値(H)もしくは正常値(N)が治療期間中に低値(L)へ推移したもの(H/NからL)
- ベースライン値の低値(L)もしくは正常値(N)が治療期間中に高値(H)へ推移したもの(L/NからH)

このタイプの解析のために，以下の二つのオプションのどちらかを選択する必要がある．

- **オプション1：**ベースラインから最終ビジット(すなわち，治療開始後の最後の測定値が得られたビジット)のカテゴリの変化に基づいて割合を計算する．
- **オプション2：**ベースラインから治療開始後の**いずれかの測定値**までのカテゴリの変化に基づいて割合を計算する．オプション2を選択した場合には，以下に示す追加の取り決めに従うべきである．
    - L/NからHへのカテゴリの推移には，被験者が複数回高値を示しても1度だけカウントする．
    - H/NからLへのカテゴリの推移には，被験者が複数回低値を示しても1度だけカウントする．
    - 被験者がH/NからLと，L/NからHの推移の両方を示す場合には，被験者を両方の種類の推移の割合でカウントする．

オプション2はより保守的で，推奨される方法である．どのような取り決めを行ったとしても，それを報告書の方法のセクションに示すべきである．

臨床的に重要なもしくは顕著に異常な変化

➡ **注釈：**この本では一貫して「臨床的に重要」と「顕著に異常」を同義に用いている．

重要な外れ値は，平均の変化やシフトテーブルでは気付かれない可能性がある．平均の変化が小さい，たとえば，ALTの平均値が2単位しか増加していない場合でも，きわめて異常な値，すなわち，正常値上限(ULN)の20倍を超えるALT値を持つような患者が含まれていたりするかもしれないのである．シフトテーブルでは，正常値を超える値を持つ患者は，それが1単位(臨床的に重要ではない)でも1,000単位(臨床的に重要である)でも高値のカテゴリに分類される．このため，臨床的に重要な(あるいは顕著に異常な)変化を示した被験者を見つけて，それらの発現頻度が治療群間で異なるかを調べることは重要である．このことを実行するために，何が臨床的に重要なのか(あるいは顕著に異常な変化であるか)という基準を設定する必要がある．これらの基準は以下の二つの部分からなる．(1)検査値が臨床的に重要である水準の定義付け，(2)ベースライン値からの変化の程度の特定．二つのアプローチを用いることができるが，どちらも臨床的判断を要求される．医療や薬剤の安全性のほとんどのことについて言えるのだが，ひとたび，一つの方法を採用したら，その方法に統一し，変更しなければならないようなやむを得ない理由がないかぎり，試験やプログラムの途中で変更してはいけない．

- **アプローチ1：**ベースラインでは正常範囲内で，治療開始後に臨床的に重要な値へ推移した被験者だけを含める．

    ➡ **注釈：**この方法を選択する場合には，ベースライン値が異常で，治療開始後に臨床的に重要な値を示したすべての被験者の一覧表をレビューするべきである．そうすれば，もともと異常値があり，治療開始後に臨床的に重要な程度までさらに悪化したような被験者も見落とさないことを担保できる．

- **アプローチ2：**ベースラインでの異常値について，たとえば「ALTがベースライン値の3倍を超える」などのように，臨床的に重要であると考えられる変化の程度を特定せよ．個々の検査項目に対して臨床的に重要であると考えられる変化の程度を決定するためには，臨床的な判断が求められる．たとえば，25％

の増加あるいは減少は，カリウムでは臨床的に重要であるが，ALTでは必ずしもそうではない．

臨床的に重要な基準に合致する値に対して，次にするべきことは，これらの患者をどのようにカウントするかを決めることである．以前に述べたシフトテーブルで用いたのと同じオプションやルールを考慮するべきである．

- **オプション1**：最終ビジットで臨床的に重要な変化を示した被験者の数に基づいて発現頻度を計算する．
- **オプション2**：治療開始後に一度でも臨床的に重要な変化を示した被験者の数に基づいて発現頻度を計算する．推奨されるオプションであるが，このオプションを選んだら，以下に示した追加の取り決めに従うべきである．
  - もし被験者が計画された検査項目に対して複数回臨床的に重要な変化を示した場合，たとえば，どちらも増加というように，変化の方向が同じであるならば，その被験者は一度だけカウントされる．
  - もし被験者が臨床的に重要な増加と臨床的に重要な低下の両方を示したならば，当該被験者をそれぞれの臨床的に重要な変化にカウントして発現頻度を求める．

臨床検査値関連の有害事象

平均変化，シフトテーブル，臨床的に重要な値の解析で認められた傾向が真実であれば，臨床検査値に関連する有害事象の発現頻度も増大している可能性があるので，臨床検査値関連の有害事象も評価するべきである．MedDRAが検査値の「徴候」と「診断」に別の基本語（「血中ナトリウム減少」vs.「低ナトリウム血症」など）を割り当てているという性質があるため，これらが別々に計算されると真の検査に関連する有害事象の発現頻度を過小評価する可能性がある．なぜなら，これらの用語は，しばしば交換可能なものとして用いられるためである．たとえば，「低ナトリウム血症」が3％で，「血中ナトリウム低下」が1％ならば，低ナトリウムに関する事象は実際には4％となる．このため報告書の本文中の表では，類似した検査項目をまとめて，第4章と第15章で示したように，複合用語に基づいて発現頻度を計算するべきである．

場合によっては，個々のPTよりも高位語や高位グループ語，MedDRA標準検索式（SMQ）やSMQに基づく修正MedDRA検索式（mSMQ）もしくは個別対応検索式（AHQ）を用いる方が，一つのPTを用いるよりもよい選択肢であり，より包括的でもある（第4章のSMQ，mSMQ，AHQ参照）．

有害事象用語を選択したならば，有害事象発現頻度の計算は第15章で示したルールに従うべきである．

重篤，あるいは中止に至り，治療に関連すると考えられる（治験担当医師もしくは治験依頼者のどちらかの判断として）臨床検査値関連の有害事象は，報告書の本文に記載するべきである．

➡ **注釈**：がんの臨床試験だけでなく，臨床的に重要な臨床検査値（特に血液学的検査）の異常が想定される適応症の場合には，FDAのガイダンス「抗がん剤および生物製剤－承認申請に用いる臨床データ」には，目を通しておくとよい．このガイダンスは，この種の試験における臨床検査値の収集と評価について情報を与えている[7]．

■ 臨床検査データ解析に対する統合的なアプローチ

臨床検査データの解析では統合的アプローチが用いられるべきである．これらの複数の解析結果は，薬剤に関連した臨床検査値の作用に対する**エビデンスの重み**を強化するものである．このため，可能な場合には，同様の傾向やパターンを見つけるための補助となるように，関連するすべてのデータを「ダッシュボード型表示」で示すべきである．表17-3は，プラセボ，既存の非ステロイド系抗炎症薬（NSAID）よりも出血性イベントのリスクが小さいと期待されている架空の被験薬NSAID，そして実対照薬（架空の既存薬NSAID）に対するヘモグロビン（Hb）の変化と関連する有害事象の要約である．ヘマトクリットと赤血球の値はHbと同様の挙動を示す傾向があるので，表にはHbのみを示している．

➡ **注釈**：これらの解析では分母[N]が異なるものがあることに注意せよ．この違いは特定の解析ごとに含まれている被験者数が異なることを表している．有害事象解析では，一度でも治験薬を投与されたすべての被験者が解析に含められる．一方，臨床的に重要な変化の解析では，正常なベースライン値と少なくとも1回は治療開始後の臨床検査値を持つ被験者だけが解析に含まれることになる．それゆえNはより小さくなる．

表17-3　ダッシュボード型要約表：ヘモグロビン値と関連有害事象

		プラセボ	ID = 5 mg	ID = 10 mg	ID = 15 mg	ID合計	実対照薬
Hb(g/L)							
	N	2100	2315	2290	300	4905	2095
ベースライン平均		144.3	144.7	144.3	145.2	144.5	144.4
平均変化		−0.1	−0.5	−0.8	−1.5	−0.7	−2.4
	N[b]	2100	2315	2290	300	4905	2095
H／NからL		109(5.2%)	167(7.2%)	202(8.8%)	30(10.0%)	399(8.1%)	465(22.2%)
	N[c]	1987	2183	2145	287	4615	1906
臨床的に重要な低下[a]		10(0.5%)	17(0.8%)	25(1.2%)	5(1.7%)	47(1.0%)	63(3.3%)
貧血関連有害事象							
	N	2200	2450	2400	325	5175	2225
赤血球減少症(SMQ)		11(0.5%)	37(1.5%)	50(2.1%)	9(2.8%)	96(1.9%)	129(5.8%)
溶血性障害(SMQ)		1(<0.1%)	0	1(<0.1%)	0	1(<0.1%)	0
出血(SMQ)		5(0.2%)	24(1.0%)	52(2.2%)	11(3.4%)	87(1.7%)	103(4.6%)

[a] ベースライン値が正常であり，試験治療下において臨床的に重要な値をとった被験者数．
N：被験者数　ID：被験薬　H：正常範囲超　N：正常範囲　L：正常範囲未満
【訳者注：[b] ベースラインがHまたはNの被験者数．[c] ベースラインがNの被験者数．】

　表ではプラセボに対して被験薬，実対照薬ともに，平均変化，シフトテーブル，臨床的に重要な変化の解析においてHbが低下していることが示されている．被験薬群の変化は用量依存的である．これらの所見と一致しているのは，赤血球減少症と出血に関連した有害事象の発現率がより高くなる傾向を示すということである．一方，溶血性貧血の頻度は高くなっていない．実対照薬群における変化は被験薬群でみられる変化よりも大きいことを表している．現実には，データがすべての解析を通じてこのような一貫性を示さないことも多い．しかし，一度にすべての関連するデータのスナップショットを提示できるダッシュボード型のデータ表示は，審査官にとって親切であり，データのパターンや傾向を見つけやすくするものである．

■ さらに探偵のように仕事する

　臨床検査値関連の安全性のシグナルが発見された場合には，個々の患者レベルのさらなる調査がされることは当然である．なぜなら，集積データの解析では重要な情報が隠されてしまう可能性があるからである．たとえば，SMQ「急性腎不全」は，もし軽症ならば臨床的に重要ではない所見となり得る「タンパク尿」というPTと，常に重篤で臨床的に重要である「急性腎不全」の両方を含んでいる．したがって，SMQでヒットした有害事象の一つ一つが実際にどのようなものかを調べることは大変重要である．同様に，きわめて異常な臨床検査値の変動を示した被験者でも，短期の一度限りの所見は，進行性で継続的な変化と同程度の重みとは見なされない．他の有害事象や併用薬のような他の情報が，時間的関連性とともに与えられれば，所見が治療に関連しているかどうかを考察する上で良いヒントになる．このような探偵のような仕事の例は，関連する情報を個別の症例ごとにまとめた表17-4や表17-5で示されている．

　両方の症例で，臨床的に顕著に異常な血中尿素窒素値(BUN)が，同じ投与14日目に発現している．それ以外の情報は，何が起きているかの物語がかなり異なっている．被験者1(表17-4)では，BUNの顕著な異常値に加えてクレアチニン，アルブミンと比重の増加を示している．下痢と脱水も報告されている．総合的に考えると，この腎機能検査の変化は，腎臓に対する直接的な毒性の影響によるものというよりは，下痢に伴う脱水によるものである(腎性ではない)ことを示唆している．さらに，薬剤投与を継続しているにもかかわらず，「下痢」と「脱水」が回復した後は，すべての異常値が正常範囲内に戻っている．表17-5はかなり異なった様相を呈している．この症例では進行性で顕著なクレアチニンとBUNの異常値が示されている．アルブミン値は臨床的に重要なほど低値となり，尿中のタンパク量も増加している．同時に「浮腫」（アルブミンの喪失のためと考えられる組織中の体液増加），

表17-4 被験者1のまとめ

投与後日数	クレアチニン μmol/L	BUN mmol/L	アルブミン g/L	尿検査	有害事象	併用薬
0（ベースライン）	62	2.8	42	正常	なし	なし
28	75	2.9	38	正常	なし	なし
56	104(H)	11.1(H, CS)	51(H)	SG:1.030(H)	下痢，脱水	なし
84（最終ビジット）	73	3.0	39	正常	なし	なし
98（治療終了14日後）	72	3.0	45	正常	なし	なし

L：正常値より低い値　H：正常値より高い値　CS：臨床的に重要な変化　SG：比重

表17-5 被験者2のまとめ

投与後日数	クレアチニン μmol/L	BUN mmol/L	アルブミン g/L	尿検査	有害事象	併用薬
0（ベースライン）	62	2.8	42	正常	なし	なし
28	170(H)	10.8(H, CS)	23(L,CS)	尿蛋白：1+	なし	なし
56（中止）	185(H,CS)	11.1(H,CS)	20(L,CS)	尿蛋白：3+	浮腫，体重増加，タンパク尿	なし
70（治療終了14日後）	73	3.0	30(L)	尿蛋白：+／−	なし	なし

L：正常値より低い値　H：正常値より高い値　CS：臨床的に重要な変化

「体重増加」（体液増加によると考えられる），「タンパク尿」が有害事象として報告されており，試験期間完了前に薬剤投与を中止している．これらの異常はネフローゼ症候群と一致する（第9章と第11章を参照）．これらの結果を説明できる併用薬や合併症は報告されていない．さらに，薬剤服用を中止した後に異常な所見が改善もしくは正常範囲内へ戻っており，これは**デチャレンジ陽性**（薬剤を中止した場合に状況が消失もしくは改善すること）を示している．これらの結果の**エビデンスの重み**に基づくと，腎毒性が薬剤に関連していることは否定できない．臨床検査値の変化の大きさ，付随する有害事象，治療を中止する必要があったことから，これらの結果は臨床的にも重要である（第8章参照）．これら二つの例は潜在的な安全性のシグナルが見つかった場合には，データをさらに深く掘り下げる必要があることを強調するものである．

■ 薬剤性肝障害

薬剤性肝障害（Drug-Induced Liver Injury：DILI）は，過去50年間の間に報告された安全性に関連した薬剤の市場撤退の理由で最多のものである[8]．一般に懸念されているDILIのタイプは，第9章と第11章で述べたような重度な肝細胞障害である．アミノトランスフェラーゼ（AT）と呼ばれる酵素は，障害を受けた肝臓の細胞から血液へ漏れ出てくる．これらの酵素，ALTとASTは血液検査で容易に測定することができ，肝細胞障害で上昇する．一般的にALTもしくはASTの上昇は臨床試験では珍しいことではなく，軽症か一過性であれば重要ではないか，継続的な肝障害とは関連していない．しかしながら，総ビリルビン値の上昇と関連した，ALT/ASTの臨床的に重要な上昇は悪い徴候である．肝臓にはビリルビンを除去する働きがある．胆囊や胆管の疾患がない場合の総ビリルビン値の上昇は重度な肝障害を示唆する．規制当局の審査官はHyの法則の基準に合致するDILIのエビデンスを特に警戒する[8]．Hyの法則はHyman Zimmerman医師にちなんで名付けられた．彼は，肝臓専門医であり，総ビリルビンの上昇に起因する黄疸を伴う薬剤性肝細胞障害（つまりAT上昇）が予後不良であり，（移植前の）急性肝不全により10～50％の死亡率であることを観察した[9,10]．これらの観察によってHyの法則が考え出された．Hyの法則で同定された症例は通常，次の所見を示す[8]．

1. 肝細胞障害を引き起こす薬剤では，一般的に肝障害を起こさない実対照薬もしくはプラセボよりもAST，ALTが正常値上限の3倍あるいはそれを超えて上昇する．
2. ATの上昇を示す被験者，しばしば正常値上限の3倍を大きく超える被験者のなかで，1例以上が，開始時には「胆汁うっ滞」の所見がないにもかかわらず，正常値上限の2倍以上の血清総ビリルビン上昇を示す．胆汁うっ滞は胆道における胆汁の流れが止まってしまうもので，原因としては胆石が挙げられる．アルカリホスファターゼは胆道疾患で上昇することが多いが，肝疾患ではそうではない．
3. ATと総ビリルビンの上昇の組み合わせを説明する他の理由，たとえば，A，B，C型肝炎ウイルス，既存のあるいは急性の肝臓疾患，その障害を引き起こす可能性のある他の薬剤が見つけられない．

FDAによれば，臨床試験データベース中にHyの法則にあてはまる所見が1例でもいれば厄介ということになる．2例あれば，薬剤がより大きな集団で投与された場合に，重度なDILIの原因となる可能性があることを強く予見していると考えられる[4]．

DILIの重要性のために，FDAは実施するべき特定の解析を示すガイダンスを発効した．これらは次のセクションで述べる．

> **注釈：** Hyの法則に該当する可能性のあるいかなる症例も重篤，未知と考えられ，緊急報告としてFDAへ提出されるべきである．

■ 臨床検査データのまとめ方－臨床試験

ここでは，臨床試験から得られた臨床検査値のまとめ方について説明する．付録Ⅱ「Meproの安全性統合解析」では安全性統合解析のための臨床検査データのまとめ方の例を示している．

> **注釈：** わかりやすいグラフィック表示の作成を補助したり，個別症例や興味のあるデータのサブグループを掘り下げることを手助けする多くのソフトウェアツールが利用可能である．以下に示すステップで推奨するアプローチとルールでは，データをどのように表示するか，すなわち表，グラフや図のどれを用いるのが適切かということではなく，どのように臨床検査データを扱うべきなのかの枠組みと焦点を示すことにする．

1. 臨床検査値異常の可能性を検出するために薬剤の薬物動態プロファイルをレビューすること．たとえば，肝臓で代謝され，腎臓で排泄される薬剤では，それぞれ，肝機能検査値や腎パラメータでの異常がより見られやすい．
2. もし被験薬が既知の，薬剤に関連した検査値変動をおこす薬効群に属するものならば，報告書の本文中にこれら特定の検査値について要約し考察すること．たとえば，腎毒性(腎障害)は重篤な感染症の処置に用いられるアミノグリコシド系抗菌薬との関連が知られている．したがって，そのような薬剤では，腎に関連したパラメータ(クレアチニン，BUNなど)は，付録ではなく，本文中で包括的に要約されるべきである．
3. 報告書の「方法」のセクションで，変化の平均／中央値，シフトテーブル，臨床的に重要な変化の解析，および検査に関連した有害事象で用いたルールを説明すること．セクション「検査値の解析方法とルール」を推奨する．

ヒント： 付録Ⅴで，臨床的に重要な，あるいは顕著な検査値異常の基準を提案している．付録Ⅴに示した基準のいくつかは公表された推奨値に基づいているが，臨床的な判断，主観的判断に基づいているものもある．これという標準が存在しないので，「臨床的に重要」な変化については，審査官の間でも一致しない可能性もある．標準的な基準が確立されるまでは，用いた基準を明示することが一番良い方法である．もし審査官が用いられた基準に同意しない場合，データは審査官が推奨する基準に基づき，再解析されることもある．

ヒント： 同じ器官系や同様の生理学的機能の検査パラメータをグループ化して表示することは，アルファベット順に並べるよりも有益であり，かつ，審査官にも親切である．これはデータの傾向やパターンを発見する助けになる．任意ではあるが，推奨されるグループ化の方法を第9章に述べた．

> **ヒント**：肝機能検査，脂質（HDLを除く），尿酸，クレアチンキナーゼ，クレアチニン値の正常範囲未満へのシフトは，通常，臨床的な重要性はほとんど，あるいはまったくない．

4. 可能であれば文書中で常に，表17-3，17-6に示したようなダッシュボード型表示を用いること．
5. 一つ以上の臨床的に重要な値（ベースラインが異常値であったとしても）を示した被験者に対する一覧表か症例プロファイルを用意し，レビューすること．少なくとも，一覧表にはベースラインと治療開始後のすべての治療ビジットを含む検査値，病歴，有害事象と併用治療を含めるべきである．臨床検査パラメータが同じ臨床検査グループ（クレアチニン，BUN，アルブミンなど）の他の臨床検査パラメータと関連しているならば，これらの他の臨床検査値も一覧表や症例プロファイルに示すべきである．表17-4と17-5に示すように，このタイプの一覧表は価値のある情報を提供する．
6. 重篤な，もしくは中止に至った治験薬に関連していると考えられる（担当医師か依頼者の判断による）すべての臨床検査関連の有害事象については，報告書の本文中で簡単な記述か症例経過等の記述を用意すること．審査官が必要に応じて症例経過等の記述に含まれていない追加の情報を探せるように，症例番号と試験番号を含めること．電子報告書ではハイパーリンクを用いることができる．
7. もしSMQ，mSMQもしくはAHQを用いるならば，検索式で発見される被験者の一覧をレビューすること．これらの検索式は非特異的かつ重篤でない徴候や症状（たとえば「血糖上昇」から「糖尿病性昏睡」のような臨床上重要な診断まで）を含むので，報告されたイベントの詳細，たとえば実際の有害事象，イベントが重篤か，重症度が重度か，治験薬に関連しているか，中止に至ったものかなどを見ることは重要である．
8. DILIを決定するために，FDAガイダンスに基づいた以下のルールと解析が推奨されている[8]．
【訳者注：以下，ULNは正常値上限を，LLNは正常値下限を指す．】

- ALTのベースラインが正常範囲内であり，治療中の値が一度でもULNの3倍，5倍，10倍，20倍以上*の被験者の割合．
- ASTのベースラインが正常範囲内であり，治療中に一度でもULNの3倍，5倍，10倍，20倍以上*の被験者の割合．
- ASTとALTのベースラインが正常範囲内であり，いずれかの治療中の両方の値がULNの3倍，5倍，10倍，20倍以上*の被験者の割合．
- 総ビリルビンのベースラインが正常範囲内であり，治療中に一度でも正常値超の被験者の割合．
- 総ビリルビンのベースラインが正常範囲内であり，治療中に一度でもULNの2倍超の被験者の割合．
- ALPのベースラインが正常範囲内であり，治療中に一度でもUNLの1.5倍超の被験者の割合．
- ALTと総ビリルビン（TBL）のベースラインが正常範囲内であり，治療中に一度でも以下に合致した被験者の割合．
  - 「ALT：ULNの3倍超」+「TBL：UNLの1.5倍超」
  - 「ALT：ULNの3倍超」+「TBL：ULNの2倍超」
- ASTと総ビリルビンのベースラインが正常範囲内であり，治療中に一度でも以下に合致した被験者の割合．
  - 「AST：ULNの3倍超」+「TBL：UNLの1.5倍超」
  - 「AST：ULNの3倍超」+「TBL：ULNの2倍超」
- ALT，ALP，総ビリルビンのベースラインが正常範囲内であり，治療中に一度でも以下に示すHyの法則に合致した被験者の割合
  - 「ALT：ULNの3倍超」+「ALP：ULNの2倍未満」+「TBL：ULNの2倍以上」
- AST，ALP，総ビリルビンのベースラインが正常範囲内であり，治療中に一度でも以下に示すHyの法則に合致した被験者の割合
  - 「AST：ULNの3倍超」+「ALP：ULNの2倍未満」+「TBL：ULNの2倍以上」
- ALTとASTのベースラインが正常範囲内で，治療中のALTもしくはASTの一方がULNの3倍となり，以下のうちのどれかの有害事象がATの異常値発現の前後14日間で報告されている被験者の割合．
  （MedDRA基本語）：「悪心」，「嘔吐」，「食欲

---

* 被験者は一つのカテゴリだけにカウントすること．たとえば，被験者のALTがULNの10倍以上であった場合は，被験者はULNの10倍以上にだけカウントされ，3倍以上や5倍以上にはカウントしない．

表17-6 ダッシュボード型要約表：肝機能検査と肝関連有害事象　第2/3相比較試験

		プラセボ	ID=5mg	ID=10mg	ID=15mg	ID合計	実対照薬
				肝機能検査			
ALT							
	N	1915	2208	2187	261	4656	1988
≧3×ULN		21(1.1%)	66(3.0%)	92(4.2%)	14(5.4%)	172(3.7%)	157(7.9%)
≧5×ULN		2(0.1%)	7(0.3%)	7(0.3%)	2(0.8%)	16(0.3%)	12(0.6%)
≧10×ULN		0	1(<0.1%)	0	0	1(<0.1%)	0
≧20×ULN		0	0	0	0	0	0
AST							
	N	1898	2190	2165	252	4607	1963
≧3×ULN		28(1.5%)	61(2.8%)	95(4.4%)	13(5.2%)	169(3.7%)	167(8.5%)
≧5×ULN		4(0.2%)	11(0.5%)	6(0.3%)	2(0.8%)	19(0.4%)	10(0.5%)
≧10×ULN		0	1(<0.1%)	0	0	1(<0.1%)	0
≧20×ULN		0	0	0	0	0	0
ALTとAST							
	N	1898	2190	2165	252	4607	1963
≧3×ULN		18(0.9%)	50(2.3%)	73(3.4%)	3(1.2%)	126(2.7%)	120(6.1%)
≧5×ULN		1(<0.1%)	2(0.1%)	1(<0.1%)	0	3(<0.1%)	3(0.2%)
≧10×ULN		0	1(<0.1%)	0	0	1(<0.1%)	0
≧20×ULN		0	0	0	0	0	0
総ビリルビン							
	N	2100	2315	2290	300	4905	2095
NからH		23(1.1%)	23(1.0%)	18(0.8%)	3(1.0%)	44(0.9%)	21(1.0%)
>2×ULN		10(0.5%)	9(0.4%)	9(0.4%)	2(0.7%)	20(0.4%)	10(0.5%)
ALP							
	N	1996	2187	2175	282	4644	1981
>1.5×ULN		44(2.2%)	52(2.4%)	44(2.0%)	7(2.5%)	103(2.2%)	40(2.0%)
	N	1905	2196	2173	259	4628	1976
ALT>3×ULN+TBL							
>1.5×ULN		0	0	0	0	0	0
ALT>3×ULN+TBL							
>2×ULN		0	1(<0.1%)	0	0	1(<0.1%)	0
	N	1890	2182	2148	251	4581	1950
AST>3×ULN+TBL							
>1.5×ULN		0	0	0	0	0	0
ALT>3×ULN+TBL							
>2×ULN		0	1(<0.1%)	0	0	1(<0.1%)	0
	N	1902	2190	2169	258	4617	1971
Hyの法則							
ALT>3×ULN+ALP							
<2×ULN+TBL							
≧2×ULN		0	0	0	0	0	0

続く

表17-6　ダッシュボード型要約表：肝機能検査と肝関連有害事象　第2/3相比較試験，続き

		プラセボ	ID=5mg	ID=10mg	ID=15mg	ID合計	実対照薬
	N	1888	2181	2147	250	4578	1948
Hyの法則							
AST>3×ULN+ALP							
<2×ULN+TBL							
≧2×ULN		0	0	0	0	0	0
肝関連有害事象							
	N	2200	2450	2400	325	5175	2225
ALTまたはAST>3×ULN かつ以下のいずれかの事象あり：悪心，嘔吐，食欲不振，腹痛，疲労[a]		0	1(<0.1%)	0	0	1(<0.1%)	0
薬剤に関連する可能性のある肝障害-包括的検索（SMQ）		11(0.5%)	29(1.2%)	24(1.0%)	4(1.2%)	57(1.1%)	53(2.4%)

SMQ：MedDRA標準検索式　ID：被験薬
[a] ALTまたはASTが＞3×ULNとなった日の前後14日以内に起こった場合にのみ含める．
N：被験者数　N：正常値　H：正常値より高い値
【訳者注：ULN＝正常値上限】

不振」，「腹痛」，「倦怠感」．

患者が同じPTを複数回報告したり複数回のPT（たとえば「悪心」と「嘔吐」）を報告している場合，被験者は一度だけカウントされる．

➡ **注釈**：異常なAT値との時間的な関連を発見するためにも，臨床検査値の変化と有害事象が同時に評価あるいは報告されていなくても，対象症例を確実に解析に含められるよう，前後14日としている．日数の選択は任意で，ここでは測定ビジットの間隔を考慮した．選択した時間間隔と論拠は報告書の「方法」のセクションで述べること．

- SMQ「薬剤に関連する可能性のある肝障害−包括的検索」．もし，この被験者が同じ有害事象で複数回報告された，あるいは同じSMQに含まれる他の有害事象で報告されたならば，当該被験者は1回だけカウントされる．

➡ **注釈**：ここで示したDILIの解析は「ベースラインが正常値範囲内の」被験者を対象にしている．このオプションに従うならば，ALT，AST，総ビリルビン，またはALPがベースラインで異常，または以前に示したような基準に合致する**すべての**被験者の一覧表は，ベースライン時点から臨床的に重要な変化を示す被験者がいないことを保証するためにレビューされるべきである．

➡ **注釈**：これらの推奨された解析に基づいているDILIのガイダンスはとても有益である．しかしながらグレーゾーンが残っている．たとえば，文書は「悪心，嘔吐，食欲不振，腹痛と時間的に関連しているATの上昇」を解析することを推奨している[8(P.15)]．これはALT，ASTのどの程度の上昇を意味しているのか，臨床的に重要な上昇なのか，後者ならば，ULNの3倍超，5倍超など，どのようなレベルなのか．前に述べた時間的関連性の時間枠についても特定されていないため，臨床的な判断が必要である．これらの理由から，レビューとコメントを受けるために規制当局に解析計画を提出することは，常に良い方法である．

表17-6は，これらさまざまな解析を要約して示している表の例である．

➡️ **注釈**：付録Ⅱ「Meproの安全性統合解析」を参照すること．そこでは表17-6が複製され，その表の結果が要約されている．網かけ部分の結果をさらに調査するために，追加の探索が実施されている．この調査結果も記載され，ここで述べたキーポイントを総合したものが提示されている．

9. Hyの法則の可能性のある症例に対して，以下の情報を含めて詳述するべきである[8]．
    - 被験者の年齢，性別，体重，身長
    - 肝毒性に関連する症状や徴候の考察．曝露の種類とタイミング
    - 曝露期間・用量と肝障害の進展との関連性
    - 関連する病歴
    - 時期と用量を含む併用薬
    - 関連のある身体所見
    - 検査結果（たとえば，臨床検査データ，生検データと報告を日付と正常範囲付きで）
    - 血清酵素と総ビリルビン上昇の経時変化（一連の臨床検査データの表かグラフ表示を考えること）
    - もしわかっているならばすべての利用可能な医療情報の要約
        - 過去あるいは現在の飲酒状況
        - NASH（非アルコール性脂肪性肝炎，たとえば肥満，糖尿病，高TG血症）のリスク因子の存在
        - ウイルス性肝炎の既往か合併のエビデンスもしくは他の形態の肝疾患，もし利用可能であれば試験前のAT値
        - 回復までのフォローアップを含む症状と臨床的な経過
        - 特殊な検査（超音波，放射線検査，肝生検の結果など）
        - 合併症，アセトアミノフェンのような肝毒性物質として知られている併用薬の使用を含む，可能性のある交絡因子の有無．
    - 利用可能な臨床データや，治療を行った医師，コンサルタント，治験依頼者による，DILIの可能性についての総合的な評価によって支持される肝毒性の考察．
    - 行った治療．
    - もし行われたなら，デチャレンジとリチャレンジの結果．
    - 転帰と追跡の情報．
    - 退院時サマリ，病理と剖検報告書のコピー．

■ 臨床検査データのまとめ方－市販後

1. DILI，膵炎，急性腎不全，横紋筋融解症，無顆粒球症や再生不良性貧血（第11章参照）が疑われる事例について，詳細な情報を取得するために，質問票を作成すること．薬剤安全性の担当者や市販後の自発報告を収集する責任を担うコールセンターの担当者は，報告者と話すときに症例情報を最大限収集できるように，質問票についてのトレーニングを受けること．

2. 新しい安全性のシグナル，もしくは前期の報告と比較したすべての臨床検査関連の有害事象の頻度もしくは重症度の増加についても，第5章から第9章に示した方法を用いて調べること．

参考文献

1. Chuang-Stein C. Summarizing laboratory data with different reference ranges in multicenter clinical trials. Drug Inf J. 1992;26:77–84.
2. Chuang-Stein C. Some issues concerning the normalization of laboratory values based on reference ranges. Drug Inf J. 2001;35:153–156.
3. International Conference on Harmonisation of Technical Requirements for Registration of Pharmaceuticals for Human Use. Structure and Content of Clinical Study Reports E3 ICH Secretariat, Geneva, Switzerland. November 1995. http://www.ich.org/fileadmin/Public_Web_Site/ICH_Products/Guidelines/Efficacy/E3/Step4/E3_Guideline.pdf Accessed December 1, 2011.
4. International Conference on Harmonisation of Technical Requirements for Registration of Pharmaceuticals for Human Use. The Common Technical Document for the Registration of Pharmaceuticals For Human Use—Efficacy—M4E (R1) Clinical Overview and Clinical Summary of Module 2 Module 5: Clinical Study Reports ICH Secretariat, Geneva, Switzerland. September 2002. http://www.ich.org/fileadmin/Public_Web_Site/ICH_Products/CTD/M4__R1__Efficacy/M4E__R1_.pdf Accessed December 1, 2011.
5. "Guideline for the Format and Content of the Clinical and Statistical Sections of an Application" July 1988. www.fda.gov/downloads/Drugs/GuidanceComplianceRegulatoryInformation/Guidances/UCM071665.pdf. Accessed March 16, 2010.

6. Center for Drug Evaluation and Research, Food and Drug Administration, Department of Health and Human Services. Guideline for Conducting a Clinical Safety Review of a New Product Application and Preparing a Report on the Review. February 2005. http://www.fda.gov/downloads/Drugs/Guid anceComplianceRegulatoryInformation/Guidances/ ucm072974.pdf. Accessed March 16, 2010.

7. Guidance for Industry: Cancer Drug and Biological Products—Clinical Data in Marketing Applications. US Department of Health and Human Services, Food and Drug Administration, Center for Drug Evaluation and Research (CDER), Center for Biologics Evaluation and Research (CBER). 2001. http://www.fda.gov/downloads/Drugs/GuidanceComplianceRegulatoryInformation/Guidances/ucm071323.pdf. AccessedMarch 16, 2010.

8. Guidance for Industry—Drug-Induced Liver Injury: Premarketing Clinical Evaluation. US Department of Health and Human Services, Food and Drug Administration, Center for Drug Evaluation and Research (CDER), Center for Biologics Evaluation and Research (CBER). 2009. http://www.fda.gov/downloads/Drugs/GuidanceComplianceRegulatoryInformation/Guidances/UCM174090.pdf. Accessed March 16, 2010.

9. Zimmerman HJ. Drug-induced liver disease. In: Hepatotoxicity, The Adverse Effects of Drugs and Other Chemicals on the Liver. New York, NY: Appleton-Century-Crofts; 1978; 351–353.

10. Zimmerman HJ. Drug-induced liver disease, in: Hepatotoxicity, The Adverse Effects of Drugs and Other Chemicals on the Liver. 2nd ed., Philadelphia, PA: Lippincott Williams & Wilkins; 1999;428–433.

第18章

バイタルサイン，身体所見，安全性に関わるその他の観察の解析

バイタルサインは生死の判定に用いられ，生きている場合は正常に機能しているかどうかを決定する主要な身体機能の指標である．これらの指標には血圧，心拍数（あるいは脈拍数），体温，呼吸数などが含まれる．安全性に関わるその他の所見には，体重，Body Mass Index（BMI），身体所見，12誘導心電図などの身体的な検査が含まれる．心電図については，第10章と第19章で述べる．

■ バイタルサインと体重の測定

バイタルサインは正確な技術をもって測定されるべきである．ここではそれらの技術の概要を述べる．

血圧と心拍数

血圧と心拍数の適切に測定するには，患者を最低5分間安静にする．血圧と心拍数は，通常坐位または臥位（横になって）あるいは両方（それらの値は異なるかもしれないので）で測定される．血圧の測定には上腕動脈が使われる．血圧は，血圧測定カフを肘の上に巻きつけて測定する．脈拍は手首の内側，親指側で測定される．

血圧は，起立性の変化についても測定される．被験者が立ち上がった3分後に測定された血圧の低下のうち収縮期20 mmHg以上，または拡張期10 mmHg以上は，「起立性低血圧」と呼ばれる[1]．起立性の血圧変化を経験する被験者では，立ち上がるとめまいがしたり，倒れそうになったり，失神寸前の状態，あるいは失神などが，一般的な訴えかもしれない．

> **注意：** 使用される血圧カフは，正しいサイズで患者の腕に程よくフィットするものを使用すること．もし，血圧カフが小さすぎると血圧が人為的に上昇し，逆に大きすぎると誤って低くなる．しかし，カフサイズが症例報告書に記録されることはめったにない．プロトコルに，血圧測定には適切なサイズ（子供用，大人用，肥満体用など）のカフを使用するよう記載するのが賢明である．

> **要注意：**献血を希望する健康で丈夫なフットボール選手が，針をみて突然気絶するということがたまにある．このタイプの失神は珍しくなく，いくつかの名前がついている．血管迷走神経性失神，神経性失神，神経心臓性失神といったものがそれである．血管迷走神経性失神は，しばしば採血など，不安や心配な状況で引き起こされる．血圧が下がると通常は，身体の代償性反応により，心拍数が上がる．逆に，不安や心配は迷走神経を刺激し，心拍数を遅くする．他のタイプの失神からが血管迷走神経性失神を区別する手がかりは心拍数にある．血管迷走神経性失神では，心拍数は増加するというよりは遅くなる．血管迷走神経性失神は，何回も注射針を刺され採血される第1相試験に参加する健康で正常なボランティアでは珍しくない．これらの特徴的な所見は，薬剤性失神と血管迷走神経性失神とを区別するのに役立つ．

呼吸数

呼吸数は，安静時，通常は坐位での1分間の呼吸を数えることにより測定される．

> **ヒント：**被験者は自発的に呼吸をコントロールすることができるので，被験者が気付かないときに呼吸を数えるのはよい方法である．これは，心拍数や体温を測定するのと同時によく行われる．

体温

体温は，解剖学的に異なる身体部位で測定することができる．口腔，直腸，腋下体温は1度以上異なることがある．このため，試験プロトコルでは試験を通して体温測定に同じ部位を用いること，さらにプロトコルで用いられた方法を記録するよう医師に指示するべきである．たとえば，もしベースラインで口腔体温が測定されたら，それに続くすべての体温は同じ方法で測定されるべきである．口腔体温の場合，被験者には測定前に温かい，あるいは冷たい飲み物を避けるように指示すること．

身長と体重

身長と体重の測定においては，ベースラインで，たとえば，靴を履いたままなのか，履かないのかなど，どのような方法が用いられようと，試験を通して同じ方法が用いられるべきである．可能であれば，体重計も同じものを用いるべきである．Body Mass Index (BMI)は身長と体重から計算できる．

■ バイタルサインと Body Mass Indexの正常値と異常値

表18-1から18-5には，血圧，心拍数，体温，呼吸，およびBMIのそれぞれの正常範囲と異常範囲である．体重は，年齢，性別，身長により異なるカテゴリに分類されるため，代わりにBMIが示されている．

■ 身体所見

身体所見は主にベースラインと治療の終了時に実施され，ときに試験中にも実施される．これらのデータの解析は，通常，以下のような理由で難しい．

- 欠測情報があること．たとえ，プロトコルで，ある検査（たとえば骨盤や直腸の検査）を実施すべきと規定しても，実施されないことがよくある．
- ベースラインと治療終了時に別の医師が診察する．これは，診察者の違いに基づく身体所見のばらつきにつながる．しかも，明らかに所見があるにもかかわらず，ある所見が治療終了時の検査で報告され，ベースライン検査では挙げられないかもしれない．たとえば，ベースラインでは言及されなかったが，最終検査時に気付いた古い手術痕のようなものである．このような所見は臨床的にも重要でないし，薬剤の影響の判定にも有用ではない．
- データがしばしば間違って解析されること．

> **注意：**身体所見データはしばしば臨床的に意味のない方法で解析されている．一つの例は，ベースラインが正常で最終観測時が異常と判定された被験者の割合と，ベースラインが異常で最終観測時が正常の被験者の割合を計算することにより，ベースラインからの変化を評価することである．表18-6はこの情報が通常どのように表示されるかを示したものである．一見したところ，このタイプの情報は有用に見える．表は，ベースラインが正常で最終観測時が異常の被験者の割合と，ベースラインが異常で最終観測時が正常の被験者の割合が類似していることを示している．それに加えて，投与群間

表18-1　成人の安静時血圧[2-4]

カテゴリ	収縮期血圧(mmHg)	拡張期血圧(mmHg)
低血圧	<90	<60
正常	90〜<120	60〜<80
高血圧前症	120〜139	80〜89
高血圧	≧140	≧90
悪性高血圧	>220	>120

表18-2　成人の安静時心拍数[5]

カテゴリ	心拍数(bpm)
徐脈(遅い心拍)	<60
正常	60〜100
頻脈(速い心拍)	>100

bpm：拍/分

表18-3　成人の体温[6-8]

カテゴリ	摂氏(℃)	華氏(°F)
低体温	<35	<95
正常[a]	37	98.6
発熱(成人)[b]	>38	>100.4
異常高熱	>40	>104

[a] 平均　[b] 直腸

表18-4　成人の安静時呼吸数[9]

カテゴリ	呼吸数(bpm)
緩徐呼吸(遅い呼吸)	<12
正常	12〜20
頻呼吸(速い呼吸)	>20

bpm＝呼吸数/分

表18-5　成人のBMI[10,11]

カテゴリ	BMI範囲(kg/m^2)[a]
低体重	<18.5
正常	18.5〜24.9
過体重	25〜29.9
肥満	≧30
病的肥満	≧40

[a] ある人種に対する参照範囲．たとえば，アジア人は通常この表より低い値を示す．

表18-6　身体所見データ要約の誤った方法

カテゴリ	プラセボ N=100	被験薬 N=100
ベースライン正常かつ最終ビジット異常	10(10%)	8(8%)
ベースライン異常かつ最終ビジット正常	11(11%)	10(10%)

> に違いがみられない．このタイプの表の問題は，水虫(足白癬)のようなものから臨床的に重要な肝脾腫(肝臓と脾臓の腫脹)のようなものまで同じ異常として表示してしまっている場合があることである．

このような理由で，身体所見の統合解析には限界があり，たいていの場合，薬のリスク・プロファイルを知ることはできない．重篤または中止の原因となった身体所見の症例経過等の記述が，より有益な情報を提供する．

■ バイタルサイン，体重，BMI，身体所見データをどのように処理し，取り扱うか―臨床試験

ここでは，臨床試験で得られたバイタルサイン，体重，BMIや身体所見データをどのように処理し，取り扱うかを説明する．付録Ⅱ「Meproの安全性統合解析」では，安全性統合解析におけるこの情報のまとめ方の事例が示されている．

1. 薬の作用メカニズムを理解し，バイタルサインや体重などの変化が予想されるかどうかを判断するために，治験薬概要書をレビューすること．たとえば，βアドレナリン受容体遮断薬(β遮断薬)は，アドレナリンやノルアドレナリンの影響を遮断し，血圧や心拍数を低下させる．もし被験薬が類似した特性を持っている場合，血圧や心拍数の包括的な分析をするべきであり，結果の概要が報告書の文章中に含まれるべきである．

2. もし被験薬がバイタルサインや体重などに悪影響を与える薬効群に属している場合，これを積極的に文章中で扱うこと．たとえば，もし被験薬が，体重増加と関連がある薬効群の非定型抗精神病薬である場合，体重やBMIの解析結果は，報告書の付録とするのではなく，文章中で綿密に考察されるべきである．

3. 血圧，心拍数，体温，呼吸数，体重，BMIに対して，第17章「臨床検査データの解析」で述べたものと同じタイプの解析を実施し，同じ取り扱いをすること(別に規定される場合を除き)．次

のようなことを含む．
- 中心傾向の判定；ベースラインからの変化の平均や中央値．
- シフトテーブル；ベースラインにおけるカテゴリ（正常値未満，正常値，正常値超）から治療期間中に異なるカテゴリへ推移した（正常範囲から正常範囲未満へのシフトや正常範囲未満から正常範囲超へのシフトなど）割合．
- 臨床的に重要な，あるいは顕著に異常な変化の割合．考察のために，表18-7に臨床的に重要な値の基準を要約する．

➡ **注釈**：臨床的に重要な，あるいは顕著に異常な変化の判定に用いられる基準に関する情報は，ほとんど公表されていない[1,2]．用いられる基準のいくつかは臨床的判断に基づいており，主観的である．標準がないので，何が臨床的に重要な変化なのかが審査官の間でも一致しないかもしれない．標準の基準が確立されるまで，外れ値の判定に何の基準を用いたかを明示することが一番良い方法である．もし審査官が用いられた基準に同意しない場合，データは審査官が推奨する基準に基づき，再解析されることもある．

- バイタルサイン，体重，身体所見に関連する有害事象の割合．

ヒント：MedDRAは，「血圧低下」と「低血圧」の例のように，徴候・症状と診断名に対して別々の基本語を持つため，発現率の過少評価の可能性を最小化するために，いくつかの用語を複合することが推奨される．表18-8に，いくつかの提案を示す．選択した用語が明確に記録されている限り，これら複合用語を用いたか，他の用語を用いたかは問題ではない．複合用語を使用した場合は，表18-9に示すように表中にフラグ（*）を付けるべきである．複合用語は本文中の要約表のみに用いることも推奨される．情報源や参照テーブルとして参照される付録の有害事象の要約表には，個々の基本語（複合しない）ごとの割合のみを示すこと．この方法により，審査官は情報源テーブルを参照し，複合用語の割合がどのように計算されたか理解することができる．

4. 可能なかぎり，本文中にデータのダッシュボード型表示を用いること．表18-9に血圧変化のダッシュボード型要約の例を示す．この表で示す複合用語には，表18-8に示されたPTのグループを含む．

➡ **注釈**：有害事象の割合を計算するためのN（分母となる被験者数）は，変化の平均やシフトの分類，臨床的に重要なシフトテーブルに用いられるNと異なる．この違いは，1回以上治験薬の投与を受けたすべての被験者が有害事象の解析に含まれる一方，ベースラインまたは治療期間の血圧測定がない被験者は血圧解析から除かれるためである．この表は，プラセボや被験薬群に比べて，実対照薬群で小さいが一貫した血圧上昇傾向を示している．これはまた，複合用語「高血圧*」に関連する有害事象も増加傾向がみられる．

5. 複合用語ごとに割合を算出した場合は，被験者ごとのまとめも検討すること．複合用語に含まれる用語がすべて同じというわけではなく（たとえば，有害事象がいつも同じ臨床的重要性を持つわけではない），特定の事象が報告されたことを知ることは有益である．複合用語として「高血圧」があるが，このなかには，比較的良性で非特異的な「血圧上昇」から，重篤で生命を脅かす可能性のある「悪性高血圧」までの用語が含まれている（表18-8に示す）．

6. 重篤な有害事象や，治験担当医師か治験依頼者の判断で治療に関連があると考えられた中止に至った有害事象について，本文中に症例経過等の記述（症例番号と試験番号を含む）を残すこと．

7. 1回以上臨床的に重要な変化を示したすべての被験者ごとのまとめや，被験者プロファイルを検討すること．被験者ごとのまとめは，最低，ベースラインと治療開始後を含むすべてのビジットの注目するバイタルサインの値，ビジットごとのすべての有害事象，ビジットごとの併用薬を含むべきである．このような被験者ごとのまとめを用いれば，表18-10と表18-11のように臨床的に重要な血圧変化が同様に認められた2人の被験者について，価値ある情報を提供できる．

被験者1（表18-10）は，収縮期と拡張期の血圧の臨床的に重要な低下と心拍数の増加が56日目だけに認められ，めまいも報告されている．被験者

表18-7 提案する臨床的に重要なバイタルサインの基準

パラメータ	臨床的に重要な値[a]	ベースラインからの変化[a]
心拍数[12]	≧ 120 bpm	15bpm以上の増加
	≦ 50 bpm	15bpm以上の減少
収縮期血圧[12]	≧ 180 mm Hg	20mmHg以上の上昇
	≦ 90 mm Hg	20mmHg以上の低下
拡張期血圧[12]	≧ 105 mm Hg	15mmHg以上の上昇
	≦ 50 mm Hg	15mmHg以上の低下
呼吸数*	≧ 30 bpm	10bpm以上の増加
	≦ 8 bpm	4bpm以上の減少
体温[12]	≧ 38.3℃(101°F)	1℃(2°F)以上の上昇
	≦ 36℃(96.8°F)	1℃(2°F)以上の低下
体重[12]	規定せず	7%以上の増加
	規定せず	7%以上の減少
BMI*	規定せず	上位のBMIカテゴリ[b]に増加
	規定せず	下位のBMIカテゴリ[b]に減少

[a] 割合計算に含めるためには，臨床的に重要な治療期の値(特定される場合)と各パラメータに対して示されたベースラインからの変化量がなければならない．
[b] BMIカテゴリは18.5未満，18.5以上25以下，25超．
bpm：拍／分(心拍数)，呼吸数／分(呼吸数)　mmHg：水銀柱ミリメートル　＊：臨床的判断に基づく臨床的に重要な基準

表18-8 複合用語の要約

複合用語	含まれるMedDRA PT
高血圧	進行性高血圧，外来血圧上昇，拡張期血圧上昇，血圧上昇，収縮期血圧上昇，拡張期高血圧，本態性高血圧症，高血圧クリーゼ，高血圧緊急症，高血圧，不安定高血圧，悪性高血圧，高血圧前症，収縮期高血圧
低血圧	外来血圧低下，血圧低下，拡張期血圧低下，収縮期血圧低下，拡張期低血圧，低血圧，起立性低血圧
徐脈	徐脈，心拍数減少，洞性徐脈
頻脈	心拍数増加，洞性頻脈，頻脈
発熱	発熱，体温上昇
徐呼吸	徐呼吸，呼吸数減少
頻呼吸	頻呼吸，呼吸数増加
体重増加	体重異常増加，体重増加
体重減少	体重異常減少，体重減少

は，足首の腫れ(「末梢浮腫」とコード化)のため，28日目から利尿薬のフロセミドを開始していた．血圧低下，心拍数増加，めまいおよび足首の腫れが回復しないため，フロセミドは中止された．次のビジットで，血圧と心拍数は正常範囲となり，症状も消失した．フロセミドの使用に関連するこれらの変化パターンは，フロセミド単独，あるいはフロセミドと治験薬の潜在的な薬物相互作用によってバイタルサインが変化したことを示唆する．

これは，血圧低下が進行し，徐々に心拍数が増加した被験者2(表18-11)と対照的である．この被験者では，最終的には失神に至るような臨床的に重要な血圧の低下が起こり，治療が中止された．これらの所見を説明する併用薬などの他の要因はない．治験薬を中止した1週間後，それらの症状は消失し，血圧と心拍数は正常化した．これらの所見は，デチャレンジ陽性(すなわち，薬剤を中止したら，症状や微候が消失)であり，薬剤に関連した血圧への影響の可能性が示される．

被験者ごとのまとめ(表18-11の結果など)を検討して見つかったイベントに関連する所見を本文中に記載すること．もし関連ある所見がない場合は，本文中でその旨を述べること．

表18-9 血圧変化のダッシュボード型要約表−第2/3相比較試験

	プラセボ	ID=5mg	ID=10mg	ID=15mg	ID合計	実対照薬
N	2122	2392	2305	305	5002	2124
SBP−臥位(mmHg)						
ベースライン平均	122.3	122.7	122.3	122.2	122.5	122.4
平均変化[a]	−0.1	−0.1	−0.0	0.5	−0.0	2.4
H/NからL	70(3.3%)	77(3.2%)	71(3.1%)	9(3.0%)	157(3.1%)	23(1.1%)
L/NからH	323(15.2%)	354(14.8%)	341(14.8%)	47(15.4%)	742(14.8%)	474(22.3%)
臨床的に重要な低下	1(<0.1%)	0	1(<0.1%)	0	1(<0.1%)	0
臨床的に重要な上昇	6(0.3%)	5(0.2%)	9(0.4%)	1(0.3%)	15(0.3%)	25(1.2%)
DBP−臥位(mmHg)						
ベースライン平均	77.7	78.2	77.6	77.4	77.9	78.0
平均変化[a]	0.5	0.6	0.4	0.2	0.5	1.0
H/NからL	11(0.5%)	10(0.4%)	15(0.7%)	1(0.3%)	26(0.5%)	22(1.0%)
L/NからH	108(5.1%)	120(5.0%)	111(4.8%)	15(4.9%)	246(4.9%)	181(8.5%)
臨床的に重要な低下	2(0.1%)	1(<0.1%)	0	0	3(0.1%)	0
臨床的に重要な上昇	2(0.1%)	3(0.1%)	2(0.1%)	0	5(0.1%)	17(0.8%)
起立性血圧変化	11(0.5%)	13(0.5%)	12(0.5%)	1(0.3%)	26(0.5%)	9(0.4%)
血圧関連有害事象						
N	2200	2450	2400	325	5175	2225
高血圧*	64(2.9%)	76(3.1%)	74(3.1%)	10(3.1%)	160(3.1%)	129(5.8%)
低血圧*	11(0.5%)	15(0.6%)	14(0.6%)	1(0.3%)	30(0.6%)	4(0.2%)
失神	2(0.1%)	1(<0.1%)	2(0.1%)	0	3(0.1%)	2(0.1%)

[a] 最も悪い(即ち,最も極端な)治療期の値.
ID:被験薬 N:被験者数 SBP:収縮期血圧 mmHg:水銀柱ミリメートル H:正常範囲超 L:正常範囲未満 N:正常範囲内
DBP:拡張期血圧 *:複合用語(高血圧,低血圧に含まれる基本語は表18−8を見よ)

表18-10　被験者1のまとめ

投与後日数	坐位SBP (mmHg)	坐位DBP (mmHg)	坐位HR (bpm)	有害事象	併用治療
0(ベースライン)	120	80	72	なし	なし
28	118	78	75	末梢性浮腫	なし
56	85(L,CS)	49(L,CS)	105(H)	浮動性めまい	フロセミド
84(最終)	125	82	78	なし	なし
91(投与終了7日後)	122	79	74	なし	なし

SBP=収縮期血圧　DBP=拡張期血圧　mmHg=水銀柱ミリメートル　HR=心拍数
bpm=拍／分　L：正常範囲未満　H：正常範囲超　CS=臨床的に有意な変化

表18-11　被験者2のまとめ

投与後日数	坐位SBP (mmHg)	坐位DBP (mmHg)	坐位HR (bpm)	有害事象	併用治療
0(ベースライン)	120	80	72	なし	なし
28	110	72	85	浮動性めまい	なし
42(PT,最終)	85(L,CS)	49(L,CS)	105(H)	失神	なし
51(投与終了7日後)	122	79	74	なし	なし

SBP：収縮期血圧　DBP：拡張期血圧　mmHg：水銀柱ミリメートル　HR：心拍数
bpm：拍／分　L：正常範囲未満　H：正常範囲超　CS：臨床的に重要な変化

ヒント：失神のすべてのケースは，綿密に検討するべきである．失神はいろいろな原因があり，針を見て気を失うような良性のものから，死亡に至る事象(トルサード ド ポアンなど)まである．このため，失神の原因と薬剤との関連を知ることは重要である．

■ バイタルサイン，体重，BMI，身体所見データをどのように処理し，取り扱うか―市販後

ここでは，市販後におけるバイタルサイン，体重，BMI，身体所見データをどのように処理し，取り扱うかを説明する．

1. 失神や，重篤かつしばしば生命を脅かす次のような事象，すなわち，悪性の高血圧，異常高熱，低体温や，第11章で要約された呼吸イベントに対する詳細な質問票や調査票を作成すること．薬剤安全性の担当者や市販後の自発報告を収集する責任を担うコールセンターの担当者は，報告者と話すときに症例情報を最大限収集できるように，調査票についてのトレーニングを受けること．

2. 上記1でリストされた有害事象を，調査すること．そして，たとえば自発報告，文献，規制当局からの報告，市販後研究，レジストリなど，すべての情報源を含めること．

➡ **注釈**：米国の定期副作用報告(Periodic Adverse Drug Experience Report：PADER)[13,14]やEUや他の地域で用いられている市販医薬品定期的安全性最新報告(Periodic Safety Update Report for Marketed Drugs：PSUR)[15,16]は，フォーマットと内容が異なる．たとえば，PADERでは海外の有害事象報告は重篤で未知のものだけが提出される．消費者からの医学的に確認されていない報告はPSURに含まれる症例評価や一覧表からは除かれる．このような違いはあるものの，シグナル検出のために，また，有害事象の頻度，重症度，重篤性が前の報告期間から変化したか検討するために，最初はすべての情報源を用いることが推奨される．その後でより狭い検索基準，たとえば，医学的に確認されていない症例を除くなどの方法を用いることができる．

3. 第5章から第8章に記載された方法を利用し，新しい安全性シグナルが特定されたか，あるいはバイタルサインや体重，BMIや身体所見に関連した有害事象の頻度や重症度あるいは重篤性が，前の報告期間から変わったか判断すること．
4. もし，ベネフィット・リスク・プロファイルに変化があった場合，第8章で述べられたもののうち，見つかった所見に最も合った選択肢に従い考察すること．
5. 各国の関連する規制，指示そしてガイダンスに従い，定期報告において検討結果を要約すること．

参考文献

1. The Consensus Committee of the American Autonomic Society and the American Academy of Neurology. Consensus statement on the definition of orthostatic hypotension, pure autonomic failure, and multiple system atrophy. Neurology. 1996;46:1470.
2. National Heart Lung and Blood Institute. Diseases and conditions index—Hypotension. Bethesda, MD: National Heart Lung and Blood Institute, September 2008. http://www.nhlbi.nih.gov/health/dci/Diseases/hyp/hyp_whatis.html. Accessed April 4, 2010.
3. National Heart Lung and Blood Institute. Diseases and conditions index—High blood pressure. Bethesda, MD: National Heart Lung and Blood Institute, November 2008. http://www.nhlbi.nih.gov/health/dci/Diseases/Hbp/HBP_WhatIs.html. Accessed April 4, 2010.
4. Bisognano JD. Hypertension, malignant. Omaha, NE: Medscape, April 13, 2010. http://emedicine.medscape.com/article/241640-overview. Accessed April 28, 2010.
5. Medline Plus. Pulse. Bethesda, MD: US National Library of Medicine, February 22, 2009. http://www.nlm.nih.gov/medlineplus/ency/article/003399.htm. Accessed April 4, 2010.
6. Medline Plus. Body temperature normals. Bethesda, MD: US National Library of Medicine, February 1, 2009. http://www.nlm.nih.gov/medlineplus/ency/article/001982.htm. Accessed April 4, 2010.
7. Edelstein JA, Li J, Silverberg MA, Decker W. Hypothermia. Omaha, NE: Medscape, October 29, 2009. http://emedicine.medscape.com/article/770542-overview. Accessed April 4, 2010.
8. Chan TC, Evans SE, Clark RF. Drug-induced hyperthermia. Crit Care Clin. 1997;13(4):785-808.
9. Goldberg, C. A practical guide to clinical medicine: Vital signs. San Diego: University of California, San Diego, June 11, 2009. http://meded.ucsd.edu/clinicalmed/vital.htm#Respiratory. Accessed April 4, 2010.
10. National Heart Lung and Blood Institute. Calculate your body mass index. Bethesda, MD: National Heart Lung and Blood Institute. http://www.nhlbisupport.com/bmi/. Accessed April 4, 2010.
11. World Health Organization (WHO). BMI classification. Geneva, Switzerland: WHO, April 28, 2010. http://apps.who.int/bmi/index.jsp?introPage=intro_3.html. Accessed April 28, 2010.
12. US Food and Drug Administration (FDA). Supplementary suggestions for preparing an integrated summary of safety information in an original NDA submission and for organizing information in periodic safety updates (Leber guidelines). Rockville, MD: FDA; 1987.
13. US Food and Drug Administration (FDA). Code of Federal Regulations title 21, Part 314 – Applications for FDA approval to market a new drug, subpart B–Applications, sec. 314.80 – Postmarketing reporting of adverse drug experiences. Silver Spring, MD: FDA, April 1, 2009. http://www.accessdata.fda.gov/scripts/cdrh/cfdocs/cfcfr/CFRSearch.cfm?fr=314.80. Accessed April 6, 2010.
14. US Food and Drug Administration (FDA). Draft guidance for industry: postmarketing safety reporting for human drug and biological products including vaccines. Washington, DC: FDA, March 2001. http://www.fda.gov/BiologicsBloodVaccines/GuidanceComplianceRegulatoryInformation/Guidances/Vaccines/ucm074850.htm. Accessed April 6, 2010.

15. International Conference on Harmonisation of Technical Requirements for Registration of Pharmaceuticals for Human Use. Clinical Safety Data Management: Periodic Safety Update Reports for Marketed Drugs E2C (R1). Geneva, Switzerland: ICH Secretariat; November 2005. http://www.ich.org/fileadmin/Public_Web_Site/ICH_Products/Guidelines/Efficacy/E2C/Step4/E2C_R1__Guideline.pdf Accessed December 1, 2011.

16. Volume 9A of The Rules Governing Medicinal Products in the European Union—Guidelines on Pharmacovigilance for Medicinal Products for Human Use. September 2008. http://ec.europa.eu/enterprise/sectors/pharmaceuticals/documents/eudralex/vol-9/index_en.htm. Accessed April 6, 2010.

第19章

心電図データの解析

第10章では，12誘導心電図では何を測っているのか，そして何を意味するかを述べた．本章の目的は，心電図データの解析方法を示すことである．主要な目的は安全性統合解析（IAS）であるが，ここに示す情報は総括報告書（CSR）にも関係する．

■ 心電図データをどのように処理し，取り扱うか－臨床試験

ここでは，臨床試験から得られた心電図データをどのように処理し，取り扱うかについて説明する．付録Ⅱ「Meproの安全性統合解析」では，心電図データが安全性統合解析の中でどのようにまとめられるかを例示した．

1. 第10章「12誘導心電図－何を測っているのか，何を意味するのか」を読むこと．
2. 治験薬概要書をレビューすること．
    - 循環器系および心電図に関する非臨床試験からの情報について試験結果がQT/QTc（補正されたQT）間隔延長の可能性を示しているかについて特に焦点をあてること[1]．
    - 薬剤の薬理学的プロファイルを理解すること．治験薬が心電図パラメータに対して薬剤に関連する効果を示しており，この効果が用量に関連している場合，他の薬剤によって治験薬の代謝と排泄が障害されること（薬物相互作用）により問題が引き起こされる可能性があるかもしれない．第20章中の「テルフェナジン物語」を参照すること．
3. QT/QTc評価試験（thorough QT/QTc study）[2]が実施されている場合は，安全性統合解析の文章に記載するために関連する試験結果をレビューすること．
4. 被験薬が心電図パラメータに悪影響を及ぼす薬効群に属しているかどうかを確認し，文章中で積極的に取り上げること．たとえば，被験薬がPR間隔を延長する薬効群に属するならば，このパラメータに対する解析結果について，報告書の付録とするのではなく，文章中で綿密に述べること．
5. 他で特定されない限り，心電図パラメータ，つまり心拍数，PR間隔，QRS群に対して，第17章の「臨床検査データの解析」と同じ解析を実施し，同じ取り扱いにすること．これらの解析には，以下を含む．

- 中心傾向の判定；ベースラインからの変化の平均や中央値.
- シフトテーブル；ベースラインにおけるカテゴリ（正常値未満，正常値，正常値超）から治療期間中に異なるカテゴリに推移した（正常範囲から正常範囲未満へのシフト，正常範囲未満から正常範囲超へのシフトなど）割合.
- 臨床的に重要な，あるいは顕著に異常な心電図の変化の割合．表19-1に臨床的に重要な心電図の変化の基準をまとめた.

▶ **注釈**：臨床的に重要な，あるいは顕著に異常な変化の判定に用いられる基準に関する情報は，ほとんど公表されていない．用いられる基準のいくつかは臨床的判断に基づいており，主観的である．標準がないので，何が臨床的に重要な変化なのかが審査官の間でも一致しないかもしれない．標準の基準が確立されるまで，外れ値の判定に何の基準を用いたかを明示することが一番良い方法である．もし審査官が用いられた基準に同意しない場合，データは審査官が推奨する基準に基づき，再解析されることもある.

- 心電図に関連する有害事象の発現頻度

ヒント：医学的に類似する，あるいは同様のメカニズムに基づいているMedDRA基本語を組み合わせることが推奨される．これは有害事象発現率の過少評価の可能性を最小化するためである．表19-2に複合用語の事例を挙げた．選択した用語が明確に記録されている限り，これらの複合用語を用いたか，他の用語を用いたかは問題ではない．複合用語を使用した場合は，表19-3に示すように表中にフラッグ(*)を付けるべきである．複合用語は本文中の要約表のみに用いることも推奨される．情報源や参照テーブルとして参照される付録の有害事象の要約表には，個々の基本語（複合していない）ごとの割合のみを示すこと．この方法により，審査官は情報源テーブルを参照し，複合用語の割合がどのように計算されたか理解することができる.

表19-1 提案する臨床的に重要な心電図の変化の基準（QTcは除く）

心電図パラメータ	臨床的に重要な変化
心拍数[a]	治療中120 bpmかつベースラインから≧15 bpm増
	治療中50 bpmかつベースラインから≧15 bpm減
PR間隔*	治療中<120 ms（<0.12 s）かつベースライン値は正常
	治療中>210 ms（>0.21 s）かつベースライン値は正常
QRS群*	治療中>110 ms（>0.11 s）かつベースライン値は正常

ms：msec　s：秒　bpm：拍／分
*臨床判断に基づいた臨床的に重要な値の基準.

表19-2 提案する複合用語の要約

複合用語	含まれるべきMedDRA PT
徐脈	徐脈，心拍数減少，洞性徐脈
頻脈	心拍数増加，洞性頻脈，頻脈
房室ブロック	房室ブロック 第一度房室ブロック 心電図PR延長 第二度房室ブロック 完全房室ブロック 房室解離
脚ブロック	脚ブロック 二束ブロック 両側性脚ブロック 左脚ブロック 右脚ブロック QRS群延長 三束ブロック

6. 複合用語を用いた発現頻度の計算に含められた被験者ごとのまとめをレビューすること．すべての用語が等しいとは限らない．たとえば，「第一度房室ブロック」と「完全房室ブロック」は共に複合用語である「房室ブロック」に含まれているが，前者は偶発的であり，重篤ではなく治療を必要としないが，後者はペースメーカーの装着を必要とする重篤な事象である．
7. PR間隔に対して表19-3に示したような心電図データの解析結果のダッシュボード型要約を提供すること．これはデータを見渡しやすく，データの傾向を見つけることに役立つ．

➡ **注釈**：それぞれの解析のN（被験者数＝分母）を見ること．それぞれの解析に含まれた被験者数が異なるので，これらの数値が異なっている．1回以上治験薬の投与を受けたすべての被験者が有害事象解析に含められるが，平均やシフトテーブルに含まれるためには，被験者は少なくともベースライン心電図と治療開始後に少なくとも1回の心電図の測定が必要である．平均やシフトテーブルのNが有害事象解析のNよりも少ないことは，ベースラインと治療開始後の心電図の測定のどちらか一方もしくは両方がなされていない被験者がいたことを示している．さらに，臨床的に重要な変化があった被験者の割合の計算には，ベースライン値が正常範囲内であった被験者のみが含められ，異常なベースライン値の被験者は除かれている．このため臨床的に重要な解析に用いられるNは平均変化とシフトテーブルに用いられるNよりも少なくなる．

要注意：心電図から得られた心拍数とバイタルサインの測定が逆の挙動を示しているときは疑ってかかること．心拍数の変化は両方の解析で同じ傾向であるはずである．たとえば，もしバイタルサインが心拍数の上昇を示しているならば，心電図によって測定された心拍数もそうあるべきであり，そして逆の場合も同じである．

表19-3　PR間隔のダッシュボード型要約表

		プラセボ	ID＝5mg	ID＝10mg	ID＝15mg	ID合計	実対照薬
PR間隔(msec)							
	N	2005	2254	2195	270	4719	2024
ベースライン平均		161.4	159.8	160.4	159.0	160.1	160.8
平均変化[a]		0.9	0.8	0.9	0.9	0.9	0.8
	N	2005	2254	2195	270	4719	2024
L/NからH		24(1.2%)	23(1.0%)	24(1.1%)	2(0.7%)	49(1.0%)	20(1.0%)
	N	1956	2201	2134	265	4600	1998
臨床的に重要な延長[b]		4(0.2%)	4(0.2%)	9(0.4%)	0	13(0.3%)	6(0.3%)
PR間隔関連有害事象							
	N	2200	2450	2400	325	5175	2225
房室ブロック*		7(0.3%)	10(0.4%)	5(0.2%)	7(2.2%)	22(0.4%)	9(0.4%)

[a] 最も悪い治療中の値に基づく．
[b] ベースラン値が正常値の被験者．
*複合用語として房室ブロック・完全房室ブロック・第一度房室ブロック・第二度房室ブロック・房室解離・心電図PR延長のPTを含む．
N：被験者数　ID：治験薬　L：正常範囲未満　N：正常範囲内　H：正常範囲超

8. QT/QTc延長を特定するために，以下に示す「非抗不整脈薬におけるQT/QTc間隔の延長と催不整脈作用の潜在的可能性に関する臨床的評価ガイドライン」に基づく取り扱いと解析が推奨される[2]．

➡ **注釈：**複数の補正式(Bazett, Fridericiaなど)をそれぞれの解析で用いるべきである．

- 時間を一致させた被験薬とプラセボの平均値の差の最大値を用いて計算し，ベースラインからの変化の平均を求める．中心傾向を評価する他の方法は被験薬のC_{max}(最大血漿中濃度)付近で生じるベースラインからの変化を解析することである．
- 以下の基準に基づいたシフトテーブル．
  - ベースラインが正常範囲内，治療期間中の値が一つでも，450 msec超，480 msec超，500 msec超の被験者の割合．
  - ベースラインが正常範囲以上，治療期間中の値が一つでも，450 msec超，480 msec超，500 msec超の被験者の割合．
  - ベースラインが正常範囲内，治療期間中の値が一つでも，30 msec超，60 msec超ベースラインより延長した被験者の割合．
  - ベースラインが正常範囲以上，治療期間中の値が一つでも，30 msec超，60 msec超ベースラインより延長した被験者の割合．

➡ **注釈：**それぞれの解析において，被験者が特定のカテゴリ(450 msec超など)に複数の治療開始後の値を持つ場合には，そのカテゴリでは被験者を一度だけカウントすること．複数のカテゴリに治療開始後の値を持つ被験者の場合には，最悪(つまり最も極端)なカテゴリにカウントすること．

- QT/QTcに関連する有害事象の割合は，MedDRA標準検索式(SMQ)の「トルサード ド ポアン/QT延長」に含まれる一つまたはそれ以上の基本語が報告された被験者すべてに対して算出されるべきである．同一の基本語が複数回報告された場合は，その被験者を一度だけカウントすること．同様に，SMQの中で複数の基本語が報告された場合は，その被験者を一度だけカウントすること．
- QTcの値が>500 msecの被験者については，報告書の文章中で，症例番号，試験番号，治療群を特定し，詳細な所見を述べること．

表19-4に示されるようなQTc解析の結果のダッシュボード型表示が推奨される．

表19-4は正常範囲内のQTcベースライン値を持つ被験者に対するBazett補正式を用いた結果の要約を示している．異常なベースラインQTc値を持つ被験者の個別解析と治療開始後のシフトテーブルも必要である．用いる補正式によって結果が変わり得るため，これらの解析は複数の補正式を用いて行うこと．

網掛け部分(たとえば，QTc値が500 msec超の被験者とSMQ「トルサード ド ポアン/QT延長」に含まれるすべての被験者)については，さらなる調査を要する．SMQに含まれる用語は，「失神」のように心臓に起因しないかもしれないような非特異用語から，「トルサード ド ポアン」や「心室細動」のような致死性の不整脈まで幅広い．このため，一覧表もしくは被験者プロファイルには，少なくとも事象の報告語，事象が重篤であったか，または中止に至ったかを示し，十分に検討するべきである．担当医師の因果関係判定も示すべきである．どのようにすれば良いかという例を付録II「Meproの安全性統合解析」に示した．

9. いかなる重篤な有害事象あるいは治療に関連すると考えられる(担当医師か治験依頼者の判断として)中止に至った有害事象に対して，簡単な症例経過等の記述を文章中に含めること．

10. 以下の心電図所見やQTc所見が見られた症例の一覧表や症例プロファイルを準備し，十分に検討すること．
    - 臨床的に重要な変化
    - QTc値が500 msec超
    - 安全性上の潜在的なシグナルを示すその他の所見

最低でも，一覧表にはベースラインと投与開始後のすべての観測時における心電図やQTcに関連した所見，観測時ごとの試験中に報告された有害事象，観測時ごとの併用薬を含めるべきである．この方法でまとめられた情報は，薬物作用を示すデータのパターンを審査官が見つける手助けとなる．表19-5と19-6に2症例分(どちらの症例も同様に臨床的に重要なPR間隔の変化がある)の事例を示している．

表19-5では，臨床的に重要なPR間隔は56日目の1日

表19-4　QTc(Bazett)結果の要約－第2/3相比較試験

	プラセボ	ID=5 mg	ID=10 mg	ID=15 mg	ID合計	実対照薬
N	2005	2254	2195	270	4719	2024
平均変化						
QTc ms (B)						
N	2005	2254	2195	270	4719	2024
ベースライン平均	403.2	403.1	401.1	402.9	402.1	403.8
平均変化[a]	0.9	0.8	0.9	0.4	0.9	0.8
シフトテーブル[b]						
N	1910	2105	1991	249	4345	1901
QTc(B)>450[a]	29(1.5%)	21(1.0%)	24(1.2%)	4(1.6%)	49(1.1%)	25(1.3%)
QTc(B)>480[a]	10(0.5%)	8(0.4%)	8(0.4%)	1(0.4%)	17(0.4%)	6(0.3%)
QTc(B)>500[a]	1(<0.1%)	0	0	0	0	0
QTc(B)>30[a]	27(1.4%)	32(1.5%)	24(1.2%)	4(1.6%)	60(1.4%)	27(1.4%)
QTc(B)>60[a]	4(0.2%)	6(0.3%)	4(0.2%)	2(0.8%)	12(0.3%)	6(0.3%)
トルサード ド ポアン／QT延長関連有害事象						
N	2200	2450	2400	325	5175	2225
トルサード ド ポアン／QT延長(SMQ)	2(0.1%)	2(0.1%)	1(<0.1%)	0	3(0.1%)	2(0.1%)

[a] 最も悪い（つまり最も極端な）治療中の値に基づく．
[b] ベースラン値が正常範囲内の被験者に基づく．
N：被験者数　(B)：Bazettの補正式　ID：治験薬　ms：msec

表19-5　被験者1のPR値のまとめ

投与後日数	PR間隔	有害事象	併用薬
0(ベースライン)	180 ms	なし	なし
28	120 ms	なし	なし
56	240 ms(H,CS)	なし	なし
84(治療最終日)	160 ms	なし	なし
91(治療終了7日後)	180 ms	なし	なし

H：正常範囲超　CS：臨床的に重要な変化　ms：msec

表19-6　被験者2のPR値のまとめ

投与後日数	PR間隔	有害事象	併用薬
0(ベースライン)	120 ms	なし	なし
28	160 ms	なし	なし
56	200 ms	なし	なし
84(治療最終日)	240 ms(H, CS)	なし	なし
91(治療終了7日後)	180 ms	なし	なし

H：正常範囲超　CS：臨床的に重要な変化　ms：msec

だけに見られている．これが唯一記録された異常なPR値なので，これだけでは確固たる結論を導くことはできない．PR間隔の延長は薬剤に関連していると考えることもできるかもしれないが，一過性のようであり（薬剤投与が続いていても），臨床的に重要な変化を説明できるような，たとえば有害事象や併用薬のような他の情報もない．

被験者2に対する表19-6ではパターンが異なっている．一つの異常値しかないが，変化のパターンが示唆するのは時間とともにPR間隔が徐々に延長していることであり，変化に対して他に説明できることもない．また，PR間隔は治療終了後に正常に戻っており，デチャレンジ陽性（投与中止による事象消失）を示している．

たとえば，表19-6の結果のように一覧表をレビューすることから得られた関連のあるすべての所見を文章中に含めること．関連のある所見が何もなければ，そのことを文章中に示すこと．

11. 安全性統合解析では，「心電図」のセクションに以下の情報を含めること．
    - 非臨床試験から得られた心電図やQTcに関連した所見の要約
    - 実施されている場合は「QT／QTc評価試験」の結果の要約
    - 第2/3相試験から得られた心電図データの解析の結果
    - 関連のある第1相試験の所見
    - 市販後データがあるならば，市販後で得られた関連のある所見

■ 心電図データをどのように処理し，取り扱うか−市販後

この節では，心電図に関連する可能性のある市販後データの処理と取り扱い方についてを述べる．

1. 「失神」，「発作」，「致死的不整脈」（トルサード ド ポアン，心室細動，心室粗動を含む心室性不整脈），「心停止」，「突然死」を発症したすべての症例について聞き取りを行うための質問票や調査票を作成すること．薬剤安全性の担当者や市販後の自発報告を収集する責任を担うコールセンターの担当者は，報告者と話すときに症例情報を最大限収集できるように，調査票についてのトレーニングを受けること．
2. たとえば，自発報告，出版物，規制当局からの報告，市販後研究やレジストリなどの市販後データのすべての情報源を調べること．

➡ **注釈**：米国の定期副作用報告（PADER）[4,5]とEUや他の地域で用いられている市販医薬品定期的安全性最新報告（PSUR）[6,7]はフォーマットと内容が異なる．たとえば，PADERでは海外の有害事象報告は重篤で未知のものだけが提出される．消費者からの医学的に確認されていない報告はPSURに含まれる症例評価や一覧表からは除かれる．このような違いはあるものの，シグナル検出のために，また，有害事象の頻度，重症度，重篤性が前の報告期間から変化したか検討するために，最初はすべての情報源を用いることが推奨される．その後でより狭い検索基準，たとえば，医学的に確認されていない症例を除くなどの方法を用いることができる．

3. 検索用語にはSMQ「トルサード ド ポアン/QT延長」に見られる基本語を含めること．他の心電図に関連するイベントのために第4章で説明した個別対応検索式（*ad hoc queries*：AHQ）を作ること．「房室ブロック」と「脚ブロック」については表19-2の用語が考慮するべき用語の例である．
4. 第5章から第8章で説明した方法を利用して，何か新しい安全性のシグナルが特定されたか，前期の報告から心電図に関連した有害事象の頻度，重症度や重篤性が変化したか否かを検討すること．
5. もし，ベネフィット・リスク・プロファイルに変化があった場合，第8章で論じられたもののうち，見つかった所見に最も合った選択肢に従い考察すること．
6. 各国の関連する規制，指示そしてガイダンスに従い，定期報告において検討結果を要約すること．

参考文献

1. International Conference on Harmonisation of Technical Requirements for Registration of Pharmaceuticals for Human Use. The Nonclinical Evaluation of the Potential for Delayed Ventricular Repolarization (QT Interval Prolongation) by Human Pharmaceuticals S7B. Geneva, Switzerland: ICH Secretariat, May 2005. http://www.ich.org/fileadmin/Public_Web_Site/ICH_Products/Guidelines/Safety/S7B/Step4/S7B_Guideline.pdf Accessed December 1, 2011.

2. International Conference on Harmonisation of Technical Requirements for Registration of Pharmaceuticals for Human Use. The Clinical Evaluation of QT/QTc Interval Prolongation and Proarrhythmic Potential for Non-Antiarrhythmic Drugs E14. Geneva, Switzerland: ICH Secretariat, May 2005. http://www.ich.org/fileadmin/Public_Web_Site/ICH_Products/Guidelines/Efficacy/E14/Step4/E14_Guideline.pdf Accessed December 1, 2011.

3. Supplementary suggestions for preparing an integrated summary of safety information in an original NDA submission and for organizing information in periodic safety updates (Leber guidelines). Rockville, MD: US Food and Drug Administration; 1987.

4. US Food and Drug Administration (FDA). Code of Federal Regulations title 21, Part 314—Applications for FDA approval to market a new drug, subpart B–Applications, sec. 314.80—Postmarketing reporting of adverse drug experiences. Silver Spring, MD: FDA, April 1, 2009. http://www.accessdata.fda.gov/scripts/cdrh/cfdocs/cfcfr/CFRSearch.cfm?fr=314.80. Accessed April 6, 2010.

5. US Food and Drug Administration (FDA). Draft guidance for industry: postmarketing safety reporting for human drug and biological products including vaccines. Rockville, MD: FDA, March 2001. http://www.fda.gov/BiologicsBloodVaccines/GuidanceComplianceRegulatoryInformation/Guidances/Vaccines/ucm074850.htm. Accessed April 6, 2010.

6. International Conference on Harmonisation of Technical Requirements for Registration of Pharmaceuticals for Human Use. Clinical Safety Data Management: Periodic Safety Update Reports for Marketed Drugs E2C (R1). Geneva, Switzerland: ICH Secretariat, November 2005. http://www.ich.org/fileadmin/Public_Web_Site/ICH_Products/Guidelines/Efficacy/E2C/Step4/E2C_R1__Guideline.pdf Accessed December 1, 2011.

7. Volume 9A of The Rules Governing Medicinal Products in the European Union—Guidelines on Pharmacovigilance for Medicinal Products forHuman Use. September 2008. http://ec.europa.eu/enterprise/sectors/pharmaceuticals/documents/eudralex/vol-9/index_en.htm. Accessed April 6, 2010.

第20章

特別な患者集団および状況下における安全性
—内因性要因，外因性要因，薬物相互作用

薬物のリスク・プロファイルに影響する要因は数多くある．これらの要因は，大きく内因性要因と外因性要因の二つに分けられる．

内因性要因は個体の内的なもしくは固有なものであり，そのうちの多くのものは遺伝的に決まっているものである．例としては以下のようなものがある．

- 年齢
- 性別
- 人種
- 体重
- 腎障害および肝障害のような疾患

同じような人口統計学的特性を有している個体間でも，有効性および安全性など薬物による反応には，かなりの違いが認められるだろう．この反応の差は遺伝的多型(遺伝的多様性)に基づくヒトの生物学的多様性による可能性もある．遺伝的多型の1例として，集団での血液型の違い(A型，B型，AB型，O型)がある．遺伝的多型は薬物の代謝でみられる個体差に重要な役割を果たしている．代謝が遅い人(肝臓の薬物代謝酵素群が他の人よりゆっくりと働く人)では，血中薬物濃度が予測よりも高くなるので，有害事象が生じるリスクがより大きくなる可能性がある．一方，代謝が速い人では，薬物がすばやく代謝されることで，あまりに速く不活性化したり，体内から消失するために効果が発現できず，治療のベネフィットを十分に享受できないかもしれない．

外因性要因は個体以外に起因するが，同様に，薬物のベネフィット・リスク・プロファイルに影響する可能性がある．この要因には以下のようなものがある．

- 被験薬以外の薬物の併用(被験薬の代謝経路を阻害／活性化／誘導する薬物など)
- 薬物の服用時に食事をしていたかどうか
- 喫煙や飲酒などの習慣
- 文化的／医学的な習慣の違い(割礼とエイズウイルス感染リスクの低下[1-3]など．このことは理論的には，エイズワクチンの臨床試験の結果に影響する可能性がある．)
- 地域(薬物性光線過敏症の発現率は，赤道から遠く離れた北の国々よりも，赤道に近い国々で高い太陽光曝露を受けている地域の方が高い可能性があるなど)

■ 薬物動態学と薬力学

薬物動態学(Pharmacokinetics：以下PK)では薬物の吸収，分布，代謝，および排泄の研究を行う．薬力学(Pharmacodynamics：以下PD)は薬物の生化学的，生体力学的，および生理学的な効果(機能)の研究を指す．PD試験の例としては，QT/QTc間隔(心電図パラメーター)への薬物の影響の評価がある．QT/QTc間隔の延長はトルサード ド ポアン(TdP；致死性のリズム障害)および突然死のリスクを高める．通常，さまざまな種類の薬物相互作用を検討するための試験が臨床開発プログラムの一部として実施される[4-8]．これらの試験により，事前に挙げられていた内因性/外因性要因の被験薬のPKおよびPDへの影響の有無が特定される．ときには，被験薬が他の薬物のPKおよびPDに影響を与えることもあり得る(この場合も特定することが重要である)．

■ テルフェナジン物語

先ほど要約した内因性要因および外因性要因と薬物の使用の組合せが患者へのリスクを増大させることになった例は数多くある．古典的な事例はテルフェナジンである．テルフェナジンは抗ヒスタミン薬であったが，現在は市販されていない．テルフェナジンはプロドラッグであり，活性を発現する前に，まず活性体であるフェキソフェナジンへ代謝されなければならない．これがプロドラッグという意味である．このプロドラッグは活性体に代謝されるまで抗ヒスタミン活性がない．テルフェナジンは治療濃度域でQTc間隔を延長させる．テルフェナジンをエリスロマイシンやケトコナゾールといったCYP3A4による代謝で競合する薬物(同一の代謝経路を持つ薬物)と一緒に服用すると，テルフェナジンからフェキソフェナジンへの代謝が減少し，結果としてテルフェナジンの血中濃度が上昇する．血中テルフェナジン濃度の上昇は，QTc間隔の延長，TdPおよび突然死のリスクの増大につながる．これらが発覚したためにテルフェナジンは市場から撤収された[9]．テルフェナジンやそれ以外の薬物によるQTc間隔の所見に基づき，非臨床および臨床試験において薬物相互作用の評価に関するより厳しい規制要件が作成され，薬物の臨床開発プログラムの一部としてQT/QTc間隔の延長を評価する試験が必要となった[10,11]．

■ 母集団薬物動態

薬物相互作用の試験に加えて，臨床試験の対象集団の内因性/外因性の特性が，その薬物の市販後に実際に服用することになる対象集団のそれと類似しているかどうかを知ることも重要である．もしも類似しているならば，臨床試験の結果は高い信頼性をもって市販後に外挿できる．もしも，類似していないならば，臨床試験から得られたベネフィット・リスク・プロファイルは，これらの内因性/外因性の特性が異なる集団へは一般化できない可能性がある．臨床試験の対象集団と市販後の対象集団とでは，かなりの違いが生じることがある．たとえば，臨床試験の対象集団では黒人が2%であったのに対して，その薬物の市販後のターゲットとなる患者の予測では，黒人の比率が24%となるといったことである．このような相違により薬物が承認されないかもしれないし，ターゲットとする集団を代表する人を対象に市販後研究の実施を要求されるかもしれない．

大規模な第3相試験において，被験者から定常状態(血中薬物濃度が上下しない状態)での血液検体を収集しておくことは，良い取り組みである．通常，それぞれの被験者から完全な薬物動態プロファイルを得ることは現実的でないため，スパースサンプリング法が利用される．これにより，それぞれの被験者から限られた数の血液検体が得られる．これらの血液検体から得られる薬物動態情報は母集団薬物動態と言われる．この情報からは，試験対象集団で認められた被験者背景に由来する薬物動態の潜在的な違いについての，さらなる洞察を得ることができる．

■ 薬物相互作用データをどのように処理し，取り扱うか－臨床試験

このセクションでは薬物相互作用データの処理および取り扱いの方法について説明する．付録Ⅱ「Meproの安全性統合解析」は，これらの情報を安全性統合解析により，どのように要約できるかを示した一つの例である．

1. 治験薬概要書の非臨床試験の結果を詳細に検討すること．これらの試験では，ヒトへの曝露以前に得られた相互作用の可能性に関する重要な洞察が述べられている．*In vitro*試験では，チトクロームP450(CYP3A4)系もしくは他の代謝経路で代謝される薬物をスクリーニングし，血中薬物濃度の上昇の原因となる酵素誘導の可

能性，あるいは血中薬物濃度の低下の原因となる酵素阻害の可能性について特定する．

非臨床試験結果は，ヒトでどのような相互作用試験が必要かを示してくれる．もしも，*in vitro*試験で薬物の消失が肝代謝に依存しないことが示唆されたならば，肝代謝に関するさまざまな酵素の阻害，活性化，誘導を評価するための薬物相互作用試験の多くは必要ないかもしれない．

2. 開発期間中において，その被験薬あるいは疾患に必要な相互作用試験の種類を特定するため，ガイドラインや参考資料[4-8]をよく調べておくこと．通常行われる相互作用試験では，以下の薬物動態(PK)の検討を含む．
   - 被験者背景
     - 非高齢者と高齢者
     - 男性と女性
     - 異なる人種または民族のグループ
   - 被験薬と併用される可能性のある他の薬物との間での代謝酵素の阻害，活性化もしくは誘導を評価する薬物相互作用試験．使用する薬物の種類は被験薬の代謝経路による．これらの試験で評価される薬物の例としてはケトコナゾール(阻害剤)やリファンピシン(誘導剤)がある．
   - 背景疾患
     - 肝機能が正常な被験者 vs. 肝障害を持つ被験者
     - 腎機能が正常な被験者 vs. 腎障害を持つ被験者
   - 空腹下 vs. 摂食下での服用の影響
   - グレープフルーツや喫煙など薬以外のものの被験薬の薬物動態への影響

3. 大規模な第3相試験において臨床試験の対象集団における薬物動態に関する情報を取得するため，定常状態の血液検体を被験者から収集すること．

4. 有害事象や他の安全性所見(臨床検査値，バイタルサイン，心電図など)の発現頻度に基づいて，必要に応じてサブグループ解析を行うこと．大規模な試験や，複数の試験のデータを併合して行なう安全性統合解析は，サブグループ解析に向いている．小さな試験では，サブグループに分割できるほど被験者数が多くないため，サブグループ解析を行えない．

利用可能なデータに基づいて年齢，人種，性別および地域など，さまざまな内因性因子および外因性因子についてサブグループ解析を実施すること．一つのサブグループが他のサブグループと異なっているかどうかを特定する方法の一つは，以下のようにサブグループ間の差の**寄与危険度比**(Attributable Risk Ratio：ARR)を算出することである．

ARR＝(被験薬$_x$の有害事象発現率
　　　－プラセボ$_x$の有害事象発現率)
　　／(被験薬$_y$の有害事象発現率
　　　－プラセボ$_y$の有害事象発現率)

ここでxおよびyは，たとえば性別の男性と女性のような異なったサブグループである[12]．

ARRの計算は，発現頻度の高い副作用(薬との関連があると考えられた有害事象)や，発現頻度が高く薬剤に関連する可能性がある臨床検査値など他の安全性所見に向いている．まれな事象については，解析するには事象数が少なすぎて，このような解析を行えない．

事例

悪心(被験薬との因果関係があると考えられている事象)の発現頻度が，被験薬群の白人では12%，黒人で6%，プラセボ群の白人では4%，黒人で3%であったとする．

$$ARR = (12\% - 4\%)_{白人} / (6\% - 3\%)_{黒人}$$
$$= 8/3 = 2.7$$

これは，白人では黒人に比べて悪心が2倍以上発現していることを示唆している．

注意：どのようなサブグループ解析にも，他のすべての要因はサブグループ間で均等であるという重要な仮定がある(つまり，サブグループは年齢，体重などが平均的には等しい)．しかし，これが正しくないことがしばしばある．一つのサブグループが少数例で，他のサブグループの例数が非常に多いような，不釣り合いなサブグループの比較も困難かもしれない．たとえば，970例の白人における有害事象の発現頻度と30例の黒人における有害事象の発現頻度との比較結果は，黒人からなるサブグループが少人数であるがために混乱を生じたり，誤った方向に解釈される可能性がある．したがって，統計家に利用可能なデータについての最も良い解析方法を決めるための相談をすることが重要である．

5. 頻度が高くない副作用を評価するとき，症例間に共通の要因に注意すること．たとえば，有害事象の評価において3例の血小板減少が認められ，さらに有害事象一覧表や症例一覧表から3例のうち2例が同じ併用薬を使用していたことが明らかになったとする．この所見は，被験薬と併用薬の交互作用があるかもしれないという**手がかり**になりうる．一方で，併用薬のみに起因する可能性もあるし，同時期に併用薬がたまたま服用されていただけであって，それ自体にはまったく意味がない可能性もある．この例では，そのデータから何らかの結論を出すには情報がまったく不足しているが，警告として捉えるべきであるし，この所見を常に気をつけるべき項目のリストに追加するべきである．
6. 安全性統合解析では情報を包括的，論理的，そして統合した形で提示すること．すべての重要な情報は以下の順番で報告書の本文中に要約されるべきである．
   - 非臨床試験
   - 薬物相互作用試験
   - 母集団薬物動態データ
   - 第2/3相試験における，発現頻度の高い副作用や他の安全性所見（利用できる場合）についてのサブグループ解析
   - 関連する一連の症例に共通する要因の特定
   - 市販後の薬物相互作用の情報（もしも利用可能であれば）

異なる評価方法での所見に一貫性があればあるほど，その所見が薬物に起因している可能性が高い．

■ 薬物相互作用データをどのように処理し，取り扱うか－市販後

ここでは市販後の薬物相互作用データの処理および取り扱いの方法について説明する．付録Ⅳ「6ヵ月定期的安全性最新報告－Mepro」では，市販薬の定期的安全性最新報告（PSUR）中で，これらのデータをどのように要約できるかの一例を示している．

1. 特殊集団での潜在的な薬物相互作用や有害事象が生じた症例を特定するために，特定の検索を行うこと．表20-1は，そのような症例の特定に役立つ検索基準やデータの分類方法を示している．これは出発点である．表中に要約されている検索はより広い範囲もしくは狭い範囲で行わなければならないかもしれないし，追加の検索を実施する必要があるかもしれない．

ヒント：潜在的な薬物相互作用を市販後の安全性データベースで調べるためには，すべての疑いのある併用薬についてコード化する（つまり標準の用語を割り当てる）ことが重要であり，これにより症例が整合性を伴って特定，検索，および分類できるようになる．同様に，臓器機能障害を有する患者を特定できるようにするためには，病歴をコード化することも重要である．もしも，これが計画されておらず，これらの要素がコード化されていない場合には，表20-1に要約されているような種類の検索は自動的にはできない．これらのデータの手作業による検討では，時間，リソース，コストおよびエラーの発生率は増加する．患者数が非常に多い場合には，手作業で検討することは，ほとんど実行不可能である．

2. 検索においてはすべての情報源，たとえば，自発報告，公表物，規制当局，市販後研究やレジストリ情報からの報告を利用すること．

➡ **注釈**：米国の定期副作用報告（PADER）[13,14]，とEUおよび他の国々で利用されているPSUR[15,16]は様式および内容が異なっている．たとえば，海外での報告について，PADERでは重篤かつ未知のものが提出されるが，PSURに含まれる症例の評価や一覧表では，医学的な確認がなされていない消費者からの報告は，通常は除外される．これらの違いがあるとしても，シグナルを検出したり，有害事象の発現頻度，重症度，重篤性が前の報告期間から変化したかどうかを特定するために，すべての情報源を最初から利用することを推奨する．この最初の評価が終わると，医学的な確認がなされていないものは除外するなど，より絞った検索基準が用いられる．

3. 新たな潜在的な薬物相互作用を特定するために，注目すべき項目，たとえば併用薬別，年齢別，性別，地域別などで症例をサブグループ化すること．
4. 安全性に関する新たなシグナル，または，特殊集団（小児，高齢者，臓器機能障害を有する人など）において有害事象の発現頻度，重症度，重篤性が前の報告期間から変化するかどうかを特定するために，第5章から第8章で述べられた方法を利用すること．

表20-1 提案する特別な集団における薬物相互作用および有害事象の特定のための検索／分類の基準

可能性のある相互作用	検索／分類の基準
（不特定の）相互作用	MedDRA HLT：相互作用（Interactions）
薬物間相互作用	同種同効薬または併用薬別の事例検索
腎障害との相互作用	以下の既往歴別の事例検索 MedDRA HLT：腎症（Nephropathies）または［腎症以外の］腎障害（Renal disorders）
肝障害との相互作用	以下の既往歴別の事例検索 MedDRA HLGT：肝および肝胆道系障害（Hepatic and hepatobiliary disorders）
年齢	有害事象の発現パターン，頻度，重症度あるいは重篤性が17〜64歳の患者と異なることを特定する場合には，次の年齢層別に分類：2歳未満，2歳〜11歳，12〜16歳，65歳以上
人種	有害事象の発現パターン，頻度，重症度あるいは重篤性が人種間で異なることを調べる場合には，次の人種別に分類：白人，黒人，アジア人，その他の人種（ネイティブアメリカンなど）
性別	有害事象の発現パターン，頻度，重症度あるいは重篤性が性別で異なることを調べる場合には性別に分類
地域	有害事象の発現パターン，頻度，重症度あるいは重篤性が地域間で異なることを調べる場合には地域で分類

5. もし，ベネフィット・リスク・プロファイルに変化があった場合，第8章で述べられたもののうち，見つかった所見に最も合った選択肢に従い考察すること．
6. 各国の関連する規制，指示そしてガイダンスに従い，定期報告において検討結果を要約すること．

参考文献

1. Auvert B, Taljaard D, Lagarde E, Sobngwi-Tambekou J, Sitta R, Puren A. Randomized, controlled intervention trial of male circumcision for reduction of HIV infection risk: the ANRS 1265 trial. PLoS Med. 2005;2(11):e298. Erratum in: PLoS Med. 2006;3(5):e298.
2. Bailey RC, Moses S, Parker CB, et al. Male circumcision for HIV prevention in young men in Kisumu, Kenya: a randomised controlled trial. Lancet. 2007;369(9562):643-656.
3. Gray RH, Kigozi G, Serwadda D, et al. Male circumcision for HIV prevention in men in Rakai, Uganda: a randomised trial. Lancet. 2007;369 (9562):657-666.
4. Department of Health and Human Services, U.S. Food and Drug Administration, Center for Drug Evaluation and Research, Center for Biologics Evaluation and Research. Drug metabolism/drug interaction studies in the drug development process: Studies in vitro. April 1997. http://www.fda.gov/downloads/Drugs/fda.gov/Guidances/ucm072104.pdf. Accessed March 29, 2010.
5. Department of Health and Human Services, US Food and Drug Administration, Center for Drug Evaluation and Research, Center for Biologics Evaluation and Research. In vivo drug metabolism/drug interaction studies—Study design, dataanalysis, and recommendations for dosing andlabeling. November 1999. http://www.fda.gov/downloads/Drugs/fda.gov/Guidances/UCM072119.pdf. Accessed March 29, 2010.
6. International Conference on Harmonisation of Technical Requirements for Registration of Pharmaceuticals for Human Use. Studies in Support of Special Populations: Geriatrics E7. Geneva, Switzerland: ICH Secretariat, June 1993. http://www.ich.org/fileadmin/Public_Web_Site/ICH_Products/Guidelines/Efficacy/E7/Step4/E7_Guideline.pdf Accessed December 1, 2011.
7. International Conference on Harmonisation of Technical Requirements for Registration of Pharmaceuticals for Human Use. Studies in Support of Special Populations: Geriatrics E7 Questions and Answers. Geneva, Switzerland: ICH Secretariat, September 2009. http://www.ich.org/fileadmin/Public_Web_Site/ICH_Products/Guidelines/Efficacy/E7/Step4/E7_Guideline.pdf Accessed December 1, 2011.
8. International Conference on Harmonisation of Technical Requirements for Registration of Pharmaceuticals for Human Use. General

Considerations for Clinical Trials E8. Geneva, Switzerland: ICH Secretariat, July 1997. http://www.ich.org/fileadmin/Public_Web_Site/ICH_Products/Guidelines/Efficacy/E8/Step4/E8_Guideline.pdf Accessed December 1, 2011.

9. Hoechst Marion Roussel, Inc., and Baker Norton Pharmaceuticals, Inc. Terfenadine; Proposal To Withdraw Approval of Two New Drug Applications and One Abbreviated New Drug Application; Opportunity for a Hearing. Federal Register. 1997; 62(9): 1889–1892.

10. International Conference on Harmonisation of Technical Requirements for Registration of Pharmaceuticals for Human Use. The Nonclinical Evaluation of the Potential for Delayed Ventricular Repolarization (QT Interval Prolongation) by Human Pharmaceuticals S7B. Geneva, Switzerland: ICH Secretariat, May 2005. http://www.ich.org/fileadmin/Public_Web_Site/ICH_Products/Guidelines/Safety/S7B/Step4/S7B_Guideline.pdf Accessed December 1, 2011.

11. International Conference on Harmonisation of Technical Requirements for Registration of Pharmaceuticals for Human Use. The Clinical Evaluation of QT/QTc Interval Prolongation and Proarrhythmic Potential for Non-Antiarrhythmic Drugs E14. Geneva, Switzerland: ICH Secretariat, May 2005. http://www.ich.org/fileadmin/Public_Web_Site/ICH_Products/Guidelines/Efficacy/E14/Step4/E14_Guideline.pdf Accessed December 1, 2011.

12. Center for Drug Evaluation and Research, US Food and Drug Administration, US Department of Health and Human Services. Guideline for conducting a clinical safety review of a new product application and preparing a report on the review. 2005. http://www.fda.gov/downloads/Drugs/GuidanceComplianceRegulatoryInformation/Guidances/ucm072974.pdf. Accessed March 29, 2010.

13. US Food and Drug Administration (FDA). Code of Federal Regulations Title 21, Part 314—Applications for FDA Approval to Market a New Drug, Subpart B—Applications, Sec. 314.80—Postmarketing reporting of adverse drug experiences. Silver Spring, MD: FDA, April 1, 2009. http://www.accessdata.fda.gov/scripts/cdrh/cfdocs/cfcfr/CFRSearch.cfm?fr=314.80. Accessed April 6, 2010.

14. US Food and Drug Administration (FDA). Draft guidance for industry: Postmarketing safety reporting for human drugs and biological products including vaccines. Rockville, MD: FDA, March 2001. http://www.fda.gov/BiologicsBloodVaccines/GuidanceComplianceRegulatoryInformation/Guidances/Vaccines/ucm074850.htm. Accessed April 6, 2010.

15. International Conference on Harmonisation of Technical Requirements for Registration of Pharmaceuticals for Human Use. Clinical Safety Data Management: Periodic Safety Update Reports for Marketed Drugs E2C (R1). Geneva, Switzerland: ICH Secretariat, November 2005. http://www.ich.org/fileadmin/Public_Web_Site/ICH_Products/Guidelines/Efficacy/E2C/Step4/E2C_R1__Guideline.pdf Accessed December 1, 2011.

16. Volume 9A of The Rules Governing Medicinal Products in the European Union—Guidelines on Pharmacovigilance for Medicinal Products for Human Use. September 2008. http://ec.europa.eu/enterprise/sectors/pharmaceuticals/documents/eudralex/vol-9/index_en.htm. Accessed April 6, 2010.

第21章

妊娠および授乳下での使用

受胎,妊娠,授乳の期間中に薬剤を使用した際の作用や関連リスクを理解することは重要である.受胎や妊娠で考慮すべき因子として挙げられるのは次のようなものである[1,2].

母方／父方のリスク

- 生殖能力（女性,男性）
- 現在の妊娠への影響（女性）
- 陣痛,分娩への影響（出産；女性）

胎児のリスク

- 構造的な異常（先天性奇形,先天性欠損症）
- 胎児死亡率,乳児死亡率
- 生理的機能の低下（自発運動,学習,記憶など）
- 発育の変化（体重,体長など）

授乳に関しては,リスクとして以下が考慮されるべきである.

母親のリスク

- 母乳の質と量への影響

乳児のリスク

- 授乳を通して乳児に移行した薬剤の量と影響

妊娠や授乳への薬剤リスクに関する市販承認前の情報の多くは,動物の生殖試験や発育試験に基づいている[3].多数の動物試験結果があったとしても,妊娠中あるいは授乳中の女性に被験薬を投与するのは,ほとんどすべての場合でやはり非倫理的と考えられている.これは,妊娠や授乳の期間中の薬剤リスクが動物試験だけでは適切に予想できないからである.妊婦への治療が許容される状況としては,妊婦自身が重病（がんなど）であったり,胎児に試験的治療（薬剤や手術など）が必要とされる病気や疾患があったりする場合が挙げられる.胎児には同意説明ができないので,同意に関する倫理的な問題もある.妊婦への投与が必要な場合に,薬剤を使用できるかを知りたいという強い要求があるにもかかわらず,母体や胎児に重大な潜在リスクをもたらすことなく,これらの薬剤をテストする方法については,これまで誰も取り組んでこなかった.このため,避妊薬の使用や妊娠可能性喪失（子宮摘出,閉経など）の証明,および臨床試験実施中の定期的な妊娠検査が要求されている.

授乳中の女性に薬剤を試験的に投与することは可能

であるが通常は，授乳に関する情報もまた，動物試験に限定されている[4]．実際には，特に乳汁分泌，血漿中濃度と比較した母乳中の薬剤濃度，乳児への移行量に注目している臨床試験はまれであり，薬剤の市販前であれ市販後であれ，ヒトで前向きに研究されることはあまりない．

臨床試験実施中の避妊が求められていても，妊娠する女性はわずかながらも常にいる．この情報は重要だが，その利用は以下の理由で限られている．

- リスクを適切に決定できる事例がきわめて少ない．
- 妊娠が判明すると，倫理的理由から，通常，妊娠早期の段階で患者は試験参加を取りやめる．したがって，妊娠後期，陣痛，分娩あるいは授乳に関する薬物作用の情報はほとんどあるいは全く得られない．

薬剤が市販されると，以下のような情報源から，より多くの情報が利用可能となる．

- 妊娠／授乳事例の自発報告
- 疫学研究
- 妊娠登録
- 授乳中の女性や乳児における前向き研究（このタイプの研究は，すでに論じたように，必要であれば市販前に実施することも可能である）[4]．

これらの市販後の情報源は，いずれも利点と欠点を持っている．これらの評価から得られた情報は，薬剤のベネフィット・リスク・プロファイルの変更をもたらす可能性がある．臨床的に重要な新たなリスクは添付文書の変更を必要とし，薬剤のリスク管理計画の改訂につながるであろう．

■ 妊娠情報の収集

妊娠および授乳の症例報告書は，臨床試験用に作成されたCRFの一部として，以下を含むべきである．

- 症例番号，試験番号および医療機関
- 年齢と人種
- 被験薬の用量と投与期間
- 併用治療
- 合併症
- 最終月経
- 胎児の推定薬剤曝露量
- 妊娠転帰
- 発育や発生に関する問題があるかを調べるための出産後の追跡調査
- 過去の妊娠とその転帰に関する情報
- 家族の出生異常に関する情報，先天異常（出生異常）例の遺伝的関連性の情報
- 授乳例では以下に関する情報を含む．
  - 母乳の質と量
  - 授乳困難
  - 授乳中の新生児で報告された有害事象

➡ **注釈**：妊娠および授乳に関する情報は，妊娠転帰が正常であっても収集するべきである．臨床試験に参加している男性のパートナーの妊娠についても情報を収集するべきである．男性患者の精子に薬剤が遺伝的変化や障害を与える可能性があるため，この情報は重要である．これは，有害な妊娠転帰を招くこともある．実際には，この情報はたいてい収集困難である．

市販後の妊娠および授乳の事例に関する情報収集のために，薬剤安全性担当者や，コールセンターの責任者は，質問票を作成し，使用するべきである．

ヒント：市販前であれ市販後であれ，母体あるいは乳児のいずれかが重篤な転帰におちいらない限り（死亡，入院，先天異常など），妊娠は重篤な事象では**ない**．

■ 生殖リスクおよび発達リスクの評価

薬剤承認前はヒトでの使用経験が限られているため，生殖リスクと発達リスクは非臨床データとこれらのヒトへの外挿に大きく依存している．一つのやり方として，**曝露量比**の比較がある．曝露量比（動物 vs. ヒト）とは，動物で生殖毒性を示す量とヒトの治療用量を比較するもので，動物とヒトの両方に共通の反応をもたらす用量に正規化されたものである．特に薬剤が，動物では体重による用量調節，ヒト成人では固定用量という場合には，これを算出し，比較するのは困難である．曝露量比の計算に用いられる種々の手法の例としては，最大濃度，最小濃度，体表面積や用量調節などがある．計算の結果，曝露量比は次のように分類された．

- 10以下 – 懸念の増加
- 10超かつ25未満 – 懸念不変
- 25以上 – 懸念の減少

ヒント：動物所見がヒトに関係しているかもしれない．エビデンスの重みが増す**手がかり**としては，以下が挙げられる[1]．
- 同様の所見が複数の動物種で認められる．
- 同様のタイプの有害作用が複数の生殖毒性試験または発生毒性試験で認められる．
- 単一で不連続な期間ではなく，生殖あるいは発症過程の複数のステージで有害作用が認められる．
- 母体への毒性はなく，胎児で認められた所見．母体の毒性は胎児の異常所見の原因となり得るが，母体への毒性の欠如は胎児への直接的な影響を示唆する．
- 用量－反応関係がある．
- まれな事象が観察される．生殖毒性試験および発症毒性試験は通常，まれな有害事象を検出するには規模が十分でない．もしまれな事象が発現したら，疑いを強めるべきである．
- 治療用量と，生殖毒性もしくは発症毒性に関連した用量が近い．
- 生殖毒性もしくは発症毒性の機序が，薬剤の薬理学的作用と類似もしくは延長線上にある．たとえば，薬理学的に子宮収縮減少作用を有する薬剤に起因して，新生児の分娩時間が延長する．
- 影響を受けた動物種の薬物動態（吸収，分布，代謝，排泄）プロファイルがヒトと類似している．
- 動物 vs. ヒトの曝露量比が10以下である．
- 薬効群関連の作用がある．すなわち，同じ薬効群に属する薬剤で類似の所見が報告されている．

■ 妊娠および授乳のデータをどのように処理し，取り扱うか－臨床試験

このセクションでは，臨床試験で得られた妊娠および授乳のデータをどのように処理し，取り扱うかを説明する．付録Ⅱ「Meproの安全性統合解析」は，安全性統合解析（IAS）において，妊娠／授乳データをどのように要約できるか，事例を示している．付録Ⅲ「企業中核安全性情報－MEPRO」は，企業中核安全性情報（CCSI）において，妊娠および授乳のデータをどのように要約するかの事例である．

1. 以下に注目して，治験薬概要書（Investigator's Brochure：IB）の非臨床情報をレビューすること．
   - 遺伝毒性の徴候．薬剤は変異原性か（遺伝子の正常な核酸配列に変異や変化をもたらすか）？染色体異常を誘発するか（染色体を損傷あるいは切断するか）？
   - 動物において，メスまたはオスの生殖能への有害作用はあるか？
   - 薬剤が催奇形性物質（胚や胎児の発症異常の原因となる化学物質）である徴候，たとえば，骨格奇形，心中隔欠損あるいは他の先天異常や出生異常があるか？
   - 流産の増加，あるいは胚や胎児，および新生児の生存率の低下があるか？
   - 胎児の生理的障害はあるか？
   - 薬剤は胎盤を通過するか？
   - 薬剤は母乳中に認められるか？もしそうならば，血漿中濃度に比較して母乳中の濃度は，多いか少ないか，あるいは同じか？

2. **曝露量比**を求めること．これは複雑なので，臨床薬理学の専門家に助言を求めるべきである．

3. プロトコルに試験担当医師は妊娠の情報を得たら，直ちに治験依頼者に知らせ，CRFの妊娠のページを記入しなければならないことを規定しておく．治験依頼者は，臨床試験実施中に妊娠した患者あるいは患者のパートナーから得られた妊娠データが，完全かつ正確に収集されたことを確認するべきである．

4. プラセボもしくは実対照薬を投与された患者からの情報も含め，CRFの妊娠や授乳のページから得られた関連情報を要約する完全な症例経過等の記述を作成すること．プラセボおよび実対照薬の情報は，比較目的に有用である．妊娠転帰が正常であっても，すべての妊娠例に関して症例経過等の記述を用意する．

5. 安全性統合解析の「妊娠および授乳」のセクションに以下の情報を含めること．
   - 生殖および出産への有害作用を含む，関連する非臨床情報．動物とヒトの間の曝露量比も含める．
   - すべての治療群のすべての妊娠例についての一覧（付録Ⅱ「Meproの安全性統合解析」参照）．
   - 本文中の各妊娠例についての短い症例経過等の記述，あるいは，もし電子申請なら症例経過等の記述へのハイパーリンク．

- 被験薬が属する薬効群の被験薬以外の薬剤における，妊娠あるいは授乳に関する既知リスクの記述．たとえば，NSAIDは動脈管（肺動脈と大動脈弓をつなぐ血管）の早期閉鎖に関連している．正常の閉鎖は新生児の出生直後に起こる．もし，問題となっている薬剤に関して具体的な情報がないならば，薬効群の承認条項情報を利用する．NSAIDでは，推奨される薬効群の承認条項情報で「非ステロイド性抗炎症薬は胎児の心血管系への作用が知られているため（動脈管の閉鎖），妊娠期間中（特に妊娠後期）には使用を避けること」[5(P.6)]とされている．
- 可能な場合は，市販後の妊娠／授乳情報の要約を含める．

■ 妊娠および授乳のデータをどのように処理し，取り扱うか —市販後

このセクションでは，市販後において，妊娠および授乳のデータをどのように処理し，取り扱うかを説明する．付録Ⅳ「6ヵ月定期的安全性最新報告－Mepro」では，これらのデータを定期的安全性最新報告（PSUR）でどのように要約するかの事例を示す．

1. 妊娠および授乳のすべての自発報告例において，すでに述べたデータ要素を含めて，妊娠報告用紙を完成させること．

ヒント：製薬会社が受領する妊娠／授乳情報はたいてい不完全である．これは，市販後においてより顕著である．この情報を最大限収集するためには，質問票や調査票を用意し，コールセンターの担当者や薬剤安全性の担当者に使用方法を教育する．これらの質問票は，重要な症例情報を確実に入手するために，質問に優先順位を付け，導くことにより，報告者から得られる情報を最大化するように設計される．

2. MedDRAの器官別大分類（SOC）の「妊娠，産褥および周産期の状態」に該当するすべての事例を調査し，すべての情報源を含めること（自発報告，文献，規制当局からの報告，および市販後研究，レジストリなど）．

➡ **注釈**：米国の定期副作用報告（PADER）[6,7]とEUその他で使用されるPSUR[8,9]は，形式や内容が異なっている．たとえば，海外の報告では，PADERには重篤で未知のものだけが報告され，一方，医学的に未確認である消費者からの情報は通常，PSURに含まれる症例評価や一覧表からは除かれる．これらの違いがあるにせよ，シグナル検出の目的と，有害事象の頻度，重症度あるいは重篤性が過去の報告期間と比較して変化したかどうかを判断するために，初期の間はすべての情報源を利用することが推奨される．この初期評価の後は，より狭い検索基準，たとえば，医学的に未確認な症例を除外したものが利用可能となる．

3. 第5章から第8章に記述した方法を利用して，新たな安全性シグナルが特定されたかどうかを判定すること．
4. もし，ベネフィット・リスク・プロファイルに変化があった場合，第8章で論じられたもののうち，見つかった所見に最も合った選択肢に従い考察すること．
5. 各国の関連する規制，指示そしてガイダンスに従い，定期報告において検討結果を要約すること．

妊娠および授乳の情報の利用については，妊娠に関する専任部門を有し，薬剤と妊娠に関して多くのコメントを出しているトロント大学附属小児病院のウェブサイトが参考になる．ただし，ここは米国の施設ではないこと，承認条項と示される使用方法は米国の承認条項や医療行為の規制下にはないことなどに注意すること．URLは，www.motherisk.org；薬剤に関する専任部門は www.motherisk.org/women/drugs.jsp である[10,11]．

参考文献

1. US Food and Drug Administration (FDA). Reviewer guidance: Integration of study results to assess concerns about human reproductive and developmental toxicities. Rockville, MD: FDA, October 2001. http://www.fda.gov/downloads/GuidanceComplianceRegulatoryInformation/Guidances/UCM079240.pdf. Accessed March 30, 2010.
2. European Medicines Agency, Committee for Medicinal Products for Human Use. Guideline on risk assessment of medicinal products on

human reproduction and lactation: From data to labelling. 2008. http://www.ema.europa.eu/docs/en_GB/document_library/Scientific_guideline/2009/09/WC500003307.pdf. Accessed December 26, 2011.

3. International Conference on Harmonisation of Technical Requirements for Registration of Pharmaceuticals for Human Use. ICH Harmonised Tripartite Guideline "Detection of Toxicity to Reproduction for Medicinal Products & Toxicity to Male Fertility S5(R2)." Geneva, Switzerland: ICH Secretariat, November 2005. http://www.ich.org/fileadmin/Public_Web_Site/ICH_Products/Guidelines/Safety/S5_R2/Step4/S5_R2__Guideline.pdf Accessed December 1, 2011.

4. US Food and Drug Administration. Guidance for industry: Clinical lactation studies—Study design, data analysis, and recommendations for labeling. Rockville, MD: FDA, February 2005. http://www.fda.gov/RegulatoryInformation/Guidances/ucm127484.htm. Accessed March 30, 2010.

5. US Food and Drug Administration (FDA). Proposed NSAID package insert labeling template1. Rockville, MD: FDA, 2005. http://www.fda.gov/downloads/Drugs/DrugSafety/downloads/ucm106230.pdf. Accessed March 30, 2010.

6. US Food and Drug Administration (FDA). Code of Federal Regulations Title 21, Part 314—Application for FDA approval to market a newdrug, subpart B—Applications, Sec. 314.80—Postmarketing reporting of adverse drug experiences. Silver Spring, MD: FDA, April 1, 2009. http://www.accessdata.fda.gov/scripts/cdrh/cfdocs/cfcfr/CFRSearch.cfm?fr=314.80. Accessed April 6, 2010.

7. US Food and Drug Administration (FDA). Draft guidance for industry: Postmarketing safety reporting for human drug and biological products including vaccines. Rockville, MD: FDA, March 2001. http://www.fda.gov/BiologicsBloodVaccines/GuidanceComplianceRegulatoryInformation/Guidances/Vaccines/ucm074850.htm. Accessed April 6, 2010.

8. International Conference on Harmonisation of Technical Requirements for Registration of Pharmaceuticals for Human Use. Clinical Safety Data Management: Periodic Safety Update Reports for Marketed Drugs E2C (R1). Geneva, Switzerland: ICH Secretariat, November 2005. http://www.ich.org/fileadmin/Public_Web_Site/ICH_Products/Guidelines/Efficacy/E2C/Step4/E2C_R1__Guideline.pdf Accessed December 1, 2011.

9. Volume 9A of The Rules Governing Medicinal Products in the European Union—Guidelines on Pharmacovigilance for Medicinal Products for Human Use. September 2008. http://ec.europa.eu/enterprise/sectors/pharmaceuticals/documents/eudralex/vol-9/index_en.htm. Accessed April 6, 2010.

10. The Hospital for Sick Children. http://www.motherisk.org. Accessed April 6, 2010.

11. The Hospital for Sick Children. Drugs in Pregnancy. http://www.motherisk.org/women/drugs.jsp. Accessed April 6, 2010.

第22章

過剰摂取

過剰摂取とは，処方量あるいは承認用量を超えて薬剤を摂取することである（自発的であろうがなかろうが）．医師が処方する総用量は，承認用量を超える場合があることに留意する．このことは，しばしば定義をあいまいにする．過剰摂取の情報を得る重要性には，二つの要素がある．すなわち，(1)過剰摂取による理論上の既知リスクを理解すること および(2)過剰摂取に対して最適な治療をどう施すかということである．【訳者注：MedDRAでは，overdoseは「過量投与」と訳されているが，ここでは処方ミスなどによる「過量投与」ではなく，自発的／偶発的な過剰「摂取」を対象にかかれているため，あえて過剰摂取とした．】

リスクの観点からは，過剰摂取は用量に依存した毒性の手がかりを与えるだろう．すなわち，通常用量では有害事象は発現しないか，もしくは軽度，ないしは無症候性でも，推奨用量範囲を超えた用量では，薬剤の毒性作用が発現する可能性がある．これは，薬剤のリスク・プロファイルを理解するやり方として明らかに良くはないが，過剰摂取は起こるものであるから，結果的に生じる毒性のタイプや，リスクにつながる用量を見抜くために，これらの情報をレビューすることは重要な意味を持つ．そして，この情報は，薬剤の処方情報の一部となり，過剰摂取により予測される結果やそれに対するメディケーションガイドを提供する．

薬剤が市販され，実社会での使用と誤用が十分評価されるまでは，過剰摂取による既知のリスクおよび潜在するリスクは，動物の毒性試験や臨床試験によってもたらされる．臨床開発期間中は，通常，過剰摂取例はごくわずかしか報告されない．少ない報告例で，過剰摂取の際に予測される毒性と最善の治療を理解するにはかなり限界がある．臨床上の過剰摂取情報が利用できなければ，動物データ，薬剤の薬理学的プロファイルおよび薬剤の用量依存作用が，過剰摂取の潜在的重要性と，過剰摂取された患者をどう治療するかについていくらかの洞察を与えるだろう．

■ 非臨床データ vs. 臨床データ

非臨床の安全性試験は，薬剤開発の要求事項であり，ヒトで起こり得る毒性所見のタイプに関する重要な手がかりを与え得る[1]．

注意：動物データの解釈においては絶えず細心の注意を払うこと．動物の体内で薬剤がどのように処理されるかは，種特異的でヒトとは相関しない場合がある．たとえば，ラットはヒトでは形成されない，薬剤の毒性代謝物を形成することがあり，その逆もある．そのため，リスク評価においては，臨床データは動物データに優先する．

動物データのヒトとの関連性と，ヒトへの潜在リスクは，以下が認められた場合に強固なものとなる[2]．

- 同様の所見が複数の動物種で認められる．
- 同様のタイプの有害作用が複数の非臨床安全性試験で認められる．
- まれな事象が観察される．非臨床安全性試験は通常，まれな有害事象を検出するには規模が十分でない．もしまれな事象が発現したら，疑いを強めるべきである．
- 臨床上の治療用量と，**最大無毒性量**(No Observed Adverse Effect Levels：NOAEL)，すなわち動物で有害作用が認められない用量／濃度，が近い．
- 毒性の機序が，薬剤の薬理学的作用と類似もしくは延長線上にある．
- 影響を受けた動物種の薬物動態(吸収，分布，代謝，排泄)プロファイルがヒトと類似している．
- 薬効群関連作用が存在する，すなわち，同じ薬効群に属する薬剤で類似の所見が報告されている．

■ 薬剤の薬理学的特性

ヒトにおける薬剤の薬理学的特性は，過剰摂取の潜在的重要性の理解に役立つ．たとえば，半減期が長い薬剤，高分子や脂肪に分布する薬剤，および高度にタンパク結合する薬剤は，代謝あるいは体内からの排泄に時間を要し，毒性リスクが上昇するだろう．血液－脳関門を通過する薬剤，毒性代謝物を形成する薬剤，および腎臓に蓄積する薬剤は，それぞれ，中枢神経系，肝臓，腎臓への毒性リスクが上昇する傾向にある．

もし，薬剤の薬理学的作用が用量依存的であれば，延長線上の薬物作用は，過剰摂取の状況として予想し得る．たとえば，もし降圧薬が過剰摂取されれば，低血圧と失神のリスクが上昇する．もし副作用が用量依存的であれば，より頻繁で重症の事象も予想し得る．

■ その他の考慮事項

薬剤の過剰摂取は偶然であったり，意図的であったりする．もし意図的であれば，薬剤がうつ病や自殺企図のリスク上昇に関連しているかもしれない，もしくは乱用の可能性があるかもしれないという**手がかり**になり得る．偶然の過剰摂取の場合，なぜ起こったかの理由を調べることが重要である．たとえば，薬剤の名称，外観もしくは包装が，患者が服用していた他剤に類似していた場合もある．

■ 過剰摂取の治療

いくつかの薬剤には解毒剤(過剰摂取の作用を無効化ないしは中和させる特異的な物質)がある．例としては，アセトアミノフェンとナロキソン(ナルカン【訳者注：麻薬拮抗薬】など)の過剰摂取に対するN-アセチルシステイン(ムコミスト【訳者注：去痰薬】など)があり，麻薬過剰摂取の作用を無効化するのに使用されている[3,4]．しかしながら，ほとんどの薬剤には特異的な解毒剤がなく，治療は以下に基づく．

- 可能な限り速やかな吸収阻害と体内からの薬剤排泄促進．たとえば，胃洗浄(胃内容物の排出)，胃吸収を阻害するための活性炭投与，および血液から過剰な薬剤と毒性物質を除去するための血液透析／血液かん流がある．これらの対策がうまく行くかどうかは，薬剤の薬理学的プロファイルに依存する．
- 薬剤とその効果が消失するまでのABC－気道(Airway)，呼吸(Breathing)，循環(Circulation)－に焦点を当てた生命機能の補助．
- 薬剤の既知作用の予測と治療．これらの作用はたいてい，過剰摂取で頻度や重症度が増す傾向にある．たとえば，インスリンや他の血糖降下薬の過剰摂取後に，低血糖症の治療が必要になる場合が想定される．

通常，臨床開発期間中に報告される過剰摂取はごくまれであるため，たいていは，効果的な治療に関する具体的助言が不足している．効果的な治療方針は，薬剤の薬理学的プロファイルを理解することで導かれる．たとえば，高分子で脂肪に分布し高度にタンパク結合する薬剤は，血中フリー体が認められるものがほとんどなく，それゆえ血液中から容易にろ過ないしは除去できないため，血液透析／血液かん流により体内から除去される可能性は低い．この様な場合，推奨される治療には，血液透析と血液かん流は効果的な治療になりそうもない旨の陳述と，その理由(タンパク結合が

99％超など)を含めるべきである．薬理学的特性に基づく別の例は，弱酸性の薬剤への推奨治療についてである．弱酸性の薬剤の例としては，アセチルサリチル酸(アスピリン)がある．弱酸性の薬剤の過剰摂取では，弱酸性物質を除去するために尿の水素濃度や酸度を低下させる重炭酸塩で尿をアルカリ化することを考慮するべきである[5]．

■ 過剰摂取の情報をどのように処理し，取り扱うか－臨床試験

ここでは，臨床試験から得られた過剰摂取の情報を，どの様に処理し，取り扱うかを説明する．付録Ⅱ「Meproの安全性統合解析」は，安全性統合解析(IAS)における過剰摂取データの事例を示している．付録Ⅲ「企業中核安全性情報 − MEPRO」は，企業中核安全性情報(CCSI)に含める過剰摂取データの事例を示している．

1. 治験薬概要書をレビューすること．
   - 投与量増加に関する非臨床安全性試験の結果，NOAEL，発現した毒性．
   - 被験薬が薬効群で最初の薬剤であれば，薬剤の薬効薬理を理解し，過剰摂取の潜在リスクと経験的治療の選択肢に関する理解を得る．
2. 被験薬の最高用量を投与されたか，あるいは血中薬物濃度が通常より高かった臨床試験結果をレビューすること．
   - 臨床試験で最高用量が投与された個々の事例．この情報は通常，最大耐性用量を判断する第1相試験の用量設定試験において得られる．
   - 以下により血中レベルが高濃度になる薬物相互作用試験．
     - 併用薬
     - 疾患
     - 人口統計学的特性

   潜在的な毒性に関する**手がかり**を提供する可能性があるため，これらの結果はレビューされるべきではあるが，これらのタイプの試験は短期間の曝露の結果であるため，その価値は限定的である．すなわち，これらの試験のいくつかは単回投与試験で，最高用量の投与でさえ，過剰摂取における薬剤の総投与量を下回る傾向にある．
3. 過剰摂取のすべての症例について，以下の情報を収集すること．
   - 症例番号，試験番号，医療機関
   - 年齢，性別，人種
   - 関連する病歴，うつ病の既往など．
   - 失業，最近の離婚，患者が服用していた他剤に似ている薬剤等，あらゆる増悪因子
   - 併用治療
   - 過剰摂取の日時
   - 被験薬の総投与量
   - 過剰摂取が偶然であったか，意図的であったか
   - 過剰摂取に関連した安全性所見，たとえば，有害事象(重症度を含む)，身体所見，臨床検査値，バイタルサイン，心電図の値の変化
   - 過剰摂取が重篤な転帰に至ったか，すなわち，患者が死亡した，入院したなど．
   - 患者の被験者内訳(試験を継続した，中止した，被験薬の投与が一時的に中断されたか減量されたか，および次の計画用量が投与されたかなど)
   - 過剰摂取に対して患者に施された治療
   - 過剰摂取の転帰(回復した，回復したが後遺症あり，継続中，あるいは死亡したなど)

ヒント：過剰摂取に際して被験者に症状がなかったとしても，過剰摂取の情報を完全に収集するべきである．もし，多くの過剰摂取事例または大幅な過剰摂取においても毒性が認められない場合には，この薬剤の安全性と広い治療マージンを強く主張し，投与量が増えたからと言って毒性が著しく増強されるとは限らないことを示唆する．

4. 情報がすべて得られるまで，追跡情報をリアルタイムで積極的に収集すること．
5. すべての過剰摂取例で収集された関連情報を網羅的に症例経過等の記述に反映すること．症例経過等の記述には，既知あるいは疑われる過剰摂取の理由も含める．

➡ **注釈**：過剰摂取は，必ずしも重篤な転帰に至らず，緊急報告を必要としないこともある．それでも，個々の過剰摂取例の症例経過等の記述は臨床試験の総括報告書と安全性統合解析に含めるべきである．

6. 安全性統合解析の過剰摂取のセクションで以下の情報を要約すること．

- これらの試験で観察された，NOAELを含む，関連する非臨床安全性所見．関連する非臨床所見はすでに論じられており，このセクションでは要約するべきである．
- 臨床試験で報告された最高用量レベル（薬剤濃度）と，当該用量／濃度で認められた関連する安全性所見．
- すべての過剰摂取例について要約表を提示し（被験者数がごくわずか，たとえば3例未満，であったとしても），以下の情報を含める．
  - 症例番号，試験番号，医療機関番号
  - 年齢，性別，人種
  - 被験薬の総投与量
  - 過剰摂取の日時
  - 過剰摂取が重篤であったか否か
  - どんな処置がなされたか，たとえば，被験者が試験から脱落した，治験薬が一時的に中断された等
  - 過剰摂取の転帰
  - 過剰摂取に関連する徴候と症状の簡潔な記述
- 各過剰摂取例と施された治療についての短い症例経過等の記述を含める．
- 薬剤が市販されていれば，治療も含めて過剰摂取の事例をすべて要約する．
- 過剰摂取の治療に関する推奨策を提供する．
  - もし，被験薬が新規の化学物質であれば，推奨される治療法は，前のセクションで述べたように薬剤の薬理学的特性に基づくべきである．
  - もし，被験薬がすでに市販されている薬効群の一つであるなら，被験薬が異なる薬理学的特性を有していない限り，これら市販薬剤の処方情報の表示と同じ推奨方法を利用する．

7. もし，意図的な過剰摂取の数が予想以上に多い様であれば，MeddRAのSMQ「うつ病，自殺企図／自傷」および「薬物乱用」を利用して検索し，治療群間で発現頻度を比較すること．プラセボに比較して被験薬群でうつ病，自殺企図あるいは薬物乱用の発現頻度が高いことは，高いうつ病リスク，ないしは薬剤乱用の可能性があることを示唆する手がかりになり得る．

■ 過剰摂取の情報をどのように処理し，取り扱うか－市販後

ここでは，市販後において，過剰摂取のデータをどのように処理し，取り扱うかを説明する．付録Ⅳ「6ヵ月定期的安全性最新報告 - Mepro」は，過剰摂取情報を定期的安全性最新報告（PSUR）でどのように要約するかの事例を示す．

1. すべての過剰摂取例について，以前のセクションで論じた情報を収集すること．

ヒント：過剰摂取例のために質問票や調査票を用意し，コールセンターの担当者や薬剤安全性の担当者に使用方法を教育する．これらの質問票は，重要な症例情報を確実に入手するために，質問に優先順位を付け，導くことにより，報告者から得られる情報を最大化するようにデザインされる．

2. MedDRAの高位グループ語（High Level Group Term：HLGT）「投薬ミス」に該当するすべての事例を検索し，レビューすること．この検索カテゴリは，過剰摂取だけでなく，投与ミス（偶然の過剰摂取の潜在的要因）に関する用語も含む．また，過剰摂取は薬剤乱用と意図的な誤用のタイプの事象の転帰になり得るので，これらの症例に関してデータベースを検索する．過剰摂取例のすべての情報源を含める．たとえば，自発報告，文献，規制当局からの報告や市販後研究，レジストリなど．

➡ **注釈**：米国の定期副作用報告（PADER）[6,7]，EUその他で使用されるPSUR[8,9]は，形式や内容が異なっている．たとえば，海外の報告では，PADERには重篤で未知のものだけが報告され，一方，医学的に未確認である消費者からの情報は通常，PSURに含まれる症例評価や一覧表からは除かれる．これらの違いがあるにせよ，シグナル検出の目的と，有害事象の頻度，重症度あるいは重篤性が過去の報告期間と比較して変化したかどうかを判断するために，初期の間はすべての情報源を利用することが推奨される．この初期評価の後は，より狭い検索基準，たとえば，医学的に未確認な症例を除外したものが利用可能となる．

ヒント：中毒事故管理センター（Poison control centers）は過剰摂取情報の有益な情報源になり得る．

3. 用量反応に注目すること．すなわち，薬剤の投与量と毒性事象が用量により異なるか否かに注目する．頻拍は，1錠の過剰摂取に比較して，ボトルすべてを服用した過剰摂取においてより早かったか？この種の情報は，推奨用量と毒性用量の間の安全域がどのくらい広いかに関する手がかりを与えるであろう．
4. 企業が入手した新たな過剰摂取例に基づき，現在の承認された処方情報が未だ通用するかを判定すること．もし通用しないなら，承認条項は改訂されるべきである．
5. もし，ベネフィット・リスク・プロファイルに変化があった場合，第8章で論じられたもののうち，見つかった所見に最も合った選択肢に従い考察すること．
6. 各国の関連する規制，指示そしてガイダンスに従い，定期報告において検討結果を要約すること．

参考文献

1. International Conference on Harmonisation of Technical Requirements for Registration of Pharmaceuticals for Human Use. Guidance on Nonclinical Safety Studies for the Conduct of Human Clinical Trials and Marketing Authorization for Pharmaceuticals M3(R2). Geneva, Switzerland: ICH Secretariat, June 2009. http://www.ich.org/fileadmin/Public_Web_Site/ICH_Products/Guidelines/Multidisciplinary/M3_R2/Step4/M3_R2__Guideline.pdf Accessed December 1, 2011.
2. US Food and Drug Administration (FDA). Draft guidance: Reviewer guidance integration of study results to assess concerns about human reproductive and developmental toxicities. Rockville, MD: FDA, October 2001. http://www.fda.gov/downloads/GuidanceComplianceRegulatoryInformation/Guidances/UCM079240.pdf. Accessed March 31, 2010.
3. Prescott LF, Park J, Ballantyne A, Adriaenssens P, Proudfoot AT. Treatment of paracetamol (acetaminophen) poisoning with N-acetylcysteine. Lancet. 1977;2(8035):432-434.
4. Handal KA, Schauben JL, Salamone FR. Naloxone. Ann Emerg Med. 1983;12(7):438-445.
5. Kreplick LW. Toxicity, salicylate. eMedicine: December, 2009. http://emedicine.medscape.com/article/818242-overview. Accessed March 31, 2010.
6. US Food and Drug Administration (FDA). Code of Federal Regulations title 21, Part 314—Applications for FDA approval to market a new drug, subpartB—Applications, sec. 314.80—Postmarketing reporting of adverse drug experiences. Silver Spring, MD: FDA, April 1, 2009. http://www.accessdata.fda.gov/scripts/cdrh/cfdocs/cfcfr/CFRSearch.cfm?fr=314.80. Accessed April 6, 2010.
7. US Food and Drug Administration (FDA). Draft guidance for industry: Postmarketing safety reporting for human drugs and biological products including vaccines. Rockville, MD: FDA, March 2001. http://www.fda.gov/BiologicsBloodVaccines/GuidanceComplianceRegulatoryInformation/Guidances/Vaccines/ucm074850.htm. Accessed April 6, 2010.
8. International Conference on Harmonisation of Technical Requirements for Registration of Pharmaceuticals for Human Use. Clinical Safety Data Management: Periodic Safety Update Reports for Marketed Drugs E2C(R1). Geneva, Switzerland: ICH Secretariat, November 2005. http://www.ich.org/fileadmin/Public_Web_Site/ICH_Products/Guidelines/Efficacy/E2C/Step4/E2C_R1__Guideline.pdf Accessed December 1, 2011.
9. Volume 9A of The Rules Governing Medicinal Products in the European Union—Guidelines on Pharmacovigilance for Medicinal Products for Human Use. September 2008. http://ec.europa.eu/enterprise/sectors/pharmaceuticals/documents/eudralex/vol-9/index_en.htm. Accessed March 31, 2010.

第23章

薬物乱用

　乱用の可能性とは医療とは無関係の状況で，精神活性作用を期待して，繰り返しもしくは散発的に使用される薬剤に対する注意である[1(P.4)]．薬物の乱用は向精神薬（気持ちや気分を変化させる薬剤）の不適切な使用に関係するが，精神活性作用はないものの，タンパク同化ステロイドなどの運動能力向上薬（テストステロンなど）およびエリスロポエチン（赤血球数を増加させる）も，医療とは無関係の理由で不適切に使用される薬剤である．

　依存症は，「原発性で慢性的な神経生物学的疾患で，遺伝的，心理社会的および環境的要因がその進行と顕在化に影響している．薬剤使用の制御障害，強迫的使用，害のない継続的使用，および切望のうち，一つ以上を含む行動により特徴付けられる」と定義されている[2]．**肉体的依存性**とは，慢性的に投与されるある種の薬剤の作用への肉体的適応で，薬剤が突然投与中止されたり，減量された後の，好ましくない徴候や症状の発現である．向精神薬は，いきいきした感じ，多幸感あるいは気分の変化をもたらすため，これらの感覚を維持しようと使用者は薬物依存となり，**精神的依存**に至る．

　一般に乱用や依存症に関係する薬物としては，アルコール，アンフェタミン，バルビツール酸塩，ベンゾジアゼピン，コカイン，メタカロン，アヘンアルカロイドが挙げられる[3]．

　薬剤の薬効薬理や非臨床試験の結果に基づき，乱用の可能性がある薬剤は通常，承認前に見つけられる．また，薬剤の適切な効能・効果や，規制薬物としてリスト化する必要があるかどうかを決めるために，さらなる臨床検査も要求される．しかし，薬剤の実際の乱用可能性は，市販前では依然不明である．以下は，オキシコンチン（オキシコドン塩酸塩放出制御薬）【訳者注：鎮痛薬】で起こった事例だが，この薬剤はオピオイドとして乱用され，使用に関連して重篤で致死的な有害事象が報告された．製品の承認条項の変更を主導すべく，FDAをはじめ連邦政府関係機関が加わった[4]．オキシコンチンの現在の処方情報には，乱用と依存症の可能性に関する記述がある．同様の記述は，乱用の可能性がある他の薬剤の処方情報にも含まれている[4]．

　FDAや他の規制当局が指摘しているように，ひとたび承認された後は，誤用がないように，乱用の可能性がある薬剤の実社会での使用を，注意深く監視しなければならない．

■ 薬物乱用のデータをどのように処理し，取り扱うか－臨床試験

このセクションでは，臨床試験から得られた薬物乱用のデータを，どの様に処理し，取り扱うかを説明する．付録Ⅱ「Meproの安全性統合解析」は，安全性統合解析において薬物乱用データをどのように要約するかの事例を示している．

1. ガイダンス「乱用の可能性のある薬剤の評価」をレビューすること[1]．これは，どんなデータを収集し要約するかのチェックリストを提供してくれる．
2. 治験薬概要書をレビューし，被験薬の薬効薬理（中枢神経系への活性を有するか否かなど）と，*in vitro* 受容体結合試験や動物行動試験を含む非臨床試験結果に基づき，薬物乱用の可能性について知っておくこと．
3. 乱用の可能性が知られている薬効群に被験薬が属すかを調べること．
4. すべての臨床的な薬物乱用試験の結果をレビューすること．
5. 過剰摂取によって薬物乱用に陥る徴候があるかどうかを判定するため，意図的な過剰摂取の事例をすべて検討すること．
6. 被験薬の突然の中止後に禁断症状を呈した可能性のある症例を調べること．禁断症状は肉体的依存の手がかりとなり得る．
7. 薬物乱用を示唆するいかなる症例についても症例経過等の記述を準備すること．
8. 精神活動（錯乱状態など）や気分の変化（多幸感など）に影響するような，乱用に関連した徴候と症状になり得る有害事象を抽出すること．さらに，MedDRA標準検索式（SMQ）の「薬物乱用」中の基本語も含めること．

➡ **注釈**：これらの有害事象の選択は任意で，臨床的判断に基づき，企業ごとに変わるものである．このことは問題ではない．どの用語が選択されているかが明白である限り，審査官は，自分達の解析にどの用語を含め，除き，あるいは追加するかを自身で決定できる【訳者注：これはFDAに限った話である】．評価する有害事象一覧の例は，付録Ⅱ「Meproの安全性統合解析」で参照可能である．

これらの事象の発現頻度を求め，治療の違いを治療群間で比較する．もし一人の患者で同じ基本語が複数報告された場合，その患者は1回だけカウントされるべきである．

9. 安全性統合解析の乱用のセクションに以下を含めること[1]．
   - 薬物乱用の可能性に関係するような，薬剤の薬理学的プロファイルの要約（薬剤が血液脳関門を通過するなど）
   - 乱用の可能性に関連する非臨床試験の主要な結果の要約（受容体結合，動物行動試験など）
   - 臨床的な薬物乱用試験の主要な結果の要約
   - 乱用の可能性がある有害事象の割合について治療群横断的に評価する，第2/3相試験のデータを併合した有害事象の解析結果
   - 薬物乱用報告の症例経過等の記述，突然の中止，薬物乱用を示唆する意図的な過剰摂取
   - 市販後のあらゆる薬物乱用データ（利用可能であれば）
   - これらのデータに基づく薬物乱用の要約とリスク評価

■ 薬物乱用のデータをどのように処理し，取り扱うか－市販後

ここでは，市販後の薬物乱用データをどのように処理し，取り扱うかを説明する．付録Ⅳ「6ヵ月定期的安全性最新報告－MEPRO」では，薬物乱用と誤用の事例を定期安全性報告（PSUR）でどのように要約するかの例が示されている．

1. 薬物乱用の事例のために質問票や調査票を用意し，コールセンターや薬剤安全性の担当者にトレーニングすること．これらの調査票は，重要な症例情報を確実に入手するために，質問に優先順位を付け，導くことにより，報告者から得られる情報を最大化するようデザインされる．
2. 問題になっている薬剤について，SMQの「薬物乱用」に含まれている有害事象名を検索すること．意図的な過剰摂取と中止についてもすべての症例を検索すること．薬物乱用のすべての情報源，たとえば，自発報告，文献，規制当局からの報告，市販後研究やレジストリなどを含めること．

➤ **注釈：**米国の定期副作用報告(PADER)[5,6]，EUその他で使用されるPSUR[7,8]は，形式や内容が異なっている．たとえば，海外の報告では，PADERには重篤で未知のものだけが報告され，一方，医学的に未確認である消費者からの情報は通常，PSURに含まれる症例評価や一覧表からは除かれる．これらの違いがあるにせよ，シグナル検出の目的と，有害事象の頻度，重症度あるいは重篤性が過去の報告期間と比較して変化したかどうかを判断するために，初期の間はすべての情報源を利用することが推奨される．この初期評価の後は，より狭い検索基準，たとえば，医学的に未確認な症例を除外したものが利用可能となる．

ヒント：市販後の通常の情報源に加え，もう一つ，薬物乱用の情報源となり得るのがインターネットである．娯楽目的でのクスリの使用や末端価格(非合法的にクスリが売られる価格)に関する多くのバーチャルなおしゃべりは，潜在的な薬物乱用の**手がかり**になり得る．マーケティング部門や販売部門が，異常な使用，あるいは売上が想定した需要に合わない地域に気付いていることもあるだろう．これは，まったく無害かもしれないが，誤用や乱用の**手がかり**になるかもしれない．しかしながら，この情報を得るのは難しいであろう．

---

3. 第5章から第8章に記述した方法を利用して，新たな安全性シグナルが特定されたか，あるいは薬物乱用症例の頻度，重症度や重篤性が過去の報告から変化したかを判定すること．
4. もし，ベネフィット・リスク・プロファイルにおいて変化があった場合，第8章で論じられたもののうち，見つかった所見に最も合った選択肢に従い考察すること．
5. 各国の関連する規制，指示そしてガイダンスに従い，定期報告において検討結果を要約すること．

参考文献

1. US Food and Drug Administration (FDA). Guidance for industry: Assessment of the abuse potential of drugs. Washington, DC: FDA, January 2010. http://www.fda.gov/downloads/Drugs/GuidanceComplianceRegulatoryInformation/Guidances/UCM198650.pdf. Accessed April 8, 2010.
2. American Academy of Pain Medicine, American Pain Society, American Society of Addiction Medicine. Definitions related to the use of opioids for the treatment of pain. American Academy of Pain Medicine, American Pain Society, American Society of Addiction Medicine, 2001. http://www.erowid.org/psychoactives/addiction/addiction_definitions1.pdf. Accessed December 26, 2011.
3. National Institute on Drug Abuse (NIDA). Commonly abused drugs. Rockville, MD: NIDA, March 9, 2010. http://www.nida.nih.gov/DrugPages/DrugsofAbuse.html. Accessed April 8, 2010.
4. OxyContin [package insert]. Stamford, CT: Purdue Pharma; 2009. http://www.purduepharma.com/PI/Prescription/Oxycontin.pdf. Accessed April 8, 2010.
5. US Food and Drug Administration (FDA). Code of Federal Regulations title 21, Part 314—Applications for FDA approval to market a new drug, subpart B—Applications, sec. 314.80— Postmarketing reporting of adverse drug experiences. Silver Spring, MD: FDA, April 1, 2009. http://www.accessdata.fda.gov/scripts/cdrh/cfdocs/cfcfr/CFRSearch.cfm?fr=314.80. Accessed April 6, 2010.
6. US Food and Drug Administration (FDA). Draft guidance for industry: Postmarketing safety reporting for human drugs and biological products including vaccines. Rockville, MD: FDA, March 2001. http://www.fda.gov/Biologics BloodVaccines/GuidanceComplianceRegulatory Information/Guidances/Vaccines/ucm074850.htm. Accessed April 6, 2010.

7. International Conference on Harmonisation of Technical Requirements for Registration of Pharmaceuticals for Human Use. Clinical SafetyData Management: Periodic Safety Update Reports for Marketed Drugs E2C(R1). Geneva, Switzerland: ICH Secretariat, November 2005. http://www.ich.org/fileadmin/Public_Web_Site/ICH_Products/Guidelines/Efficacy/E2C/Step4/E2C_R1__Guideline.pdf Accessed December 1, 2011.

8. Volume 9A of The Rules Governing Medicinal Products in the European Union—Guidelines on Pharmacovigilance for Medicinal Products for Human Use. September, 2008. http://ec.europa.eu/ enterprise/sectors/pharmaceuticals/documents/ eudralex/vol-9/index_en.htm. Accessed April 6, 2010.

第24章

禁断症状とリバウンド

禁断症状（withdrawal）とは薬剤投与が突然に打ち切られたり，薬剤を飲み損ねたり，薬剤を減量したりしたときに現われる症状や徴候のことである．典型的には薬剤が慢性的に投与されているときにみられ，薬剤に対する身体的依存の原因となる．身体的依存になると，身体に薬剤が長い間作用し続け治療に耐性（薬物に慣れてしまい，効果が薄れる）となってしまう．薬剤投与が突然に打ち切られると，身体が適応するための十分な時間がなく，症状や徴候が顕れてくることがある．このような薬物の例には快楽を得るためのクスリ（例：ヘロイン，コカイン，アンフェタミンなど），アルコール，抗うつ薬，トランキライザー（ベゾジアゼピン類）が含まれる．多くの薬剤で，急に投薬を中止すると患者に若干強めに不快な思いをさせるかも知れないが，アルコールのようなある種の薬剤では治療を突然止めると，致死的な状態もしくは死を招くことさえある．

慢性アルコール中毒患者では，アルコールを急にやめると振戦せん妄が起こることがある．振戦せん妄は，しばしば幻覚（壁をヘビが這い登っているのが見えるなど），振戦，発熱，高血圧，頻脈，頻呼吸を伴い，ときには発作に結びつく．振戦せん妄は医学的に緊急を要する状態であり，適切な治療を受けないと死に至ることがある[1]．

さらに，一言触れておく必要がある禁断症状として，「選択的セロトニン再取込み阻害薬（selective serotonin reuptake inhibitors：SSRI）中断症候群」がある．この症候群は，致死性ではないものの，うつ病の治療や他の状況でSSRIが広く使用されていることもあり重要である．症状や徴候はさまざまであり，インフルエンザ様症状，不眠症，悪心，平衡失調，異常感覚（ちくちくとした感覚），電気ショック様感覚，不安や焦燥感といったものが含まれる．この症候群を引き起こすリスクはSSRIに応じてさまざまである．フルオキセチンのような長時間作用型の薬剤（半減期：84～144時間）に比べ，パロキセチンのような半減期が21時間の短時間作用型のSSRIでより高いリスクがみられる[2]．

リバウンドは，治療が中止された後に，治療されていた疾患がかえって悪い状態に戻ることである．例としては，β遮断薬治療を中止した後の重篤な狭心症や，非

ステロイド性の抗炎症薬（NSAID）中止後のリバウンド性の頭痛がある．このような薬剤で禁断症状やリバウンド作用を避けるために，急に薬剤を中止するより，時間をかけて薬剤を減らすこと（漸減）が推奨される．

禁断症状やリバウンド作用は重要なリスクである．処方情報により医療従事者や患者にこれらのリスクが警告され，これらの作用をどのようにして避けるかを知らしめるために，市販に先だってこれらの作用を特定しておくことは重要である．禁断症状やリバウンド作用に関する処方情報の例は不安やパニック障害の治療に用いる薬剤であるザナックス（アルプラゾラム）の米国処方情報集が参考になる[3]．

■ 禁断症状およびリバウンド情報をどのように処理し，取り扱うか－臨床試験

このセクションでは臨床試験から得られる禁断症状やリバウンドの情報をどのように取り上げ，どのように取り扱うかを説明する．付録II「Meproの安全性統合解析」は安全性統合解析で禁断症状やリバウンドの情報をどのように要約するかの例として提示されている．

1. 薬剤を急にやめた患者で認められた所見と投薬を止める前に徐々に薬剤を減量していった患者に認められた所見を比較すること．

   ヒント： この評価を行うためには，用量を漸減したときと漸減しないときを評価することを予め計画しておかなければならない．多くの試験がこのようには計画されていない．

2. その薬剤の**残存効果**を見積もること．第15章で検討したように薬剤の残存効果とは，最後の服薬以降，薬剤の濃度レベルが未だ検出できる期間である．この効果の長さは薬剤の半減期や薬剤がどのくらい早く体内から消失するかによっている．

   臨床薬理の専門家に残存効果の期間をどれくらいと見積もるべきかについて助言を求めること．

   ヒント： 第15章の「有害事象 その1 発現頻度の高い有害事象」では，治療下で発現した有害事象（treatment-emergent adverse event）は，「治療期間中または残存効果期間中に発現した有害事象」，または「ベースラインで存在したものが治療期間中または残存効果期間中に，悪化した有害事象」と定義した．作用が速やかに消失する薬剤に対しては，残存効果を無視でき，残存効果期間は最終投与時間に近い期間として扱う．ゆっくりと消失し，持続的な薬物濃度レベルを保つ薬剤では，残存効果期間の長さは試験治療下での有害事象の評価のさらなる要因となる．禁断症状やリバウンドの可能性の判断には，これとは逆のことが言える．残存効果の長い薬剤は禁断症状やリバウンド効果が発現する可能性はより低いが，残存効果が短い薬剤はこれらの効果が発現する可能性がより高い．

3. 残存効果が見込まれる期間に基づいて試験治療後観察期間を定義すること．たとえば，最後に服薬した日の翌日まで（残存効果は，短いか最小限かまたはなし），最終治療日から7日間（見込まれる残存効果は7日間）など．試験治療終了後，短い期間で有害事象の評価を行う（7日以内など）と，薬剤の残存効果が長く観察期間を過ぎてしまう場合，禁断症状やリバウンド効果を見逃す可能性がある．より長い期間（残存効果の短い薬剤については14日以上など）で試験治療終了後の有害事象の評価を行うならば，治療に関係しない有害事象（合併症など）を捉えるリスクは時間とともに増大するので，結果が交絡（混乱）する可能性がある．試験治療後の有害事象を分析する適切な期間は臨床薬理学者の協力を得て決めるべきである．

4. 試験治療後観察期間（3.で定義した試験治療後観察期間の定義に基づく）に新たに発現した有害事象もしくは重症度が悪化した有害事象を取りまとめ，治療群間で発現頻度を比較すること．

> **注意：** これらの分析は薬剤の残存効果が長く，プロトコルに十分長い試験治療後の追跡調査期間が規定されていないならば限界がある．また，これらの評価のもう一つの限界は，試験治療後の有害事象が一貫してかつ信頼できる形で収集されていなければならないということである．

5. 試験治療終了後期間中に，最初に報告された重篤な有害事象，重度の有害事象，または試験治療中に発現していたが，試験治療終了後に重度あるいは重篤になった有害事象に特に注意すること．

6. 禁断症状もしくはリバウンド効果によるものと疑われる有害事象すべてに，症例経過等の記述

を付けること．禁断症状やリバウンドが起こる可能性が高い薬物に対しては，報告された事象が多いならば，それぞれの事象についての症例経過等の記述を示すより，治療群間でこれらの事象の発現頻度を比較する集積データによる解析を検討するべきである．

■ 禁断症状およびリバウンド情報をどのように処理し，取り扱うか－市販後

このセクションでは市販後の禁断症状やリバウンドの情報をどのようにまとめるかを説明する．

1. 禁断症状やリバウンドの症例について，質問票あるいは調査票を作成し，それについて薬剤安全性の担当者や市販後の自発報告を収集する責任を担うコールセンターの担当者は，報告者と話すときに症例情報を最大限収集できるように，トレーニングを受けること．
2. MedDRA標準検索式(SMQ)「禁断症状」にあるすべての有害事象の用語について市販後の安全性データベースを検索すること．検索で見つかったすべてのケースについてレビューすること．検索は，たとえば，自発報告，公表文献，規制当局から受け取った報告書，市販後研究，レジストリなど，すべての情報源に対して行われるべきである．

➡ **注釈**：米国の定期副作用報告(PADER)[4,5]と，EUおよびその他で使用されるPSUR[6,7]は，形式や内容が異なっている．たとえば，海外の報告では，PADERには重篤で未知のものだけが報告され，一方，医学的に未確認である消費者からの情報は通常，PSURに含まれる症例評価や一覧表からは除かれる．これらの違いがあるにせよ，シグナル検出の目的と，有害事象の頻度，重症度あるいは重篤性が過去の報告期間と比較して変化したかどうかを判断するために，初期の間はすべての情報源を利用することが推奨される．この初期評価の後は，より狭い検索基準，たとえば，医学的に未確認な症例を除外したものが利用可能となる．

3. 第5章から第8章で述べた方法を利用して，何か新しい安全性のシグナルが見つかったのか，または，禁断症状やリバウンドの症例の頻度，重症度，重篤性が前回の報告期間から変化したのかどうかを調べること．
4. もし，ベネフィット・リスク・プロファイルに変化があった場合，第8章で述べたもののうち，見つかった所見に最も合った選択肢に従い考察すること．
5. 各国の関連する規制，指示そしてガイダンスに従い，定期報告において検討結果を要約すること．

参考文献

1. Burns M, Price J, Lekawa ME. Delirium tremens. eMedicine, 2008. http://emedicine.medscape.com/article/166032-overview. Accessed April 1, 2010.
2. Warner CH, Bobo W, Warner C, Reid S, Rachal J. Antidepressant discontinuation syndrome. Am Fam Physician. 2006;74:449-457. http://www.aafp.org/afp/20060801/449.html. Accessed April 1, 2010.
3. Xanax [package insert]. New York, NY: Pfizer, 2006. www.pfizer.com/files/products/uspi_xanax.pdf. Accessed April 1, 2010.
4. US Food and Drug Administration (FDA). Code of Federal Regulations title 21, Part 314—Applications for FDA approval to market a new drug, subpart B—Applications, sec. 314.80—Postmarketing reporting of adverse drug experiences. Silver Spring, MD: FDA, April 1, 2009. http://www.accessdata.fda.gov/scripts/cdrh/cfdocs/cfcfr/CFRSearch.cfm?fr=314.80. Accessed April 6, 2010.
5. US Food and Drug Administration (FDA). Draft guidance for industry: Postmarketing safety reporting for human drugs and biological products including vaccines. Rockville, MD: FDA, March 2001. http://www.fda.gov/BiologicsBloodVaccines/GuidanceCompliance RegulatoryInformation/Guidances/Vaccines/ucm074850.htm. Accessed April 6, 2010.
6. International Conference on Harmonisation of Technical Requirements for Registration of Pharmaceuticals for Human Use. Clinical Safety Data Management: Periodic Safety Update Reports for Marketed Drugs E2C (R1). Geneva, Switzerland: ICH Secretariat, November 2005. http://www.ich.org/fileadmin/Public_Web_Site/ICH_Products/

Guidelines/Efficacy/E2C/Step4/E2C_R1_Guideline.pdf Accessed December 1, 2011.

7. Volume 9A of The Rules Governing Medicinal Products in the European Union—Guidelines on Pharmacovigilance for Medicinal Products for Human Use. September 2008. http://ec.europa.eu/enterprise/sectors/pharmaceuticals/documents/eudralex/vol-9/index_en.htm. Accessed April 6, 2010.

第25章

自動車の運転および機械操作に対する影響および精神機能の障害

精神機能低下および乗り物の運転や機械を安全に操作する能力に対して薬剤に関連する副作用として知られるものはどれも，薬剤の処方情報に含まれなければならない．

鎮静薬，睡眠薬（睡眠導入薬），抗うつ薬，抗精神病薬，アルコールおよび快楽を得るためのドラッグのような中枢神経系（CNS）活性のある薬物は，精神的敏捷性や協調に対する副作用を持つ場合がある．他の薬剤は，実際に意識を高めたり（カフェインやテオフィリンなど），見方によれば有益とみなされるかもしれない精神機能を変化させる薬効を持つこともある．これらのことを心に留めておくべきである．また，薬剤が意識を高揚させるが判断力を鈍らせるという複雑な作用を示す可能性もある（LSDなど）．薬剤の中には，夜間睡眠の後，（もし就寝前に服薬した場合）翌朝の運転で問題を引き起こすことがあるものもある．

いくつかの薬剤は，中枢神経系は変化させないかもしれないが，機械の操作や運転が危険になるような薬効を併せ持つ．たとえば，縮瞳を引き起こすピロカルピンや瞳孔を拡大させるアトロピンのような薬剤は，霧視を引き起こす場合がある[1,2]．

精神機能低下を引き起こし，結果的に安全な運転や機械操作を不能とする薬剤の処方情報の例は，中枢神経機能抑制効果を持つ睡眠薬であるアンビエンCR（徐放性の酒石酸ゾロピデム）錠の米国の処方情報が参考になる[3]．

■ 運転あるいは機械操作能力，精神機能低下への影響をどのように処理し，取り扱うか－臨床試験

このセクションでは，精神機能や運転あるいは機械操作能力への薬剤の影響をどのように処理し，取り扱うかについて述べる．付録II「Meproの安全性統合解析」では，安全性統合解析においてどのようにこの情報をまとめるかという事例が示されている．

1. 薬剤の作用機序（それが鎮静あるいは協調や視覚に影響を引き起こすかどうかなど）を理解するために，治験薬概要書をレビューすること．
2. 安全性統合解析には以下を含めること．
   - ■ 中枢神経系，協調あるいは視覚への有害な影響を示す非臨床データの要約．動物における中枢神経系への影響はパフォーマンス試験（ラットやマウスに迷路を走らせるなど）や課題学習（餌を得るためにボタンを押すなど）のようなもので間接的にみられる．

- 精神機能低下，協調障害，視覚障害の徴候や症状の可能性がある有害事象を選択すること．精神機能低下，協調障害，視覚障害が偶発的なけがのリスクを増やすので，念のために，事故に関連する事象の発現頻度を調べておくこと．
  - **精神機能低下**に対する高位語（HLT）－「錯乱および失見当識」，「意識障害NEC」，「精神的機能障害（認知症および記憶喪失を除く）」
  - **協調に関連する事象**に対するHLT－「小脳協調性およびバランス障害」，「回転性めまいNEC」
  - **視覚障害**に対する高位グループ語（HLGT）－「視覚障害」
  - **事故に関連する事象**に対する基本語（PT）－「事故」，「労働災害」，「家庭内事故」，「交通事故」，「転倒」

ヒント：推奨され，特定されたHLGT，HLT，PTの上記リストは，主観的で，臨床的な判断に基づいており，会社によって変わる可能性がある．このため，選択された用語は明確に文書化されるべきである．審査官は，選択された検索用語をそのまま使うか，あるいは用語を追加削除して使うかどうかを決めることができる．

---

3. 第2/3相試験を一緒にして，そこからこれらの事象の発現頻度を求め，治療の違いに対する治療群横断的に比較すること．一人の被験者でHLGTあるいはHLTに含まれる複数のPTが報告された場合，被験者は1回だけカウントされる．もし，一人の被験者で同じPTが複数報告された場合，被験者はそのPTに対して1回だけカウントされる．これらの事象の発現頻度を要約した表の事例が，付録Ⅱ「Meproの安全性統合解析」に示されている．
4. もし，異なる発現頻度が観察された場合，患者横断的に共通する所見が見つかるかどうか調べるために，被験者一覧表を準備しレビューすること．
5. 医師あるいは治験依頼者により治療に関連すると判定され，重篤あるいは中止となったいかなる有害事象についても，本文中に短い症例経過等の記述を含めること．

■ 運転あるいは機械操作能力，精神機能低下への影響をどのように処理し，取り扱うか－市販後

このセクションでは，精神機能や運転あるいは機械操作能力への薬効の市販後情報をどのように処理し，取り扱うかを説明する．

1. もし，企業中核安全性情報（CCSI）に，薬剤のリスクとしてすでに運転や機械操作時の精神機能や注意の低下が含まれていれば，事象の頻度やパターン，重症度あるいは重篤性が前の報告期間から変わっているかどうかを調べるために，すべての市販後データの情報源（自発報告，公表，規制当局からの報告，市販後研究やレジストリなど）をレビューすること．これまで精神機能低下や運転，機械操作に関連した有害事象が認められていない薬剤については，どんな新しいシグナルをも見つけるために，前のセクションで推奨された検索基準を用いて，市販後データのすべての情報源を検索してみること．

➡ **注釈**：米国の定期副作用報告（PADER）[4,5]と，EUおよびその他で使用されるPSUR[6,7]は，形式や内容が異なっている．たとえば，海外の報告では，PADERには重篤で未知のものだけが報告され，一方，医学的に未確認である消費者からの情報は通常，PSURに含まれる症例評価や一覧表からは除かれる．これらの違いがあるにせよ，シグナル検出の目的と，有害事象の頻度，重症度あるいは重篤性が過去の報告期間と比較して変化したかどうかを判断するために，初期の間はすべての情報源を利用することが推奨される．この初期評価の後は，より狭い検索基準，たとえば，医学的に未確認な症例を除外したものが利用可能となる．

2. 第5章から第8章に記載された方法を利用し，運転や重機操作に対する新しいリスクを示す安全性シグナルが見つかるかどうか検討すること．このようなリスクを持っていることが知られている薬剤については，リスクの頻度，重症度あるいは重篤性が以前の報告期間から変わっていないか検討すること．

3. もし，ベネフィット・リスク・プロファイルに変化があった場合，第8章で論じられたもののうち，見つかった所見に最も合った選択肢に従い考察すること．
4. 各国の関連する規制，指示そしてガイダンスに従い，定期報告において検討結果を要約すること．

参考文献

1. Medline Plus. Pilocarpine ophthalmic. Bethesda, MD: The American Society of Health, February 1, 2009. http://www.nlm.nih.gov/medlineplus/druginfo/meds/a682874.html. Accessed April 1, 2010.
2. Medline Plus. Atropine ophthalmic. Bethesda, MD: The American Society of Health, February 1, 2009. http://www.nlm.nih.gov/medlineplus/druginfo/meds/a682487.html. Accessed April 1, 2010.
3. AmbienCR [prescribing information]. Bridgewater, NJ: Sanofi aventis, 2010. http://products.sanofi-aventis.us/ambien_cr/ambienCR.html. Accessed April 1, 2010.
4. US Food and Drug Administration (FDA). Code of Federal Regulations title 21, Part 314—Applications for FDA approval to market a new drug, subpartB— Applications, sec. 314.80—Postmarketing reporting of adverse drug experiences. Silver Spring, MD: FDA, April 1, 2009. http://www.accessdata.fda.gov/scripts/cdrh/cfdocs/cfcfr/CFRSearch.cfm?fr=314.80. Accessed April 6, 2010.
5. US Food and Drug Administration (FDA). Draft guidance for industry: Postmarketing safety reporting for human drugs and biological products including vaccines. Rockville, MA: FDA, March 2001. http://www.fda.gov/BiologicsBloodVaccines/GuidanceComplianceRegulatoryInformation/Guidances/Vaccines/ucm074850.htm. Accessed April 6, 2010.
6. International Conference on Harmonisation of Technical Requirements for Registration of Pharmaceuticals for Human Use. Clinical Safety Data Management: Periodic Safety Update Reports for Marketed Drugs E2C (R1). Geneva, Switzerland: ICH Secretariat, November 2005. http://www.ich.org/fileadmin/Public_Web_Site/ICH_Products/Guidelines/Efficacy/E2C/Step4/E2C_R1__Guideline.pdf Accessed December 1, 2011.
7. Volume 9A of The Rules Governing Medicinal Products in the European Union—Guidelines on Pharmacovigilance for Medicinal Products for Human Use. September 2008. http://ec.europa.eu/enterprise/sectors/pharmaceuticals/documents/eudralex/vol-9/index_en.htm. Accessed April 6, 2010.

付録 I

Meproの紹介―架空の薬

この本で学んだ重要な考え方を具体的に説明および適用するために，架空の薬の架空のデータを作成した．架空の薬，メプロアミン・ジヒドロアセテート(Meproamine Dihydroacetate：Mepro)は，慢性関節リウマチの治療のための非ステロイド性抗炎症薬(Non-Steroidal Anti-Inflammatory Drug：NSAID)で，商品名はMEPROである．ここでは，非臨床評価から臨床開発を経て，市販後までの薬のライフサイクルを通した各ステージにおける薬の重要な非臨床と臨床所見の概要を紹介する．

この薬の紹介は以下のように構成されている．

- 付録Ⅱ「Meproの安全性統合解析」
- 付録Ⅲ「企業中核安全性情報 – MEPRO」(これは承認時に作成されたCCSIである.)
- 付録Ⅳ「6ヵ月定期的安全性最新報告 – MEPRO」
- 付録Ⅴ「臨床検査値，バイタルサイン，体重，BMI，心電図パラメータの臨床的に重要な基準

Meproについては，すべて架空の情報であることを忘れないこと！

■ 背景

Meproamine dihydroacetate (Mepro)は，シクロオキシゲナーゼ2β(COX-2_β)受容体を選択的に阻害する新しい世代の非ステロイド性抗炎症薬(NSAID)で，ブリー製薬で開発された．非臨床試験では，COX-2_β受容体を阻害することで，炎症性バイオマーカーを顕著に低下させ，ラット，マウス，イヌ，ウサギ，ミニブタおよびサルの炎症性の症状・徴候を抑制した．これらと同じ動物種で，実対照薬(選択的または非選択的COX-2 NSAID)と比較し，Meproでは，腎臓および胃腸のプロスタグランジンの阻害が強く，有意差が認められた($p \leq 0.05$)．また，胃腸の穿孔，潰瘍および出血(PUB症状)は，腎毒性および体液貯留と同様に選択的または非選択的COX-2 NSAIDと比べ発現率が低く，有意差($p \leq 0.05$)が認められた．これらの薬理学的プロファイルから，Meproは慢性関節リウマチの治療薬として評価された．

■非臨床安全性所見

安全性薬理，反復投与毒性，遺伝毒性およびがん原性試験で得られた非臨床試験データは，ヒトでのいかなるリスクも提起するものではなかった．ヒトの生殖に関するリスク評価において，動物での所見をヒトに外挿する際に，相対的な曝露量比が用いられた．すなわち，動物とヒトの両方に共通の反応を引き起こす投与量において，動物で生殖毒性を引き起こす曝露量をヒトの治療用量での曝露量と比較することにより，動物の所見とヒトの所見との関連性を評価した．計算の結果，曝露量比は次のように分類された[1]．

- 10以下 – 懸念の増加
- 10超かつ25未満 – 懸念不変
- 25以上 – 懸念の減少

変異原性，生殖毒性

MeproはAmes試験で変異原性は認められなかった．チャイニーズハムスター卵巣の染色体異常分析，またはマウス骨髄の in vivo 試験において染色体異常誘発性は認められなかった．

Meproはラット50 mg/kg/日（曝露量比35）までの経口投与で雌雄の生殖能に障害を与えなかった．

催奇形性

ウサギ器官形成期におけるMepro投与により，85 mg/kg/日（曝露量比60）超の経口投与で心臓の心室中隔欠損（まれなイベント），45 mg/kg/日（曝露量比約30）の経口投与で胎児死亡率が増加した．ラット器官形成期のMepro 60 mg/kg/日以上（曝露量比40超）の経口投与で，融合肋骨と脊椎奇形を含む骨格異常が用量依存的に増加した．

催奇形性以外の影響

Meproはラット妊娠後期および授乳期の55 mg/kg/日（曝露量比40）を超える経口投与で着床前および着床後の胚損失を引き起こし出生率と新生児生存率を減少させた．これらの変化はプロスタグランジン合成阻害が原因と予想され，雌の生殖機能の永続的な変化の結果とは考えられなかった．NSAIDの薬効群の作用として動脈管（早期）閉鎖が知られているが，Meproの臨床試験では検討されなかった．

また，Meproのラット胎盤関門の通過が観察された．

分娩と出産

Meproはラット42 mg/kg/日（曝露量比30）までの経口投与で，分娩や出産の遅延は認められなかった．

乳汁移行

Meproは血漿中濃度の1.5倍以上の濃度でラット乳汁中に排出される．

■ヒトにおける薬理学的プロファイル

薬物動態，薬力学および他の臨床薬理試験からの重要な所見は，次のとおりである．

- Meproは経口投与後，ほぼ完全に吸収され（99％超），約99.4％がタンパク質に結合する．
- 静脈内投与後と経口投与後のみかけの分布容積に違いは見られなかった．
- Meproは，血液 – 脳関門を通過する．
- 通常1.4〜1.5時間で最高血中濃度に到達する．
- 消失半減期は，約24時間である．
- 1.25〜15 mg/日の用量範囲で薬物動態（PK）は線形性（投与量に比例する）があった．
- Meproは，肝臓のCYP2C9によりほぼ完全に代謝され，3つの不活性代謝物となる（主代謝物は6'-carboxy-meproamine）．
- 標識された薬剤を用いた試験で，経口投与量の95％までが尿中に排泄される．未変化体はほとんど尿中に排泄されない（1％未満）．不活性代謝物の形で尿中に排泄される．

■ベネフィット・プロファイルのキーポイント（第3相の有効性試験に基づく）

Meproは慢性関節リウマチを対象とした試験で，推奨用量の5 mgおよび10 mgの1日1回6ヵ月投与によりプラセボに対し統計的有意差が認められ，かつ臨床的に優れていた（MP3002試験）．Mepro群もプラセボ投与群もエタネルセプト50 mg（週1回）を併用していたことには注目すべきである．

Meproは慢性関節リウマチを対象とした6ヵ月投与試験（MP3001）と12ヵ月投与試験（MP3003）の二つの試験で，有効性がCOX（既存のNSAID）と同程度であることが示された．Meproの用量は，1日1回5 mgまたは10 mgであった．これら二つの試験のCOXの

用量は最小推奨用量の25 mgであった．これらの試験はMeproの優越性を示すためのデザインではないが，Meproは両試験で試験の主要および副次エンドポイント評価でより優れた有効性を示した．これはCOXの最小推奨用量（25 mg）を用いたからかもしれない．しかし，COXによる副作用が用量依存的であるため，安全性の結果にバイアスをもたらさないように低用量のCOXが選択された．

■ リスク・プロファイルのキーポイント（安全性統合解析に基づく）

28試験を安全性統合解析に含めた．少なくとも1回被験薬投与を受けた被験者全員が安全性の解析に含まれている．合計5,783例の被験者にMeproが投与され，このうち5,410例が第2/3相試験に参加した．第2/3相試験の曝露期間は2,933.2人年であった．第2/3相試験で，Meproを24週以上および52週以上投与された被験者は，それぞれ2,871例，113例であった．重要な所見は次の通りであった．

- 発現頻度の高い副作用は胃腸関連であり，用量依存的で予想されたものであった．しかし，Mepro投与群の事象発現率はCOX投与群と比べ一貫して低かった．
- Mepro投与群におけるPUB症状の発現率は用量依存的であったが，Meproの推奨用量における発現率はCOX投与群よりも低かった．発現パターンもまた両群で異なっていた．Mepro投与群では，ほとんどのPUB症状は4～24週に発現し36週以降は発現しなかったのに対し，COX投与群の事象は発現が遅く時間経過とともに増加した．長期のMepro曝露でPUB症状の第2のピークの有無を特定するには，さらに長期投与のデータが必要である．
- Mepro投与群では脳卒中および心血管系イベントのリスクはプラセボと同程度であったのに対し，COXのリスクはやや高かった．
- 貧血および出血のリスクは，MeproおよびCOXの両投与群ともにプラセボと比べ高かった．しかし，COX投与群のこれら事象の発現率はMeproと比べ高かった．貧血および出血の症例の大部分は，胃腸出血によるものであった．
- 高血圧，うっ血性心不全および体液貯留のようなNSAIDの薬効群に共通するリスクは，プラセボと同程度かCOXよりも低かった．

➡ **注釈**：有効性の結果と同様に，これらの試験ではCOXに比べてMeproの安全性プロファイルが優れていることを証明できるようにはデザインされていない．しかし，二つの投与群間での比較の一貫した傾向がそれを示唆している．

- 明らかな躁病が1例に認められた．
- HLA-BのB*1502対立遺伝子（フェニトインとカルバマゼピンに曝露された被験者のスティーブンス・ジョンソン症候群の増加リスクと関連した遺伝子）に陽性反応を示したアジア女性で，ペニシリンとの併用によってスティーブンス・ジョンソン症候群が認められた．
- 3ヵ月以上の曝露で白人5例に光線過敏症が認められた．1例は治療を中止したが，すべて重篤ではなく症状が消失した．
- Meproとフルコナゾールを併用投与され，軽度から中等度の肝障害が認められた被験者では，男性より女性の血漿中濃度が高かった．
- Meproを服用した女性の最高血漿中濃度は男性の同濃度よりも50％高かった．PUB症状の発現率は用量依存的である．したがって，男性よりも女性のほうがPUB症状のリスクが高いはずである．しかし，PUB症状の発現率および寄与危険度比は，男性と女性で基本的に差はなかった．この結果は予想外であった．この結果が真実か，あるいは相対的にPUB症状の発現数が少ないためかを判断するには，現時点のデータでは不十分である．また，サブグループ解析で，PUB症状の発現率および寄与危険度比は高齢者と非高齢者で重要な差は認められなかった．しかし，歴史的に，高齢者はNSAIDの使用でPUB症状のリスクが高いことは注意すべきである．高齢者のPUB症状のリスクが非高齢者と差がないかを判断するためには，さらにデータが必要である．
- Meproとの併用でリチウム濃度が上昇した．

有効性の結果と安全性統合解析で見られたリスク・プロファイルに基づき，2008年7月31日，FDAは慢性関節リウマチ治療としてMepro 5 mgおよび10 mg 1日1回投与を承認した．

■ 医薬品リスク管理計画（RMP）のキーポイント

通常の市販後の医薬品安全性監視に加え，アンケートが実施され，コールセンターの担当者と医薬品安全

性担当者は電話で製造業者に報告される次のような事象の情報を最大限収集できるように訓練された．

- すべての「躁病」および「気分の変調」
- 「光線過敏症」
- 「多形紅斑」，「スティーブンス・ジョンソン症候群」および「中毒性表皮壊死融解症」を示唆するすべての重篤な皮膚症状
- すべての「再生不良性貧血」，「顆粒球減少症」，「肝毒性」，「腎毒性」，「トルサード ド ポアン／QT延長」

安全性統合解析の結果において，COXと比べてMeproがより良好な安全性プロファイルを示していることから，主要エンドポイントとして脳血管系・心血管系リスクとPUB症状のリスクを評価する前向きランダム化長期実薬対照試験を実施することが決定された．副次エンドポイントには，高血圧，腎疾患，うっ血性心不全のリスク評価が含まれる．試験の主な内容には以下が含まれる．

- 15,000例の被験者：10,000例にMepro（5,000例が5 mg，5,000例が10 mg），5,000例にCOX 25 mgを投与
- 試験期間3年
- 米国，カナダ，EUの400医療機関
- COXと比較して脳卒中，心血管イベントとPUB症状のリスクで30％の減少を示すための検出力
- 白人以外の人種の安全性プロファイルを評価するため，白人の人数はランダム化される症例全体の50％以内に限定

■ 企業中核安全性情報

安全性統合解析の結果，NSAIDの薬効群の承認条項および非臨床試験情報に基づき，企業中核安全性情報（CCSI）が準備され，6ヵ月定期的安全性最新報告（6-month PSUR）の参考情報として用いられた．

■ 6ヵ月定期的安全性最新報告からの重要な安全性所見

医薬品の承認から発売まで3ヵ月を要した．そのため，最初の定期的安全性最新報告では承認直後の3ヵ月間の有害事象は報告されなかった．6ヵ月定期的安全性最新報告は次のようなものである．

- 最も多かった事象はPUB症状を含む胃腸障害で，CCSIで要約された所見と一致していた．
- さらに2例の白人で，曝露78～84日後に光線過敏症が報告された．両者とも重篤ではなくMepro治療を継続していたにも関わらず2週以内に症状が消失した．
- 重篤な皮膚反応は報告されなかった．
- 双極性障害（躁うつ病）の1例で，重篤な躁病の増悪が認められた．発症の2週前に，この症例はリチウムの服用を止めており，そのことと被験薬が交絡している．
- 自殺企図の1例がMeproを過剰摂取した（10 mg錠を10錠＝100 mgを服用）．この症例には悪心，嘔吐，腹痛が見られた．胃洗浄を行い，活性炭が投与された．経過観察と自殺予防のため，病院に収容された．患者は後遺症なく回復したが，現在も精神科病棟で観察，治療されている．
- 1例の被験者は，授乳しようとしても乳児が飲もうとしないと訴えた．他の有害事象は報告されていない．

6ヵ月定期的安全性最新報告の期間に収集された情報に基づけば，薬剤と関係する新たなリスクは確認されておらず，ベネフィット・リスク・プロファイルも基本的に変更はなかった．CCSIも変更されなかった．

参考文献

1. Center for Drug Evaluation and Research, Food and Drug Administration, Department of Health and Human Services. Draft guidance: Reviewer guidance integration of study results to assess concerns about human reproductive and developmental toxicities. October 2001. http://www.fda.gov/downloads/GuidanceComplianceRegulatoryInformation/Guidances/UCM079240.pdf. Accessed April 21, 2010.

付録 II

Meproの安全性統合解析

➡ **注釈：**ここには，架空のデータに基づいた安全性統合解析(以下IAS)の本文の一部を紹介する．これは，本書で述べた重要な概念を応用するためのものである．本文の一部は簡略化されたり，省略されたりしているが，このサンプルは医薬品の承認で要求される安全性要約を準備するときに参考になるはずである．「臨床的安全性の概要(SCS)」の内容と形式，および「安全性の統合的要約(ISS)」については，コモン・テクニカル・ドキュメント—臨床 M4E(R1)モジュール2の「臨床に関する概括評価」および「臨床概要」，モジュール5の「総括報告書」および「申請書類の臨床および統計の部における書式と内容に関するガイドライン」を参照すること[1,2]．

以下の報告書全体を通して，参照元から重要なデータが抽出されて，本文中に示されている場合には，参照元を「別添」*として示してあり，これで，総括報告書には何があり，ISS/SCSではそれをどう使うかを疑似体験できる．報告書の本文では，別添の表番号を示すべきで(電子申請ではハイパーリンクを設定)，そうすることで，別添の表を簡単に見つけることができ，表全体がレビュー可能となる．この例で使われているサンプルのIASの形式，章番号，別添番号は前述のガイダンスで使われているものとは異なることに注意してほしい．当局申請のためのSCS/ISSを作成する際には，ガイドラインで規定される形式と番号付けに従うべきである．**全体を通して，出典として記載されている別添書類は本書には掲載されていない．**

目　次

Meproの安全性統合解析（IAS） ……………………………………………………………… 197
1 薬剤への曝露 ……………………………………………………………………………… 197
　1.1 IASに含まれる臨床試験 ……………………………………………………………… 197
　1.2 解析方法 ………………………………………………………………………………… 202
　1.3 全般的な曝露の程度 …………………………………………………………………… 208
　1.4 人口統計学的特性とその他のベースライン特性 …………………………………… 212
　1.5 被験者内訳 ……………………………………………………………………………… 214
　1.6 薬剤への曝露のまとめ ………………………………………………………………… 215
2 有害事象 …………………………………………………………………………………… 216
　2.1 有害事象の概括 ………………………………………………………………………… 216
　2.2 発現頻度の高い有害事象 ……………………………………………………………… 216
　2.3 サブグループごとの有害事象の要約 ………………………………………………… 223
　2.4 死亡例 …………………………………………………………………………………… 223
　2.5 その他の重篤な有害事象 ……………………………………………………………… 225
　2.6 その他の顕著な有害事象 ……………………………………………………………… 229
　2.7 臓器系別または症候群別の有害事象解析 …………………………………………… 229
　2.8 有害事象のまとめ ……………………………………………………………………… 236
3 臨床検査値の評価 ………………………………………………………………………… 237
　3.1 血液学的検査 …………………………………………………………………………… 237
　3.2 生化学検査 ……………………………………………………………………………… 238
　3.3 尿検査 …………………………………………………………………………………… 242
　3.4 臨床検査値の評価のまとめ …………………………………………………………… 242
4 バイタルサイン，身体的所見および安全性に関連するその他の観察項目 ………… 242
　4.1 バイタルサイン ………………………………………………………………………… 242
　4.2 体重およびBMI ………………………………………………………………………… 246
　4.3 12誘導心電図 …………………………………………………………………………… 248
　4.4 バイタルサイン，身体的所見および安全性に関連するその他の観察項目のまとめ ………… 252
5 特別な患者集団および特別な状況下における安全性 ………………………………… 252
　5.1 相互作用 ………………………………………………………………………………… 252
　5.2 妊娠および授乳時の使用 ……………………………………………………………… 256
　5.3 過剰摂取 ………………………………………………………………………………… 258
　5.4 薬物乱用 ………………………………………………………………………………… 259
　5.5 禁断症状とリバウンド ………………………………………………………………… 259
　5.6 自動車の運転および機械操作に対する影響および精神機能の障害 ……………… 261
　5.7 特別な患者集団および状況下における安全性のまとめ …………………………… 262
6 市販後データ ……………………………………………………………………………… 263
参考文献 ……………………………………………………………………………………… 263

最後に3つの注意点をもう一度思い出してほしい．

- **注意点 その1** – 国によって規則は異なる場合もあるので，各国の規則やガイダンスに必ず従うこと．
- **注意点 その2** – 規則は変化し続け，時間とともに，新しいガイダンスが発効される．今日の基準が，明日には失効することもある．
- **注意点 その3** – ワンサイズの服がすべての人に合うわけではない．データを分析，要約，表示および解釈するにはさまざまな方法がある．この事例の扱い方が，担当する薬にうまく適合しないかもしれないし，ここで述べられなかった異なるデータの要約方法が要求されるかもしれない．また，本書で推奨した方法に規制当局が同意しないかもしれない．したがって，申請資料の提出を予定している時期よりもずっと前に，規制当局の審査部門とIASの解析計画について話し合うべきである．

■ Meproの安全性統合解析（IAS）

Meproamine dihydroacetate（Mepro）は，シクロオキシゲナーゼ2β（COX-$2_β$）受容体を選択的に阻害する新しい世代の非ステロイド性抗炎症薬（NSAID）である．非臨床試験では，COX-$2_β$受容体を阻害することで，炎症性バイオマーカーを顕著に低下させ，ラット，マウス，イヌ，ウサギ，ミニブタおよびサルの炎症性の症状・徴候を抑制した．これらと同じ動物種で，実対照薬（選択的または非選択的COX-2 NSAID）と比較し，Meproは，腎臓および胃腸のプロスタグランジンの阻害が強く，有意差が認められた（$p \leq 0.05$）．また，胃腸の穿孔，潰瘍，および出血（PUB症状）の発現率は，腎毒性および体液貯留と同様に選択的または非選択的COX-2 NSAIDと比べ有意差が認められた（$p \leq 0.05$）．これらの薬理学的プロファイルから，Meproは慢性関節リウマチの治療薬として評価された．

■ 1 薬剤への曝露

1.1 IASに含まれる臨床試験

このIASでは，完了した28試験（第2/3相試験が9試験，第1相試験が19試験）の安全性データを提示している．データカットオフ日の2006年12月31日時点で，2試験が進行中であった．これらの試験はまだ盲検下にあり，重篤な有害事象も報告されていなかったため，IASに含めた情報はこれらの試験の推定曝露期間と，試験デザインの短い叙述のみである．

1.1.1 安全性データのもととなる臨床試験の表形式の提示

表AII 1-1はIASに含まれる完了した試験の要約であり，試験番号，医療機関の所在地，被験者の年齢範囲，被験薬および実対照薬の用量，試験に参加した被験者数，投与期間，その試験が解析においてどのデータセットに含まれているかを示している．

表AII 1-2は，データカットオフ日の2006年12月31日時点で進行中であった2試験の要約である．

> **注釈**：表AII 1-1と表AII 1-2は，簡略化されていることに注意すること．これらの表に含めるべき他の情報については，コモン・テクニカル・ドキュメント―臨床 M4E（R1）モジュール2の「臨床に関する概括評価」および「臨床概要」，モジュール5の「総括報告書」および「申請書類の臨床および統計の部における書式と内容に関するガイドライン」を参照すること[1,2]．

1.1.2 安全性試験の記述

表II 1-1，表II 1-2に示した完了した試験，進行中であった試験の簡潔な記述は，次のとおりである．完了した個々の試験の情報は，別添の総括報告書で参照できる（実際はない）．個々の試験の被験者数はカッコ内に示している．

完了した第1相試験
- MP1001試験は，Mepro 1.25 mg（6例），Mepro 2.5 mg（6例），Mepro 5 mg（6例）およびプラセボ（6例）を評価する最大耐性量，単回投与，プラセボ対照，薬物動態（pharmacokinetic：PK）試験である．
- MP1002試験は，Mepro 10 mg（12例），Mepro 15 mg（12例），Mepro 30 mg（12例）およびプラセボ（6例）を評価する最大耐性量，単回投与，プラセボ対照，PK試験である．
- MP1003試験は，Mepro 5 mg（12例），Mepro 10 mg（12例）およびプラセボ（6例）を評価する最大耐性量，反復投与（7日間），プラセボ対照，PK試験である．
- MP1004試験は，Mepro 15 mg（12例），Mepro 30 mg（12例）およびプラセボ（6例）を評価する最大耐性量，反復投与（7日間），プラセボ対照，PK試験である．
- MP1005試験は，空腹時または食後にMepro 5 mgを投与した時のPKパラメータへの効果を12例の被験者で評価する単回投与，クロスオーバー試験である．

付録II：Meproの安全性統合解析

表AII 1-1　完了した臨床試験の要約

試験番号	医療機関の所在地	年齢範囲	用量/対照	被験者数	投与期間	データセット
			第1相試験			
MP1001	米国	19-44	Mepro 1.25 mg, 2.5 mg, 5 mg; プラセボ	Mepro—18; プラセボ—6	単回投与	[すべての第1相試験]
MP1002	米国	18-47	Mepro 10 mg, 15 mg, 30 mg; プラセボ	Mepro—36; プラセボ—6	単回投与	[すべての第1相試験]
MP1003	米国	20-60	Mepro 5 mg, 10 mg; プラセボ	Mepro—24; プラセボ—6	7日間	[すべての第1相試験]
MP1004	米国	18-57	Mepro 15 mg, 30 mg; プラセボ	Mepro—24; プラセボ—6	7日間	[すべての第1相試験]
MP1005	英国	21-51	Mepro 5 mg	Mepro—12	各期単回投与	[すべての第1相試験]
MP1006	米国	18-73	Mepro 5 mg	Mepro—24	単回投与	[すべての第1相試験]
MP1007	米国	12-16	Mepro 2.5 mg, 5 mg, 10 mg; プラセボ	Mepro—36; プラセボ—6	単回投与	[すべての第1相試験]
MP1008	カナダ	19-62	Mepro 10 mg	Mepro—12	7日間	[すべての第1相試験]
MP1009	米国	22-55	Mepro 5 mg	Mepro—24	単回投与	[すべての第1相試験]
MP1010	米国	22-60	Mepro 30 mg; モキシフロキサシン 400 mg; プラセボ	Mepro—35; モキシフロキサシン—35; プラセボ—35	7日間	[すべての第1相試験]
MP1011	フランス	24-57	Mepro 5 mg	Mepro—12	単回投与	[すべての第1相試験]
MP1012	フランス	19-62	Mepro 5 mg	Mepro—12	単回投与	[すべての第1相試験]
MP1013	米国	23-55	Mepro 10 mg; ジゴキシン 0.25 mg	Mepro／ジゴキシン—12	ジゴキシン単剤7日間、その後ジゴキシンとMepro併用7日間	[すべての第1相試験]
MP1014	カナダ	19-61	Mepro 10 mg; リチウム 600 mg 3日	Mepro／リチウム—12	リチウム単剤7日間、その後リチウムとMepro併用7日間	[すべての第1相試験]
MP1015	米国	18-59	Mepro 10 mg; フルコナゾール 150 mg	Mepro／フルコナゾール—12	フルコナゾール単剤単回投与；Mepro単剤単回投与；フルコナゾール＋Mepro併用単回投与	[すべての第1相試験]

試験番号	国	用量	対照	期間	試験相
MP1016	米国	Mepro 10 mg; メトトレキサート 7.5 mg	Mepro／メトトレキサート 12	メトトレキサート単剤単回，その後メトトレキサートと Mepro 併用単回	[すべての第1相試験]
MP1017	米国	Mepro 10 mg; ワルファリン 5 mg	Mepro／ワルファリン 12	ワルファリン単剤7日間，その後メトトレキサートと Mepro 併用7日間	[すべての第1相試験]
MP1018	米国	Mepro 5 mg	Mepro-8	2サイクル 各7日間	[すべての第1相試験]
MP1019	米国	Mepro 1.25 mg, 2.5 mg, 5 mg; プラセボ	Mepro-36; プラセボ-6	単回投与	[すべての第1相試験]
第2相試験					
MP2001	米国	Mepro 2.5 mg, 5 mg ＋エタネルセプト 50 mg（週1回）; プラセボ＋エタネルセプト 50 mg（週1回）	Mepro-50; プラセボ-25	6週間	[第2/3相比較試験]，[すべての第2/3相試験]
MP2002	米国	Mepro 5 mg, 10 mg, 15 mg ＋エタネルセプト 50 mg（週1回）; プラセボ＋エタネルセプト 50 mg（週1回）	Mepro-75; プラセボ-25	6週間	[第2/3相比較試験]，[すべての第2/3相試験]
MP2003	米国，カナダ，英国，フランス，ドイツ，ベルギー	Mepro 5 mg, 10 mg, 15 mg; COX 25 mg	Mepro-450; COX-150	12週間	[第2/3相比較試験]，[すべての第2/3相試験]
MP2003X	米国，カナダ，英国，フランス，ドイツ，ベルギー	Mepro 5 mg, 10 mg, 15 mg	Mepro-125	被験者は，中止または完了するまで参加	[すべての第2/3相試験]

続く

表AII1-1 完了した臨床試験の要約、続き

試験番号	医療機関の所在地	年齢範囲	用量／対照	被験者数	投与期間	データセット
MP2004	米国, カナダ, 英国, フランス, ドイツ, ポーランド, オランダ	18-75	Mepro 5 mg, 10 mg, 15 mg ＋エタネルセプト 50 mg（週1回）；プラセボ＋エタネルセプト 50 mg（週1回）	Mepro—450；プラセボ—150	12週間	[第2/3相比較試験]，[すべての第2/3相試験]
MP2004X	米国, カナダ, 英国, フランス, ドイツ, ポーランド, オランダ	18-75	Mepro 5 mg, 10 mg, 15 mg ＋エタネルセプト 50 mg（週1回）	Mepro 110	被験者は中止または完了するまで参加	[すべての第2/3相試験]
第3相試験						
MP3001	米国, カナダ, 英国, フランス, イタリア, ドイツ, スペイン, ポルトガル, スウェーデン, デンマーク, オランダ, ベルギー, ノルウェー, ギリシア, ポーランド, チェコ共和国	18-80	Mepro 5 mg, 10 mg；COX 25 mg	Mepro—2000；COX—2000	6ヵ月	[第2/3相比較試験]，[すべての第2/3相試験]
MP3002	米国, カナダ, 英国, フランス, イタリア, ドイツ, スペイン, ポルトガル, スウェーデン, デンマーク, オランダ, ベルギー, ノルウェー, ギリシア, ポーランド, チェコ共和国	18-80	Mepro 5 mg, 10 mg, ＋エタネルセプト 50 mg（週1回）；プラセボ＋エタネルセプト 50 mg	Mepro—2000；プラセボ—2000	6ヵ月	[第2/3相比較試験]，[すべての第2/3相試験]
MP3003	米国, カナダ, 英国, フランス, ドイツ, イタリア, スペイン	18-81	Mepro 5 mg, 10 mg；COX 25 mg	Mepro—150；COX—75	12ヵ月	[第2/3相比較試験]，[すべての第2/3相試験]

出典：別添 総括報告書

表AⅡ1-2	進行中の臨床試験の要約				
試験番号	医療機関の所在地	年齢範囲	用量/対照	被験者数	投与期間
MP2006	米国	12-16	Mepro 2.5 mg, 5 mg, 5 mg+エタネルセプト0.8 mg/kg（週1回）；プラセボ＋エタネルセプト0.8 mg/kg（週1回）	Mepro—50；プラセボ—25	12週間
MP2007	米国	2-11	Mepro 1.25 mgまたは2.5 mg；COX 6.25 mg，または12.5 mg	Mepro—50；COX—50	12週間

出典：別添 Ongoing Studies 1.0

- MP1006試験は，Mepro 5 mgを高齢者（65歳以上）（12例）または非高齢者（65歳未満）（12例）に投与した時のPKパラメータへの効果を評価する単回投与試験である．
- MP1007試験は，12～16歳の被験者においてMepro 2.5 mg（12例），Mepro 5 mg（12例），Mepro 10 mg（12例）およびプラセボ（6例）を評価する最大耐量，単回投与，プラセボ対照試験である．
- MP1008試験は，Mepro 10 mg（12例）を7日間投与した後の関節液中のPKレベルを評価する試験である．
- MP1009試験は，Mepro 5 mgを女性被験者（12例）または男性被験者（12例）に投与した時のPKパラメータへの効果を評価する単回投与試験である．
- MP1010試験は，Mepro 30 mg（35例），プラセボ（35例）またはモキシフロキサシン400 mg（35例）を7日間投与した時のQTc間隔を評価する反復投与，プラセボおよび実薬対照試験である．
- MP1011試験は，Mepro 5 mgを軽度から中等度の肝障害を持つ被験者（6例）と肝機能が正常な被験者（6例）に投与した時のPKパラメータへの効果を評価する単回投与試験である．
- MP1012試験は，Mepro 5 mgを軽度から中等度の腎障害を持つ被験者（6例）と腎機能が正常な被験者（6例）に投与した時のPKパラメータへの効果を評価する単回投与試験である．
- MP1013試験は，ジゴキシン0.25 mgを単剤として7日間投与した後に，ジゴキシン0.25 mgとMepro 10 mgを7日間併用投与した時のPKパラメータを12例の被験者で評価する薬物相互作用試験である．
- MP1014試験は，リチウム600 mgを単剤として7日間投与した後に，リチウム600 mgとMepro 10 mgを7日間併用投与した時のPKパラメータを12例の被験者で評価する薬物相互作用試験である．
- MP1015試験は，フルコナゾール150 mg単回投与，Mepro 10 mg単回投与，およびフルコナゾール150 mgとMepro 10 mgの併用単回投与後のフルコナゾールとMeproのPKパラメータを12例の被験者で評価する3期クロスオーバー薬物相互作用試験である．
- MP1016試験は，メトトレキサート7.5 mg単剤を単回投与した後に，メトトレキサート7.5 mgとMepro 10 mgを併用単回投与したとき時のPKパラメータを12例の被験者で評価する薬物相互作用試験である．
- MP1017試験は，ワルファリン5 mgを単剤として7日間投与した後に，ワルファリン5 mgとMepro 10 mgを7日間併用投与した時のPKパラメータを12例の被験者で評価する薬物相互作用試験である．
- MP1018試験は，Mepro 5 mg液剤とMepro 5 mg錠をそれぞれ7日間投与した時のバイオアベイラビリティを8例の被験者で評価する反復投与クロスオーバー試験である．
- MP1019試験は，2～11歳の小児被験者を対象に，体表面積に応じてMepro 1.25 mg液剤，Mepro 2.5 mg液剤，Mepro 5 mg液剤，またはプラセボ液剤の投与を受けた時のPKパラメータへの効果を評価する単回投与，最大耐性量，プラセボ対照試験である．

完了した第2相試験

- MP2001試験は，関節リウマチの治療を目的としてエタネルセプト 50 mg（週1回投与）を併用したMepro 2.5 mg（25例），Mepro 5 mg（25例），プラセボ（25例）の効果を評価する6週間，ランダム化プラセボ対照試験である．
- MP2002試験は，関節リウマチの治療を目的としてエタネルセプト 50 mg（週1回投与）を併用

したMepro 5 mg(25例)，Mepro 10 mg(25例)，Mepro 15 mg(25例)，プラセボ(25例)の効果を評価する6週間，ランダム化プラセボ対照試験である．
- MP2003試験は，関節リウマチの治療を目的としてMepro 5 mg(150例)，Mepro 10 mg(150例)，Mepro 15 mg(150例)，COX 25 mg(150例)の効果を評価する12週間，ランダム化実薬対照試験である．
- MP2003X試験は，Mepro 5 mg(75例)，Mepro 10 mg(50例)の評価を行なう非盲検，長期継続試験(MP2003試験からの継続試験)である．MP2003試験においてCOXにランダム割付けされていた被験者も参加可能であり，MP2003X試験ではMepro 5 mgの投与を受ける．
- MP2004試験は，関節リウマチの治療を目的としてエタネルセプト 50 mg(週1回投与)を併用したMepro 5 mg(150例)，Mepro 10 mg(150例)，Mepro 15 mg(150例)，プラセボ(150例)の効果を評価する12週間，ランダム化プラセボ対照試験である．
- MP2004X試験は，Mepro 5 mg(40例)，Mepro 10 mg(60例)，Mepro 15 mg(10例)の評価を行なう非盲検，長期継続試験(MP2004試験からの継続試験)である．MP2004試験においてプラセボにランダム割付けされていた被験者も参加可能であり，MP2004X試験ではMepro 5 mgの投与を受ける．

完了した第3相試験
- MP3001試験は，関節リウマチの治療を目的としてMepro 5 mg(1,000例)，Mepro 10 mg(1,000例)，COX 25 mg(2,000例)の効果を評価する6ヵ月間，ランダム化実薬対照試験である．
- MP3002試験は，関節リウマチの治療を目的としてエタネルセプト 50 mg(週1回投与)を併用したときの，Mepro 5 mg(1,000例)，Mepro 10 mg(1,000例)，プラセボ(2,000例)の効果を評価する6ヵ月間，ランダム化プラセボ対照試験である．
- MP3003試験は，関節リウマチの治療を目的としてMepro 5 mg(75例)，Mepro 10 mg(75例)，COX 25 mg(75例)の効果を評価する12ヵ月間，ランダム化実薬対照試験である．

進行中であった試験
(カットオフ日2006年12月31日)
- MP2006試験は，若年性関節リウマチの治療を目的として12～16歳の青年被験者においてエタネルセプト 0.8 mg/kg/週を併用したときの，Mepro 2.5 mg(25例)，Mepro 5 mg(25例)，プラセボ(25例)の効果を評価する12週間，ランダム化プラセボ対照試験である．Meproの用量は体表面積に応じて決められる．
- MP2007試験は，若年性関節リウマチの治療を目的として2～11歳の小児被験者においてMepro液剤の1.25 mgまたは2.5 mg(50例)，COX液剤の6.25 mgまたは12.5 mgの効果を評価する12週間，ランダム化実薬対照試験である．MeproとCOXの用量は体表面積に応じて決められる．

1.2 解析方法

IASで用いた解析方法や集計のためのルールをここでまとめる．IASの解析計画の詳細は，別添IASSAP1.0で参照できる．

完了した28試験の被験者のうち，少なくとも1回治験薬の投与を受けたすべての被験者をIASに含める．Mepro液剤が用いられた試験，すなわち完了したMP1018試験，MP1019試験，および進行中のMP2007試験を除き，他のすべての被験者は，Meproであれば1.25 mgから30 mgの用量範囲の錠剤を，1日1回投与された．第2相，第3相試験で用いられた実対照薬は，関節リウマチを適応症として承認され市販されているNSAIDのCOXである．実薬対照試験で用いられたCOXの用量は25 mg 錠1日1回であり，これは製品の添付文書で推奨用量とされている用量の1つである．第2相，第3相のプラセボ対照試験では，プラセボ群かMepro群かによらず，週1回投与のエタネルセプトが併用治療として投与されている．

28試験すべてにおいて，安全性は有害事象，臨床検査値，バイタルサイン，および体重に基づいて評価されている．さらに，12誘導心電図もMP1019試験を除くすべての試験で測定されている．

データは以下の3つのデータセットに併合されている．

- ［第2/3相比較試験］
- ［すべての第2/3相試験］
- ［すべての第1相試験］

表 AII 1-1には，それぞれの試験がどのデータセットに含まれるかを示している．
【訳者注：このサンプルIASでは，上記のデータセット名が頻出する．原著には［］の表記はないが，一般的な文脈での「第○相試験」と区別し，これらのデータセットを指していることを明確にするために［］をつけて表記した．】

➡ **注釈**：どの試験を併合するか，どの試験を分けて述べるかどうかの判定は複雑で，用量，投与期間，試験デザイン，および適応症などさまざまな要因に基づいている．たとえば，複数の試験間で，試験の対象患者集団が同様で，被験薬の用量も投与期間も同様ならば，データは併合できる．しかし，試験の対象患者集団の性質が異なっている場合，たとえば，抗菌薬の試験で外来患者の皮膚感染の治療に用いられる場合と，入院患者の敗血症（生命を脅かす感染）の治療に対して用いられる場合，これらの試験を併合すると，人を混乱させる結果を与える可能性がある．どの試験を併合するべきかの決定は統計家の協力の下でなされるべきであり，そのIASを審査することになる規制当局の審査官とも議論するべきである．このサンプルIASでは，適応症はたった一つであり，試験デザインも似ているので，後でわかるように併合の決定も容易である．

1.2.1　曝露

データセット［第2/3相比較試験］，［すべての第2/3相試験］に含まれるMepro投与群は，5 mg以下群，10 mg群，15 mg群，およびこれらすべてのMepro投与群を併合したMepro合計群である．Mepro 5 mg未満の投与を受けた被験者はわずか25例であるので，これらの被験者を5 mg群に含めることで，少数例に起因する誤った結論を導くことが避けられると考えた．

短期間の試験でプラセボやCOXの投与を受け，引き続き長期の継続試験でMeproの投与を受けた被験者については，その被験者が長期継続試験で最初にMeproを投与された時からMeproの最終投与時までの曝露量を算出した．短期間の試験でMeproの投与を受け，長期継続試験でも引き続きMeproの投与を受けた被験者については，その被験者が短期間の試験で最初にMeproを投与された時から長期継続試験のMepro最終投与時までの曝露量を算出した．

曝露人年（Person-Year Exposure：PYE）は，被験者が被験薬の投与を受けた日数を合計し，これを365日／年で除して求めた．

併用薬は，World Health Organization Drug Dictionary Enhanced version（WHO-DDE），2006年3月1日版を用いてコード化した．病歴の報告語はMedical Dictionary for Regulatory Activities（MedDRA）version 12.0を用いてコード化した．

被験者内訳では，被験者が有害事象と有効性不十分の両方の理由で中止した場合，その被験者は有害事象による中止に含め，一度だけカウントした．治験担当医師が，症例報告書の有害事象欄において，「疾患進行」「疾患悪化」「関節リウマチ」「関節リウマチ増悪」「関節リウマチ再燃」と報告し，その事象が原因で中止となった場合も，有害事象による中止に含めた．

1.2.2　有害事象

有害事象（Adevrse Event：以下AE）の集計表に提示するAEの用語はMedDRA version 12.0を用いてコード化した．

試験治療下で発現したAE（Treatment-Emergent AE：TEAE）は，（1）試験治療期間中あるいは投与終了後7日以内（薬剤の効果が残存すると推定される期間）に発現したAEあるいは（2）ベースラインで存在したAEが，試験治療期間中あるいは投与終了後7日以内に重症度が悪化したAEと定義した．試験治療後のAEは，最終投与後7日を超えて発現したAEと定義した．

➡ **注釈**：ここではMeproの効果の残存期間を7日としている．多くの薬剤では，残存効果は無視でき，試験治療後の期間は最終投与後直ちに始まる．排泄が遅い薬剤では，残存効果がかなりあり，試験治療後の期間を定義するときに，これを考慮する必要がある．

AE発現率の算出のためのルールは，以下のとおりである．

- 被験者が同一のMedDRA 基本語（Preferred Term：以下PT）を複数回報告した場合，その被験者はPT発現率の算出において一度だけカウントした．
- 被験者が同一の器官別大分類（System Organ Class：以下SOC），高位グループ語（High Level Group Term：HLGT），高位語（High Level Term：HLT）に含まれる複数のPTを報告した場合，SOC，HLGT，HLTそれぞれの発現率の算出において一度だけカウントした．
- 被験者が同一のMedDRA標準検索式（Standardized MedDRA Query：SMQ），SMQ に基づく修正MedDRA検索式（modified SMQ：mSMQ），個別対応検索式（*ad hoc* Query：以下AHQ）に含まれる同一のPTを複数回または，複数のPTを報告した場合，SMQ，mSMQ，AHQそれぞれの発現率の算出において一度だけカウントした．mSMQは，元となるSMQにPTが追加あるいは削除されたものをいう．AHQは定義された病状に関してブリー製薬が選択したPTのリストである．

治験担当医師が因果関係判定において，「関連なし」「おそらく関連なし」とした場合，そのAEは被験薬に関連なし，「関連があるかもしれない」「おそらく関連あり」「関連あり」とした場合は被験薬に関連ありとした．1例の被験者において同一の事象が複数回報告され，関連あり，関連なしが混在する場合は，被験薬に関連ありと考えた．因果関係判定が欠測である場合は，被験薬に関連ありと見なした．

重症度は軽度，中等度，重度に分類した．1例の被験者において同一のAEが複数回報告され重症度が異なる場合は，集計にはもっとも重い分類を用いた．AEの重症度が欠測である場合は，重度とした．AEの発現日が欠測である場合は，初回投与日を発現日とした．AEの消失日が欠測である場合は，最終投与時点で消失していないものとした．

発現頻度が5%以上のAEを「発現頻度が高い」AEとした．次にあげる基準のうち少なくとも一つを満たすAEを「Meproに対する潜在的な副作用(つまり，薬剤に関連している)」と見なした．

(1) Mepro投与群全体の発現頻度が5%以上であり，プラセボ群の2倍以上の場合．
(2) 用量反応関係が認められる場合．
(3) 医学的判断に基づきその事象はMeproに関係していると考えられた場合．

次にあげる基準のうち少なくとも一つを満たすAEを「COXに対する潜在的な副作用」と見なした．

(1) COX投与群の発現頻度が5%以上であり，プラセボ群の2倍以上の場合．
(2) 医学的判断に基づきその事象はCOXに関係していると考えられた場合．

NSAIDの既知のリスクに，PUB症状(穿孔Perforations，潰瘍Ulcers．出血Bleedings)がある．PUB症状の発現率は，MedDRA HLGTの「胃腸出血(NEC*)」，「胃腸潰瘍，消化管穿孔」に分類されたすべてのPTに基づいて算出した．被験者が同一のPTを複数回経験した場合や，これらのHLGTに該当するPTを複数報告した場合，PUB症状の発現率の算出において一度だけカウントした．

1.2.3 臨床検査
臨床検査は以下の分類を行った．

- **血液学的検査**：白血球(WBC；白血球分画を含む)，赤血球(RBC)，ヘモグロビン(Hb)，ヘマトクリット(Hct)，平均赤血球容積(MCV)，平均赤血球ヘモグロビン濃度(MCHC)，血小板
- **生化学検査**：
  - 肝臓プロファイル：ALT，AST，総ビリルビン値(TBL)，アルカリホスファターゼ(ALP)
  - 腎臓プロファイル：クレアチニン，血中尿素窒素(BUN)，総タンパク，アルブミン
  - 脂質プロファイル：コレステロール，高比重リポタンパクコレステロール(HDL)，低比重リポタンパクコレステロール(LDL)，トリグリセリド(TG)
  - 代謝および筋肉プロファイル：グルコース，クレアチンキナーゼ(CK)，ナトリウム(Na)，カリウム(K)，クロール(Cl)，重炭酸イオン(HCO_3)，カルシウム(Ca)，無機リン，尿酸．
- **尿検査**：比重，グルコース，ケトン，タンパク，アルブミン，RBC，WBC，結晶，円柱(赤血球円柱，白血球円柱，硝子様円柱，ろう様円柱，幅広円柱，顆粒状円柱)

臨床検査パラメータ(肝機能検査，尿検査を除く)の解析では，次の4種類の解析を行なった．

- ベースラインからの平均変化
- シフトテーブル
- 臨床的に重要な変化
- 臨床検査関連のAE発現率

ベースラインからの平均変化，シフトテーブルにおいては，ベースライン値と投与後の値が少なくとも一つある被験者を解析対象とした．ベースラインは，最初の投与にもっとも近い投与前に得られた値と定義した．臨床検査関連のAEの解析では，少なくとも1回治験薬の投与を受けた被験者を対象とした．

1.2.3.1 ベースラインからの平均変化
臨床検査値は別添IASSAP 1.0で説明された方法を用いて基準化した．ベースラインからの平均変化は，各ビジット，最悪の値(もっとも極端な値)，最終時点(投与後最終の値)に対して算出した．

---

*【訳者注：NECはnot elsewhere classifiedの略であり，他のHLGTに分類されない雑多なPTをグループ化したもの.】

1.2.3.2 シフトテーブル

シフトテーブルでは，次の割合を算出した．

- ベースラインで正常(N)あるいは正常より高値(H)だった値が，試験治療期間中に正常より低値(L)へとシフトした被験者．
- ベースラインでLまたはNだった値が，試験治療期間中にHへとシフトした被験者．
- 1例の被験者に複数の「L/NからHへのシフト」，または複数の「H/NからLへのシフト」がある場合，カテゴリのシフト割合の算出において一度だけカウントした．
- 1例の被験者に「H/NからLへのシフト」と「L/NからHへのシフト」の両方がある場合には，両方のシフトの割合の算出にカウントした．

1.2.3.3 臨床的に重要な変化

臨床的に重要な変化は，ベースラインで正常だった値が，試験治療期間中の任意の時点で臨床的に重要な値をとることと定義した．個々の検査値に対する臨床的に重要な値は別添IASSAP 1.0に記した．

➧ **注釈**：原筆者らが提案する臨床的に重要な臨床検査値は本書の付録Vに掲載されている．

臨床的に重要な変化が見られた被験者の割合は，次にあげるルールに従って算出した．

- 1例の被験者が，ある臨床検査パラメータについて複数の臨床的に重要な変化があり，その変化の方向が同じ場合，その被験者は一度だけカウントされる．
- 1例の被験者が，ある臨床検査パラメータについて臨床的に重要な上昇と臨床的に重要な低下の両方が観察された場合，その被験者は上昇と低下の両方でカウントした．

一覧表を作成し，臨床的に重要な変化が認められたすべての被験者(臨床的に重要な変化の解析からは除外されたベースラインで異常な値だった被験者を含む)について医学的な観点からレビューを行なった．この一覧表には以下の項目が含まれていた．

- 症例番号，試験番号，割り付けられた治療，年齢，性別，人種
- 日付，試験の中で何日目かとともに，すべてのベースライン値，治療期間中の値，治療後の値
- 臨床的に重要な変化があった時点で同時に発現していたAE
- 臨床的に重要な変化があった時点での併用薬

➧ **注釈**：臨床的に重要な変化の解析にはベースラインが正常だった被験者のみ含められるが，この一覧表には治療開始後に観察された臨床的に重要な値をとったすべての被験者が含まれる．つまり，ベースラインが異常であった被験者も含まれる．これは，投与前に存在していた異常を有する被験者に治療期間中に臨床的に重要な変化が見られたことを発見し，理由がはっきりした場合には報告書の中で述べることを逃さないために行なう．

1.2.3.4 臨床検査関連の有害事象

臨床検査関連のAE発現率の算出は，1.2.2においてAE発現率の算出で述べた方法やルールに従って行なった．

1.2.3.5 肝機能検査

肝機能検査について用いられたルールや解析方法は，FDAのガイダンス「薬物性肝障害：市販前の臨床評価」[3]に基づいており，以下を含む．

- ALTがベースラインで正常であったが，投与後に正常範囲上限(ULN；Upper Limit Normal)の3倍以上，5倍以上，10倍以上，20倍以上*となった被験者の割合．
- ASTがベースラインで正常であったが，投与後に正常範囲上限の3倍以上，5倍以上，10倍以上，20倍以上*となった被験者の割合．
- ALT，ASTともに，ベースラインで正常であったが，投与後にALT，ASTともに正常範囲上限の3倍以上，5倍以上，10倍以上，20倍以上*となった被験者の割合．
- 総ビリルビンがベースラインで正常であったが，投与後に正常範囲上限より高い値(H)となった被験者の割合．
- 総ビリルビン(TBL)がベースラインで正常であったが，投与後に正常範囲上限の2倍超となった被験者の割合．
- ALPがベースラインで正常であったが，投与後に正常範囲上限の1.5倍超となった被験者の割合．

---

*1例の被験者が複数回，同一のカテゴリ(たとえば，ULN10倍以上)の値をもつ場合，その被験者はそのカテゴリに対して一度だけカウントした．1例の被験者が複数のカテゴリの値をもつ場合，最悪の(もっとも極端な)カテゴリにカウントした．

- ALT，総ビリルビンともに，ベースラインで正常であったが，投与後に次の値となった被験者の割合．
  - 「ALT：ULNの3倍超」+「TBL：ULNの1.5倍超」
  - 「ALT：ULNの3倍超」+「TBL：ULNの2倍超」
- AST，総ビリルビンともに，ベースラインで正常であったが，投与後に次の値となった被験者の割合．
  - 「AST：ULNの3倍超」+「TBL：ULNの1.5倍超」
  - 「AST：ULNの3倍超」+「TBL：ULNの2倍超」
- ALT，ALP，総ビリルビンともに，ベースラインで正常であったが，投与後にHyの法則の次の基準に合致した被験者の割合
  - 「ALT：ULNの3倍超」+「ALP：ULNの2倍未満」+「総ビリルビン：ULNの2倍以上」
- AST，ALP，総ビリルビンともに，ベースラインで正常であったが，投与後にHyの法則の次の基準に合致した被験者の割合
  - 「AST：ULNの3倍超」+「ALP：ULNの2倍未満」+「TBL：ULNの2倍以上」
- ALT，ASTの少なくとも一方がベースラインで正常であったが，投与後に正常範囲上限の3倍超となり，かつALTあるいはASTが異常な値となった前後14日間にPT「悪心」，「嘔吐」，「食欲不振」，「腹痛」，「疲労」のどれかが報告された被験者の割合．被験者が同一のPTを複数回報告した場合，あるいは複数のPTを報告した場合は，一度だけカウントした．

  ▶ **注釈：** 前後14日間という期間は，ALT/ASTの異常な値との時間的関連性をもつ症例を見つけるために，また臨床検査値の変化とAEが同時に評価・報告されていなくてもその症例を見逃さないために用いられている．前後14日間という期間の幅は決められたものではない．考慮すべき要因の一つは試験のビジット間隔である．どのような期間の幅を選択したとしても，その理由を示すべきであるし，報告書の「方法」のセクションにも記載するべきである．

- SMQの「薬剤性に関連する可能性のある肝障害－包括的検索」に含まれるPTを報告した被験者の割合．被験者が同一のPTを複数回報告した場合，あるいはSMQに含まれる複数のPTを報告した場合，その被験者は一度だけカウントした．

一覧表を作成し，ベースライン値の正常・異常によらず，投与後に以下の値が観察された被験者について医学的観点からレビューを行なった．ALT，AST：ULNの3倍超，総ビリルビン：ULNの1.5倍超，またはALP：ULNの1.5倍超．この一覧表にはベースラインが異常であった被験者も含まれる．これは，投与前に存在していた異常を有する被験者の中に，治療期間中に臨床的に重要な変化が見られた被験者がいないかを検討するためである．

1.2.3.6 尿検査
尿検査については，以下の解析を行った．

- 臨床的に重要な変化の発現頻度（1.2.3.3に記述したルールに従った）．臨床的に重要な変化の基準は別添IASSAP 1.0に記した．

  ▶ **注釈：** 筆者らが提案する臨床的に重要な尿検査パラメータの変化は本書の別添Vに掲載されている．

- 尿関連のAEの発現頻度（1.2.2に記述したルールに従った）

1.2.4 バイタルサイン，身体所見，安全性に関わる他の所見

バイタルサインの測定項目には，収縮期血圧（SBP），拡張期血圧（DBP），心拍数，および体温が含まれていた．測定値は安静時に得られたもので，SBP，DBP，心拍数については仰臥位および立位で測定された．体重とBMI（Body Mass Index）はバイタルサインとともにまとめた．

1.2.4.1 バイタルサイン，体重，BMI
バイタルサイン，体重およびBMIについての解析は特に記載のない限り，1.2.3において臨床検査パラメータに対して記述した方法とルールに従った．

1.2.4.1.1 臨床的に重要な変化
臨床的に重要な変化は，表AII 1-3に示した投与後の臨床的に重要な値と，ベースラインからの変化で定義した．

  ▶ **注釈：** この表に示した基準や，他のセクションで提示した臨床的に重要な変化をまとめた表は，公表された提案に基づいているが[4]，臨床的な判断に基づいている基準，つまり完全に客観的な基準ではなく主観的な基準である．誰もが認める一つの基準はないので，臨床的に重要な変化の基準が何に基づいて構成されているかについて，審査官の中にも合意形成されていない可能性がある．標準的な基準が確立していない現状での最善の方法は，外れ値を検出するためにどのような基準を用いる

表AⅡ1-3 バイタルサイン，体重，BMIの臨床的に重要な変化の基準[*4]

パラメータ	投与後の臨床的に重要な値	ベースラインからの変化
心拍数	120 bpm 以上	15 bpm 以上の増加
	50 bpm 以下	15 bpm 以上の減少
収縮期血圧(SBP)	180 mmHg 以上	20 mmHg 以上の上昇
	90 mmHg 以下	20 mmHg 以上の低下
拡張期血圧(DBP)	105 mmHg 以上	15 mmHg 以上の上昇
	50 mmHg 以下	15 mmHg 以上の低下
体温	38.3℃(101℉)以上	1℃(2℉)以上の変化
	36℃(96.8℉)以下	1℃(2℉)以上の変化
体重	規定せず	7%以上の増加
	規定せず	7%以上の減少
BMI	規定せず	より高いBMIカテゴリ[a]への増加

[*] 臨床的な判断に基づく基準も含む
[a] BMIカテゴリは，18.5未満，18.5〜25，25超．
出典：別添IASSAP 1.0

かを明確に示すことである．もし審査官が同意できないならば，審査官が求める基準でそのデータを再解析することができる．

1.2.4.1.2 起立性の血圧変化

起立性の血圧変化は，仰臥位での測定3分後の立位の測定においてSBPの20 mmHg以上の低下またはDBPの15 mmHg以上の低下と定義した[5]．

1.2.4.2 心電図

解析された心電図パラメータには，心拍数，PR間隔，QRS群，および補正QT間隔が含まれた．

1.2.4.2.1 心電図データ(QTcを除く)

心電図パラメータの解析は，特に記載がない限り，1.2.3で記述した臨床検査パラメータの解析に用いた方法とルールに従った．

心拍数，PR間隔，およびQRS群に対する臨床的に重要な変化の基準は表AⅡ1-4に示した．

1.2.4.2.2 QTc

QTc間隔の評価はICHガイドライン「非抗不整脈薬におけるQT/QTc間隔の延長と催不整脈作用の潜在的可能性に関する臨床的評価(E14)」[6]に基づいて行なった．

ベースラインは，試験治療が開始される前の同一日におけるすべての測定値の平均と定義した．解析には，ベースラインと投与後で少なくとも1回の心電図の測定値が得られている被験者を含めた．QTcは，ベースラインからの平均変化，シフトテーブル(臨床的に重要な変化)，QTc関連のAEを評価した．QTcの算出はBazettの補正式およびFridericiaの補正式の二つの補正式を用いた．

表AⅡ1-4 心拍数，PR間隔，QRS群の臨床的に重要な変化[*5]

パラメータ	臨床的に重要な変化
心拍数	試験治療期間中の120 bpm以上の値かつベースラインから15 bpm以上の増加
	試験治療期間中の50 bpm以下の値かつベースラインから15 bpm以上の減少
PR間隔	試験治療期間中の120 ms以下の値かつベースライン正常
	試験治療期間中の210 ms以上の値かつベースライン正常
QRS群	試験治療期間中の110 ms以上の値かつベースライン正常

[*] 臨床的な判断に基づく基準も含む
ms：msec
出典：別添IASSAP 1.0

1.2.4.2.2.1 ベースラインからの平均変化

ベースラインからの平均変化は，各ビジットの値，最悪の値(もっとも極端な値)，最終時点の値に対して算出した．

1.2.4.2.2.2 シフトテーブル(臨床的に重要な変化)

QTcにおいて臨床的に重要な変化があった被験者の割合は，以下に基づいた．

■ ベースラインが正常で，投与後の値が「450 msec超」「480 msec超」「500 msec超」の被験者の割合．被験者が複数回同一のカテゴリ(「450 msec超」など)に値をもつ場合，その被験者はそのカテゴリで一度だけカウントした．被験者が複数のカテゴリに含まれる値

をもつ場合，その被験者は最悪の（もっとも極端な）カテゴリで一度だけカウントした．

- ベースラインにおいて正常より高い値をもち，投与後の値が「450 msec超」「480 msec超」「500 msec超」被験者の割合．被験者が複数回同一のカテゴリ（「450 msec超」など）の値をもつ場合，その被験者はそのカテゴリで一度だけカウントした．被験者が複数のカテゴリに含まれる値をもつ場合，その被験者は最悪の（もっとも極端な）カテゴリで一度だけカウントした．
- ベースラインが正常で，投与後の値がベースラインから「30 msec超上昇」または「60 msec超上昇」が認められた被験者の割合．被験者が複数回同一のカテゴリ（たとえば「30 msec超上昇」）の値をもつ場合，その被験者はそのカテゴリで一度だけカウントした．被験者が両方のカテゴリに含まれる値をもつ場合，その被験者は最悪の（もっとも極端な）カテゴリで一度だけカウントした．
- ベースラインにおいて正常より高い値をもち，投与後の値がベースラインから「30 msec超上昇」または「60 msec超上昇」が認められた被験者の割合．被験者が複数回同一のカテゴリ（たとえば「30 msec超上昇」）の値をもつ場合，その被験者はそのカテゴリで一度だけカウントした．被験者が両方のカテゴリに含まれる値をもつ場合，その被験者は最悪の（もっとも極端な）カテゴリで一度だけカウントした．

1.2.4.2.2.3 QTc関連の有害事象

- SMQ「トルサード ド ポアン／QT延長」に含まれる一つ以上のPTが報告された被験者の割合．被験者が同一のPTを複数回報告した場合，あるいはSMQに含まれる複数のPTを報告した場合，その被験者は一度だけカウントした．

1.2.5 特別な患者集団および状況下における安全性

発現頻度の高い潜在的な副作用（1.2を参照）と特定された事象について，年齢，性別，人種，地理的地域に対して寄与危険度比（Attributable Risk Ratio：ARR）を算出した．

ARRは以下のように計算した[7]．

ARR＝（集団xにおける被験薬でのAE発現率－集団xにおけるプラセボでのAE発現率）／（集団yにおける被験薬でのAE発現率－集団yにおけるプラセボでのAE発現率）

ここで，集団x，集団yは異なるサブグループを指し，たとえば性差を検討する場合の男性の集団と女性の集団である．

➡ **注釈**：このサンプルIASでは，発現頻度の高い潜在的な副作用に対してのみ計算されている．薬剤に関連する他の所見（たとえば，臨床検査値，バイタルサインなど）についてもARRの計算を推奨する．

1.3 全般的な曝露の程度

1.3.1 被験者数

表AII 1-5には，IASに含まれた完了した試験において，少なくとも1回治験薬の投与を受けた被験者数がまとめられている．

第2相，第3相のプラセボ対照試験では，プラセボ群，Mepro群の両方でエタネルセプト 50 mg／週が併用薬として投与されている．5つの第1相試験では，合計60例の被験者が併用薬としてジゴキシン（12例），リチウム（12例），フルコナゾール（12例），メトトレキサート（12例），およびワルファリン（12例）が，それぞれMP1013試験，MP1014試験，MP1015試験，MP1016試験，およびMP1017試験で投与されている．

表AII 1-6には，データセットごとに，完了した試験の被験者数がまとめられている．

データセット［第2/3相比較試験］と［すべての第2/3相試験］はかなりの重複があるが，後者は長期継続試験であるMP2003X試験とMP2004X試験を含んでいる．

完了した試験において，Mepro，プラセボ，COX，および他の薬剤の投与を受けた被験者数の合計は，それぞれ5,783例，2,271例，2,225例，および95例であった（表AII 1-5）．これらの被験者数には二つの試験に参加した被験者を含み，以下の被験者を含んでいることに注意すべきである．

- MP2003試験でCOXを投与された被験者25例は，長期継続試験MP2003XにおいてMepro 5 mgを投与されている．
- MP2003試験でMeproを投与された被験者100例は，長期継続試験MP2003Xにおいて先行試験と同じ用量のMeproを継続して投与されている．
- MP2004試験でプラセボを投与された被験者10例は，長期継続試験MP2004XにおいてMepro 5 mgを投与されている．
- MP2004試験でMeproを投与された被験者100例は，長期継続試験MP2004Xにおいて先行試験と同じ用量のMeproを継続して投与されている．

データセットごとにMeproの投与を受けた重複のない被験者の数を表AII 1-7に示した．Meproの投与

を受けた重複のない被験者数の合計は，データセット［すべての第2/3相試験］（比較試験と非対照試験を併合している）では5,210例，［すべての第1相試験］では373例，全体では5,583例であった．

1.3.2 曝露－進行中であった試験

データが固定された2006年12月31日の時点で，二つの盲検試験が進行中であった．この時点までの推定曝露は表AII 1-8にまとめられている．

1.3.3 用量ごとの曝露

表AII 1-9には，それぞれのデータセットに対して，完了した試験における用量ごとの被験者数がまとめられている．

3つのデータセットのいずれにおいても，もっとも多くの被験者に投与された用量は5 mgと10 mgであった．

➡ **注釈：** このサンプルIASの事例では，すべての試験が固定用量の試験であったので，集計が容易であった．用量漸増試験をまとめるときには，用量群は平均用量，もっとも投与された回数が多い用量，累積用量などが使われる場合がある．どのようなアプローチをとったとしても，方法を明確に述べるべきである．

表AII 1-5　完了した試験の被験者数－データカットオフ日2006年12月31日

試験番号	プラセボ[a]	Mepro[b]	COX	その他[c]
第2/3相試験				
プラセボ対照試験				
MP2001	25	50		
MP2002	25	75		
MP2004	150	450		
MP3002	2000	2000		
実薬対照試験				
MP2003		450	150	
MP3001		2000	2000	
MP3003		150	75	
第2/3相比較試験の合計	2200	5175	2225	
非対照試験				
MP2003X		125[d]		
MP2004X		110[e]		
第2/3相試験の合計	2200	5410[d,e]	2225	
第1相試験				
単回投与試験				
MP1001	6	18		
MP1002	6	36		
MP1005		12[f]		
MP1006		24		
MP1007	6	36		
MP1009		24		
MP1011		12		
MP1012		12		
MP1015		12[f,g]		12[g]
MP1016		12[g]		12[g]
MP1019	6	36		

続く

表AⅡ1-5 完了した試験の被験者数－データカットオフ日（2006年12月31日），続き

試験番号	プラセボ[a]	Mepro[b]	COX	その他[c]
反復投与試験				
MP1003	6	24		
MP1004	6	24		
MP1008		12		
MP1010	35	35		35
MP1013		12[g]		12[g]
MP1014		12[g]		12[g]
MP1017		12[g]		12[g]
MP1018		8[f]		
第1相試験の合計	71	373[f,g]		95
合計	2271	5783[d,e,f,g]	2225	95[g]

[a] プラセボとエタネルセプトを併用した被験者を含む．
[b] Meproとエタネルセプトを併用した被験者を含む．
[c] モキシフロキサシン，ジゴキシン，リチウム，フルコナゾール，メトトレキサート，ワルファリンを含む．
[d] MP2003試験でCOXを投与された25例，Meproを投与された100例がMP2003X試験ではMeproの投与を受けている．
[e] MP2004試験でプラセボを投与された10例，Meproを投与された100例がMP2004X試験ではMeproの投与を受けている．
[f] これらのクロスオーバー試験では，被験者は試験の複数の期間でMeproの投与を受けている．
[g] 被験者はそれぞれジゴキシン，リチウム，フルコナゾール，メトトレキサート，ワルファリンのいずれか単剤投与と，Meproとの併用投与の両方を受けている．
出典：別添EXP1.0

表AⅡ1-6 データセットごとの被験者数

データセット	プラセボ	Mepro	COX
［第2/3相比較試験］	2200	5175	2225
［すべての第2/3相試験］	2200	5410	2225
［すべての第1相試験］	71	373	0

出典：別添EXP1.1

表AⅡ1-7 データセットごとの重複のない被験者数

データセット	重複のない被験者数
［第2/3相比較試験］	5175
［すべての第2/3相試験］	5210
［すべての第1相試験］	373
Meproに曝露された重複のない被験者数	5583

出典：別添EXP1.3

表AⅡ1-8 進行中の臨床試験の推定被験者数－データカットオフ日2006年12月31日

試験番号	プラセボ[a]	M＜5mg	M＝5mg	M合計[a]	COX
MP2006	25	25	25	50	
MP2007		50		50	50
合計	25	75	25	100	50

M：Mepro
[a] MP2006試験の被験者はエタネルセプト0.8 mg/kg/週を併用している．
出典：別添EXP1.4

1.3.4 用量，投与期間ごとの曝露

表AⅡ1-10および表AⅡ1-11には，データセット［第2/3相比較試験］および［すべての第2/3相試験］について，用量と投与期間ごとに曝露がまとめられている．

第2/3相試験では，大部分の被験者のMeproの投与期間は24週間以上であった．もっとも多く投与されたMeproの用量は5 mgと10 mgであった．データセット［すべての第2/3相試験］では，2,871例が24週間以上，113例が52週間以上Meproの投与を受け，2,029例が6ヵ月以上Meproの投与を受けたことになる．（別添 EXP1.7A）

第2/3相試験でのMeproの用量群「5 mg以下」には，Mepro 2.5 mgを投与された25例が含まれている．この群に含まれる残りの症例はMepro 5 mgを

表AII 1-9 データセット, 用量ごとの被験者数の要約

データセット	プラセボ	M=1.25 mg	M=2.5 mg	M=5 mg	M=10 mg	M=15 mg	M=30 mg	Mepro合計	その他[a]	COX
[第2/3相比較試験]	2200	0	25	2425	2400	325	0	5175	0	2225
[すべての第2/3相試験]	2200	0	25	2540	2510	335	0	5410	0	2225
[すべての第1相試験]	71	18	30	134	108	24	59	373	95	0

M：Mepro
[a] モキシフロキサシン, ジゴキシン, リチウム, フルコナゾール, メトトレキサート, ワルファリンを含む
出典：別添EXP1.5

表AII 1-10 用量, 投与期間ごとの曝露—データセット [第2/3相比較試験]

曝露期間(週)	プラセボ N=2200	M≦5 mg[a] N=2450	M=10 mg N=2400	M=15 mg N=325	Mepro合計 N=5175	COX N=2225
0以上1未満	38(1.7%)	39(1.6%)	36(1.5%)	6(1.8%)	81(1.6%)	40(1.8%)
1以上4未満	256(11.6%)	114(4.7%)	85(3.5%)	13(4.0%)	212(4.1%)	195(8.8%)
4以上12未満	301(13.7%)	255(10.4%)	242(10.1%)	102(31.4%)	599(11.6%)	326(14.7%)
12以上24未満	697(31.7%)	624(25.5%)	580(24.2%)	204(62.8%)	1408(27.2%)	582(26.2%)
24以上36未満	908(41.3%)	1363(55.6%)	1393(58.0%)	0	2756(53.3%)	1028(46.2%)
36以上52未満	0	35(1.4%)	40(1.7%)	0	75(1.4%)	36(1.6%)
52	0	20(0.8%)	24(1.0%)	0	44(0.9%)	18(0.8%)

M：Mepro
[a] 5.0 mg未満のMeproを投与された被験者は25例のみ.
出典：別添EXP1.6

表AII 1-11　用量，投与期間ごとの曝露[a]－データセット［すべての第2/3相試験］

曝露期間(週)	プラセボ N=2200	M≤5 mg[b] N=2565	M=10 mg N=2510	M=15mg N=335	Mepro合計 N=5410	COX N=2225
0以上1未満	38(1.7%)	37(1.4%)	40(1.6%)	7(2.1%)	84(1.6%)	40(1.8%)
1以上4未満	256(11.6%)	133(5.2%)	127(5.1%)	10(3.0%)	270(5.0%)	195(8.8%)
4以上12未満	301(13.7%)	331(12.9%)	241(9.6%)	105(31.3%)	677(12.5%)	326(14.7%)
12以上24未満	697(31.7%)	542(21.1%)	520(20.7%)	206(61.5%)	1268(23.4%)	582(26.2%)
24以上36未満	908(41.3%)	1410(55.0%)	1458(58.1%)	3(0.9%)	2871(53.1%)	1028(46.2%)
36以上52未満	0	59(2.3%)	66(2.6%)	2(0.6%)	127(2.3%)	36(1.6%)
52以上	0	53(2.1%)	58(2.3%)	2(0.6%)	113(2.1%)	18(0.8%)

[a] 先行する短期間の試験でプラセボまたはCOXが投与され，継続して長期試験でMeproが投与された被験者について，Meproの曝露の計算は長期継続試験でのMepro初回投与時から最終投与時までとした．先行する短期間の試験でMeproが投与され，継続して長期試験でもMeproが投与された被験者について，Meproの曝露の計算は先行する短期間の試験でのMepro初回投与時から長期継続試験でのMepro最終投与時までとした．
[b] 5.0 mg未満のMeproを投与された被験者は25例のみ．
出典：別添EXP1.6

投与されている．2.5 mgを投与された被験者数が少ないため，この用量群は5 mg群と併合され，原則的に5 mgへの曝露を示すことになる．

➡ **注釈：**これらの数は，Meproの曝露が，ICHの最低必要被験者数1,500例(6ヵ月以上の曝露300～600例，12ヵ月以上の曝露100例を含む)を満たすことを示している[8]．

データセット［すべての第1相試験］における用量，投与期間ごとの曝露は，別添表EXP1.8にまとめられている．第1相試験では，大部分の被験者において投与期間が比較的短く，1～7日である．もっとも被験者数の多い用量は5 mgであった．

1.3.5 曝露人年

完了した試験の曝露人年(以下，PYE)は，表AII 1-12でデータセットごとにまとめられている．
Meproの曝露は，プラセボやCOXに比べておよそ3倍であった．

1.4　人口統計学的特性とその他のベースライン特性

人口統計学的特性とベースラインでの体重およびBMIは，データセット［第2/3相比較試験］，［すべての第2/3相試験］，［すべての第1相試験］ごとに，別添DEM1.1, DEM1.2, DEM1.3にまとめられている．表AII1-13は，データセット［第2/3相比較試験］での人口統計学的特性とベースラインでの体重およびBMIをまとめたものである．

人口統計学的特性とその他のベースライン特性は，治療群間でよく一致していた．男性よりも女性の方が治療例数が多かった．すべての治療群において白人がもっとも多かった．すべての治療群において大部分の被験者は年齢カテゴリの40歳未満または40～64歳であり，平均年齢は40.5～46.0歳であった．

人口統計学的特性と体重およびBMIは，データセット［すべての第2/3相試験］の治療群間でも同様であった．（別添DEM1.2）

表AII 1-12　データセットごとの曝露人年(PYE)

データセット	プラセボ	Mepro	COX
［第2/3相比較試験］	994.6	2730.1	1076.2
［すべての第2/3相試験］	994.6	2933.2	1076.2
［すべての第1相試験］	1.0	3.3	0

出典：別添EXP1.9

➡ **注釈：**治療群間で顕著な差異は認められなかったが，白人が多く，その他の人種に対して不均衡が見られた．規制当局は，その他の人種に関する安全性情報がもっと必要であるとの思いに駆られるかもしれない．表に記載されているその他の値にも興味深いものがある．たとえば，40 kg/m^{2}を超えるBMIである．このような体重の患者には，過剰な体重に起因するリスクがあり，試験の被験者候補として不適切だったのではないかと議論になる可能性がある．試験のプロトコルでは，非常に低いまたは非常に高いBMIの患者を除外することがよくある．それでも，そのような患者が結果的に組み入れられてしまうのが

表AII1-13 人口統計学的データと他のベースライン時の特性―データセット[第2/3相比較試験]

人口統計学的変数	プラセボ N=2200	M≤5 mg N=2450	M=10 mg N=2400	M=15 mg N=324	M合計 N=5157	COX N=2225
性別						
男性	752(34%)	735(30%)	768(32%)	94(29%)	1597(31%)	756(34%)
女性	1448(66%)	1715(70%)	1632(68%)	231(71%)	3578(69%)	1469(66%)
人種						
白人	1628(74%)	1788(73%)	1776(74%)	224(69%)	3788(73%)	1691(76%)
黒人	396(18%)	515(21%)	480(20%)	78(24%)	1073(21%)	423(19%)
アジア人	110(5%)	98(4%)	96(4%)	7(2%)	201(4%)	89(4%)
その他[a]	66(3%)	49(2%)	48(2%)	16(5%)	113(2%)	22(1%)
年齢（歳）						
平均	43.8	46.0	45.1	40.5	45.4	45.1
SD	11.0	9.8	9.7	13.6	9.8	11.1
中央値	44	46	45	41	45	45
範囲	18～79	18～81	18～80	19～75	18～81	18～80
年齢カテゴリ						
40歳未満	770(35%)	784(32%)	816(34%)	108(33%)	1708(33%)	801(36%)
40～64歳	968(44%)	1127(46%)	1152(48%)	153(47%)	2432(47%)	1001(45%)
65歳以上	462(21%)	539(22%)	432(18%)	64(20%)	1035(20%)	423(19%)
体重（kg）						
平均	81.3	79.6	78.9	81.4	79.1	79.9
SD	19.2	18.2	18.5	19.1	18.6	18.8
中央値	79.0	78.4	77.9	81.2	78.5	78.1
範囲	43～137	44.2～140.3	45～135.7	44.5～138.7	44.2～140.3	43.7～140.6
BMI（kg/m²）						
平均	27.8	27.9	27.2	27.5	27.7	26.8
SD	6.0	6.1	6.0	6.4	6.0	5.9
中央値	27.1	27.0	26.9	27.4	27.3	26.1
範囲	18.8～40.1	19.1～40.3	18.5～40	19～40.8	18.5～40.8	18.5～40.3

M：Mepro　SD：standard deviation（標準偏差）
[a] ネイティブアメリカン、太平洋諸島系を含む。
出典：別添表DEM1.1

常である．したがって，試験の進行中にデータレビューやエディットチェックを行なうことを推奨する．このようなチェックを継続的に行っていれば，たとえば，プロトコルの除外基準を遵守することや，そのような患者を中止させることの重要性を強調したお知らせを治験担当医師に送るなどの是正措置を取ることができ，より早期に問題となる外れ値が見つかるはずである．

　第1相試験の被験者集団では，Mepro群，プラセボ群，およびその他の投与群においても，人口統計学的特性，体重およびBMIについて重要な差異は認められなかった．すべての群の被験者は一般に若く（平均年齢は27歳〜29歳），白人男性がもっとも多かった．（別添DEM1.3）

　別添表COEX1.1およびCOEX1.2には，データセット［第2/3相比較試験］，［すべての第2/3相試験］それぞれについて，ベースライン時の合併症がまとめられている．もっとも頻度の高かった（［第2/3相比較試験］でのMepro合計群における頻度が5％以上の）合併症は高血圧症（7％），2型糖尿病（5％）であった．これらの合併症の頻度は治療群間で同様であった．（別添COEX1.1）

　同様な結果がデータセット［すべての第2/3相試験］でも認められた．（別添COEX1.2）

　別添表CONMED1.1およびCONMED1.2には，データセット［第2/3相比較試験］，［すべての第2/3相試験］それぞれについて，被験者がベースライン時に服用していた併用薬が示されている．もっとも頻度の高かった（［第2/3相比較試験］でのMepro合計群における頻度が5％以上の）併用薬は，アセトアミノフェン（24％），プロトンポンプ阻害剤（12％），緩下剤（6％）であった．頻度の高い併用薬の種類や頻度は治療群間で同様であった（別添CONMED1.1）．同様な結果がデータセット［すべての第2/3相試験］でも認められた．（別添CONMED1.2）

> **注釈：** すでに述べられた結果において，すべての治療群間で同様な人口統計学的特性やベースライン特性が示された．たとえば，プラセボ群やCOX群に比べてMepro群で高血圧症の合併症が多く，安全性所見として脳卒中の発現率がMepro群で高かったとしたら，これが薬のせいなのか，Mepro群で高血圧症が多かったせいなのか，薬と高血圧症患者の相互作用のせいなのかを見極めることは難しくなるだろう．これは潜在的な交絡（つまり，観察された差異の原因が薬なのか他の要因なのかが区別できない状態）の例である．人口統計学的特性やベースライン時の特性が均一であると安全性所見の解釈は容易になる．しかし，不均衡があれば解釈はもっと難しくなる．ランダム化はベースラインの不均衡が起きる可能性を最小化する．

1.5　被験者内訳

　データセット［第2/3相比較試験］，［すべての第2/3相試験］，［すべての第1相試験］それぞれについて，被験者内訳を別添DISP1.1，DISP1.2，DISP1.3に示した．

　被験者がAEと有効性不十分の両方の理由で中止した場合，その被験者はAEによる中止に含め，一度だけカウントした．

　［第2/3相比較試験］における中止理由のまとめを表AII1-14に示した．治験担当医師が，症例報告書のAE欄において，「疾患進行」，「疾患悪化」，「関節リウマチ」，「関節リウマチ増悪」，および「関節リウマチ再燃」と報告し，その事象が原因で中止となった場合も，AEによる中止に含めたことに注意すべきである．

　プラセボ群やCOX群に比べ，Mepro合計群では有効性不十分による中止が少なかった．有効性不十分による中止率が低かったことはMeproの用量と逆相関していると考えられた．最高用量（15 mg）においてもっとも低い中止率（15.4％）が観察されたからである．Mepro群で中止に至ったAEの発現頻度がもっとも高かった（9.5％）のも15 mg群であった．中止に至ったAEの発現頻度はプラセボ群よりもMepro群の方が高かったが，Mepro群の発現頻度はCOX群よりも若干低かった．第2/3相試験における中止に至ったAEについては，2.6.1でさらに述べる．

　データセット［すべての第2/3相試験］でも同様な結果が認められた．（別添DISP1.2）

　第1相試験に参加した被験者の大部分は予定された投与を完了した．中止症例の割合はすべての投与群で同様であった．Mepro群3％，プラセボ群2％，その他2％．プラセボ群の1例（1.4％），その他の群の1例（1.0％），Mepro群の3例（0.8％）は，AEが原因で中止した（2.6.1参照）．他の中止理由はすべて同意の撤回であった（別添DISP1.3）．

表AII 1-14　被験者内訳－データセット[第2/3相比較試験]

被験者内訳	プラセボ N=2200	M≦5mg N=2450	M=10 mg N=2400	M=15 mg N=325	M合計 N=5175	COX N=2225
完了	1023(46.5%)	1624(66.3%)	1713(71.4%)	235(72.3%)	3572(69.0%)	1159(52.1%)
中止	1177(53.5%)	826(33.7%)	687(28.6%)	90(27.7%)	1603(31.0%)	1066(47.9%)
有効性不十分	1021(46.4%)	632(25.8%)	492(20.5%)	50(15.4%)	1174(22.7%)	721(32.4%)
有害事象	90(4.1%)	145(5.9%)	170(7.1%)	31(9.5%)	346(6.7%)	278(12.5%)
有害事象[a]	68(3.1%)	140(5.7%)	168(7.0%)	31(9.5%)	339(6.6%)	267(12.0%)
疾患進行[b]	22(1.0%)	5(0.2%)	2(0.1%)	0	7(0.1%)	11(0.5%)
追跡不能	22(1.0%)	27(1.1%)	0	6(1.8%)	33(0.6%)	45(2.0%)
その他[c]	44(2.0%)	22(0.9%)	25(1.0%)	3(1.0%)	50(1.0%)	22(1.0%)

[a] 疾患の増悪に関連のない有害事象を含む.
[b] 関節リウマチに関連する疾患を含む. 症例報告書の有害事象欄において,「疾患進行」,「疾患悪化」,「関節リウマチ」,「関節リウマチ増悪」,「関節リウマチ再燃」と報告し, その事象が原因で中止となった場合.
[c] その他は, 一般には同意の撤回, 服薬不遵守, 被験者の引越し, 妊娠である.
出典：別添EXP 1.9

1.6 薬剤への曝露のまとめ

　データベースのカットオフ日2006年12月31日時点において, 完了していた28試験から, 重複のない症例として合計5,583例が少なくとも1回Meproの投与を受けた. 第2/3相試験において, Mepro 5 mgあるいは10 mgを1日1回24週間以上投与された患者がもっとも多かった. 合計2,871例が24週間以上, 合計113例が52週以上, 合計2,029例が6ヵ月以上Meproの投与を受けた. データセット[すべての第2/3相試験]におけるMeproへの曝露は2,933.2PYEであり, プラセボへの曝露(994.6PYE)やCOXへの曝露(1,076.2PYE)のおよそ3倍であった. データセット[第2/3相比較試験]において, 人口統計学的特性, ベースライン特性は治療群間でよくマッチしていた. 男性よりも女性で被験薬の投与が多かった. 人種では白人がもっとも多かった. また平均年齢は40.5〜46.0歳であった. 治療を完了した症例はMepro群でもっとも多く(69.0%)プラセボ群では46.5%, COX群では52.1%であった. AEが原因の中止はMepro群で6.7%であり, プラセボ群では4.1%, COX群では12.5%であった. 有効性不十分による中止は, Mepro群, プラセボ群, およびCOX群でそれぞれ22.7%, 46.4%, および32.4%であった.

> **注釈：** ここに示したような, あるいはこのサンプルIASを通して示したように, IASの各セクションのまとめを推奨する. IASはこれらのセクションや本報告に含まれる他のセクションで示されたように, 詳細な情報を与える. すべてのデータを見ていくと物語は道に迷うことがある. そんなときに, 重要な所見をまとめた簡潔な要約はとても有用である. このようなセクションのまとめは, 医薬品の申請に用いられるCTD(Common Technical Document)のSafety Overview[1]を作成するときにも有用である.

■ 2 有害事象

2.1 有害事象の概括

有害事象（AE）の概括には，以下の報告があった被験者を含む．少なくとも1件のAE，死亡，およびその他の重篤な有害事象（Serious Adverse Event：以下SAE），重度のAE，治療に関連のあるAE（治験担当医師の判断による），および中止に至ったAE．これらはデータセット［第2/3相比較試験］，［すべての第2/3相試験］，［すべての第1相試験］ごとに別添AE1.1，AE1.2，AE1.3にまとめられている．

表AII 2-1に，データセット［第2/3相比較試験］についてAEの概括を示す．Mepro群およびCOX群は，プラセボ群に比較して全体的に高い発現率でAE（死亡以外のSAE，重度のAE，関連性ありのAE，中止に至ったAEを含む）が報告された．

概して，Mepro群で報告されたAE発現率（死亡を除く）では用量依存性が認められた．死亡例の割合は，プラセボ群とMepro群において類似しており，COX群ではわずかに高かった．これ以外に非対照試験においてMepro群での死亡例が発生している（別添DEA1.2を参照）．

2.2 発現頻度の高い有害事象

MedDRA SOC，HLGTでグループ化したAEの要約は，データセット［第2/3相比較試験］，［すべての第2/3相試験］，［すべての第1相試験］ごとに別添AE2.1，AE2.2，AE2.3にまとめられている．

表AII 2-2には，［第2/3相比較試験］中のMepro合計群において発現率が10%以上であったAEがSOC，HLGTでまとめられている．

Mepro群，COX群ともに，もっとも発現率の高かったSOC，HLGTはそれぞれ「胃腸障害」，「消化管徴候および症状」であった．Mepro群における発現率は用量依存性が認められた．同様の成績はデータセット［すべての第2/3相試験］でも見られた（別添 AE2.2）．［すべての第1相試験］において，投与群間でもっとも高い発現率のSOCは「全身障害および投与局所様態」であった（別添 AE2.3）．

データセット［第2/3相比較試験］，［すべての第2/3相試験］，［すべての第1相試験］それぞれについて，SOCおよびPTでグループ化したAEを別添AE3.1，AE3.2，AE3.3に示した．

［第2/3相比較試験］のMepro合計群において発現率が5%以上のAEを，プラセボ群およびCOX群と比較しながら表AII 2-3に示す．

網掛け表示したAEは，1.2.2に記載した基準に基づき，Mepro投与に関連する潜在的な副作用と考えられるものである．PUB症状の発現率はMepro合計群およびCOX群において5%未満であったが，以下の理由によりPUB症状は潜在的な副作用に含めた．

- PUB症状はNSAIDの薬効群に共通の既知の作用であること．
- Mepro群およびCOX群のPUB症状発現率はプラセボ群の2倍以上であったこと
- Mepro群において明らかに用量依存性が認められたこと．
- COX群における発現頻度が5%に近かったこと．

発現頻度の高い潜在的な副作用はすべて消化管関連であり，既知のNSAIDのリスク・プロファイルから予測でき，整合するものであった．すべての発現頻度の高い潜在的な副作用において，Mepro投与群間で用量依存性が認められた．Mepro群で認められた潜在的な副作用と同じものがCOX群においても認められた．Meproの推奨用量5 mgおよび10 mgにおいて，これら潜在的な副作用の発現率はCOX群よりも低いことが認められた．COX群におけるPUB症状発現率はMepro群5 mgおよび10 mgにおける発現率の2倍以上であった．

> **注釈**：発現頻度の高い潜在的な副作用をどのように特定するかは，重要な問題に焦点を絞って，臨床的に重要なデータ要約を提供するという意味できわめて重要である．これらの事象が見つかったら，続く本文中で十分に考察されなければならない．明らかに薬剤と関連がない事象に関して記述をしても意味がない．たとえばプラセボ群の発現率が被験薬群における発現率と同程度であるか，大きい場合である．こうした記述があると紛らわしく，混乱を招く．目的とするのは，どの事象が薬剤性かを見つけること，薬剤効果を強めたり，弱めたりする要因を特徴付けることであることを忘れないでほしい．もちろん何か重要な点を見逃す懸念は常にある．しかし心配することはない．審査官が全データ（たとえば別添の表）にアクセスでき，解析の方法が明確で透明性がある限り，審査官は何か重要な点が欠けているとか，解析が正しく行

表AII2-1　有害事象の概括－データセット[第2/3相比較試験]

	プラセボ N=2200	M≦5mg N=2450	M=10 mg N=2400	M=15 mg N=325	M合計 N=5175	COX N=2225
少なくとも1つの有害事象を発現した被験者	1366(62.1%)	1774(72.4%)	1805(75.2%)	262(80.6%)	3841(74.2%)	1809(81.3%)
関連がある有害事象[a]	618(28.1%)	899(36.7%)	910(37.9%)	162(49.8%)	1971(38.1%)	1050(47.2%)
重度の有害事象	200(9.1%)	320(13.1%)	382(15.9%)	60(18.5%)	762(14.7%)	407(18.3%)
重篤な有害事象	178(8.1%)	250(10.2%)	356(14.8%)	51(15.7%)	657(12.7%)	356(16.0%)
死亡	2(0.09%)	3(0.12%)	0	0	3(0.06%)	7(0.31%)
中止に至った有害事象	90(4.1%)	145(5.9%)	170(7.1%)	31(9.5%)	346(6.7%)	278(12.5%)

M：Mepro
[a] 治験担当医師の判断として．
出典：別添AE1.1

表AII2-2　SOCおよびHLGTによる発現率10％以上の有害事象の要約[a]－データセット[第2/3相比較試験]

有害事象 MedDRA SOC/HLGT	プラセボ N=2200	M≦5mg N=2450	M=10 mg N=2400	M=15 mg N=325	M合計 N=5175	COX N=2225
すべての有害事象	1366(62.1%)	1774(72.4%)	1805(75.2%)	262(80.6%)	3841(74.2%)	1809(81.3%)
胃腸障害(SOC)	555(25.2%)	1183(48.3%)	1202(50.1%)	174(53.5%)	2559(49.4%)	1295(58.2%)
消化管徴候および症状(HLGT)	464(21.1%)	899(36.7%)	929(38.7%)	138(42.5%)	1966(38.0%)	1066(47.9%)
全身障害および投与局所様態(SOC)	222(10.0%)	313(12.8%)	226(9.4%)	30(9.2%)	569(11.0%)	223(10.0%)
感染症および寄生虫症(SOC)	266(12.1%)	333(13.6%)	280(11.7%)	40(12.3%)	653(12.6%)	245(11.0%)
詳細不明な感染体による感染症(HLGT)	244(11.1%)	275(11.2%)	276(11.5%)	30(9.2%)	581(11.2%)	220(9.9%)
神経系障害(SOC)	577(26.2%)	411(16.8%)	351(14.6%)	40(12.3%)	802(15.5%)	353(15.9%)
神経学的障害(HLGT)	266(12.1%)	331(13.5%)	301(12.5%)	40(12.3%)	672(13.0%)	260(11.7%)

M：Mepro
[a] Mepro合計群で10％以上の発現率．
出典：別添AE2.1

表AII2-3　発現率5％以上[a]の有害事象の要約－データセット[第2/3相比較試験]

有害事象 MedDRA PT	プラセボ N=2200	M≦5mg N=2450	M=10 mg N=2400	M=15 mg N=325	M合計 N=5175	COX N=2225
すべての有害事象	1366(62.1%)	1774(72.4%)	1805(75.2%)	262(80.6%)	3841(74.2%)	1809(81.3%)
浮動性めまい	339(15.4%)	358(14.6%)	362(15.1%)	43(13.2%)	763(14.7%)	334(15.0%)
心窩部不快感	24(1.1%)	164(6.7%)	180(7.5%)	29(8.9%)	373(7.2%)	200(9.0%)
悪心	68(3.1%)	142(5.8%)	170(7.1%)	28(8.6%)	340(6.6%)	276(12.4%)
頭痛	539(24.5%)	184(7.5%)	134(5.6%)	13(4.0%)	331(6.4%)	267(12.0%)
鼻咽頭炎	143(6.5%)	147(6.0%)	106(4.4%)	23(7.1%)	276(5.3%)	122(5.5%)
上腹部痛	66(3.0%)	123(5.0%)	180(7.5%)	29(8.9%)	332(6.4%)	185(8.3%)
消化不良	44(2.0%)	100(4.1%)	142(5.9%)	21(6.5%)	263(5.1%)	231(10.4%)
嘔吐	64(2.9%)	105(4.3%)	132(5.5%)	21(6.5%)	258(5.0%)	174(7.8%)
PUB症状[b]	1(<0.1%)	17(0.7%)	41(1.7%)	10(3.1%)	68(1.3%)	96(4.3%)

M：Mepro　PUB症状：穿孔，潰瘍，出血．
[a] Mepro合計群で5％以上の発現率．
[b] PUB症状の発現率はMepro合計群において5％未満であったが，次の理由により表に含めた．PUB症状はNSAIDの薬効群に共通の既知の作用であること，Mepro群において明らかに用量依存性が認められたこと，Mepro群およびCOX群のPUB症状発現率はプラセボ群の2倍以上であったこと，COX群における発現率が5％に近かったこと．
出典：別添AE3.1

なわれていないと考えたとき，データの解析を自ら実施する事ができるからである．本文中の表として示した表には，少なくとも一つのAEが見られた被験者の割合を含み，これは審査官に対して全事象の概略を示している．それ以下は重要な潜在的副作用の要約を示している．【訳者注：何度も繰り返すが，本事例はFDA申請がベースとなっているため，審査官が直接全データにアクセス可能となっている．FDAは世界で唯一，申請データの提出を義務付けている規制当局である．】

データセット[第2/3相比較試験]，[すべての第2/3相試験]，[すべての第1相試験]それぞれについて，100曝露人年(Person-Years Exposure)あたりのAE発現率を別添AE4.1，AE4.2，AE4.3に示した．

[第2/3相比較試験]の100曝露人年あたりの全AEおよび潜在的な副作用の発現率を表AII 2-4に示す．

Mepro投与群には用量依存性が認められた．Mepro推奨用量5 mgおよび10 mgにおいて，100曝露人年あたりの潜在的な副作用発現率はCOX群で観察されたものより低かった．PUB症状に関し，COX群の発現率はMepro群5 mgおよび10 mgよりもそれぞれ6.5倍，2.5倍高かった．

同様の結果がデータセット[すべての第2/3相試験]においても認められた(別添AE.4.2)．[すべての第1相試験]における100曝露人年あたりのAE発現率は，これら試験の試験期間が限られており曝露人年が小さいため，解釈が困難であった．

2.2.1　重症度別有害事象の要約

データセット[第2/3相比較試験]，[すべての第2/3相試験]，[すべての第1相試験]それぞれについて，重症度別AEを別添AE5.1，AE5.2，AE5.3に示した．[第2/3相比較試験]のAE全体と潜在的な副作用について重症度別に表AII 2-5に示す．

プラセボ群では，大部分のAEの重症度は軽度から中程度であった．Mepro群およびCOX群では，中等度から重度の事象がプラセボ群よりも多く認められた．

同様のパターンがデータセット[すべての第2/3相試験]でも認められた(別添AE.5.2)．データセット[すべての第1相試験]における大部分の事象は治療群によらず軽度であった(別添AE.5.3)．

表AII 2-4　100PYEあたりの有害事象と潜在的な副作用の要約－データセット[第2/3相比較試験]

	プラセボ	M≦5mg	M=10 mg	M=15 mg	M合計	COX
曝露人年(PYE)	994.6	1308.3	1313.9	107.8	2730.1	1076.2
すべての有害事象	137.3	135.6	137.4	243.0	140.7	168.1
上腹部痛	6.6	9.4	13.7	26.9	12.2	17.2
消化不良	4.4	7.6	10.8	19.2	9.6	21.5
心窩部不快感	2.4	12.5	13.7	26.9	13.7	18.6
悪心	6.8	10.9	12.9	26.0	12.5	25.6
PUB症状	0.1	1.3	3.1	9.3	2.5	8.9
嘔吐	6.4	8.0	10.0	19.5	9.5	16.2

M：Mepro　PUB症状：穿孔，潰瘍，出血．
出典：別添AE4.1

2.2.2 治験薬との関連性の有無による有害事象の要約（治験担当医師の判定）

データセット［第2/3相比較試験］，［すべての第2/3相試験］，［すべての第1相試験］それぞれについて，治験薬との関連性の有無によるAEの要約（治験担当医師の判定）を別添AE6.1，AE6.2，AE6.3に示した．

［第2/3相比較試験］のAE全体と潜在的な副作用について治験薬との関連性の有無によるAEの要約（治験担当医師の判定）を表AII 2-6に示す．

治験担当医師により治験薬に関連ありと判定されたAE全体の発現率および潜在的な副作用発現率は，プラセボ群に比べて，Mepro群およびCOX群で高かった．データセット［すべての第2/3相試験］の結果も同様であった（別添AE6.2）．データセット［すべての第1相試験］における大部分の事象は治療との関連はないと考えられた（別添 AE6.3）．

➡ **注釈：** 発現頻度の高いAEについてAEと薬剤との関連性を決定するときに，最善かつもっとも客観的な方法は報告書の「方法」のセクション（1.2.2参照）」で記載した潜在的な副作用を見つけ出す基準を用いることである．集積データの解析においては，治験担当医師の判定を用いて治療との関連性を決定することは，評価が一貫性に欠けるため確固としたものではない．しかし，抜けや漏れのない報告を行うため，この種の解析は総括報告書やIASに含められる．治験担当医師による因果関係評価は，SAEのような個別の事象の評価においてより重要な役割を果たす．

2.2.3 有害事象発現までの時間，消失までの時間の要約

データセット［第2/3相比較試験］，［すべての第2/3相試験］，［すべての第1相試験］それぞれについて，AEの発現までの時間の要約を別添AE7.1，AE7.2，AE7.3に示した．また，データセット［第2/3相比較試験］，［すべての第2/3相試験］，［すべての第1相試験］それぞれについて，AEの消失までの時間の要約を別添AE8.1，AE8.2，AE8.3に示した．

［第2/3相比較試験］のAE全体と潜在的な副作用について，発現までの時間の中央値と，消失までの時間の中央値を表AII 2-7に示す．

PUB症状を除き，潜在的な副作用と考えられる事象について，Mepro群およびCOX群はともにプラセボ群と比べて，発現までの時間の中央値が短く，消失までの時間の中央値は長かった．しかし発現は初期，すなわち治療開始後1ヵ月以内に見られた．しかしPUB症状は，潜在的な副作用と考えられる事象よりも発現が遅く，持続が長かった．

潜在的な副作用については，発現までの時間を時間間隔ごとでも解析し，データセット［第2/3相比較試験］の結果を別添AE7.1.1に，［すべての第2/3相試験］の結果を別添AE7.1.2に示した．

PUB症状について［第2/3相比較試験］に対して同様に解析した結果を表AII 2-8に示した．

この解析により，Mepro群の発現までの時間はCOX群とは異なったパターンとして示された．Mepro群では大多数のPUB症状は4～24週の間に発現しており，36週以降においてPUB症状は報告されていない．COX群では，PUB症状発現は4～12週の間であり，かつ時間の経過に伴い発現率が上昇していた．

➡ **注釈：** この種の解析は，薬剤に曝露された被験者数に基づき全期間にわたっての事象の発現率をみるものである．COX群では52週間にわたって治験薬投与に曝露された被験者は18例しかいなかったことに注意するべきである．したがって52週でのPUB症状の発現率は5.6％（1/18）となっている．

2.2.4 併用薬の要約

併用薬（治療期間に投与された治験薬以外の薬剤）の要約は，データセット［第2/3相比較試験］，［すべての第2/3相試験］，［すべての第1相試験］ごとに，別添CONMED2.1，CONMED2.2，CONMED2.3にまとめられている．

表AII 2-9には，［第2/3相比較試験］の中で，もっとも多く使用された併用薬（5％以上の被験者で使用）がまとめられている．

もっとも多く使用された併用薬はアセトアミノフェンで，治療群間で使用率の明らかな違いはなかった．次いで多かった併用薬は，H_2受容体拮抗薬および制酸薬であった．使用率はMepro群およびCOX群が，プラセボ群に比較して高かった．Mepro群では使用率は投与量と相関しており，Meproの用量が高いほど使用率は高かった．COX群はMepro群5 mgおよび10 mgに比較して，H_2受容体拮抗薬および制酸薬の高い使用率が認められた．これらの所見は，COX群の胃腸関連事象がMepro群5 mgおよび10 mgに比較して高かったことと整合している．

表AII2-5 有害事象全体と潜在的な副作用の要約，重症度別―データセット［第2／3相比較試験］

	プラセボ N=2200 n/N(%)				Mepro合計 N=5175 n/N(%)				COX N=2225 n/N(%)			
	軽度	中等度	重度	合計	軽度	中等度	重度	合計	軽度	中等度	重度	合計
すべての有害事象	811 (36.9%)	355 (16.1%)	200 (9.1%)	1366 (62.1%)	1629 (31.5%)	1450 (28.0%)	762 (14.7%)	3841 (74.2%)	623 (28.0%)	779 (35.0%)	407 (18.3%)	1809 (81.3%)
上腹部痛	27 (1.2%)	27 (1.2%)	12 (0.5%)	66 (3.0%)	58 (1.1%)	166 (3.2%)	108 (2.1%)	332 (6.4%)	24 (1.1%)	50 (2.2%)	111 (5.0%)	185 (8.3%)
消化不良	17 (0.8%)	11 (0.5%)	16 (0.7%)	44 (2.0%)	33 (0.6%)	72 (1.4%)	158 (3.1%)	263 (5.1%)	40 (1.8%)	85 (3.8%)	106 (4.8%)	231 (10.4%)
心窩部不快感	10 (0.5%)	7 (0.3%)	7 (0.3%)	24 (1.1%)	120 (2.3%)	183 (3.5%)	70 (1.4%)	373 (7.2%)	29 (1.3%)	111 (5.0%)	60 (2.7%)	200 (9.0%)
悪心	25 (1.1%)	33 (1.5%)	10 (0.5%)	68 (3.1%)	133 (2.6%)	154 (3.0%)	53 (1.0%)	340 (6.6%)	76 (3.4%)	155 (7.0%)	45 (2.0%)	276 (12.4%)
PUB症状	0	0	1 (<0.1%)	1 (<0.1%)	0	5 (0.1%)	63 (1.2%)	68 (1.3%)	0	3 (0.1%)	93 (4.2%)	96 (4.3%)
嘔吐	31 (1.4%)	29 (1.3%)	4 (0.2%)	64 (2.9%)	68 (1.3%)	140 (2.7%)	50 (1.0%)	258 (5.0%)	51 (2.3%)	101 (4.5%)	22 (1.0%)	174 (7.8%)

PUB症状：穿孔，潰瘍，出血．［訳者注 N：各群の被験者数．n：それぞれの有害事象を発現した被験者数．］
出典：別添AE5.1

表AII2-6 有害事象全体と潜在的な副作用の要約，治験薬との関連性[a]－データセット[第2/3相比較試験]

	プラセボ N=2200			Mepro合計 N=5175			COX N=2225		
	関連なし	関連あり	合計	関連なし	関連あり	合計	関連なし	関連あり	合計
すべての有害事象	748(34.0%)	618(28.1%)	1366(62.1%)	1870(36.1%)	1971(38.1%)	3841(74.2%)	759(34.1%)	1050(47.2%)	1809(81.3%)
上腹部痛	29(1.3%)	37(1.7%)	66(3.0%)	27(0.5%)	305(5.9%)	332(6.4%)	29(1.3%)	156(7.0%)	185(8.3%)
消化不良	20(0.9%)	24(1.1%)	44(2.0%)	19(0.4%)	244(4.7%)	263(5.1%)	31(1.4%)	200(9.0%)	231(10.4%)
心窩部不快感	0	24(1.1%)	24(1.1%)	62(1.2%)	311(6.0%)	373(7.2%)	22(1.0%)	178(8.0%)	200(9.0%)
悪心	(1.2%)	42(1.9%)	68(3.1%)	72(1.4%)	268(5.2%)	340(6.6%)	49(2.2%)	227(10.2%)	276(12.4%)
PUB症状	0	1(<0.1%)	1(<0.1%)	0	68(1.3%)	68(1.3%)	0	96(4.3%)	96(4.3%)
嘔吐	31(1.4%)	33(1.5%)	64(2.9%)	52(1.0%)	206(4.0%)	258(5.0%)	40(1.8%)	134(6.0%)	174(7.8%)

PUB症状：穿孔，潰瘍，出血．
[a] 治験担当医師の判断による．
出典：別添AE6.1

表AII2-7 有害事象全体と潜在的な副作用の要約，発現までの時間，消失までの時間の中央値 －データセット[第2/3相比較試験]

	プラセボ N=2200	M≦5mg N=2450	M=10 mg N=2400	M=15 mg N=325	M合計 N=5175	COX N=2225
すべての有害事象						
発現までの時間の中央値(日)	18.0	19.0	18.5	17.5	18.5	17.0
消失までの時間の中央値(日)	3.0	4.0	4.5	5.5	4.5	5.5
上腹部痛						
発現までの時間の中央値(日)	21.0	7.0	9.0	8.5	8.0	7.0
消失までの時間の中央値(日)	3.5	5.0	6.0	7.0	5.5	9.0
消化不良						
発現までの時間の中央値(日)	18.0	7.5	6.0	5.5	7.0	5.0
消失までの時間の中央値(日)	2.5	7.0	7.0	8.0	7.0	8.5
心窩部不快感						
発現までの時間の中央値(日)	17.5	7.5	7.0	6.5	7.0	7.5
消失までの時間の中央値(日)	4.0	8.0	8.0	8.5	8.0	8.5
悪心						
発現までの時間の中央値(日)	15.0	7.0	6.0	6.0	6.5	5.5
消失までの時間の中央値(日)	4.5	7.5	7.5	8.0	7.0	8.5
PUB症状						
発現までの時間の中央値(日)	104.0	60.0	50.0	44.5	50.0	126.0
消失までの時間の中央値(日)	9.5	11.0	12.0	11.5	11.5	18.5
嘔吐						
発現までの時間の中央値(日)	20.0	7.5	6.0	6.5	7.0	5.5
消失までの時間の中央値(日)	2.0	3.0	3.5	4.0	3.5	5.0

M：Mepro　PUB症状：穿孔，潰瘍，出血．
出典：別添AE7.1　別添AE8.1

表AII2-8 PUB症状の発現までの時間の期間ごとの要約－データセット[第2/3相比較試験]

曝露期間(週)	プラセボ N=2200	M≦5mg N=2450	M=10 mg N=2400	M=15 mg N=325	M合計 N=5175	COX N=2225
0以上1未満	2200	2450	2400	325	5175	2225
	0	0	0	0	0	0
1以上4未満	2162	2411	2364	319	5094	2185
	0	0	0	0	0	0
4以上12未満	1906	2297	2279	306	4882	1990
	0	8(0.4%)	22(1.0%)	9(2.9%)	39(0.8%)	28(1.4%)
12以上24未満	1605	2042	2037	204	4283	1664
	1(0.1%)	7(0.3%)	18(0.9%)	1(0.5%)	26(0.6%)	35(2.1%)
24以上36未満	908	1418	1457	0	2875	1082
	0	2(0.1%)	1(0.1%)	0	3(0.1%)	30(2.8%)
36以上52未満	0	55	64	0	119	54
	0	0	0	0	0	2(3.7%)
52	0	20	24	0	44	18
	0	0	0	0	0	1(5.6%)

M：Mepro　PUB症状：穿孔，潰瘍，出血．
出典：別添AE7.1.1

表AII2-9　5%以上の被験者で使用された併用薬の要約－データセット[第2/3相比較試験]

	プラセボ N=2200	M≦5mg N=2450	M=10 mg N=2400	M=15 mg N=325	M合計 N=5175	COX N=2225
アセトアミノフェン	1132(51.5%)	1176(48.0%)	1104(46.0%)	146(44.9%)	2426(46.9%)	1068(48.0%)
H_2受容体拮抗薬	202(9.2%)	510(20.8%)	583(24.3%)	91(28.0%)	1184(22.9%)	661(29.7%)
制酸薬	107(4.9%)	250(10.2%)	295(12.3%)	51(15.7%)	596(11.5%)	412(18.5%)

M：Mepro
出典：別添CONMED2.1

表AII2-10　死亡例の要約－データセット[すべての第2/3相試験]

投与群	被験者数	死亡例数	死亡率	曝露人年(PYE)	100PYEあたりの死亡例数
プラセボ	2200	2	0.09%	994.6	0.20
Mepro	5410	4	0.07%	2933.2	0.14
COX	2225	7	0.31%	1076.2	0.65

出典：別添DEA1.2

2.3　サブグループごとの有害事象要約

次のサブグループ解析が行われ、それらの結果は5に示されている．

- 性別
- 年齢
- 人種
- 地理的な地域
- 腎機能
- 肝機能

2.4　死亡例

治療期間後30日までの死亡例のデータ収集をした．粗死亡率および100曝露人年あたりの死亡率は、データセット[第2/3相比較試験]，[すべての第2/3相試験]ごとに、別添DEA1.1，DEA1.2にまとめられている．全死亡例のリストは別添DEALIST1.1に示す．死亡例の症例経過等の記述は別添 DEANAR1.1に示す．[すべての第1相試験]においては、死亡例は報告されていない．

表AII 2-10に[すべての第2/3相試験]における粗死亡率および100曝露人年あたりの死亡率をまとめる．これらの事象のリストは表AII 2-11に示す．

粗死亡率および100曝露人年あたりの死亡率は全体的に高くはないが、COX群でもっとも高かった（それぞれ0.31%，0.65/100 曝露人年）．粗死亡率および100曝露人年あたりの死亡率がもっとも低かったのはMepro群であった（0.07%，0.14/100曝露人年）．

死亡例のうち3例－Mepro群の1例（自殺、症例番号3003-0443，試験番号MP3003），COX群の2例（突然死、症例番号2003-098，試験番号MP2003，大動脈瘤破裂，症例番号3001-0018，試験番号MP3001）の発生日は治験薬最終投与後、それぞれ28日目，30日目、および25日目であった．死亡例のうちCOX群の1例のみ、治験担当医師が治験薬に関連があると判定された．この事象の症例経過等の記述はDEANAR1.0に示す．簡略な記述は以下の通りである．

80歳白人女性（症例番号3001-0649，試験番号MP3001）．大量（約1L）の鮮紅色の液体を嘔吐し、救急救命室に搬送された．混乱し、発汗しており血圧60/30 mmHg、脈拍160 bpmであった．静脈ラインを確保し、0.9%生理食塩水大量投与．血液型、クロスマッチを行い、濃厚赤血球液を投与、他の血液検査は保留とした．緊急内視鏡検査施行前に患者は心停止となった．蘇生の試みはすべて無効で、2006年5月2日午後5時43分に死亡を宣告．緊急救命室到着10分後であった．患者はこれらの事象発生前、79日間COX 25 mgの投与を受けていた．他には薬剤の投与は受けていない．アルコール摂取歴はなく、潰瘍や消化器関連の病歴はない．剖検の結果、胃十二指腸動脈壁のびらんを伴う直径1.0 cmの胃潰瘍が見つかった．治験担当医師は胃潰瘍と出血、およびその結果としての心停止は、治験薬に関連があるかもしれないと判定した．

表 AII 2-11 死亡例のまとめ—データセット[すべての第2/3相試験]

試験番号	症例番号	年齢/性別/人種	用量	治験薬への曝露(日)	有害事象報告語	MedDRA PT	治験薬との関連性
プラセボ							
MP2004	2004-0054	65/男/白人	0	70	急性心筋梗塞	急性心筋梗塞	おそらく関連なし
MP3002	3002-0102	36/女/黒人	0	8	自動車事故	交通事故	関連なし
Mepro							
MP2001	2001-0004	24/女/白人	5 mg	4	銃弾による	銃創	関連なし
MP2004X	2004X-0023	72/女/白人	10 mg	302	敗血症ショック	敗血症ショック	おそらく関連なし
MP3002	3002-0876	71/男/黒人	5 mg	259	MI	心筋梗塞	おそらく関連なし
MP3003	3003-0443	64/女/白人	5 mg	330[a]	自殺	自殺既遂	おそらく関連なし
COX							
MP2003	2003-0098	75/男/白人	25 mg	42[b]	突然死	突然死	おそらく関連なし
MP3001	3001-0649	80/女/白人	25 mg	79	出血性胃潰瘍；心停止	出血性胃潰瘍；心停止	関連があるかもしれない
MP3001	3001-0018	66/男/黒人	25 mg	150[c]	大動脈瘤破裂	大動脈瘤破裂	関連なし
MP3001	3001-0110	34/男/黒人	25 mg	42	乗用車事故	交通事故	関連なし
MP3001	3001-0329	79/女/アジア人	25 mg	93	虚血性脳梗塞	脳塞栓発作	おそらく関連なし
MP3003	3003-0066	73/男/白人	25 mg	290	心筋梗塞	心筋梗塞	おそらく関連なし
MP3003	3003-0761	69/女/黒人	25 mg	116	糖尿病性昏睡；ブドウ球菌性創感染	糖尿病性昏睡；ブドウ球菌性創感染	おそらく関連なし

[a] 治験薬最終投与28日後に死亡.
[b] 治験薬最終投与30日後に死亡.
[c] 治験薬最終投与25日後に死亡.
出典：別添 DEALIST 1.1

表AII2-12 重篤な有害事象の要約－データセット[すべての第2/3相試験]

投与群	被験者数	SAE発現例数	SAE粗発現率	曝露人年(PYE)	100PYEあたりのSAE発現例数
プラセボ	2200	178	8.1%	994.6	17.9
Mepro	5410	730	13.5%	2933.2	24.9
COX	2225	356	16.0%	1076.2	33.1

SAE：重篤な有害事象
出典：別添SAE1.2

➡ **注釈**：死亡例およびその他のSAE，その他の重要な事象についての本文中での考察に用いるデータセットは，[第2/3相比較試験]ではなく，[すべての第2/3相試験]を選んだ．これにより，非対照試験で発現した事象も含めることができ，適切な場合には本文中で考察することができる．このセクションおよび後に続くセクションでは，トップダウン・アプローチを採用している．すなわち，集団としての結果から個別症例へと展開している．まず粗発現率と100曝露人年あたりの発現数を示し，続いて（長くなり過ぎない場合には）症例のリスト表示を行い，症例経過等の記述を示している．本文中の症例を参照するとき，症例番号と試験番号を表示しておくことが重要である．これにより，審査官が必要に応じてより詳細な情報にアクセスできる．電子申請の場合は，通常ハイパーリンクが用いられ，アクセスがより容易になる．死亡例，その他のSAE，その他の治験薬に関連性があると判定された重要なAE（治験担当医師による判定，もしくは治験依頼者による判定）に関して，分量が邪魔なほど多くならないのであれば，本文中に簡潔な記述を含めるべきである．比較の目的で，プラセボまたは実対照薬の投与を受けた被験者についても本文中で考察すべきである．

2.5 その他の重篤な有害事象

重篤な有害事象（SAE）の粗発現率および100曝露人年あたりの発現数の要約は，データセット[第2/3相比較試験]，[すべての第2/3相試験]，[すべての第1相試験]ごとに，別添SAE1.1，SAE1.2，SAE1.3にまとめられている．

表AII 2-12には，[すべての第2/3相試験]における，SAEの粗発現率および100曝露人年あたりの発現数がまとめられている．

[すべての第2/3相試験]において，SAEの粗発現率は，Mepro群（13.5%）はプラセボ群（8.1%）よりも高かったが，もっとも高かったのはCOX群であった（16.0%）．同様のパターンは100曝露人年あたりで算出した発現率でも認められた．データセット[第2/3相比較試験]における所見も同様であった（別添SAE1.1）．[すべての第1相試験]では，SAEは1件のみの報告であった．

別添SAE2.1，SAE2.2，SAE2.3には，データセット[第2/3相比較試験]，[すべての第2/3相試験]，[すべての第1相試験]ごとに，MedDRA PTおよびSOCを用いてSAEが要約されている．別添 SAELIST1.1（[すべての第2/3相試験]）およびSAELIST1.2（[すべての第1相試験]）には，SAEを発現したすべての被験者のリストがある．SAEを発現したすべての被験者の症例経過等の記述は，それぞれ別添SAENAR1.1（[すべての第2/3相試験]）および別添SAENAR1.2（[すべての第1相試験]）にまとめた．

大部分のSAEは，治験薬との関連性はないと考えられた（治験担当医師の判断として）．PUB症状はもっとも高頻度に関連性のある症状として考えられたSAEであり，2.7.1でさらに考察した．PUB症状を除く10事象のSAEのみが，治験薬との関連ありと判断され（治験担当医師の判断として），うちMepro群は3例（0.06%），プラセボ群は3例（0.14%），COX群は4例（0.18%）であった．これらのSAEの一覧を表AII 2-13に示す．

[すべての第1相試験]では関連性のないSAEが1例だけ報告された（症例番号1004-003，試験番号MP1004）．これは何かの拍子で吸い込んだ異物（鳥の骨）を緊急の気管支鏡処置により除去したものである．観察目的で一晩入院，続発症なしで回復，試験に継続参加した．

表AII2-13 治験薬との関連がある[a]重篤な有害事象（PUB症状を除く）のまとめ－データセット［すべての第2/3相試験］

試験番号/症例番号	年齢/性別/人種	用量	治験薬への曝露（日）	有害事象報告語	MedDRA PT	治験の中止	転帰
				プラセボ			
MP2001/ 2001-0023	58/男/白人	0	34	重度の下痢；脱水	下痢；脱水	なし	回復
MP2002/ 2002-0016	47/女/黒人	0	16	うつ病；自殺企図	うつ病；自殺念慮	あり	継続
MP3002/ 3002-1901	63/女/白人	0	114	記憶障害	記憶障害	あり	継続
				Mepro			
MP2003X/ 2003X-0601	48/男/白人	10 mg	116	躁病	躁病	あり	回復
MP3002/ 3002-0867	34/女/アジア人	5 mg	97	スティーブンス・ジョンソン症候群	スティーブンス・ジョンソン症候群	あり	回復
MP3003/ 3003-0535	62/男/白人	10 mg	7	悪心と嘔吐	悪心；嘔吐	あり	回復
				COX			
MP2003/ 2003-0017	47/男/黒人	25 mg	5	悪心と嘔吐；脱水	悪心；嘔吐；脱水	あり	回復
MP3001/ 3001-0518	80/女/黒人	25 mg	79	下肢の腫脹、うっ血性心不全	末梢性浮腫；うっ血性心不全	あり	回復したが後遺症あり
MP3001/ 3001-0761	41/女/白人	25 mg	128	うつ病	うつ病	あり	継続
MP3003/ 3003-0535	62/男/黒人	25 mg	275	TIA、高血圧	一過性脳虚血発作；高血圧	あり	回復

[a] 治験担当医師の判断として。
出典：別添 SAELIST 1.1

➡ **注釈**：これは何があったかを物語る例である．つまり，本文では文脈上もっとも重要と考えられる情報，この場合は治験薬に関連のあるSAEに集中するのである．治験依頼者が治験薬に関連性がある，もしくは報告する意義があると考えるSAEがある場合には，その記載も本文中に含めるべきである．何か重要な点を本文中に入れ忘れたとしても心配には及ばないことを思い出して欲しい．どこに完全な情報があるか（別添の表番号を示すなどして）をあなたが記載している限り，審査官はどの事象に注意を向けるべきか選り抜くことができる．

上述した第1相試験で認められたSAEが，たとえ関連なしとされたとしても，審査官は興味を持ち，この事象が何であったのか知りたくなるかもしれない．最小限の語数で記載されがちであるため，簡潔な事象の記述とした．関連のないSAEが多数ある場合は本文中での記述は推奨できない．

これらの事象に関する完全な症例経過等の記述は別添SAENAR1.0にまとめた．投与群ごとの簡潔な記述を以下に示す．

Mepro群
- MP2003X試験，症例番号2003X-0601，48歳白人男性．大声で独り言を言いながら，バス停留所付近にて早足で行きつ戻りつしていたところを発見され，警察官が病院へ連れてきた．妻の話によると，患者は前月以来，毎晩1～2時間しか眠れず，絶対失敗しないという儲け話を絶え間なくしたり，衝動的に1,000ドル相当の商品をインターネットで購入したりしていた．妻によると患者の行動が変化し始めたのは，この事象の約2ヵ月前に会社の規模縮小により解雇されたのと同じ時期である．薬物乱用，アルコール依存や精神疾患の既往はない．アルコールと薬物のスクリーニングを行ったが陰性であった．治験薬（Mepro 10 mg）の投与は116日目で中止した．急性躁病と診断され精神科病棟に入院した．リチウムとゾルピデムで治療，発作は起こらなくなり完全に回復した．治験担当医師はこの事象を治験薬に関連があるかもしれないと判定した．本症例については，2.7.11でさらに考察する．
- MP3002試験，症例番号3002-0867，34歳アジア人女性．スティーブンス・ジョンソン症候群（SJS）の診断で入院．入院当日，顔面腫脹，口内・結膜に2～3 cmの水膨れ，腕・足・腹部・胸部・背部に10～20 cmの大きな水膨れが認められた．体温38.9℃，血圧88/57 mmHg，脈拍120 bpmであった．治験薬（Mepro 5 mg）は中止（投与開始後97日）．対症療法として静脈ラインからの補液と，疼痛管理のために薬物療法を行った．水膨れが破裂した段階で，壊死した皮膚を切除，無菌包帯を使用した．ゆっくりではあったが完全に回復し，入院後3週間目に退院した．入院の7日前，連鎖球菌性咽頭炎治療のためペニシリンを投与開始しており，症状の始まった時点でもペニシリンが投与されていた．血液検査の結果，HLA-BのB*1502対立遺伝子を持っていた．治験担当医師はこの事象は治験薬（Mepro 5 mg）に関連があるかもしれないと判定した．本症例については，2.7.10.1でさらに考察する．
- MP3003試験，症例番号3003-0535，62歳白人男性．Mepro 10 mg投与開始後7日目に重度の悪心と嘔吐で入院．Mepro投与を開始した日のうちに悪心と嘔吐が始まり，重度の脱水症状で入院する時点まで徐々に悪化していた．治験薬を中止（投与開始後7日目）し，補液し，プロクロルペラジンを筋注した．完全に回復して48時間後に退院した．治験担当医師はこの事象は治験薬におそらく関連ありと判定した．

プラセボ群
- MP2001試験，症例番号2001-0023，58歳白人男性．治験薬（プラセボ）投与開始34日目に重度の下痢と脱水症状で入院．患者によると，下痢は突然始まり，発現から2時間で約5リットルの水様下痢があった．緊急治療室では発熱（38.3℃），低血圧（90/60 mmHg），頻脈（108 bpm）が見られた．静脈補液を行い観察のため入院した．便培養を行い，寄生虫卵検査を行ったが原因となるものは見つからなかった．48時間以内に解熱し，血圧と脈拍数は正常となり，下痢もおさまった．入院中の2日間，治験薬を中止したが，退院後再開，下痢の報告はなかった．治験担当医師はこの事象は治験薬（プラセボ）に関連があるかもしれないと判定した．
- MP2002試験，症例番号2002-0016，47歳黒人女性．治験薬（プラセボ）投与開始後16日目に自殺企図・うつ病で入院．10年前，母親の突然の死後，2週間うつ気分を経験した．その際には精神科医を受診し，4ヵ月の抗うつ薬治療を受け，完全に回復している．治験薬開始後5日目に気分が沈み始めた．失職や離婚など引き金となる事象は特定できない．治験薬は16日目に中止．精神科病棟に入院，自殺予防の管理下に置かれ，フルオキセチンによる治療を開始し

た．最近の電話による追跡ではこの事象は継続中であった．治験担当医師はこの事象は治験薬(プラセボ)に関連があるかもしれないと判定した．
- MP3002試験，症例番号3002-1901，63歳白人女性．3ヵ月にわたり進行性の記憶障害が発現．家庭医の診察を受け，顕著な記憶障害が認められた．治験薬(プラセボ)は投与114日目に中止，神経科医による診察を予定した．最近の電話による追跡では症状は継続していた．治験担当医師はこの記憶障害は治験薬(プラセボ)に関連があるかもしれないと判定した．

COX群
- MP2003試験，症例番号2003-0017，47歳黒人男性．治験薬(COX 25 mg)投与開始5日目に悪心，嘔吐が発現．治験薬の中止が指示されたが，悪心，嘔吐は持続し2日後に緊急治療室を受診．血圧96/60 mmHg，脈拍数104 bpm，皮膚は乾燥し弾力が乏しかった．血中尿素窒素が上昇していた(42 mg/dL；正常範囲7〜18 mg/dL)．静脈補液，電解質補液，悪心に対してプロクロルペラジンを筋注．3日後，完全に回復し退院．治験担当医師はこれらの事象は治験薬(COX 25 mg)におそらく関連ありと判定した．
- MP3001試験，症例番号3001-0518，80歳黒人女性．アムロジピン5 mg/日，メトホルミン500 mg×2回/日で高血圧症，糖尿病治療中．治験薬(COX 25 mg)投与開始60日目頃から進行性の下肢の腫脹に気付いた．19日後，急性の息切れが発現，うっ血性心不全で入院．投与開始後79日目に治験薬中止．フロセミドとジゴキシンで治療，徐々に改善した．かなり改善し7日後に退院したが，軽度の息切れが残存していた．治験担当医師は下肢腫脹およびうっ血性心不全は治験薬(COX 25 mg)におそらく関連ありと判定した．
- MP3001試験，症例番号3001-0761，41歳白人女性．治験薬投与開始後128日目にうつ病で精神科病棟に入院．夫によれば2週間前から次第に引きこもり，しばしば泣き，食事に興味を示さなくなり，ベッドから出ることも，食事も入浴も拒んでいた．完全に引きこもり，夫とも話そうとせず，ベッドから起き上がろうともしない状態になったため，救急医療隊員を呼んだ．夫は自殺企図・行動があったかわからないとのことである．また夫は，仕事上の問題や家族の病気など，抑うつ症状の引き金となることはなく，その時点まで結婚生活に問題はなかったとも言った．精神科入院時点で治験薬投与を中止し，パロキセチンを投与開始した．2週後の電話による追跡時点ではうつ症状は継続していた．治験担当医師はこの事象は治験薬(COX 25 mg)に関連があるかもしれないと判定した．
- MP3003試験，症例番号3003-0535，62歳黒人男性．治験薬(COX 25 mg)投与開始後275日目に一過性脳虚血発作および高血圧で入院．治験への組み入れ時点で10年間の高血圧治療歴があり，リシノプリル20 mg/日で良好にコントロールされていた．治験開始時点で血圧は正常(118/77 mmHg)であった．しかし，治験開始後3ヵ月目で血圧上昇(149/104 mmHg)のためリシノプリルを40 mg/日に増量する必要があった．入院当日，覚醒時にひどい左半身の脱力感としびれを感じた．緊急治療室で血圧は175/118 mmHgであった．神経学的検査で針刺激に対する知覚低下を伴う左半身の著明な脱力が認められた．眼底検査で網膜動静脈血管狭窄を伴う視神経円盤の平坦化が認められたが，出血や滲出は見られなかった．心エコーでは左室肥大や血栓の徴候は認められなかった．緊急に実施したCTおよびMRIスキャン結果は正常だった．スキャンが終わるまでの時点で左半身の脱力と知覚低下は完全に消失，血圧は147/98 mmHgに低下していた．治験薬を中止し，高血圧治療と検査，観察のため入院とした．入院中はヒドロクロロチアジド25 mgを降圧療法に追加した．48時間後に神経学的欠損はなく，血圧正常(119/78 mmHg)で退院，2日以内に医師の診察を受けるよう指示し退院した．治験担当医師は一過性脳虚血発作については治験薬(COX 25 mg)にたぶん関連あり，高血圧については治験薬(COX 25 mg)に関連があるかもしれないと判定した．

➡ **注釈：**他の治療群で発現した事象の詳細を記載することは重要である．プラセボ群で発生した症例により，審査官が事象の背景ノイズを理解するのに役立つ(つまり，薬剤との関連性がない，試験の患者集団が経験する病状)．実対照薬群での事象により，審査官は薬効群に共通の作用であるAEをよく理解できる．実対照薬群で発現する事象により，審査官は，開発薬剤群における事象が同じ薬効群の薬剤について知られている事象と同じと考えられるか，より発現が少ない/重症度が低い，逆に発現が多い/より重症かの判断ができるようになる．しかし，これらはレトロスペクティブな評価であり，興味のある事象は発現数が少ない可能性があるため，こうした評価を行う場合は注意喚起すべきである．実対照薬に

対して優越性を示す最良の方法は前向きランダム化比較試験を行うことであるが，かならずしも実現可能とは限らない．

2.6　その他の顕著な有害事象

2.6.1　投与中止に至った有害事象

投与中止に至ったAEは，データセット［第2/3相比較試験］，［すべての第2/3相試験］，［すべての第1相試験］ごとに別添AEDC1.1，AEDC1.2，AEDC1.3にまとめられている．AEにより治験薬投与を中止した被験者の症例経過等の記述を別添AEDCNAR1.1（［すべての第2/3相試験］）およびAEDCNAR1.2（［すべての第1相試験］）に示す．

表AII 2-14は，データセット［第2/3相比較試験］における中止に至ったAE全体と潜在的な副作用の要約である．

AEによる投与中止率は，全体として，プラセボ群に比較してMepro群およびCOX群で高かった．Mepro群における潜在的な副作用による投与中止率は用量に依存し，5 mgおよび10 mgではCOX群に比較しておおむね低かった．PUB症状を発現した患者はすべて中止に至っている．

同様の結果はデータセット［すべての第2/3相試験］でも認められる（別添AEDC1.2）．

［すべての第1相試験］ではMepro最高用量の30 mgを投与された3例で次のAEによりそれぞれ中止となった(0.8%)．胃腸関連悪心(症例番号1004-20)，嘔吐(症例番号1004-24)，消化不良(症例番号1004-26)(MP1004試験)．1例(1.1%)(症例番号1013-3 試験番号MP1013)はジゴキシン投与中に悪心のため中止となった．プラセボ群における1例(1.4%)(症例番号1003-2 試験番号MP1003)はめまいのため中止した．

2.6.2　その他の重要な有害事象

貧血関連事象の発現率はプラセボ群と比較してMepro群およびCOX群で高かった．これは予測されたことであり，2.7.5で考察する．Mepro投与を受けた症例で重篤でない光線過敏症関連事象が5例あった．これらの症例は2.7.10.2で考察する．

2.7　臓器系別または症候群別の有害事象解析

このセクションではNSAIDに関連する，次のリスクについて考察する[9]．

- PUB症状
- 心臓血管系および脳血管系血栓事象
- 高血圧症
- うっ血性心不全および浮腫
- 血液学的影響
- 腎臓への影響
- 肝臓への影響
- アナフィラキシー反応，アナフィラキシー様反応
- 喘息の既往
- 皮膚反応

これらの事象に加え，躁病についても考察する．

➡ **注釈：**このセクションを準備するにあたって，個々の開発薬剤はそれぞれ異なることを念頭に置くことが重要である．このセクションに何を含めるかの決定には，多くの要因が関係している．たとえば薬理学的性質，同じ薬効群に共通する作用，IAS(安全性の統合解析)では予測していなかったか，通常は観察されない所見など．

表AII 2-14　中止に至った有害事象と潜在的な副作用の要約－データセット【第2/3相比較試験】

	プラセボ N=2200	M≦5mg N=2450	M=10 mg N=2400	M=15 mg N=325	M合計 N=5175	COX N=2225
すべての有害事象	90(4.1%)	145(5.9%)	170(7.1%)	31(9.5%)	346(6.7%)	278(12.5%)
上腹部痛	0	10(0.4%)	18(0.8%)	3(0.9%)	31(0.6%)	22(1.0%)
消化不良	0	15(0.6%)	27(1.1%)	4(1.2%)	46(0.9%)	34(1.5%)
心窩部不快感	2(0.1%)	12(0.5%)	21(0.9%)	2(0.6%)	35(0.7%)	47(2.1%)
悪心	3(0.1%)	10(0.4%)	23(1.0%)	7(2.2%)	40(0.8%)	33(1.5%)
PUB症状	1(<0.1%)	17(0.7%)	41(1.7%)	10(3.1%)	68(1.3%)	96(4.3%)
嘔吐	2(0.1%)	7(0.3%)	18(0.8%)	4(1.2%)	29(0.6%)	20(0.9%)

M：Mepro　PUB症状：穿孔，潰瘍，出血．
出典：別添AEDC1.1

これらの疾患のそれぞれについて，次の方法を適用した．

MedDRA標準検索式（SMQ）にある疾患はこれを用い，安全性データベース全体（すなわち第1,2,3相試験のすべて）を検索した．SMQに基づく修正MedDRA検索式（modified SMQ：mSMQ），追加または削除した用語のリストを作成した．SMQが使えないものについてはHLGTまたはHLTを用いるか，AHQを作成した．発現率の算出は1.2.2にまとめたルールに基づいて行なった．

SMQ，mSMQ，HLGT，HLT，AHQで取り上げた症状が1つ以上発現した症例について，一覧表を作成した．一覧表に含める項目は次の通りである．

- 症例番号，試験番号
- 年齢，性別，人種
- 治験薬の種類，投与量
- AE－医師記載の報告用語とMedDRA PTの両方
- AE発現日・消失日，試験での日数
- 重篤，非重篤の別
- 治験期間満了前の投与中止に至ったか否かの別
- AEの重症度
- 治験薬との関連性（治験担当医師の判断として）
- 事象の転帰
- 同時期に発現した他のAE，発現・消失日，試験での日数
- すべての併用薬とその投与日

2.7.1 PUB症状

PUB症状についてのAHQを作成した．このAHQには，HLGTの「胃腸出血（NEC）」，「胃腸潰瘍，消化管穿孔」に属するPTを含めた．粗発現率および100曝露人年あたりの発現数を，データセット［第2/3相比較試験］，［すべての第2/3相試験］ごとに別添PUB1.1，PUB1.2にまとめた．［すべての第1相試験］ではPUB症状の報告はなかった．PUB症状のAHQに含まれる症状が1つ以上発現した症例は別添PUBList1.1で参照できる．これらの事象の症例経過等の記述は別添PUBNAR1.1に記載した．

PUB症状は発現頻度の高い潜在的な副作用の一つであり，［第2/3相比較試験］について2.2で要約した．このデータセットを用いたのは，発現頻度の高い事象を比較する目的に最善のデータセットであるためである．IASのこのセクションにおいてPUB症状をまとめるためにデータセット［すべての第2/3相試験］を用いるのは，すべてのPUB症状を確実に含め，非対照試験の被験者も含めるためである．

表AII 2-15にデータセット［すべての第2/3相試験］におけるPUB症状の粗発現率および100曝露人年あたりの発現数を示す．

PUB症状はすべてSAEに分類され，すべての被験者が治験薬投与を中止した．プラセボ群においてPUB症状を発現した1例（症例番号3002-012 MP3002試験）はビールを飲んだ後に吐血したものである．死亡例は1例のみであり，その他の被験者は回復した．死亡例（症例番号3001-0649 MP3001試験）はCOX25 mgの投与を受けており，2.4「死亡例」で考察した．

2.2「発現頻度の高い有害事象」で考察したように，Mepro群のPUB症状発現率は用量依存的であった．PUB症状の発現率はMepro 15 mg群でもっとも高く，COX群での発現率と同程度であった．推奨用量であるMepro 5 mgおよび10 mg群でのPUB発現率は低かった．PUB症状は用量依存的であったが，女性は同じ投与量で血漿中薬物濃度が男性より40〜50%高い（5.1.1.1参照）にもかかわらず，男性に対しリスクが高いことはなかった．また，高齢者と非高齢者とでPUB症状の発現率は同程度であった（5.1.1.2参照）．

表AII 2-8に示すように，Mepro群のPUB症状の発現時期のパターンはCOX群とは異なったものであった．Mepro群においては大部分のPUB症状は4〜24週の間に発現，36週以降には発現が見られなかった．COX群ではこのパターンと異なり，4〜12週の

表AII 2-15　PUB症状の要約－データセット［すべての第2/3相試験］

投与群	被験者数	PUB症状を発現した被験者数	PUB症状の粗発現率	曝露人年（PYE）	100PYEあたりのPUB症状発現例数
プラセボ	2200	1	0.05%	994.6	0.1
Mepro	5410	69	1.3%	2933.2	2.4
COX	2225	96	4.3%	1076.2	8.9

M：Mepro　PUB症状：穿孔，潰瘍，出血．
出典：別添PUBs1.2

間にPUB症状が発現し，時間を経て発現率が上昇していた．今までにMepro群で見られたパターンが，さらに曝露を増やした場合にどうなるかは現時点では不明である．

➡ **注釈：** Mepro群で観察されたPUB症状の発現時期のパターンは，これが真実であれば，COX群でのパターンと比較して，有利なものである．これが真のパターンであるとすると，Mepro投与におけるPUB症状のリスクは投与開始から6ヵ月以内に限定されるだろう．より強い確信をもってこれを示せるほど十分に曝露期間は長くないため，これは不確実な情報に基づく憶測に過ぎない．他のNSAIDに比べPUB症状のリスクが低く，また時間が経過するほどリスクが低下するかを判定するためには，適切な統計的検出力を持つ（治療群の差を示す十分な患者数で）前向きランダム化実薬対照の長期投与試験を実施する必要があるだろう．

2.7.2 心臓血管系および脳血管系血栓事象

心臓血管系および脳血管系（CV/CV）血栓事象の検索にはSMQの「心筋梗塞」および「虚血性脳血管症状」を用いた．

粗発現率および100曝露人年あたりの発現数を，データセット［第2/3相比較試験］，［すべての第2/3相試験］ごとに，別添CVS1.1，CVS1.2にまとめた．［すべての第1相試験］ではCV/CV事象の報告はなかった．これらのSMQに含まれる事象を少なくとも1つ発現した症例は別添CVSList1.1で参照できる．重篤な症例や中止に至った事象の症例経過等の記述は別添CVSNAR1.1に記載した．

表AII 2-16にデータセット［すべての第2/3相試験］におけるCV/CV血栓事象の粗発現率および100曝露人年あたりの発現数を示す．

これらの事象はすべてSAEに分類され，すべての被験者が治験薬投与の中止に至った．これらの事象のうち4例は死亡例であった（プラセボ群1例，Mepro群1例，COX群2例）．またCOX群において突然死がさらに1例報告されているが（表AII 2-11参照），これはCOX最終投与から30日後に発生したものである．これらの事象について治験担当医師により治験薬と関連ありと判定されたものはなかった．すべての投与群で発現率は低かったが，プラセボ群とMepro群は同程度であるのに対しCOX群ではやや高かった．

➡ **注釈：** これらの結果は興味深く，MeproはCOXや他のNSAIDと同じ心血管系および脳血管系血栓リスクを持たないかもしれないことを示唆するものである．しかし，これは仮説であり，Meproと他のNSAIDに重要な差を示すためには，適切な試験，たとえば適切な統計的検出力を持つ（治療群の差を示す十分な被験者数で）前向きランダム化実薬対照の長期投与試験を実施する必要があるだろう．

2.7.3 高血圧

高血圧関連事象の検索にはSMQ「高血圧」を用いた．粗発現率および100曝露人年あたりの発現数を，データセット［第2/3相比較試験］，［すべての第2/3相試験］ごとに別添HYP1.1，HYP1.2にまとめた．［すべての第1相試験］では高血圧の報告はなかった．

SMQ「高血圧」に含まれる事象を少なくとも1つ発現した症例は別添HYPList1.1で参照できる．重篤な症例や中止に至った事象の症例経過等の記述は別添HYPNAR1.1に記載した．

表AII 2-17にデータセット［すべての第2/3相試験］における高血圧関連事象の粗発現率および100曝露人年あたりの発現数を示す．

発現率はMepro群とプラセボ群で同程度で，COX群では高かった．4.1.1でまとめられた血圧の解析でも，平均変化，シフトテーブル，臨床的に重要な変化について同様の傾向が見られた．

表AII 2-16　心臓血管系および脳血管系血栓事象の要約―データセット［すべての第2/3相試験］

投与群	被験者数	CV/CV血栓事象を発現した被験者数	CV/CV血栓事象の粗発現率	曝露人年（PYE）	100PYEあたりのCV/CV血栓事象発現例数
プラセボ	2200	2	0.09%	994.6	0.2
Mepro	5410	3	0.06%	2933.2	0.1
COX	2225	7	0.31%	1076.2	0.7

CV/CV：心臓血管系および脳血管系．
出典：別添CVS1.2

表AII2-17 高血圧関連事象の要約－データセット[すべての第2/3相試験]

投与群	被験者数	高血圧関連事象を発現した被験者数	高血圧関連事象の粗発現率	曝露人年(PYE)	100PYEあたりの高血圧関連事象発現例数
プラセボ	2200	64	2.9%	994.6	6.4
Mepro	5410	173	3.2%	2933.2	5.9
COX	2225	129	5.8%	1076.2	12.0

出典：別添HYP1.2

表AII2-18 うっ血性心不全関連事象の要約－データセット[すべての第2/3相試験]

投与群	被験者数	CHF関連事象を発現した被験者数	CHF関連事象の粗発現率	曝露人年(PYE)	100PYEあたりのCHF関連事象発現例数
プラセボ	2200	1	0.05%	994.6	0.1
Mepro	5410	1	0.02%	2933.2	<0.1
COX	2225	2	0.09%	1076.2	0.2

CHF：うっ血性心不全
出典：別添CHF1.2

表AII2-19 浮腫関連事象の要約－データセット[すべての第2/3相試験]

投与群	被験者数	浮腫関連事象を発現した被験者数	浮腫関連事象の粗発現率	曝露人年(PYE)	100PYEあたりの浮腫関連事象発現例数
プラセボ	2200	10	0.5%	994.6	1.0
Mepro	5410	22	0.4%	2933.2	0.8
COX	2225	31	1.4%	1076.2	2.9

出典：別添EDM1.2

2.7.4 うっ血性心不全，浮腫

うっ血性心不全関連事象の検索にはSMQ「心不全」を用いた．粗発現率および100曝露人年あたりの発現数を，データセット[第2/3相比較試験]，[すべての第2/3相試験]ごとに別添CHF1.1, CHF1.2にまとめた．[すべての第1相試験]ではCHF関連事象の報告はなかった．SMQ「心不全」に含まれる事象を少なくとも1つ発現した症例は別添CHFLIST1.1で参照できる．重篤な症例や中止に至った事象の症例経過等の記述は別添CHFNAR1.1に記載した．

表AII 2-18にデータセット[すべての第2/3相試験]におけるCHF関連事象の粗発現率および100曝露人年あたりの発現数を示す．

CHF事象の発現は治療群全体として非常に少なかった(計4例)．これらの事象はすべてSAEに分類され，すべての被験者が治験薬投与の中止に至った．COX群の1例(症例番号3001-0518　MP3001試験)は治験薬に関連ありと判定された(治験担当医師の判断による)．2.5「その他の重篤な有害事象」に簡潔な経過を記載した．

浮腫関連事象を検索するためのAHQには次のPTを含めた；「全身性浮腫」，「浮腫」，「末梢性浮腫」，および「圧痕浮腫」．粗発現率および100曝露人年あたりの浮腫関連事象発現率を，データセット[第2/3相比較試験]，[すべての第2/3相試験]，[すべての第1相試験]ごとに，別添EDM1.1, EDM1.2, EDM1.3にまとめた．上記AHQに含まれる事象を少なくとも1つ発現した症例は別添EDMLIST1.1([すべての第2/3相試験])，EDMLIST1.1([すべての第1相試験])で参照できる．重篤な症例や中止に至った事象の症例経過等の記述は別添EDMNAR1.1に記載した．

表AII 2-19にデータセット[すべての第2/3相試験]における浮腫関連事象の粗発現率および100曝露人年あたりの発現数を示す．

浮腫関連事象の発現率はMepro群とプラセボ群で同程度だった．COX群ではこれらの事象の発現率は高くなかったが，約3倍の値を示した．これらの事象の大多数は治療群間で同様に治験薬との関連なしとされた．これらの事象のうち1件のみがSAEに該当し，治験薬投与が中止され，治験薬との関連ありと判定さ

表AII2-20　貧血関連事象の要約－データセット［すべての第2/3相試験］

投与群	被験者数	貧血関連事象を発現した被験者数	貧血関連事象の粗発現率	曝露人年（PYE）	100PYEあたりの貧血関連事象発現例数
プラセボ	2200	11	0.5%	994.6	1.1
Mepro	5410	104	1.9%	2933.2	3.5
COX	2225	129	5.8%	1076.2	12.0

出典：別添ANEM1.2．

れた．この事象はCOX投与群の，先に考察したうっ血性心不全を発症した患者と同じ患者（症例番号3001-0518　MP3001試験）で発現していた．

第1相試験では，浮腫関連事象はプラセボ群1例（1.4%），Mepro群2例（0.5%），および他の群1例（1.1%）が報告されている．これらの事象に，SAE，治験薬投与中止，治験薬との関連ありとされた事象はなかった（別添EDMList1.2参照）．

2.7.5 血液学的影響

貧血関連事象の検索にはSMQ「赤血球減少症」を用いた．粗発現率および100曝露人年あたりの貧血関連事象発現率を，データセット［第2/3相比較試験］，［すべての第2/3相試験］，［すべての第1相試験］ごとに別添ANEM1.1，ANEM1.2，ANEM1.3にまとめた．上記SMQに含まれる事象を少なくとも1つ発現した症例は別添ANEMLIST1.1（［すべての第2/3相試験］），ANEMLIST1.2（［すべての第1相試験］）で参照できる．重篤な症例や中止に至った事象の症例経過等の記述は別添ANEMNAR1.1に記載した．

表AII2-20にデータセット［すべての第2/3相試験］における貧血関連事象の粗発現率および100曝露人年あたりの発現数を示す．

貧血関連事象の発現率はMepro群とCOX群がプラセボ群に比較して高く，COX群がもっとも高かった．3.1でまとめられたヘモグロビン値の解析でも，平均変化，シフトテーブル，臨床的に重要な変化について同様の傾向が見られた．重篤な貧血はPUB症状に関連して発現したもので，プラセボ群，Mepro群，COX群で発現率はそれぞれ0.1%未満，1.0%，および3.4%であった．これらのみが貧血関連事象で治験薬投与中止となったものである．

［すべての第1相試験］では貧血関連事象の発現率はプラセボ群（5.6%），Mepro群（5.9%），およびその他の群（5.5%）と投与群間で同程度であった．これら事象に，SAE，治験薬投与中止，治験薬との関連ありとされた事象はなかった．これらの症状の大部分は複数回の採血によるものであった．血小板機能のAHQを作成し，潜在的な血小板機能異常を示唆する症状を探索した．このAHQには「血小板粘着性減少」，「血小板凝集低下」，および「出血時間延長」のPTを含めた．［すべての第1相試験］および［すべての第2/3相試験］において，いずれの投与群においてもこの検索で特定された症例はなかった．

2.7.6 腎臓への影響

急性腎不全の検索にはSMQ「急性腎不全」を用いた．急性腎不全の粗発現率および100曝露人年あたりの発現数を，データセット［第2/3相比較試験］，［すべての第2/3相試験］ごとに別添ARF1.1，ARF1.2にまとめた．SMQ「急性腎不全」に含まれる事象を少なくとも一つ発現した症例は別添ARFLIST1.1で参照できる．これらの事象の症例経過等の記述は別添ARFNAR1.1に記載した．［すべての第1相試験］ではこの検索で見つかった症例はなかった．

この検索では2例のみ見つかった．Mepro群1例（症例番号3002-0016　MP3002試験）のタンパク尿，COX群1例（症例番号3003-0225　MP3003試験）の血中クレアチニン上昇．これらはともに重篤ではなく，中止には至っていない．急性腎不全の報告はなかった．しかし，3.2.2.2に示すように，平均変化，カテゴリのシフト，臨床的に重要な変化の解析において，クレアチニンとBUNの上昇傾向が見られた．

2.7.7 肝臓への影響

薬剤性の可能性がある肝事象の検索には，SMQ「薬剤に関連する可能性のある肝障害－包括的検索」を用いた．肝臓関連事象の粗発現率および100曝露人年あたりの発現数を，データセット［第2/3相比較試験］，［すべての第2/3相試験］，［すべての第1相試験］ごとに別添HEP1.1，HEP1.2，HEP1.3にまとめた．上記SMQに含まれる事象を少なくとも一つ発現した症例は別添HEPLIST1.1（［すべての第2/3相試験］），HEPLIST1.2（［すべての第1相試験］）で参照できる．SAEとして報告された症例，これらの事象のために中止に至った症例についての症例経過等の記述は別添HEPNAR1.1にまとめた．［すべての第1相試験］では，

表AII2-21　肝臓関連事象の要約－データセット［すべての第2/3相試験］

投与群	被験者数	肝臓関連事象を発現した被験者数	肝臓関連事象の粗発現率	曝露人年（PYE）	100PYEあたりの肝臓関連事象発現例数
プラセボ	2200	14	0.6%	994.6	1.4
Mepro	5410	57	1.1%	2933.2	1.9
COX	2225	53	2.4%	1076.2	4.9

出典：別添HEP1.2

表AII2-22　過敏症関連有害事象の要約－データセット［すべての第2/3相試験］

投与群	被験者数	過敏症関連事象を発現した被験者数	過敏症関連事象の粗発現率	曝露人年（PYE）	100PYEあたりの過敏症関連事象発現例数
プラセボ	2200	33	1.5%	994.6	3.3
Mepro	5410	70	1.3%	2933.2	2.4
COX	2225	31	1.4%	1076.2	2.9

出典：別添ANA1.2

SAEとして報告された症例、これらの事象のために中止に至った症例は報告されていない．

表AII 2-21にデータセット［すべての第2/3相試験］における肝臓関連事象の粗発現率および100曝露人年あたりの発現数を示す．

Mepro群とCOX群の粗発現率はプラセボ群に比較して高く、COX群はMepro群の約2倍であった．100曝露人年あたりの発現数は、Mepro群とプラセボ群は同程度であり、COX群より低かった．肝機能検査の解析（3.2.1）において、Mepro群とCOX群ではALT値とAST値が若干上昇する傾向が見られたが、その傾向はCOX群で大きかった．重篤な症例1例が治験薬投与中止となった．MP3003試験 症例番号3003-0205、Mepro 5 mg投与の被験者において胆石によるALT/AST高値、総ビリルビン値上昇、アルカリホスファターゼ上昇が見られたがMeproとの関連なしと考えられた．いずれの投与群にもHyの法則に当てはまる症例、薬剤性肝障害の症例はなかった．肝機能のより包括的な解析は3.2.1に記載した．

➡ **注釈**：潜在的な薬剤性所見の全体像を描くために、他の安全性所見があるならそれらにも言及する必要がある．たとえば高血圧関連AEの場合、血圧の解析結果を考慮する必要がある．同様に血液学的影響、腎臓への影響、肝臓への影響についてはそれぞれ関連する臨床検査値の解析結果をレビューする必要がある．これはデータの統合レビューのもっとも重要な基本である．異なるデータ解析で同様な傾向を示すこと、たとえばAEと、平均の変化、シフトテーブル、臨床的に重要な変化において同様な所見が見られれば、その所見が薬剤と関連しているというエビデンスの重みを増すことになる．どうするのがベストかは何を選択するかにかかっている．上に示した例では、別の関連のある解析結果の詳細はIASの別のセクションに記載しているが、ここに結果の簡潔な要約を記載している．こうすることで話の展開が中断されず、審査官はIASの後のセクションにたどり着くまで待たされずに済む．

2.7.8　アナフィラキシーおよびアナフィラキシー様反応

過敏症関連事象の検索にはSMQの「アナフィラキシー反応」および「血管浮腫」を用いた．過敏症関連事象の粗発現率および100曝露人年あたりの発現数を、データセット［第2/3相比較試験］、［すべての第2/3相試験］、［すべての第1相試験］ごとに別添ANA1.1、ANA1.2、ANA1.3にまとめた．被験者が同一のPTを複数回、あるいは上記SMQ内の複数のPTを報告した場合、その被験者は一度だけカウントした．症例の一覧は別添ANALIST1.1（［すべての第2/3相試験］）、ANALIST1.2（［すべての第1相試験］）で参照できる．

表AII 2-22にデータセット［すべての第2/3相試験］における過敏症関連事象の粗発現率および100曝露人年あたりの発現数を示す．

表AII2-23 喘息関連有害事象の要約-データセット[すべての第2/3相試験]

投与群	被験者数	喘息関連事象を発現した被験者数	喘息関連事象の粗発現率	曝露人年(PYE)	100PYEあたりの喘息関連事象発現例数
プラセボ	2200	16	0.7%	994.6	1.6
Mepro	5410	27	0.5%	2933.2	0.9
COX	2225	11	0.5%	1076.2	1.0

出典:別添ASMA1.2

アナフィラキシーまたはアナフィラキシー様反応が報告された症例は,[すべての第2/3相試験]および[すべての第1相試験]のいずれの投与群についても見られなかった.検索した結果,非特異的な用語,すなわち「呼吸困難」,「咳」,「くしゃみ」などしか見つからなかった.これらの事象の発現率は投与群間で同程度であった.[すべての第1相試験]においても同程度であり,プラセボ群1.4%,Mepro群1.1%,その他の群1.1%であった.これらの非特異的な症状には,重篤なもの,治験薬投与中止となったものはなかった.投与薬剤群によらず大部分の症状は治験薬との関連がないと考えられた.

2.7.9 喘息の既往

喘息関連事象の検索にはSMQの「喘息・気管支痙攣」を用いた.喘息関連事象の粗発現率および100曝露人年あたりの発現数を,データセット[第2/3相比較試験],[すべての第2/3相試験],[すべての第1相試験]ごとに別添ASMA1.1,ASMA1.2,ASMA1.3にまとめた.上記SMQに含まれる少なくとも1つの事象を発現した症例の一覧は別添ASMALIST1.1([すべての第2/3相試験]),ASMALIST1.2([すべての第1相試験])で参照できる.

表AII 2-23にデータセット[すべての第2/3相試験]における喘息関連事象の粗発現率および100曝露人年あたりの発現数を示す.

データセット[すべての第2/3相試験]における喘息関連事象の発現率は投与群によらず同程度であった.[すべての第1相試験]においても発現率には差がなく,プラセボ群1.4%,Mepro群1.3%,その他の群1.1%であった.喘息関連症状には重篤なもの,治験薬投与中止となったものはなかった.大部分の症状は治験薬との関連がないと考えられた.

2.7.10 皮膚反応

ここでは次の2種類の皮膚反応を考察する.

- 重篤な皮膚副作用
- 光線過敏性皮膚反応

2.7.10.1 重篤な皮膚副作用

多形紅斑,スティーブンス・ジョンソン症候群(以下SJS),中毒性表皮壊死融解症などの重篤な皮膚反応の検索にはSMQの「重篤な皮膚副作用」を用いた.重篤な皮膚副作用の報告は1例のみ,第2/3相試験で見られた.この事象の一覧は別添SKINLIST1.1で参照でき,症例経過等の記述は別添SKINAR1.1に記載した.

SJSはMepro 5 mgの投与を受けた34歳アジア人女性で報告された(症例番号3002-0867 MP3002試験).遺伝子検査ではHLA-BのB*1502対立遺伝子陽性であった.この遺伝子はカルバマゼピンとフェニトイン曝露でのSJS発現に関連がある[10].症例経過等の記述は2.5「その他の重篤な有害事象」に記載した.Meproとの因果関係を否定することはできなかったが,本症例は事象発現前にペニシリンの併用が交絡していた.原因がペニシリン単独,あるいはMepro単独,またはMeproとペニシリンの相互作用なのかは,この1例だけでは結論できない.HLA-B B*1502対立遺伝子陽性でMepro曝露を受けた人でSJS発現リスクの上昇がみられるかどうかも現時点では不明である.

2.7.10.2 光線過敏症関連皮膚反応

光線過敏症関連皮膚反応事象の検索にはHLTの「光線過敏性皮膚反応」を用いた.光線過敏症関連皮膚反応事象の粗発現率および100曝露人年あたりの発現数を,データセット[すべての第2/3相試験],[すべての第1相試験]ごとに別添PHOTO1.1,PHOTO1.2にまとめた.[すべての第1相試験]では,光線過敏症関連皮膚反応事象の報告はなかった.[すべての第2/3相試験]において,上記HLTに含まれる少なくとも一つの事象を発現した症例の一覧は別添PHOTOLIST1.1で参照できる.

表AII 2-24にデータセット[すべての第2/3相試験]における光線過敏症関連皮膚反応事象の粗発現率および100曝露人年あたりの発現数を示す.

5例の光線過敏症関連事象が見られ,これらはすべてMepro群であった.表AII 2-25にこれらの事象の一覧を示す.

表AII2-24　光線過敏症関連有害事象の要約－データセット[すべての第2/3相試験]

投与群	被験者数	光線過敏症関連事象を発現した被験者数	光線過敏症関連事象の粗発現率	曝露人年(PYE)	100PYEあたりの光線過敏症関連事象発現例数
プラセボ	2200	0	0	994.6	0
Mepro	5410	5	0.1%	2933.2	0.2
COX	2225	0	0	1076.2	0

出典：別添PHOTO1.2

表AII2-25　光線過敏反応を発現した被験者のまとめ－データセット[すべての第2/3相試験]

試験番号／症例番号	年齢／性別／人種	用量	治験薬への曝露(日)	有害事象報告語	MedDRA PT	中止／重症度／重篤	治験薬との関連性／転帰
MP2003X／2003X-0099	48／男性／白人	10 mg	163	日光を浴びた後の発疹	アレルギー性光線過敏性反応	なし／中等度／いいえ	関連があるかもしれない／回復
MP2004X／2004X-0037	64／女性／白人	10 mg	93	日光を浴びた後の赤くかゆみを伴う腫れ	アレルギー性光線過敏性反応	なし／軽度／いいえ	関連があるかもしれない／回復
MP3001／3001-0723	27／男性／白人	5 mg	104	日焼けによる赤い発疹と水疱	アレルギー性光線過敏性反応	なし／中等度／いいえ	おそらく関連なし／回復
MP3002／3002-0603	34／女性／白人	10 mg	123	敏感な赤い光斑	光線性皮膚症	なし／軽度／いいえ	おそらく関連なし／回復
MP3003／3003-1004	41／女性／白人	5 mg	214	日光を浴びた箇所の水疱	アレルギー性光線過敏性反応	あり／中等度／いいえ	おそらく関係あり／回復

出典：別添PHOTOLIST1.1

　これらの事象はすべて重篤ではなく，治験薬投与を中止したのは1例のみである．これらの症例はすべて白人であり，Meproへの3ヵ月以上の曝露の後に発現している．

2.7.11　躁病

　HLGT「躁病と双極性気分障害」に含まれる少なくとも1つの事象を発現した被験者を検索した．躁病関連事象の粗発現率および100曝露人年あたりの発現数を，データセット[すべての第2/3相試験]，[すべての第1相試験]ごとに別添MAN1.1，MAN1.2にまとめた．[すべての第1相試験]では，躁病関連事象の報告はなかった．この検索により[すべての第2/3相試験]の1例のみが見つかった．この症例の一覧および症例経過等の記述はそれぞれ別添MANLIST1.1およびMANNAR1.1に示す．

　この症例(症例番号2003X-0601　MP2003X試験)の要約は2.5「その他の重篤な有害事象」に記載した．この症例の躁病は，仕事を解雇された時期に発症したものである．これが躁病発症の原因であるかどうかを判定することはできない．本症例の経過詳細に基づき，Meproとの因果関係は否定できない．

　SOC「精神障害」に属するPTをレビューしたところ，データセット[第2/3相比較試験]，[すべての第2/3相試験]，[すべての第1相試験]のいずれにおいても，治療群間で発現率の差は見られず，その他の精神的事象の発現に関しても明らかな傾向は見られなかった(別添AE3.1，AE3.2，AE3.3)．

2.8　有害事象のまとめ

　薬剤に関連があると考えられた発現頻度の高いAEは，「上腹部痛」，「消化不良」，「心窩部不快感」，「悪心」，「PUB症状」，および「嘔吐」などの胃腸関連事象であり，これらは用量依存的であった．これらの所見は，NSAIDについて従来から知られているリスク・プロファイルと整合性がある．Mepro推奨用量の5 mgおよび10 mgでの発現率は，Mepro 15 mgおよびCOX群よりも低かった．Mepro群でのPUB症状発現パターンはCOX群のパターンとは異なるものだった．Mepro群では大部分のPUB症状が4～24週に発現しており，36週以降の発現は見られていない．これは4～12週に発現し，時間の経過とともに発現率が上昇するというCOX群で見られたパターンとは異なるものであった．Mepro曝露後のPUB症状発現リスクが投与開始後36週以内に限定されるかは，現時点では，被験者数と曝露期間が限られているため判断できない．貧血関連および肝臓関連事象は，プラセボに比較してMepro群とCOX群で高かったが，COX群でやや高い傾向が認められた．高血圧および腎機能障害の傾向

はMepro群では見られなかったが，COX群では若干の傾向が認められた．薬剤性肝毒性およびアナフィラキシーの報告はいずれの投与群でも報告されていない．喘息およびうっ血性心不全の発現率は，治療群間で差は見られなかったが，浮腫関連事象がCOX群でやや多い傾向があることは否定できない．心血管系および脳血管系血栓事象について，Mepro群とプラセボ群で差は見られなかったが，COX群においては，低値ではあるが，他の群に比較して4倍高かった．1例のSJSがアジア人女性で報告され，HLA-B B*1502対立遺伝子陽性であった．これはカルバマゼピンやフェニトインを投与された患者におけるSJSの発症リスク上昇と関連した遺伝子である．この症例ではSJS発現と関連があると言われているペニシリンの併用が交絡因子となっている．しかし利用可能な情報からは，Meproの影響も完全には否定できない．重篤ではない光線過敏症反応がMepro投与例に5例発現した．すべて白人で，3ヵ月以上投与されていた．1例は投与中止したが，治験薬の投与を継続した4例とともに症状は回復した．躁病が1例で報告された．現時点ではMeproとの因果関係は否定できない．その他の精神医学関連事象の傾向はみられなかった．

■ 3 臨床検査値の評価

> **注釈：** ユーザーフレンドリーにグラフの作成を支援するソフトウェアや，審査官が注目する被験者やデータの一部を掘り下げるのに役立つソフトウェア【訳者注：WebSDMやJ-Review，JMP Clinicalなど】が，現在数多く利用可能であるか，開発中である．以下の例文は，どのようにデータを表示するか，表，グラフ，図のどれを使うことが適切かとは関係なく，臨床検査データをどのように扱うべきかに焦点を当てている．

3.1 血液学的検査

データセット［第2/3相比較試験］での血液学的検査値のベースラインからの平均変化，シフトテーブル，臨床的に重要な変化が認められた被験者の割合を，別添MHEMA1.1, CASHEMA1.1, CSCHEMA1.1にまとめた．データセット［すべての第2/3相試験］での血液学的検査値のベースラインからの平均変化，シフトテーブル，臨床的に重要な変化が認められた被験者の割合を，それぞれ別添MHEMA1.2, CASHEMA1.2, CSCHEMA1.2にまとめた．データセット［すべての第1相試験］での血液学的検査値のベースラインからの平均変化，シフトテーブル，臨床的に重要な変化が認められた被験者の割合を，それぞれ別添MHEMA1.3, CASHEMA1.3, CSCHEMA1.3にまとめた．

> **注釈：** 元のデータが示されているすべての別添を列挙するのは飽き飽きするが，これは審査官が本文に何が書かれているかを確認できるように，あるいは必要に応じてより詳細な情報を確認できるようにするためのやむを得ない弊害である．電子報告書では，別添へのハイパーリンクを用いて，より簡単にアクセスできる．

血液学的検査に関連するAEを発現した被験者を見つけるために，以下のSMQを用いた．「無顆粒球症」，「2種以上の血球系に影響を及ぼす血球減少症および造血障害」，「赤血球減少症」，「白血球減少症」，「血小板減少症」，「溶血性障害」，および「出血」．SMQ「無顆粒球症」では，発現率の計算には狭義語のみを用いた．該当するAE発現率を別添AESEARCH1.1（データセット［第2/3相比較試験］），AESEARCH1.2（［すべての第2/3相試験］），AESEARCH1.3（［すべての第1相試験］）に示す．これらのSMQに該当した被験者の一覧をAESEARCHLIST1.1（［第2/3相比較試験］および［すべての第2/3相試験］）とAESEARCHLIST1.2（［すべての第1相試験］）に示す．

3.1.1 白血球数と血小板数

データセット［第2/3相比較試験］では，白血球数（白血球分画を含む）と血小板数の平均変化，シフトテーブル，臨床的に重要な変化の解析において，治療群間に差は見られなかった．SMQ「無顆粒球症」，「2種以上の血球系に影響を及ぼす血球減少症および造血障害」，「白血球減少症」，および「血小板減少症」に該当するAE発現率に，治療群間で差は見られなかった．さらに治験薬と関連のあるSAEあるいは中止に至ったAEはなかった．［すべての第2/3相試験］でも同様な結果であった．［すべての第1相試験］において，白血球数と血小板数に有害な傾向は見られなかった．

3.1.2 赤血球数

データセット［第2/3相比較試験］での，治療群別のヘモグロビン変化の要約を表AII 3-1に示す．またSMQ「赤血球減少症」，「溶血性障害」，および「出血」に該当するAEが少なくとも1つ発現した被験者の割合もこの表に示した．ヘマトクリット値と赤血球数の

表AII3-1 ヘモグロビンと貧血関連有害事象のダッシュボード型要約表－データセット[第2/3相比較試験]

	プラセボ	M≦5 mg	M=10 mg	M=15 mg	M合計	COX
ヘモグロビン(g/L)						
N	2100	2315	2290	300	4905	2095
ベースライン平均	144.3	144.7	144.3	145.2	144.5	144.4
平均変化[a]	−0.1	−0.5	−0.8	−1.5	−0.7	−2.4
N	2100	2315	2290	300	4905	2095
H/N からL	109(5.2%)	167(7.2%)	202(8.8%)	30(10.0%)	399(8.1%)	465(22.2%)
N	1987	2183	2145	287	4615	1906
臨床的に重要な減少	10(0.5%)	17(0.8%)	25(1.2%)	5(1.7%)	47(1.0%)	63(3.3%)
貧血関連有害事象						
N	2200	2450	2400	325	5175	2225
赤血球減少症(SMQ)	11(0.5%)	37(1.5%)	50(2.1%)	9(2.8%)	96(1.9%)	129(5.8%)
溶血性障害(SMQ)	1(<0.1%)	0	1(<0.1%)	0	1(<0.1%)	0
出血(SMQ)	5(0.2%)	24(1.0%)	52(2.2%)	11(3.4%)	87(1.7%)	103(4.6%)

M:Mepro　N:被験者数　H:高値　N:正常値　L:低値; SMQ:MedDRA標準検索式
[a] ベースラインから治療期間中のもっとも悪い値(つまりもっとも極端な値)への変化量.
出典:別添MHEMA1.1, CASHEMA1.1, CSCHEMA1.1, AESEARCH1.1

結果がヘモグロビンと同様の傾向を示したので，この表ではヘモグロビンの結果のみを示す．

▶ **注釈**: 表中の解析で，N(解析に含まれる被験者数)が異なっている箇所があることに注意すること．AEの解析では，治験薬を1回以上服薬したすべての被験者を対象としたが，臨床的に重要な変化に関する解析では，ベースライン値が正常でかつ投与後の値が少なくとも1回ある被験者のみを解析の対象とした．

平均変化，シフトテーブル，および臨床的に重要な変化の解析で，プラセボ群に比べて，Mepro群とCOX群ではヘモグロビンの減少傾向が認められた．Mepro群の変化は用量依存的であった．ヘモグロビン量の減少傾向はMepro群とCOX群の両方に認められたが，COX群の変化はMepro併合群のおよそ2倍であった．この結果は，貧血に関連するAE発現率がプラセボ群に比べてMepro群とCOX群で高かったことと整合していた．出血の大部分は胃腸で見られた．COXを服薬した1例の被験者が胃腸出血で死亡した(症例番号3001-0649, MP3001試験)．この被験者については2.4「死亡例」で検討し，PUB症状(穿孔，潰瘍，出血)と貧血についてはそれぞれ2.7.1と2.7.5で考察した．

[すべての第2/3相試験]でも同様な結果であった．[すべての第1相試験]において，ヘモグロビン量や貧血に関するAEに治療群間の差は認められなかった．

3.2　生化学検査

データセット[第2/3相比較試験]での，生化学検査(肝機能検査を除く)のベースラインからの平均変化，シフトテーブル，臨床的に重要な変化をそれぞれ別添MCHEM1.1, CASCHEM1.1, CSCCHEM1.1に示す．[すべての第2/3相試験]での生化学検査(肝機能検査を除く)のベースラインからの平均変化，シフトテーブル，および臨床的に重要な変化を，それぞれ別添MCHEM1.2, CASCHEM1.2, CSCCHEM1.2に示す．[すべての第1相試験]での生化学検査(肝機能検査を除く)のベースラインからの平均変化，シフトテーブル，および臨床的に重要な変化が認められた被験者の割合を，それぞれ別添MCHEM1.3, CASCHEM1.3, CSCCHEM1.3に示す．

データセット[第2/3相比較試験], [すべての第2/3相試験], [すべての第1相試験]それぞれについて，FDAのガイダンス「薬物性肝障害:市販前の臨床評価」[3]に基づく肝機能検査の結果を別添LFT1.1, LFT1.2, LFT1.3に示す．

以下のSMQに含まれるAE発現率を，別添AESEARCH1.1([第2/3相比較試験]および[すべての第2/3相試験])とAESEARCH1.2([すべての第1相試験])に示す:「薬剤に関連する可能性のある肝障害－包括的検索」，「急性腎不全」，「高血糖／新規発症の糖尿病」，「横紋筋融解／ミオパチー」，および「脂質異常症」．

表AII3-2 肝機能検査と肝関連有害事象のダッシュボード型要約表−データセット[第2/3相比較試験]

		プラセボ	M≦5 mg	M=10 mg	M=15 mg	M合計	COX
肝機能検査							
ALT							
	N	1915	2208	2187	261	4656	1988
≧ 3 × ULN		21(1.1%)	66(3.0%)	92(4.2%)	14(5.4%)	172(3.7%)	157(7.9%)
≧ 5 × ULN		2(0.1%)	7(0.3%)	7(0.3%)	2(0.8%)	16(<0.3%)	12(0.6%)
≧ 10 × ULN		0	1(<0.1%)	0	0	1(<0.1%)	0
≧ 20 × ULN		0	0	0	0	0	0
AST							
	N	1898	2190	2165	252	4607	1963
≧ 3 × ULN		28(1.5%)	61(2.8%)	95(4.4%)	13(5.2%)	169(3.7%)	167(8.5%)
≧ 5 × ULN		4(0.2%)	11(0.5%)	6(0.3%)	2(0.8%)	19(0.4%)	10(0.5%)
≧ 10 × ULN		0	1(<0.1%)	0	0	1(<0.1%)	0
≧ 20 × ULN		0	0	0	0	0	0
ALT と AST							
	N	1898	2190	2165	252	4607	1963
≧ 3 × ULN		18(0.9%)	50(2.3%)	73(3.4%)	3(1.2%)	126(2.7%)	120(6.1%)
≧ 5 × ULN		1(<0.1%)	2(0.1%)	1(<0.1%)	0	3(<0.1%)	3(0.2%)
≧ 10 × ULN		0	1(<0.1%)	0	0	1(<0.1%)	0
≧ 20 × ULN		0	0	0	0	0	0
総ビリルビン							
	N	2100	2315	2290	300	4905	2095
N から H		23(1.1%)	23(1.0%)	18(0.8%)	3(1.0%)	44(0.9%)	21(1.0%)
> 2 × ULN		10(0.5%)	9(0.4%)	9(0.4%)	2(0.7%)	20(0.4%)	10(0.5%)
ALP							
	N	1996	2187	2175	282	4644	1981
> 1.5 × ULN		44(2.2%)	52(2.4%)	44(2.0%)	7(2.5%)	103(2.2%)	40(2.0%)
	N	1905	2196	2173	259	4628	1976
ALT > 3 × ULN + TBL > 1.5 × ULN		0	0	0	0	0	0
ALT > 3 × ULN + TBL > 2 × ULN		0	1(<0.1%)	0	0	1(<0.1%)	0
	N	1890	2182	2148	251	4581	1950
AST > 3 × ULN + TBL > 1.5 × ULN		0	0	0	0	0	0
AST > 3 × ULN + TBL > 2 × ULN		0	1(<0.1%)	0	0	1(<0.1%)	0

続く

上記のSMQに含まれる被験者の一覧を，別添AESEARCHLIST1.1（[第2/3相比較試験]および[すべての第2/3相試験]）とAESEARCHLIST1.2（[すべての第1相試験]）に示す．[すべての第2/3相試験]での臨床検査に関連したSAE，中止に至ったAEの症例経過等の記述をそれぞれ別添SAENAR1.1とAEDCNAR1.1に示す．[すべての第1相試験]では，臨床検査に関連したSAEや中止に至ったAEを発現した被験者はいなかった．

3.2.1 肝臓に関するプロファイル

データセット[第2/3相比較試験]での肝機能検査解析の要約を表AII 3-2に示す．

Mepro群とCOX群ではプラセボ群に比べて，ALTおよびASTの値がわずかに上昇する傾向が認められた．SMQ「薬剤に関連する可能性のある肝障害−包括的検索」に該当するAE発現率も，Mepro群とCOX群ではプラセボ群に比べてやや高かった．Hyの法則の基準に合致する被験者はいなかった．表AII 3-2では，網掛け部分の所見が懸念されたが，検討の結

| 表AII3-2 | 肝機能検査と肝関連有害事象のダッシュボード型要約表－データセット[第2/3相比較試験], 続き |

	N	1902	2190	2169	258	4617	1971
Hyの法則 ALT > 3 × ULN + ALP < 2 × ULN + TBL ≧ 2 × ULN		0	0	0	0	0	0
	N	1888	2181	2147	250	4578	1948
Hyの法則 AST > 3 × ULN + ALP < 2 × ULN + TBL ≧ 2 × ULN		0	0	0	0	0	0
肝臓関連有害事象							
	N	2200	2450	2400	325	5175	2225
ALTまたはAST > 3 × ULN かつ以下のいずれかの事象あり 悪心, 嘔吐, 食欲不振, 腹痛, 疲労[a]		0	1(<0.1%)	0	0	1(<0.1%)	0
薬剤に関連する可能性のある 肝障害－包括的検索(SMQ)		14(0.6%)	27(1.1%)	24(1.0%)	4(1.2%)	55(1.1%)	53(2.4%)

M：Mepro　N：被験者数　ULN：正常範囲上限　N：正常範囲　H：正常範囲超　SMQ：MedDRA標準検索式
[a] ALTまたはASTが>3×ULNとなった日の前後14日以内に起こった場合にのみ含める。
出典：別添LFT1.1, AESEARCH1.1

| 表AII3-3 | 症例番号3003-0205(MP3003試験)の肝機能検査のまとめ |

投与後日数	ALT U/L	AST U/L	ALP U/L	TBL μmol/L	有害事象	併用薬
0(ベースライン)	25	20	110	7.2	なし	なし
28	32	28	108	7.1	なし	なし
56(中止, 最終)	673[a](H)	641[a](H)	330[b](H)	40[b](H)	上腹部痛, 悪心, 嘔吐	なし
91(治療終了35日後)	35	24	102	8.2	胆石症	アセトアミノフェン

H：高値
[a] > 10 × ULN.
[b] > 2 × ULN.
出典：LFTLIST1.1

果, これらの値はすべて1人の被験者(症例番号3003-0205, MP3003試験)から得られていたことが明らかとなった. 表AII 3-3に要約されたこの被験者の主な所見を列挙する.

　この被験者は43歳白人女性で, Mepro 5 mgを56日間服薬後に悪心と嘔吐を伴う重度の右側上部腹痛を発現した. この被験者は治験薬の服薬を中止し入院した. その後の精密検査で, 痛みと肝機能検査の異常値は胆石によるものであることが判明した. 被験者は腹腔鏡下胆嚢摘出術を受け, 無事にそして完全に回復した. この被験者において報告されたAEおよび肝機能検査の異常値で治験薬との関連があると判断されたものはなかった.

➡ **注釈**：表AII 3-3のようなタイプの表は, きわめて有用で審査官にとって使いやすいものである. このような表は, 重要な情報がすべて一か所にまとめられた概略を提供する. ビジットごとにデータを示すことで, 審査官は, 有用なデータのパターン, たとえば, たまたま見られたことなのか, 傾向があるのかを確認することができる. 同時に発現したAEや併用薬を列挙することにより, その事象そのもの, たとえばその事象の別の理由を洞察することができる. 互いに関連する他の臨床検査値にも注目すべき変化があるかどうかを確認するために, これらのパラメータを表示することも重要である. これらすべてが, 薬剤

表AII3-4 腎臓プロファイルと腎臓関連有害事象のダッシュボード型要約表－データセット[第2/3相比較試験]

	プラセボ	M≦5 mg	M=10 mg	M=15 mg	M合計	COX
クレアチニン(μmol/L)						
N	2100	2315	2290	300	4905	2095
ベースライン平均	76.5	77.0	76.9	77.2	77.0	76.4
平均変化[a]	1.2	1.3	1.3	1.0	1.3	2.7
N	2100	2315	2290	300	4905	2095
L/N から H	105(5.0%)	109(4.7%)	112(4.9%)	12(4.0%)	233(4.8%)	151(7.2%)
N	2001	2221	2181	275	4677	1979
臨床的に重要な減少	14(0.7%)	11(0.5%)	15(0.7%)	2(0.7%)	28(0.6%)	24(1.2%)
BUN(mmol/L)						
N	2100	2315	2290	300	4905	2095
ベースライン平均	4.5	4.5	4.6	4.4	4.6	4.4
平均変化[a]	−0.2	−0.2	−0.5	0.0	−0.4	0.8
N	2100	2315	2290	300	4905	2095
L/N から H	151(7.2%)	160(6.9%)	149(6.5%)	23(7.7%)	332(6.8%)	230(11.0%)
N	1982	2209	2156	280	4645	2001
臨床的に重要な減少	14(0.7%)	11(0.5%)	13(0.6%)	2(0.7%)	26(0.6%)	20(1.0%)
アルブミン(g/L)						
N	2100	2315	2290	300	4905	2095
ベースライン平均	38.5	39.0	38.7	38.2	38.8	38.6
平均変化[a]	0.7	0.7	0.1	0.3	0.4	0.5
N	2100	2315	2290	300	4905	2095
H/N から L	25(1.2%)	30(1.3%)	25(1.1%)	3(1.0%)	58(1.2%)	25(1.2%)
N	2093	2306	2284	297	4887	2091
臨床的に重要な減少	4(0.2%)	5(0.2%)	0	0	5(0.1%)	4(0.2%)
N	2200	2450	2400	325	5175	2225
急性腎不全(SMQ)	0	0	1(<0.1%)	0	1(<0.1%)	1(<0.1%)

M:Mepro　N:被験者数　BUN:血中尿素窒素　L:低値　N:正常値　H:高値　SMQ:MedDRA標準検索式
[a] ベースラインから治療期間中のもっとも悪い値(つまりもっとも極端な値)への変化量.
出典:別添MCHEM1.1, CASCHEM1.1, CSCCHEM1.1, AESEARCH1.1

との因果関係を肯定したり否定したりするエビデンスの重みを判断する要因である．本書のPART1「基礎編」とPART2「実践編」には，他の一覧表の事例が示されている．

[すべての第2/3相試験]における肝機能検査の結果(別添LFT1.2)は，[第2/3相比較試験]での結果と同様であった．

[すべての第1相試験]での唯一の所見として，ALTおよびASTの軽度(ULNが2倍未満)の一過性の上昇がすべての投与群で同程度認められた．

Hyの法則の基準に合致する被験者は，いずれの試験のいずれの投与群にも認められなかった．

3.2.2 腎臓に関するプロファイル

データセット[第2/3相比較試験]での，クレアチニン，BUN，およびアルブミンの平均変化，シフトテーブル，臨床的に重要な変化のダッシュボード型の要約表を表AII 3-4に示す．SMQ「急性腎不全」に該当するAE発現率も示す．

プラセボ群とMepro群との間では，平均変化，シフトテーブル，および臨床的に重要な変化に差は見られなかった．COX群では，クレアチニンとBUNで小さいが一貫して増加する傾向が認められた．2例の被験者で，SMQ「急性腎不全」に該当するAEが発現した．タンパク尿がMepro(10 mg)群の1例(症例番号3002-0016，MP3002試験)，血中クレアチニン増加がCOX群の1例(症例番号3003-0225, MP3003試

験)で報告された．ともに重篤ではなく，治験薬との関連はないと判断された．

データセット[すべての第2/3相試験]で認められた所見は，[第2/3相比較試験]での結果と同様であった．

[すべての第1相試験]では，腎機能の解析結果で注目される投与群間差はなかった．またSMQ「急性腎不全」に該当するAEを発現した被験者はいなかった．

3.2.3 代謝および筋に関するプロファイル

データセット[第2/3相比較試験]，[すべての第2/3相試験]，[すべての第1相試験]において，代謝および筋に関連する検査値の平均変化，シフトテーブル，臨床的に重要な変化で，治療群間に重要な差は認められなかった．[第2/3相比較試験]，[すべての第2/3相試験]で，SMQ「高血糖／新規発症の糖尿病」および「横紋筋融解／ミオパチー」に該当するAE発現率に治療群間で差はなかった．SAEまたは中止に至ったAEは認められなかった．[すべての第1相試験]では，これらのSMQに含まれるAEを発現した被験者はいなかった．

いずれの試験のいずれの投与群にも横紋筋融解の診断がなされた被験者はいなかった．

3.2.4 脂質に関するプロファイル

データセット[第2/3相比較試験]，[すべての第2/3相試験]，[すべての第1相試験]において，平均変化，シフトテーブル，臨床的に重要な変化，脂質に関するAEに，治療群間で差は見られなかった．SMQ「脂質異常症」に含まれるAEで重篤なもの，あるいは中止に至ったものはなかった．

3.3 尿検査

別添CSUA1.1, CSUA1.2, CSUA1.3には，データセット[第2/3相比較試験]，[すべての第2/3相試験]，[すべての第1相試験]のそれぞれについて，臨床的に重要な尿検査値の変化がまとめられている．[すべての第2/3相試験]，[すべての第1相試験]での，臨床的に重要な尿検査値の変化が認められた被験者の一覧をそれぞれ別添UALIST1.1とUALIST1.2に示す．

尿検査の結果は，[第2/3相比較試験]，[すべての第2/3相試験]，[すべての第1相試験]のいずれにおいても投与群間に差は認められなかった．

> **注釈：**このサンプルIASは単純化のため，白血球数および血小板数の解析，代謝および筋に関するプロファイル，脂質に関するプロファイル，および尿検査のダッシュボード型の要約表は示さなかった．ISSやSCSでは(SCSのページ数が過剰にならないと仮定して)[1]，たとえ治療群間に差がなくても，データの要約表を本文中に示すべきである．

3.4 臨床検査値の評価のまとめ

赤血球に関する臨床検査値に減少傾向が，またALTとASTで上昇傾向がMepro群とCOX群の両群において認められた．これらは予測できなかったことではなく，NSAIDに関連する作用として既知の反応である．変化量は小さかったが，ALTとASTの増加，赤血球に関する検査値の減少の程度はMepro群に比べてCOX群の方が大きかった．クレアチニンとBUNの上昇傾向もわずかであるが一貫して認められ，これはMepro群とプラセボ群よりもCOX群でより認められた．いずれの投与群にもHyの法則の基準に合致する肝機能検査の変化があった被験者は見られなかった．

■ 4 バイタルサイン，身体的所見および安全性に関連するその他の観察項目

4.1 バイタルサイン

4.1.1 血圧

4.1.1.1 収縮期血圧

別添MSBP1.1, MSBP1.2, MSBP1.3には，データセット[第2/3相比較試験]，[すべての第2/3相試験]，[すべての第1相試験]それぞれについて，仰臥位の収縮期血圧の平均変化がまとめられている．別添MSBP2.1, MSBP2.2, MSBP2.3には，データセット[第2/3相比較試験]，[すべての第2/3相試験]，[すべての第1相試験]それぞれについて，立位の収縮期血圧の平均変化がまとめられている．

仰臥位の収縮期血圧のシフトテーブルは，別添CASSBP1.1([第2/3相比較試験])，CASSBP1.2([すべての第2/3相試験])，CASSBP1.3([すべての第1相試験])にまとめられている．立位の収縮期血圧のシフトテーブルは，別添CASSBP2.1([第2/3相比較試験])，CASSBP2.2([すべての第2/3相試験])，CASSBP2.3([すべての第1相試験])にまとめられている．

別添CSCSBP1.1, CSCSBP1.2, CSCSBP1.3には，データセット[第2/3相比較試験]，[すべての第2/3相試験]，[すべての第1相試験]それぞれについて，仰臥位の収縮期血圧に臨床的に重要な変化が認められた被験者の割合を示している．別添CSCSBP2.1, CSCSBP2.2,

CSCSBP2.3には，データセット［第2/3相比較試験］，［すべての第2/3相試験］，［すべての第1相試験］それぞれについて，立位の収縮期血圧に臨床的に重要な変化が認められた被験者の割合を示している．

臨床的に重要な収縮期血圧の変化が治療期間中に少なくとも1回認められた被験者の一覧を，［すべての第2/3相試験］，［すべての第1相試験］それぞれについて，別添CSLISTSBP1.1とCSLISTSBP1.2に示す．一覧表には該当する被験者のベースライン，治療期間中，治療後のすべての値を示している．

4.1.1.2 拡張期血圧

別添MDBP1.1，MDBP1.2，MDBP1.3には，データセット［第2/3相比較試験］，［すべての第2/3相試験］，［すべての第1相試験］それぞれについて，仰臥位の拡張期血圧の平均変化がまとめられている．別添MDBP2.1，MDBP2.2，MDBP2.3には，データセット［第2/3相比較試験］，［すべての第2/3相試験］，［すべての第1相試験］それぞれについて，立位の拡張期血圧の平均変化がまとめられている．

仰臥位の拡張期血圧のシフトテーブルは，別添CASDBP1.1（［第2/3相比較試験］），CASDBP1.2（［すべての第2/3相試験］），CASDBP1.3（［すべての第1相試験］）にまとめられている．立位の拡張期血圧のシフトテーブルは，別添CASDBP2.1（［第2/3相比較試験］），CASDBP2.2（［すべての第2/3相試験］），CASDBP2.3（［すべての第1相試験］）にまとめられている．

別添CSCDBP1.1，CSCDBP1.2，CSCDBP1.3には，データセット［第2/3相比較試験］，［すべての第2/3相試験］，［すべての第1相試験］それぞれについて，仰臥位の拡張期血圧に臨床的に重要な変化が認められた被験者の割合を示している．別添CSCDBP2.1，CSCDBP2.2，CSCDBP2.3には，データセット［第2/3相比較試験］，［すべての第2/3相試験］，［すべての第1相試験］それぞれについて，立位の拡張期血圧に臨床的に重要な変化が認められた被験者の割合を示している．

臨床的に重要な拡張期血圧の変化が治療期間中に少なくとも1回認められた被験者の一覧を，［すべての第2/3相試験］，［すべての第1相試験］それぞれについて，別添CSCLISTDBP1.1とCSCLISTDBP1.2に示す．一覧表には該当する被験者のベースライン，治療期間中，治療後のすべての値を示している．

4.1.1.3 起立時の血圧

別添OBP1.1，OBP1.2，OBP1.3には，データセット［第2/3相比較試験］，［すべての第2/3相試験］，［すべての第1相試験］それぞれについて，起立時の血圧変化を認めた被験者の割合を示している．起立時の血圧変化を認めた被験者の一覧を，［すべての第2/3相試験］，［すべての第1相試験］それぞれについて，別添OBPLIST1.1とOBPLIST1.2に示す．一覧表には該当する被験者のベースライン，治療期間中，治療後のすべての値を示している．

実際にはしばしば同義的に使われている徴候／症状や診断に対する他のPTを用意しているMedDRAの取り決めを考慮し，高血圧症と低血圧症の発現率を計算するために複合用語（combined terms；下の注釈を参照）を使用した．これは，これらのAE発現率を過小評価しないことを確実にするためである．複合用語「高血圧症」に対するPTは，「進行性高血圧」，「外来血圧上昇」，「拡張期血圧上昇」，「血圧上昇」，「収縮期血圧上昇」，「拡張期高血圧」，「本態性高血圧症」，「高血圧クリーゼ」，「高血圧緊急症」，「高血圧」，「不安定高血圧」，「悪性高血圧」，「高血圧前症」，および「収縮期高血圧」とした．複合用語「低血圧症」に対するPTは，「外来血圧低下」，「血圧低下」，「拡張期血圧低下」，「収縮期血圧低下」，「拡張期低血圧」，「低血圧」，および「起立性低血圧」とした．

➥ **注釈：複合用語（combined terms）**とは原著者独自の用語である；用語は定義を明らかにした上で用いなければならない．上述したように，複合用語は複数のPTで表現される所見の発現率を，過小評価しないために必要となることがある．複合用語の使用は，**本文中**に限定することを推奨する．別添にあるAEの表では，複合用語よりも個々のPTによって発現率を要約することを推奨する．このようにすることで，審査官は本文中で述べられている併合した発現率がどのように算出されたのかを容易に知ることができる．

表AII 4-1は，仰臥位血圧の解析結果のダッシュボード型の要約表であり，［第2/3相比較試験］での平均変化，シフトテーブル，臨床的に重要な血圧変化，血圧に関連したAEを示している．

仰臥位の収縮期血圧，拡張期血圧の平均変化は小さく，プラセボ群とMepro群で同程度であった．もっとも大きな血圧の平均変化が認められたのはCOX群であった（収縮期血圧 +2.4 mmHg，拡張期血圧 +1.0 mmHg）．シフトテーブルによる解析では，収縮期血圧および拡張期血圧が治療期間中に正常範囲より高くなったした被験者の割合が，Mepro群とプラセボ群に比べてCOX群で高かった．同様のパターン

表AII 4-1 仰臥位血圧の変化のダッシュボード型要約表－データセット［第2/3相比較試験］

	プラセボ	M≦5 mg	M=10 mg	M=15 mg	M合計	COX
N	2122	2392	2305	305	5002	2124
収縮期血圧－仰臥位(mmHg)						
ベースライン平均	122.3	122.7	122.3	122.2	122.5	122.4
平均変化[a]	−0.1	−0.1	0.0	0.5	0.0	2.4
H/N から L	70(3.3%)	77(3.2%)	71(3.1%)	9(3.0%)	151(3.0%)	23(1.1%)
L/N から H	323(15.2%)	354(14.8%)	341(14.8%)	47(15.4%)	742(14.8%)	474(22.3%)
臨床的に重要な低下	1(<0.1%)	0	1(<0.1%)	0	2(<0.1%)	0
臨床的に重要な上昇	6(0.3%)	5(0.2%)	9(0.4%)	1(0.3%)	15(0.3%)	25(1.2%)
拡張期血圧－仰臥位(mmHg)						
ベースライン平均	77.7	78.2	77.6	77.4	77.9	78.0
平均変化[a]	0.5	0.6	0.4	0.2	0.5	1.0
H/N から L	11(0.5%)	10(0.4%)	15(0.7%)	1(0.3%)	26(0.5%)	2(0.1%)
L/N から H	108(5.1%)	120(5.0%)	111(4.8%)	15(4.9%)	246(4.9%)	181(8.5%)
臨床的に重要な低下	2(0.1%)	1(<0.1%)	0	0	1(<0.1%)	0
臨床的に重要な上昇	2(0.1%)	3(0.1%)	2(0.1%)	0	5(0.1%)	17(0.8%)
起立性血圧変化						
起立性血圧変化	11(0.5%)	13(0.5%)	12(0.5%)	1(0.3%)	26(0.5%)	9(0.4%)
血圧関連有害事象						
N	2200	2450	2400	325	5175	2225
高血圧*	64(2.9%)	76(3.1%)	74(3.1%)	10(3.1%)	160(3.1%)	129(5.8%)
低血圧**	11(0.5%)	15(0.6%)	14(0.6%)	1(0.3%)	30(0.6%)	4(0.2%)
失神	1(<0.1%)	0	2(0.1%)	0	2(<0.1%)	1(<0.1%)

M：Mepro N：被験者数 H：高値 N：正常値 L：低値
* 複合用語「高血圧症」に対応するPT：進行性高血圧，外来血圧上昇，拡張期血圧上昇，血圧上昇，収縮期血圧上昇，拡張期高血圧，本態性高血圧症，高血圧クリーゼ，高血圧緊急症，高血圧，不安定高血圧，悪性高血圧，高血圧前症，収縮期高血圧．
** 複合用語「低血圧症」に対応するPT：外来血圧低下，血圧低下，拡張期血圧低下，収縮期血圧低下，拡張期低血圧，低血圧，起立性低血圧．
[a] ベースラインから治療期間中のもっとも悪い値（つまりもっとも極端な値）への変化量．
出典：別添MSBP1.1, CASSBP1.1, CSCSBP1.1, MDBP1.1, CASDBP1.1, CSCDBP1.1, OBP1.1, AE3.1

が収縮期血圧と拡張期血圧の臨床的に重要な上昇を認めた被験者の割合にも見られた．さらにAEとして報告された高血圧の発現率もプラセボ群とMepro群の両群に比べてCOX群で高かった．COX群の1例（症例番号3003-0535，MP3003試験）では，一過性脳虚血発作に関連する高血圧が報告された．これらは重篤でかつ中止に至ったAEであった．2.5「その他の重篤な有害事象」でこの症例をより詳細に検討した．

［第2/3相比較試験］では，失神が合計4例報告された．投与群別の内訳は，プラセボ群で1例，Mepro群で2例，COX群で1例であった．これらのAEの一覧を表AII 4-2に示す．

薬剤に関係ない状況で二次的に発現した1例（プラセボ投与例3002-0023，3002試験．失神の理由は不明であった）を除いて，治験薬との関連があると判断された失神はなかった．比較試験以外の試験で，失神を発現した被験者はいなかった．

［すべての第1相試験］では，いずれの投与群にも血圧の変動傾向は認められなかった．失神はプラセボ群で1例（症例番号1002-0003，MP1002試験），Mepro群で1例（症例番号1009-0002，MP1009試験）に報告された．両方のAEとも採血中に発現しており，注射針への恐怖に対する血管迷走神経反応によるものと考えられた．いずれの被験者も完全に回復した．

▶ **注釈：**失神は，たとえば注射針を見たことによる恐怖で起こったかもしれない．ごく良性の可能性もあるし，まったく正反対に，生命を脅かす心室性不整脈が原因かもしれない．したがって，失神のすべての症例は，たとえ治験薬との関連性がない場合でも，原因を判断するために検討されるべきであり，上のように本文

表AII4-2 失神を発現した被験者のまとめ―データセット［すべての第2/3相試験］

試験番号／ 症例番号	年齢／性別／ 人種	投与量	治験薬への曝露(日)	有害事象報告語	MedDRA PT	重篤／中止／関連性 (治験担当医師による判断)	転帰
プラセボ							
MP3002／ 3002-0023	51／女性／ 黒人	0	28	短時間の失神症状 ―理由不明	失神	なし／なし／なし	回復
Mepro							
MP2001／ 2001-0012	42／男性／黒人	10 mg	16	脱水；胃腸炎；失神	脱水；胃腸炎；失神	あり／なし／なし	回復
MP3003／ 3003-1014	74／女性／白人	10 mg	53	熱射病；失神	熱射病；失神	あり／あり／なし	不明
COX							
MP3003／ 3003-0649	28／男性／白人	25 mg	7	採血後の失神	失神	なし／なし／なし	回復

出典：SYNCLIST 1.1

中で述べるべきである．これは問題が起こる前に対処しておく先制攻撃の1例である．

4.1.2 心拍数

別添MHR1.1, MHR1.2, MHR1.3には，データセット［第2/3相比較試験］，［すべての第2/3相試験］，［すべての第1相試験］それぞれについて，仰臥位の心拍数の平均変化がまとめられている．別添MHR2.1, MHR2.2, MHR2.3には，データセット［第2/3相比較試験］，［すべての第2/3相試験］，［すべての第1相試験］それぞれについて，立位の心拍数の平均変化がまとめられている．

仰臥位の心拍数のシフトテーブルは，別添CASHR1.1（［第2/3相比較試験］），CASHR1.2（［すべての第2/3相試験］），CASHR1.3（［すべての第1相試験］）にまとめられている．立位の心拍数のシフトテーブルは，別添CASHR2.1（［第2/3相比較試験］），CASHR2.2（［すべての第2/3相試験］），CASHR2.3（［すべての第1相試験］）にまとめられている．

別添CSCHR1.1, CSCHR1.2, CSCHR1.3には，データセット［第2/3相比較試験］，［すべての第2/3相試験］，［すべての第1相試験］それぞれについて，仰臥位の心拍数で臨床的に重要な変化が認められた被験者の割合を示している．別添CSCHR2.1, CSCHR2.2, CSCHR2.3には，データセット［第2/3相比較試験］，［すべての第2/3相試験］，［すべての第1相試験］それぞれについて，立位の拡張期血圧で臨床的に重要な変化が認められた被験者の割合を示している．

臨床的に重要な心拍数の変化が治療期間中に少なくとも1回認められた被験者の一覧を，［すべての第2/3相試験］，［すべての第1相試験］それぞれについて，別添CSLISTHR1.1とCSLISTHR1.2に示す．一覧表には該当する被験者のベースライン，治療期間中，治療後のすべての値を示している．

頻脈と徐脈の発現率の計算には，複合用語を用いた．複合用語「頻脈」に対応するPTは，「洞性頻脈」，「頻脈」，および「心拍数増加」とした．複合用語「徐脈」に対応するPTは，「徐脈」，「洞性徐脈」，および「心拍数減少」とした．

［第2/3相比較試験］，［すべての第2/3相試験］において，心拍数の平均変化，シフトテーブル，臨床的に重要な変化，および心拍数に関連するAEは，プラセボ群，Mepro群，COX群間に重要な差は認められなかった．［すべての第1相試験］で治療群間に心拍数の差は認められなかった．いずれの試験でも心拍数に関連するSAEおよび中止に至った心拍数に関連するAEはなかった．

➡ **注釈**：本来なら，表AII 4-1と似た形式の心拍数変化の要約表をISS/SCSの本文に含めるべきである．このサンプルIASは簡略化しているので，心拍数変化の集計表を本文中に示さなかった．

4.1.3 体温

別添MTEMP1.1, MTEMP1.2, MTEMP1.3には，データセット［第2/3相比較試験］，［すべての第2/3相試験］，［すべての第1相試験］それぞれについて，体温の平均変化がまとめられている．

体温のシフトテーブルは，別添CASTEMP1.1（［第2/3相比較試験］），CASTEMP1.2（［すべての第2/3相試験］），CASTEMP1.3（［すべての第1相試験］）にまとめられている．

別添CSCTEMP1.1, CSCTEMP1.2, CSCTEMP1.3には，データセット［第2/3相比較試験］，［すべての第2/3相試験］，［すべての第1相試験］それぞれについて，体温で臨床的に重要な変化が認められた被験者の割合を示している．

臨床的に重要な体温の変化が治療期間中に少なくとも1回認められた被験者の一覧を，［すべての第2/3相試験］，［すべての第1相試験］それぞれについて，別添CSLISTTEMP1.1とCSLISTTEMP1.2に示す．一覧表には該当する被験者のベースライン，治療期間中，治療後のすべての値を示している．

発熱の発現率を計算する際に複合用語を用い，複合用語「発熱」に対応するPTを「発熱」，「体温上昇」とした．

表AII 4-3は［第2/3相比較試験］での体温変化のダッシュボード型の要約表である．

平均変化とシフトテーブルから，プラセボ群に比べてMepro群とCOX群で体温のわずかな低下傾向が認められた．これらの所見は体温上昇に関連するAE発現率が低いことと一致していた．これは予測できないことではなく，NSAIDの解熱作用と整合していた．体温に関連するAEで，重篤なものあるいは中止に至ったものはなかった．

［すべての第2/3相試験］でも同様の結果であった．

［すべての第1相試験］では投与群間に体温変化の差は認められなかった．

4.2 体重およびBMI

別添MBW1.1, MBW1.2, MBW1.3には，データセット［第2/3相比較試験］，［すべての第2/3相試験］，［すべての第1相試験］それぞれについて，体重の平均変化がまとめられている．別添MBMI1.1,

表AII4-3 体温の変化のダッシュボード型要約表－データセット[第2/3相比較試験]

	プラセボ	M≦5 mg	M=10 mg	M=15 mg	M合計	COX
N	2122	2392	2305	305	5002	2124
			体温 ℃			
ベースライン平均	36.8	36.9	36.8	36.8	36.8	37.0
平均変化[a]	0.0	-0.1	-0.3	-0.2	-0.2	-0.1
H/NからL	7(0.3%)	24(1.0%)	35(1.5%)	5(1.6%)	64(1.3%)	19(0.9%)
L/NからH	6(0.3%)	12(0.5%)	7(0.3%)	1(0.3%)	20(0.4%)	11(0.5%)
臨床的に重要な低下	0	0	0	0	0	0
臨床的に重要な上昇	1(<0.1%)	0	1(<0.1%)	0	1(<0.1%)	1(<0.1%)
			体温に関連する有害事象			
N	2200	2450	2400	325	5175	2225
発熱*	57(2.6%)	27(1.1%)	22(0.9%)	3(0.9%)	52(1.0%)	31(1.4%)

M:Mepro N:被験者数 H:高値 N:正常値 L:低値
* 複合用語「発熱」に対応するPT:発熱,体温上昇.
[a] ベースラインから治療期間中のもっとも悪い値(つまりもっとも極端な値)への変化量
出典:別添 MTEMP1.1, CASTEMP1.1, CSCTEMP1.1, AE3.1

表AII4-4　体重とBMI変化のダッシュボード型要約表−データセット［第2/3相比較試験］

	プラセボ	M≦5 mg	M=10 mg	M=15 mg	M合計	COX
N	2122	2392	2305	305	5002	2124
体重(kg)						
ベースライン平均	79.9	78.8	78.4	79.8	78.6	79.0
平均変化[a]	0.5	0.3	0.6	0.5	0.5	1.8
臨床的に重要な増加	176(8.3%)	196(8.2%)	182(7.9%)	24(7.9%)	402(8.0%)	278(13.1%)
臨床的に重要な減少	13(0.6%)	10(0.4%)	14(0.6%)	0	24(0.5%)	4(0.2%)
BMI(kg/m²)						
ベースライン平均	27.4	27.6	27.0	27.1	27.3	26.8
平均変化[a]	0.5	0.6	0.4	0.2	0.5	1.0
臨床的に重要な増加	23(1.1%)	29(1.2%)	25(1.1%)	4(1.3%)	58(1.2%)	36(1.7%)
臨床的に重要な減少	9(0.4%)	7(0.3%)	7(0.3%)	0	14(0.3%)	0
体重関連有害事象						
N	2200	2450	2400	325	5175	2225
体重増加*	33(1.5%)	37(1.5%)	50(2.1%)	9(2.8%)	96(1.9%)	129(5.8%)
体重減少**	8(0.4%)	9(0.4%)	12(0.5%)	1(0.3%)	22(0.4%)	2(0.1%)

M：Mepro
[a] ベースラインから治療期間中のもっとも悪い値（つまりもっとも極端な値）への変化量．
* 複合用語「体重増加」に対応するPT：異常体重増加，体重増加．
** 複合用語「体重減少」に対応するPT：異常体重減少，体重減少．
出典：別添MBW1.1，CSCBW1.1，MBMI1.1，CSCBMI1.1，AE3

MBMI1.2，MBMI1.3には，データセット［第2/3相比較試験］，［すべての第2/3相試験］，［すべての第1相試験］それぞれについて，BMI(Body Mass Index)の平均変化がまとめられている．

別添CSCBW1.1，CSCBW1.2，CSCBW1.3には，データセット［第2/3相比較試験］，［すべての第2/3相試験］，［すべての第1相試験］それぞれについて，体重に臨床的に重要な変化が認められた被験者の割合を示している．別添CSCBMI1.1，CSCBMI1.2，CSCBMI1.3には，データセット［第2/3相比較試験］，［すべての第2/3相試験］，［すべての第1相試験］それぞれについて，体重に臨床的に重要な変化が認められた被験者の割合を示している．

臨床的に重要な体重の変化が治療期間中に少なくとも1回認められた被験者の一覧を，［すべての第2/3相試験］，［すべての第1相試験］それぞれについて，別添CSLISTBW1.1とCSLISTBW1.2に示す．臨床的に重要なBMIの変化が治療期間中に少なくとも1回認められた被験者の一覧を，［すべての第2/3相試験］，［すべての第1相試験］それぞれについて，別添CSLISTBMI1.1とCSLISTBMI1.2に示す．これらの一覧表には該当する被験者のベースライン，治療期間中，治療後のすべての値を示している．

体重の増加や減少については複合用語を用い，複合用語「体重増加」に対応するPTを「異常体重増加」および「体重増加」，複合用語「体重減少」に対応するPTを「異常体重減少」および「体重減少」とした．

表AII 4-4は［第2/3相比較試験］での体重とBMI変化のダッシュボード型の要約表である．

体重およびBMIで，平均変化，臨床的に重要な変化，体重に関連するAEに関して，プラセボ群とMepro群の間に重要な差は認められなかった．COX群では体重とBMIの増加傾向が見られた．

4.3　12誘導心電図

4.3.1　心電図パラメータ(QTcを除く)
4.3.1.1　心拍数

別添MECGHR1.1，MECGHR1.2，MECGHR1.3には，データセット［第2/3相比較試験］，［すべての第2/3相試験］，［すべての第1相試験］それぞれについて，心拍数の平均変化がまとめられている．

心拍数のシフトテーブルは，別添CASECGHR1.1（［第2/3相比較試験］），CASECGHR1.2（［すべての第2/3相試験］），CASECGHR1.3（［すべての第1相試験］）にまとめられている．

別添CSCECGHR1.1，CSCECGHR1.2，CSCECGHR1.3には，データセット［第2/3相比較試験］，［すべての第2/3相試験］，［すべての第1相試験］それぞれにつ

いて，心拍数に臨床的に重要な変化が認められた被験者の割合を示している．

臨床的に重要な心拍数の変化が認められた被験者の一覧を，［すべての第2/3相試験］，［すべての第1相試験］それぞれについて，別添CSLISTECGHR1.1とCSLISTECGHR1.2に示す．これらの一覧表には該当する被験者のベースライン，治療期間中，治療後のすべての値を示している．

［第2/3相比較試験］，［すべての第2/3相試験］，［すべての第1相試験］において，心拍数の平均変化，シフトテーブル，臨床的に重要な変化に関する解析では，投与群間に差は見られなかった．これらの所見は4.1.2で示した（バイタルサインの測定値として得られた）心拍数の解析と一致した．いずれの投与群でも心拍数に関連するAEで重篤なものあるいは中止に至ったものはなかった（4.1.2参照）．

➥ **注釈**：心拍数のデータは，二つの異なる測定から得られる．一つはバイタルサインの測定値として，もう一つは心電図の測定からである．もし心拍数に対して真に薬剤の影響があるのであれば，バイタルサインと心電図の心拍数はともに同じような傾向を示すはずである．

4.3.1.2 PR間隔

別添MPR1.1, MPR1.2, MPR1.3には，データセット［第2/3相比較試験］，［すべての第2/3相試験］，［すべての第1相試験］それぞれについて，PR間隔の平均変化がまとめられている．

PR間隔のシフトテーブルは，別添CASPR1.1（［第2/3相比較試験］），CASPR1.2（［すべての第2/3相試験］），CASPR1.3（［すべての第1相試験］）にまとめられている．

別添CSCPR1.1, CSCPR1.2, CSCPR1.3には，データセット［第2/3相比較試験］，［すべての第2/3相試験］，［すべての第1相試験］それぞれについて，PR間隔に臨床的に重要な変化が認められた被験者の割合を示している．

臨床的に重要なPR間隔の変化が認められた被験者の一覧を，［すべての第2/3相試験］，［すべての第1相試験］それぞれについて，別添CSCLISTPR1.1とCSCLISTPR1.2に示す．これらの一覧表には該当する被験者のベースライン，治療期間中，治療後のすべての値を示している．

房室ブロックについては複合用語を用い，複合用語「房室ブロック」に対応するPTを以下のとおりとした．「房室ブロック」，「完全房室ブロック」，「第一度房室ブロック」，「第二度房室ブロック」，「房室解離」，および「心電図PR延長」．房室伝導時間短縮についても複合用語を用い，複合用語「房室伝導時間短縮」に対応するPTを「房室伝導時間短縮」，および「心電図PR短縮」とした．

表AII 4-5は［第2/3相比較試験］でのPR変化のダッシュボード型の要約表である．

PR間隔の変化を評価するためのどの解析においても，治療群間に差は認められなかった．PR間隔に関連するAEで，重篤なものあるいは中止に至ったものはなかった．［第2/3相比較試験］，［すべての第1相試験］でも同様の所見が見られた．

➥ **注釈**：これは単純化されたIASなので，ダッシュボード型の要約表にはPR間隔だけを示し，心拍数や（心電図の）QRS群の変化は示していない．検討するべき重要な情報を見落としているとか，隠していると審査官に思われないように，たとえ治療群間の差がなくても，とにかく心拍数やQRS群の所見をダッシュボード型の要約表で示すことが望ましい．何を含めるべきかは議論の余地がある．明らかに，どのような治療群間の差も本文中に示して検討するべきである．また，もし心電図を変化させることが知られている薬効群の薬剤ならば，関連する心電図パラメータは本文中で検討するべきである．本文中で示される詳細情報の量は，それがISSなのかSCSなのかにも依存する．SCSにはページ数の制限があるので，本文は簡潔でなければならない．一方，ISSにはより詳細な解析が要求される[1,2]．

4.3.1.3 QRS群

別添MQRS1.1, MQRS1.2, MQRS1.3には，データセット［第2/3相比較試験］，［すべての第2/3相試験］，［すべての第1相試験］それぞれについて，QRS群の平均変化がまとめられている．

QRS群のシフトテーブルは，別添CASQRS1.1（［第2/3相比較試験］），CASQRS1.2（［すべての第2/3相試験］），CASQRS1.3（［すべての第1相試験］）にまとめられている．

別添CSCQRS1.1, CSCQRS1.2, CSCQRS1.3には，データセット［第2/3相比較試験］，［すべての第2/3相試験］，［すべての第1相試験］それぞれについて，QRS群に臨床的に重要な変化が認められた被験者の割合を示している．

臨床的に重要なQRS群の変化が認められた被験者

表AII4-5　PR間隔の変化のダッシュボード型要約表－データセット[第2/3相比較試験]

	プラセボ	M≦5mg	M=10mg	M=15mg	M合計	COX
平均変化						
PR間隔(msec)						
N	2005	2254	2195	270	4719	2024
ベースライン平均	161.4	159.8	160.4	159.0	160.1	160.8
平均変化[a]	0.9	0.8	0.9	0.9	0.9	0.8
N	2005	2254	2195	270	4719	2024
L/N から H	24(1.2%)	23(1.0%)	24(1.1%)	2(0.7%)	49(1.0%)	20(1.0%)
H/N から L	6(0.3%)	7(0.3%)	2(0.1%)	3(0.4%)	12(0.3%)	4(0.2%)
N	1956	2201	2134	265	4600	1998
臨床的に重要な延長	4(0.2%)	4(0.2%)	9(0.4%)	0	13(0.3%)	6(0.3%)
臨床的に重要な短縮	0	0	0	0	0	1(<0.1%)
PR間隔関連有害事象						
N	2200	2450	2400	325	5175	2225
房室ブロック*	7(0.3%)	10(0.4%)	5(0.2%)	1(0.3%)	16(0.3%)	9(0.4%)
房室伝導時間短縮**	0	0	0	0	0	0

M：Mepro　N：被験者数　L：低値　N：正常値　H：高値
[a] ベースラインから治療期間中のもっとも悪い値(つまりもっとも極端な値)への変化量.
*複合用語「房室ブロック」に対応するPT：房室ブロック，完全房室ブロック，第一度房室ブロック，第二度房室ブロック，房室解離，心電図PR延長.
**複合用語「房室伝導時間短縮」に対応するPT：房室伝導時間短縮，心電図PR短縮.
出典：別添MPR1.1，CASPR1.2，CSCPR1.2，AE3.1

の一覧を，[すべての第2/3相試験]，[すべての第1相試験]それぞれについて，別添CSCLISTQRS1.1とCSCLISTQRS1.2に示す．これらの一覧表には該当する被験者のベースライン，治療期間中，治療後のすべての値を示している．

[第2/3相比較試験]，[すべての第2/3相試験]，[すべての第1相試験]で，QRS群の平均変化，シフトテーブル，臨床的に重要な変化に治療群間で差は見られなかった．いずれの試験の投与群でも，治験薬に関連する重篤なQRSに関連のAE，中止に至ったAEはなかった．

4.3.2　QTc
4.3.2.1　非臨床試験でのQTc評価

QTc間隔についての広範な非臨床での評価を，S7Bガイダンス「ヒト用医薬品の心室再分極遅延(QT間隔延長)の潜在的可能性に関する非臨床的評価」[11]に従って実施した．別添NCOVR1.0にこれらの評価結果を示す．非臨床試験ではQTc間隔延長の潜在的可能性は認められなかった．

4.3.2.2　QT/QTc評価試験

Meproのヒトにおける QTc間隔への影響を判断するために，QT/QTc評価試験を行った．MP1010試験は反復投与，プラセボおよび実薬対照の比較試験で，合計105例の健康な被験者でのQTc間隔を評価した．被験者にはMepro 30 mg(35例)，プラセボ(35例)，モキシフロキサシン 400 mg(35例)のいずれかが7日間投与された．試験の結果，Mepro 30 mgの投与後は(プラセボ群に比べて)QTcの値の平均に2 msecの差，モキシフロキサシンの投与後は(プラセボ群に比べて)QTcの値の平均に5 msecの差が認められた．1.2.4.2.2.2で述べたように，シフトテーブルおよび臨床的に重要な変化が認められた被験者の割合には投与群間に差は見られなかった．この結果から，Meproの投与はQT/QTc間隔の延長に関連しないことが示唆された．この試験の報告書とすべての結果を別添CSR1010に示す．

4.3.2.3　臨床試験

別添MQTCB1.1，MQTCB1.2，MQTCB1.3には，データセット[第2/3相比較試験]，[すべての第2/3相試験]，[すべての第1相試験]それぞれについて，Bazett補正式を使ったQTcの平均変化がまとめられている．別添MQTCF1.1，MQTCF1.2，MQTCF1.3には，データセット[第2/3相比較試験]，[すべての第2/3相試験]，[すべての第1相試験]それぞれについて，Fridericia補正式を使ったQTcの平均変化がまとめられている．

Bazett補正式によるQTcのシフトテーブルおよび臨床的に重要な変化に関する解析結果を，別添CASQTCB1.1([第2/3相比較試験])，CASQTCB1.2

表AII4-6 QTcの変化のダッシュボード型要約表－データセット[第2/3相比較試験]

	プラセボ	M≦5 mg	M=10 mg	M=15 mg	M合計	COX
平均変化[a]						
QTc ms(Bazett)						
N	2005	2254	2195	270	4719	2024
ベースライン平均	403.2	403.1	401.1	402.9	402.1	403.8
平均変化[a]	0.9	0.8	0.9	0.4	0.9	0.8
シフトテーブル/臨床的に重要な変化(ベースライン値が正常)						
N	1910	2105	1991	249	4345	1901
QTc(B)>450	29(1.5%)	21(1.0%)	24(1.2%)	4(1.6%)	49(1.1%)	25(1.3%)
QTc(B)>480	10(0.5%)	8(0.4%)	8(0.4%)	1(0.4%)	17(0.4%)	6(0.3%)
QTc(B)>500	0	0	0	0	0	0
QTc(B)>30	27(1.4%)	32(1.5%)	24(1.2%)	4(1.6%)	60(1.4%)	27(1.4%)
QTc(B)>60	4(0.2%)	6(0.3%)	4(0.2%)	2(0.8%)	12(0.3%)	6(0.3%)
シフトテーブル/臨床的に重要な変化(ベースライン値が異常)						
N	95	149	204	21	374	123
QTc(B)>450	9(9.5%)	13(8.7%)	18(8.8%)	0	31(8.3%)	10(8.1%)
QTc(B)>480	2(2.1%)	3(2.0%)	3(1.5%)	0	6(1.6%)	2(1.6%)
QTc(B)>500	0	1(0.7%)	0	0	1(0.3%)	0
QTc(B)>30	5(5.3%)	8(5.4%)	10(4.9%)	1(4.8%)	19(5.1%)	7(5.7%)
QTc(B)>60	1(1.1%)	2(1.3%)	2(1.0%)	0	4(1.1%)	1(0.8%)
トルサード ド ポアン/QT延長関連有害事象						
N	2200	2450	2400	325	5175	2225
トルサード ド ポアン/QT延長(SMQ)	1(<0.1%)	0	2(0.1%)	0	2(<0.1%)	2(0.1%)*

M:Mepro　B:Bazett　SMQ:MedDRA標準検索式
[a] ベースラインから治療期間中のもっとも悪い値(つまりもっとも極端な値)への変化量.
* 治験薬の最終投与30日後に突然死した1例を含む.
出典:別添MQTCB1.1, CASQTCB1.1, AESEARCH1.1

([すべての第2/3相試験]), CASQTCB1.3([すべての第1相試験])に示す. Fridericia補正式によるQTcのシフトテーブルおよび臨床的に重要な変化に関する解析結果を, 別添CASQTCF1.1([第2/3相比較試験]), CASQTCF1.2([すべての第2/3相試験]), CASQTCF1.3([すべての第1相試験])に示す.

Bazett補正式によるQTcに, シフトテーブルにおける変化および臨床的に重要な変化が認められた被験者の一覧を, [すべての第2/3相試験], [すべての第1相試験]それぞれについて, 別添CSLISTQTCB1.1とCSLISTQTCB1.2に示す. Fridericia補正式によるQTcに, シフトテーブルにおける変化および臨床的に重要な変化が認められた被験者の一覧を, [すべての第2/3相試験], [すべての第1相試験]それぞれについて, 別添CSLISTQTCF1.1とCSLISTQTCF1.2に示す.

表AII 4-6は[第2/3相比較試験]での, Bazett補正式によるQTcの変化量のダッシュボード型の要約表である.

ベースラインからの平均変化は小さく, プラセボ群, Mepro群, COX群で同程度であった. シフトテーブルにおける変化および臨床的に重要な変化が認められた被験者の割合では, プラセボ群, Mepro群, COX群で臨床的に重要な差は認められなかった. 54歳女性でMepro 10 mgを服薬した1例の患者(症例番号3002-0112, MP3002試験)で28日目のQTcの値が500 msecを超えた(504 msec). この患者の値は, 治療前と治療後の両方で正常範囲を超えていた. この患者は失神や心室に関連する不整脈が報告されることなく, 無症候のままであった. 治験担当医師はこの所見が治験薬に関連するものとは考えなかった.

この患者のQTcの値の要約を表AII 4-7に示す.

SMQ「トルサード ド ポアン/QT延長」を用いた検討では, 治療群間で発現率は同程度であった. このSMQに含まれている個々のAEの検討では, COX群の1例(最終服薬後30日で突然死した. 表AII 2-11参

表AII4-7 症例番号3002-0112（MP3002試験）のQTcのまとめ

投与後日数	QTc(B) msec	有害事象	併用薬
0（ベースライン）	490 msec(H)	なし	なし
28	504 msec(H, CS)	なし	なし
56	480 msec(H)	なし	なし
84（最終投与日）	490 msec(H)	なし	なし
91（治療終了7日後）	495 msec(H)	なし	なし

B：Bazett　H：高値　CS：臨床的に重要な変化
出典：別添CSCLISTQTCB1.1

照）を除いたすべての事象は，QTc間隔の延長のエビデンスはない失神によるものであったことが明らかになった．2例の失神が第1相試験でも報告され，1例はプラセボ投与例，もう1例はMepro投与例であった．両方のAEとも血管迷走神経性のエピソードであると考えられた．失神が報告されたすべての症例は，4.1.1で述べられている．

トルサード ド ポアンおよび心室細動は，［すべての第2/3相試験］，［すべての第1相試験］のいずれの被験者からも報告されなかった．

Fridericia補正式を使った場合でも，結果について臨床的に重要な違いはなかった．

4.4 バイタルサイン，身体的所見および安全性に関連するその他の観察項目のまとめ

血圧，心拍数，体重，およびBMIについて，プラセボ群とMepro群に差はなかった．しかし，COX群では血圧，体重，およびBMIの上昇傾向が見られた．Mepro群とCOX群にはプラセボ群に比較して，わずかな体温低下の傾向が認められた．これは予測できないことではなく，両薬剤の解熱作用と整合していた．

非臨床試験での評価とQT/QTc評価試験から，Mepro投与後のQT/QTc延長のエビデンスは認められなかった．［すべての第2/3相試験］，［すべての第1相試験］での，ルーチンの心電図モニタリングのデータからもMepro投与によるQT/QTc延長のエビデンスは示されなかった．他の心電図パラメータ（心拍数，PR間隔，QRS群）においても，他の投与群に比べて，Mepro投与開始後での臨床的に重要な変化は見られなかった．

■ 5 特別な患者集団および特別な状況下における安全性

5.1 相互作用

Meproの健康成人ボランティアにおける薬理学的プロファイルの概要を以下に示す．詳細な情報は，別添CLINPHARMOV1.0の「臨床薬理概要報告書」にある．

- Meproは経口投与後，ほぼ完全に吸収され（99％超），約99.4％がタンパク質に結合する．
- 静脈内投与後と経口投与後のみかけの分布容積に違いは見られなかった．Meproは，血液-脳関門を通過する．
- 通常1.4～1.5時間で最高血中濃度に到達する．
- 消失半減期は，約24時間である．
- 1.25～15 mg/日の用量範囲で薬物動態（Pharmacokinetics：PK）は線形性があった．
- Meproは，肝臓のCYP2C9によりほぼ完全に代謝され，3つの不活性代謝物となる（主代謝物は6'-carboxy-meproamine）．
- これらの不活性代謝物は，尿中に排泄される．一方で，未変化体であるMeproの尿中排泄はごく僅か（1％未満）である．
- 本剤の効果が残存する期間は最終投与後約7日間である．

5.1.1 薬物と人口統計学的特性との相互作用
5.1.1.1 性別
5.1.1.1.1 MP1009試験

男性12例と女性12例の健康成人ボランティアにおいてMepro 5 mg単回投与後のPKを検討する試験（MP1009試験）が実施された．その結果，女性では男性よりもCmaxが52％高かった．詳細は別添CSR1009で参照できる．

5.1.1.1.2 母集団薬物動態解析

MP3001試験のMeproの曝露を受けた被験者から，定常状態における血液検体計300検体が採取された．

これらの検体のうち200検体は男性から，残りの100検体は女性から得られたものであった．この結果，女性の血漿中Mepro濃度は男性と比較して約40％高いことが示された（詳細は別添CSR3001で参照できる）．

5.1.1.1.3 サブグループ解析

1％以上発現したAEについて，データセット［第2/3相比較試験］を用いて，性別の比較を行うサブグループ解析を実施した．（別添 AEGEN1.1参照）．表AII5-1には，2.2に示した発現頻度の高い潜在的な副作用について，性別のAE発現率および寄与危険度比（ARR）をまとめた．

プラセボ投与群と比べたMepro投与群およびCOX投与群の潜在的な副作用の発現率およびARRは，Mepro投与群の女性におけるPUB症状を除き，男性よりも女性の方が高値を示した．2.2「発現頻度の高い有害事象」で示した発現頻度の高い潜在的な副作用は，すべて用量依存的であり，女性では同じ用量を投与された男性と比べて40～50％高い血漿中Mepro濃度を示していたことから，女性においてリスクがより高いと予測されていた．これらの理由により，PUB症状も女性において高いリスクが予想されたが，それは観察されなかった．この所見が正しいかどうかを決定するには，現時点のデータでは不十分である．なんらかの結論を導くためには，より多く，より長期のMeproの曝露が必要である．

このPKプロファイルから，女性へのMeproの投与については最低有効用量からの開始が推奨される．

5.1.1.2 年齢
5.1.1.2.1 MP1006試験

MP1006試験では，12例の高齢被験者（65歳以上）と12例の非高齢被験者（65歳未満）に，Mepro 5 mgを単回投与したときのPKに対する年齢の影響を評価した．性別でマッチングした場合に，本試験においては年齢の二つのサブグループ間での臨床的に重要なPKの差異は示されなかった．本試験の治験総括報告書は，別添CSR1006で参照できる．

5.1.1.2.2 MP1007試験

MP1007試験は，12～16歳の被験者を対象とし，Mepro 2.5 mg（12例），Mepro 5 mg（12例），Mepro 10 mg（12例）またはプラセボ（6例）を単回投与したときのPKを評価するプラセボ対照試験であった．PKプロファイルは3用量群の範囲で線形性があった．投与量を0.07～0.14 mg/kg/日に補正したとき（成人の推奨用量5～10 mgを70 kgの人に投与する場合に相当），本試験の12～16歳の被験者のPKプロファイルは成人のものに類似していた．本試験の治験総括報告書は，別添CSR1007で参照できる．

5.1.1.2.3 母集団薬物動態解析

MP3001試験において，Mepro投与群の被験者より300検体の血液を採取した．そのうち240検体は65歳未満の患者から採取され，残りの60検体は65歳以上の患者から採取された．高齢女性は高齢男性に比べて血漿中濃度が高く，非高齢女性においても非高齢男性に比べて血漿中濃度が高かった．従って，この血漿中濃度の差異は年齢ではなく性別に由来していると考えられた（別添 CSR3001参照）．

5.1.1.2.4 サブグループ解析

AEの年齢によるサブグループ解析は，データセット［第2/3相比較試験］を用いて行った．その解析結果は，別添AEAGE1.1にまとめられている．その結果，Mepro群においてPUB症状を含む潜在的な副作用と考えられるAE

表AII5-1 性別の潜在的副作用の発現率および寄与危険度－データセット［第2/3相比較試験］

	プラセボ	M合計	COX
N, 女性	1448	3578	1469
N, 男性	752	1597	756
上腹部痛			
女性	43（3.0％）	247（6.9％）	147（10.0％）
男性	23（3.1％）	85（5.3％）	38（5.0％）
AR$_F$		3.9％	7.0％
AR$_M$		2.2％	1.9％
AR$_F$／AR$_M$*		1.8	3.7
消化不良			
女性	30（2.1％）	207（5.8％）	178（12.1％）
男性	14（1.9％）	56（3.5％）	53（7.0％）

続く

表AII5-1 性別の潜在的副作用の発現率および寄与危険度－データセット[第2/3相比較試験]，続き

AR_F		3.7%	10.0%
AR_M		1.6%	5.1%
AR_F／AR_M*		2.3	2.0
心窩部不快感			
女性	16(1.1%)	286(8.0%)	155(10.6%)
男性	8(1.1%)	87(5.4%)	45(6.0%)
AR_F		6.9%	9.5%
AR_M		4.3%	4.9%
AR_F／AR_M*		1.6	1.9
悪心			
女性	44(3.0%)	260(7.3%)	222(15.1%)
男性	24(3.2%)	80(5.0%)	54(7.1%)
AR_F		4.3%	12.1%
AR_M		1.8%	3.9%
AR_F／AR_M*		2.4	3.1
PUB症状			
女性	0	48(1.3%)	76(5.2%)
男性	1(0.1%)	20(1.3%)	20(2.6%)
AR_F		1.3%	5.2%
AR_M		1.2%	2.5%
AR_F／AR_M*		1.1	2.1
嘔吐			
女性	46(3.2%)	211(5.9%)	140(9.5%)
男性	18(2.4%)	47(2.9%)	34(4.5%)
AR_F		2.7%	6.3%
AR_M		0.5%	2.1%
AR_F／AR_M*		5.4	3.0

M：Mepro　PUB症状：穿孔，潰瘍，出血．　AR：寄与危険度　*寄与危険度比
出典：別添 Table AEGEN1.1.

について，非高齢者と高齢者とで発現率またはARRに違いは見られなかった．一方，COX群では非高齢者に比べて高齢者で高リスクである傾向がみられた．しかし，これまでの一般的な知見から高齢者ではNSAIDの使用に伴いPUB症状の発現リスクが高いことに留意すべきである．高齢者におけるMepro使用時のPUB症状の発現リスクが他のNSAID使用時と異なっているかを結論づけるためには，現時点のデータでは不十分である．

5.1.1.3 人種
5.1.1.3.1 母集団薬物動態解析

MP3001試験のMepro投与群において，222例の白人，63例の黒人，9例のアジア人，6例のネイティブアメリカンからPK解析のための血液検体を採取した．血漿中Mepro濃度には白人と黒人との間で，重要な違いは見られなかった．アジア人とネイティブアメリカンからの血液検体はわずかであったため，これらの人種の影響に関して結論はでない（総括報告書は別添CSR3001で参照できる）．

5.1.1.3.2 サブグループ解析

データセット[第2/3相比較試験]におけるAEの人種に関するサブグループ解析結果は，別添 AERACE 1.1で参照できる．Mepro群とCOX群のいずれにおいても，発現頻度の高い潜在的な副作用は，白人と黒人の間で発現率やARRに臨床的に重要な差異は見出されなかった．アジア人および他の人種については，意味のある結論を導くにはデータが不十分である．

5.1.1.3.3 皮膚反応

5例に発現した光線過敏症反応は，すべて白人であった（2.7.10.2参照）．SJSが報告された1症例は，HLA-BのB*1502対立遺伝子が陽性であるアジア人

女性であった．この遺伝子はフェニトインおよびカルバマゼピンの曝露によるSJSの発現リスクの増大に関連している．この症例においては，SJSの原因薬の一つであるペニシリンの併用が交絡していた．しかし，利用可能な症例情報からは，Meproとの関連を完全に否定することはできなかった．（2.7.10.1参照）．これ以外については，人種間でAEプロファイルに重要な違いは見られなかった．

5.1.2 薬剤と疾病との相互作用
5.1.2.1 腎障害

MP1012試験において，腎機能が正常な6例の被験者と，軽度から中等度の腎障害をもつ6例の被験者にMepro 5 mgを単回投与したときのPKプロファイルを比較評価した．PKプロファイルに，腎機能の違いに基づく臨床的に重要な違いは検出されなかった．本試験の詳細な報告書は，別添CSR1012で参照できる．

この試験結果に基づき，軽度から中等度の腎障害の患者では用量調節は不要である．重度の腎障害をもつ患者を対象とした試験は実施されていない．

5.1.2.2 肝障害

MP1011試験において，肝機能が正常な6例の被験者と，軽度から中等度の肝障害をもつ6例の被験者にMepro 5 mgを単回投与したときのPKプロファイルを比較することにより，肝機能がPKに及ぼす影響を評価した．軽度から中等度の肝障害をもつ被験者の平均総血漿中濃度は正常な肝機能の被験者と比べ約50%高い値を示した．本試験の詳細な結果は，別添CSR1011で参照できる．

本試験の結果に基づき，軽度から中等度の肝障害をもつ患者に対しては，定期的なモニタリング下での5 mg（最低推奨用量）の投与が推奨される．重度の肝障害をもつ患者には本剤の使用は推奨されない．

5.1.3 薬物間相互作用
5.1.3.1 リチウム

MP1014試験において，12例の被験者にリチウム600 mgを単独で1日3回7日間投与し，その後Mepro 10 mgを併用して7日間投与したときのPKパラメータについて評価した．定常状態におけるリチウムの平均血漿中濃度は，Meproとの併用により20%増加した．本試験の総括報告書は別添CSR1014で参照できる．

本試験結果から，リチウムを服薬中の患者にMeproの併用開始あるいは中止する際には，綿密にモニタリングする必要がある．

5.1.3.2 フルコナゾール

MP1015試験は，12例の被験者にフルコナゾール150 mg単回投与，Mepro 10 mg単回投与およびフルコナゾール150 mgとMepro 10 mgの併用単回投与することにより，フルコナゾールおよびMeproのPKへの影響を評価する，3期クロスオーバーの薬物相互作用試験である．本試験において，Meproの血漿中濃度に1.5倍の増加が観察されたが，フルコナゾールのPKには臨床的に重要な変化は見られなかった．これは予測されていたことであり，CYP2C9によるMeproの代謝をフルコナゾールが競合阻害したことによるものと考えられた．本試験結果の詳細は，別添CSR1015で参照できる．本試験結果に基づき，フルコナゾールが併用される場合，Meproの用量は5 mg（最低推奨用量）を推奨する．

5.1.3.3 ジゴキシン

MP1013試験では，12例の被験者にジゴキシン0.25 mgを単独で1日1回7日間投与し，その後Mepro 10 mgを併用して7日間投与したときのPKパラメータについて評価した．Meproの併用下においてジゴキシンのPKプロファイルに重要な変化は認められなかった．治験総括報告書は，別添CSR1013で参照できる．

5.1.3.4 ワルファリン

MP1017試験では，12例の被験者にワルファリン5 mgを単独で1日1回7日間投与し，その後Mepro 10 mgを併用して7日間投与したときのPKおよび薬力学効果（プロトロンビン時間に関する国際標準比INRとして測定）について評価した．Mepro併用下においてもワルファリンのPKプロファイルは本質的に変化せず，INRの値にも変化はみられなかった．本試験の治験総括報告書は，別添CSR1017で参照できる．

5.1.3.5 メトトレキサート

MP1016では，12例の被験者にメトトレキサート7.5 mgを単独で単回投与した後，Mepro 10 mgとの単回併用によりPKへの影響を評価した．併用下においてもメトトレキサートのPKプロファイルは本質的に不変であった．本試験の治験総括報告書は，別添CSR1016で参照できる．

5.1.4 食事の影響

MP1005試験は，12例の被験者を対象に空腹時および食後にMepro 5 mgを単回投与したときのPKを評価するクロスオーバー試験である．空腹時と食後でPKパラメータに重要な差異は認められなかった．本試験の治験総括報告書は，別添CSR1005で参照できる．

5.1.5 地理的な地域
5.1.5.1 母集団薬物動態

MP3001試験で得られた300検体のうち，178検体は北アメリカ，122検体はヨーロッパで得られた．血

漿中濃度を比較した結果，地域間で差異は認められなかった（別添 CSR3001 参照）．

5.1.5.2 サブグループ解析

別添 AEGEO1.1 および別添 AEGEO1.2 には，データセット［第2/3相比較試験］におけるAEのうち，北アメリカおよびヨーロッパの治験実施施設で観察されたAEの要約をそれぞれ示した．

一般的に，AE発現率と，潜在的な副作用と考えられたAE発現率は，治療群によらず全体的に北アメリカよりもヨーロッパの方が低かった．これらの事象の発現率は，プラセボ群においても，北アメリカよりもヨーロッパの方が低かった．プラセボ，MeproおよびCOX間でのAE発現率の差異は，地理的所在に関わらず同程度であった．これは発現頻度の高い潜在的な副作用について，地域間での違いがみられなかったARRの結果と整合していた．

5.2 妊娠および授乳時の使用

5.2.1 非臨床データの要約

動物で生殖毒性を示す投与量をヒトに外挿して比較し，動物とヒトとの所見の関連を評価するために曝露量比を使用した．計算の結果，曝露量比は次のように分類された[12]．

- 10以下 – 懸念の増加
- 10超かつ25未満 – 懸念不変
- 25以上 – 懸念の減少

5.2.1.1 変異原性，生殖毒性

MeproはAmes試験で変異原性は認められなかった．チャイニーズハムスター卵巣の染色体異常分析，またはマウス骨髄の in vivo 試験において染色体異常誘発性は認められなかった．

Meproはラット50 mg/kg/日（曝露量比約35）までの経口投与で雌雄の生殖能に障害を与えなかった．

5.2.1.2 催奇形性

ウサギ器官形成期におけるMepro投与により，85 mg/kg/日超（曝露量比約60）の経口投与で心臓の心室中隔欠損（まれな事象），45 mg/kg/日（曝露量比約30）の経口投与で胎児死亡率が増加した．ラット器官形成期のMepro60 mg/kg/日以上（曝露量比40超）の経口投与で，融合肋骨と脊椎奇形を含む骨格異常が用量依存的に増加した．

5.2.1.3 催奇形性以外の影響

Meproはラット妊娠後期および授乳期の55 mg/kg/日（曝露量比約40）を超える経口投与で着床前および着床後の胚損失を引き起こし出生率と新生仔生存率を減少させた．これらの変化はプロスタグランジン合成阻害が原因と予想され，雌の生殖機能の永続的な変化の結果とは考えられなかった．NSAIDの薬効群の作用として動脈管閉鎖が知られているが，Meproの臨床試験では検討されなかった[9]．

また，Meproのラット胎盤関門の通過が観察された．

5.2.1.4 分娩と出産

Meproはラット42 mg/kg/日（曝露量比30）までの経口投与で，分娩や出産の遅延は認められなかった．

▶ **注釈**：Meproを投与されたラットで分娩や出産の遅延は認められなかったが，薬効群としてのNSAIDではこのような遅延が認められていることから，通常は薬効群に共通して認められる作用として承認条項に含める．

5.2.1.5 乳汁移行

Meproは血漿中濃度の1.5倍以上の濃度でラット乳汁中に排出される．

5.2.2 臨床試験における妊娠の報告とその転帰

臨床開発の期間中に6例の被験者が妊娠した．これら6例の妊婦のうち，3例はMepro群にランダム割付けされた被験者であり，2例はプラセボ，1例はCOXの投与を受けていた．加えて，臨床試験に参加した2例の男性被験者のパートナーがそれぞれ妊娠した．それらの男性患者のうちの1例はMeproの投与を受けており，別の1例はCOXの投与を受けていた．表AII5-2には，これら妊婦の一覧を示す．

これらの妊婦の簡略化した症例経過等の記述を以下に記載する（完全な症例経過等の記述は，別添 PREGNAR1.1参照）．

症例番号2003-0089（MP2003試験），25歳，白人女性．Mepro 5 mg投与群にランダム割付けされ，ビジット4で妊娠反応陽性となった．この被験者は投与開始から30日後に，本臨床試験への参加を中止した．この被験者は試験期間中，経口避妊薬を服用していたが，不注意から7日間ピルを中断しており，その間他の避妊手段もとっていなかった．彼女の最終月経は2006年8月11日であった．胎児への推定曝露期間は18日であった．これは被験者にとって初めての妊娠であり，彼女は人工妊娠中絶を選択した．

症例番号2003X-0506（MP2003X試験），32歳，黒人女性．MP2003試験においてMepro 10 mgの投与，長期投与試験（MP2003X試験）においてもMepro 10 mgの投与を継続しており，合計270日間投与を受け

表AII5-2 臨床開発中の妊娠の転帰

試験番号／症例番号	年齢／人種	投与群／治験薬への曝露	胎児の推定曝露期間	転帰
MP2003／2003-0089	25歳／白人	Mepro 5 mg／30日間	18日間	人工妊娠中絶
MP2003X／2003X-0506	32歳／黒人	Mepro 5 mg／30日間	84日間	正常出産
MP3002／3002-0618	31歳／白人	Mepro 5 mg／101日間	28日間	未熟分娩；新生児は生存；異常は報告されていない
MP3002／3002-0061	26歳／アジア人	プラセボ／70日間	22日間	正常出産
MP3002／3002-0024	36歳／黒人	プラセボ／80日間	45日間	死産
MP3003／3003-0098	18歳／白人	COX／55日間	28日間	自然流産
MP3002／3002-0725*	28歳／不明	Mepro 10 mg／116日間**	180日間	正常出産
MP3001／3001-0519*	不明／不明	COX／146日間**	不明	追跡不能

*男性被験者のパートナーの女性．
**治験薬の用量と期間は男性被験者のもの．
出典：PREGLIST1.1

ていた．彼女は，避妊のためペッサリーと殺精子剤を併用していた．この被験者は生理不順が続いていたが（最終月経は2005年12月2日），月経が2.5ヵ月間なかったため，妊娠検査薬を試すと結果は陽性であり，直ちに治験薬を中止するよう指示された．胎児への推定曝露期間は84日であった．これは被験者にとって2回目の妊娠であった．この被験者は正産期に女児を出産した（初回妊娠では，正産期に男児を出産している）．この新生児は小児科での1ヵ月検診で，正常な成長および発達が見られた．

症例番号3002-0618（MP3002試験），31歳，白人女性．Mepro 5 mgの投与を受けている．コンドーム使用と殺精子ゼリーで避妊していた．しかし，コンドームが破れたことが1回あり，その結果，被験者は妊娠した．被験者は101日目に試験への参加を中止した．最終月経は2006年10月12日であった．胎児への推定曝露期間は28日であった．彼女は妊娠34週で早産となり，2.4 kgの低出生体重児であったことを除けば正常な女児を出産した．1ヵ月後の経過観察においては，体重，身長，発達ともに正常であった．これは被験者にとって3回目の妊娠であった．初回妊娠は自然流産，2回目の妊娠では正産期に男児を出産している．特記すべき既往歴はなく，妊娠期間中妊婦用ビタミン剤以外の薬剤は併用していなかった．

症例番号3002-0061（MP3002試験），26歳，アジア人女性．プラセボ投与群にランダム割付けされた．投与開始70日後，ビジット 10の評価期間中に妊娠反応陽性となった．再検査も陽性であったため被験者は臨床試験への参加を中止した．この被験者の最終月経は2005年6月15日であり，胎児の曝露期間は22日と推定された．ペッサリーと殺精子ゼリーを併用して避妊していたが，避妊せずに複数回の性交を行っていた．妊娠経過は順調で，正常な男児を出産した．これは2回目の妊娠であった（初回妊娠でも，正産期に男児を出産している）．出産の1ヵ月後，体重，身長ともに正常域80％に入っており，発達も正常と報告された．

症例番号3002-0024（MP3002試験），36歳，黒人女性．プラセボ投与群にランダム割付けされた．月経が来ず，妊娠検査薬で妊娠が判明した．この被験者は80日目に試験への参加を中止した．最終月経は2005年2月1日であり，胎児の推定曝露期間は45日であった．コンドームや殺精子ゼリーで避妊していたが，最終月経の約2週後に一度，コンドームからの漏出に気付いた．妊娠経過は順調であったが，正産期に女児を死産した．彼女には糖尿病や高血圧の既往歴，違法薬物の使用歴や他の危険因子もなく，併用薬も総合ビタミン剤のみであった．肉眼では死産児，胎盤および臍帯に，明らかな異常は認められなかった．被験者は死産児の剖検を拒否した．これは被験者にとって4回目の妊娠であった．被験者は1回目および2回目の妊娠で，正産期に女児と男児をそれぞれ出産しており，3回目の妊娠では人工妊娠中絶を受けた．

症例番号3003-0098(MP3003試験)，18歳，白人女性．COX投与群にランダム割付けされ，ビジット4で妊娠反応陽性となり，55日目に試験への参加を中止した．胎児の推定曝露期間は28日であった．被験者はその7日後に自然流産した．コンドームと殺精子ゼリーで避妊していたが，何回か避妊せずに性交した．これは初めての妊娠であった．被験者は受胎したと予想される時期の前後に，（臨床試験では許可されていないにもかかわらず）マリファナたばこを吸ったことを認めている．このこと以外に特に注目すべき既往歴はなかった．

これ以降は，臨床試験に参加した2例の男性患者のパートナーである女性についての症例経過等の記述である．

症例番号3002-0725(MP3002試験においてMepro 10 mg投与群にランダム割付け)の被験者のパートナーの女性が，臨床試験の116日目に妊娠2ヵ月であることが判明した．彼女の最終月経は2005年3月5日であった．この妊娠の前3ヵ月間，避妊をしていなかった．彼女は，正産期に男児を出産した．これが初めての妊娠であった．

症例番号3001-0519(MP3001試験においてCOX 25 mg投与群にランダム割付け)の被験者が臨床試験に参加しているときに，そのパートナーの女性から妊娠が報告された．被験者はCOX投与群にランダム割付けされ，約146日間投与を受けたと推定された．この被験者が来院予定日に来院しなかったため，治験コーディネータが連絡をとったところ，ガールフレンドが妊娠していること，臨床試験から脱落することを伝え，電話を切ってしまったため，この妊娠に関してこれ以上の情報は得られなかった．あらゆる方法でこの被験者への連絡を試みたが失敗に終わり，追跡不能とみなされた．

➡ **注釈**：すべての妊娠について，完全で詳細な情報を得ることが重要である．被験者のパートナーの女性が妊娠した場合，女性の妊娠に関する情報は，パートナーの男性の生殖能に関する薬剤の有害な作用を否定するためにも調査すべきであろう．当該薬剤が外国で市販されている場合は，妊娠，分娩と出産，乳汁分泌および乳児の発育と成長に関連する市販後のあらゆる情報の概要もIASのこのセクションに記述するべきである．

NSAIDの胎児の心血管系に対する既知の作用（動脈管閉鎖のリスク）を考慮し，妊娠後期の3ヵ月間の使用は避けるべきである．分娩開始が遅れる可能性があり，これにより母子の出血傾向が増す期間が長くなる．患者における潜在的ベネフィットが，胎児に与える潜在的リスクを大きく上回る場合を除き，妊娠初期の6ヵ月および分娩時にはMeproの使用は避けるべきである[9]．授乳中の母親と保育中の新生児に対する潜在的リスクは，現時点においては特定できていない．

➡ **注釈**：妊娠と授乳に関するあらゆる市販後の情報の概要は，このセクションでまとめるべきである．ある薬効群に属する薬剤では，妊娠と乳汁分泌に関してクラスラベリング*が通常用いられる．

5.3 過剰摂取

5.3.1 臨床試験における過剰摂取の事例

Meproの過剰摂取に関する情報は限られており，現在まで臨床試験で報告された過剰摂取は2例のみである．これらの症例について，ここで簡潔に述べる．完全な症例経過等の記述は別添ODNAR1.1で参照できる．

64歳，黒人女性(症例番号3002-0104，MP3002試験)．Mepro 5 mg投与群にランダム割付けされていたが，40日目に誤って治験薬3錠(合計Mepro 15 mg)を服用した．この被験者はその時，眼鏡をかけていなかったため，降圧薬と間違えて治験薬を服用してしまった．被験者の電話連絡を受けた治験担当医師は，重度の腹痛，出血または他の心配な症状が現われた場合には救急を受診するよう指示した．さらに今後2日間は治験薬を服用しないように指示された．被験者は24時間後に軽度の消化不良を起こしたため，小さじ2杯のマーロックス（水酸化アルミニウムと水酸化マグネシウムの合剤）を服用し，これにより消化不良は同日中に回復した．この被験者からは他の症状は報告されず，その後治験薬の投与は継続され，他の症状を呈することなく本臨床試験を完了した．

34歳，白人男性(症例番号3001-0211，MP3001試験)．Mepro 10 mg投与群にランダム割付けされた．18日目に自宅アパートの床に意識不明で倒れていたところを被験者のガールフレンドにより発見された．そばにアンビエン（ゾルピデム）10 mgの空き瓶があった．瓶に記載された内容量は30錠で，同日に処方されていたことから，この被験者は30錠すべてを服用したと想定された．また，投与30回分の治

---

*【訳者注：ある特定の薬理作用を有する医薬品に共通すると思われる副作用に関して，それらに該当する複数の成分の添付文書を合わせて検討すること．】

験薬が入っていた空の包装シートも被験者のそばで見つかった．救急隊により，緊急治療室に移送されたが反応はなく，呼吸数は毎分6回（正常域12〜20回/分），心拍数120/分の頻脈であった．薬物スクリーニングのために血液と尿を採取し，血算，電解質，肝機能検査，ブドウ糖，BUNとクレアチニンを測定した．静脈内投与ルートを確保し，麻薬を過量服用していた場合に備えてナルカン（ナロキソン）を投与した．挿管して人工呼吸器をつけ，経鼻胃管を挿入して胃からの排液が透明になるまで胃洗浄を行った．その後，経鼻胃管より活性炭が投与された．直腸診では血便は見られなかった．被験者のガールフレンドは，被験者が最近仕事を解雇され非常に落胆していたことを緊急治療室の職員に伝えた．彼女が被験者に最後に会って話をしたのは，救急医療隊員を呼ぶ8時間前であった．治療と経過観察のため集中治療室に入院させた．24時間以内に意識が回復し，自発呼吸が可能となったため，人工呼吸器が外された．ALT（200 U/L－正常範囲5〜40 U/L）とAST（220 U/L－正常範囲5〜35 U/L）は一過性に上昇したが，48時間以内には正常化した．総ビリルビン値は常に正常範囲内であった．集中治療室に入院した2日後には容態は安定し，精神科病棟に移送され自殺防止のための管理下に置かれた．被験者は，意識消失前にゾルピデム30錠と治験薬12錠（Mepro 120 mg）を服用したと職員に話した．プロザック（フルオキセチン）によるうつ病の治療と精神医学的カウンセリングを受け，過剰摂取の影響から完全に回復して2週後に退院した．この被験者の最後の治験薬服用日は18日目であった．治験担当医師はこのうつ病がMeproに起因するものとは考えなかった．

> **注釈**：その薬が他の国で市販されている場合には，市販後のすべての過剰摂取／投薬ミスの事例はこのセクションに要約するべきである．

5.3.2 過剰摂取に対する処置

Meproの過剰摂取に対する処置についての情報は特には得られておらず，解毒剤は知られていない．過剰摂取の場合には，一般的な対症療法の適応が推奨される．胃洗浄，活性炭の投与，および浸透圧性下剤の使用は，過剰摂取からの時間とその投与量により必要となる可能性があるが，前向き研究で検討されたものではない．Meproはタンパク結合率が高いため，強制利尿，尿のアルカリ化，血液透析および血液灌流は有用ではない可能性がある．

5.4 薬物乱用

5.4.1 非臨床データ

非臨床試験において，Meproが気分に影響を与えたというエビデンス，中枢神経系を刺激あるいは抑制したというエビデンスは得られていない．ラットでの試験（非臨床試験M2012）において，Meproの投与は脳の腹側被蓋野における電気刺激の報酬効果に対する感度の上昇を示さなかった．これは顕著に感度の上昇を示すアンフェタミンやコカインの投与後とは対照的であった（別添NONCLINOV1.0参照）．

5.4.2 臨床データ

非臨床試験において薬物乱用に関するシグナルは見つからなかったため，乱用に関する臨床試験は実施しなかった．しかし，［第2/3相比較試験］で報告された，潜在的な乱用に関わることの多いAEをレビューした．これらのAEの要約を表AII5-3に示した．

浮動性めまい，傾眠，および鎮静以外にもいくつかのAEが報告された．潜在的に薬物乱用に関連するAE発現率は治療群によらず同程度であった．Mepro 10 mgを投与された1例（症例番号2003X-0601，MP2003X試験）で発症した躁病は，薬物乱用によるものとは見なされなかった．この症例については2.5「その他の重篤な有害事象」にまとめた．

すべての過剰摂取例について，薬物乱用の可能性が検討されたが，そのような事例は特定されなかった（5.3.1を参照）．

［すべての第2/3相試験］，［すべての第1相試験］においては，薬物乱用の事例は報告されなかった．

> **注釈**：表AII5-3で示したAEの選択は臨床的判断に基づく任意のものであり，会社ごとに変わる可能性がある．この選択が懸念となってはならない．どのような事象を選択したかを明らかにしておくことで，審査官が解析を行なうときに，どのような事象を含め，除外し，もしくは追加すべきかを審査官自身で判断できる．その薬が市販されている場合，薬物乱用に関するあらゆる市販後報告は，このセクションに要約するべきである．

5.5 禁断症状とリバウンド

5.5.1 臨床試験

Meproの残存効果期間は約7日間と推定されている．残存効果期間とはMepro濃度がまだ検出可能な

表AII5-3 薬物依存に関連する可能性のある有害事象の要約－データセット[第2/3相比較試験]

有害事象 MedDRA PT	プラセボ N=2200	M≦5 mg N=2450	M=10 mg N=2400	M=15 mg N=325	M合計 N=5175	COX N=2225
薬物依存に関係する可能性のあるすべての有害事象	517(23.5%)	600(24.5%)	519(21.6%)	69(21.1%)	1188(23.0%)	521(23.4%)
傾眠	80(3.6%)	136(5.6%)	75(3.1%)	13(4.0%)	224(4.3%)	68(3.1%)
鎮静	98(4.5%)	118(4.8%)	87(3.6%)	13(4.0%)	218(4.2%)	114(5.1%)
浮動性めまい	339(15.4%)	358(14.6%)	362(15.1%)	43(13.2%)	763(14.7%)	334(15.0%)
幻覚	1(<0.1%)	0	1(<0.1%)	0	1(<0.1%)	0
注意力障害	0	0	0	0	0	0
錯乱状態	0	0	0	0	0	0
異常感	4(0.2%)	3(0.1%)	0	0	3(0.1%)	3(0.1%)
失見当識	0	0	0	0	0	0
記憶障害	1(<0.1%)	1(<0.1%)	1(<0.1%)	0	2(<0.1%)	1(<0.1%)
精神運動亢進	0	0	0	0	0	0
気分変化	0	0	0	0	0	0
躁病	0	0	1(<0.1%)	0	1(<0.1%)	0
誇大妄想	1(<0.1%)	0	0	0	0	0
酩酊感	0	0	0	0	0	0
びくびく感	0	0	1(<0.1%)	0	1(<0.1%)	0
白昼夢	0	0	0	0	0	0
多幸気分	0	0	0	0	0	0
高揚状態	0	0	0	0	0	1(<0.1%)
気分動揺	1(<0.1%)	0	0	0	0	0
不相応な情動	0	0	0	0	0	1(<0.1%)

M：Mepro．
出典：別添AE3.1

期間と定義される．この推定値は本剤の体内からの消失速度に基づく．Meproの7日間の残存効果期間に基づき，治療後の観察期間はMeproの最終投与日から8日以降と規定されていた．

Meproの最終投与日の8日以降に生じたAE，あるいはMeproの最終投与日の8日以降に重症度が悪化したAEについて解析した．

➡ **注釈**：1.2.2において，試験治療下で発現したAE(TEAE)を，(1)試験治療期間中あるいは薬剤の効果が残存する期間に発現したAE，あるいは(2)ベースラインで存在したAEが試験治療期間中あるいは薬剤の効果が残存する期間に重症度が悪化したAEと定義した．速やかに体内から消失する薬物については，残存効果期間は無視でき，最終投与に近い時点までとなる．このような場合，残存効果期間はTEAEの特定には重要ではなく，治療後の観察期間は治験薬の最終投与後の期間として定義される．体内からの消失が遅く継続的に作用を起こし得る血中濃度を保つ薬剤では，残存効果期間はTEAEを特定するときや，治療後の観察期間を規定するときに重要な検討事項となる．禁断症状／リバウンドの可能性を評価する際，残存効果期間が長い薬剤では禁断症状／リバウンドの可能性は低いが，残存効果期間が短い薬剤では禁断症状／リバウンドの可能性が高い．

最終投与日から30日以内に報告されたすべてのSAEも評価した．

別添PTAE1.1，PTAE1.2，PTAE1.3には，データセット[第2/3相比較試験]，[すべての第2/3相試験]，[すべての第1相試験]それぞれについて，治験薬の最終投与日から8日目以降に発生した投与終了後のAEがまとめられている．[第2/3相比較試験]，

表AII5-4　発現率1％以上（Mepro投与群全体）の治療終了後（最終投与8日後以降に発現）の有害事象 ーデータセット［第2/3相比較試験］

有害事象 MedDRA PT	プラセボ N=1763	M≦5 mg N=2124	M=10 mg N=1998	M=15 mg N=276	M合計 N=4398	COX N=1911
すべての治療終了後有害事象	389(22.1%)	658(31.0%)	829(41.5%)	116(42.0%)	1603(36.4%)	764(40.0%)
頭痛	92(5.2%)	168(7.9%)	182(9.1%)	26(9.4%)	376(8.5%)	136(7.1%)
関節痛	71(4.0%)	176(8.3%)	174(8.7%)	25(9.1%)	375(8.5%)	140(7.3%)
疼痛	37(2.1%)	100(4.7%)	116(5.8%)	19(6.9%)	235(5.3%)	96(5.0%)
関節炎	21(1.2%)	70(3.3%)	102(5.1%)	16(5.8%)	188(4.3%)	71(3.7%)
浮動性めまい	35(2.0%)	45(2.1%)	38(1.9%)	5(1.8%)	88(2.0%)	38(2.0%)
不眠症	23(1.3%)	26(1.2%)	18(0.9%)	3(1.1%)	47(1.1%)	19(1.0%)
鼻咽頭炎	19(1.1%)	19(0.9%)	20(1.0%)	3(1.1%)	42(1.0%)	17(0.9%)

M：Mepro
出典：別添PTAE1.1

［すべての第2/3相試験］，［すべての第1相試験］それぞれについて，投与終了後のAEの重症度は別添PTAE2.1，PTAE2.2，PTAE2.3で参照できる．

表AII5-4は，［第2/3相比較試験］における，(Mepro投与群全体での)発現率が1％以上の投与終了後のAEの要約である．投与終了後のAEに関する情報は，プラセボ投与群，Mepro投与群，COX投与群のそれぞれ80.1％，85.0％，85.9％の被験者から得られた．

Mepro投与群とCOX投与群では，疼痛関連（頭痛を含む）および関節炎関連（関節痛を含む）の投与終了後のAEがプラセボと比較して高い割合であった．Mepro投与群においては，これらの事象の発現率は用量依存的であった．MeproとCOXは関節炎の治療や疼痛管理に有効であるため，これらの所見は予測可能なものであった．すなわち，有効な治療が中止されたときには，この種の事象が増加することは予想される．さらに，これらの事象の重症度は軽度から中等度であり，重篤な事象はないことから，これらの事象は禁断症状やリバウンドとは考えられない．投与終了後の追跡期間において禁断症状/リバウンドによると考えられる重篤なAEまたは死亡は報告されなかった．

SMQ「薬物離脱」に含まれるあらゆるAE名を安全性データベース上で検索したが，このSMQに含まれるAE名は見つからなかった．

➡ **注釈**：その薬が市販されている場合には，市販後に報告されたな禁断症状やリバウンドに直接関連する情報は本セクションにまとめるべきである．

5.6　自動車の運転および機械操作に対する影響および精神機能の障害

5.6.1　非臨床試験

非臨床試験において，中枢神経系，協調運動または視覚に関する有害反応は認められなかった（別添NONCLINOV1.0参照）．

5.6.2　臨床試験

自動車の運転，機械操作，および精神的機能障害に関するMeproの潜在的リスクを特定するため，次の4つの領域を評価した．(1)中枢神経系への作用と精神的機能障害，(2)協調運動異常，(3)視覚障害，(4)事故関連事象．

検索条件にはデータセット［第2/3相比較試験］で見られた次の事象名を含めた．

- 精神的機能障害についてはMedDRA HLTの「錯乱および失見当識」，「意識障害NEC」，「記憶喪失（認知症を除く）」，「精神的機能障害（認知症および記憶喪失を除く）」．
- 協調運動関連事象についてはMedDRA HLTの「小脳協調性およびバランス障害」，および「回転性眩暈NEC」．
- 視覚障害異常についてはMedDRA HLGTの「視覚障害」．
- 事故関連事象についてはMedDRA PTの「事故」，「労働災害」，「家庭内事故」，「交通事故」，および「転倒・転落」．

1例の被験者から同一のPTが複数回報告された場合，または複数のPTがHLTやHLGTで報告された場合，その被験者は一度だけカウントした．

表AII5-5　精神的機能障害，協調，視覚障害，事故による外傷に関連した有害事象の要約－データセット［第2/3相比較試験］

	プラセボ N=220	M≦5 mg N=2450	M=10 mg N=2400	M=15 mg N=325	M合計 N=5175	COX N=2225
錯乱および失見当識（HLT）	2(0.1%)	1(<0.1%)	1(<0.1%)	1(0.3%)	3(0.1%)	2(0.1%)
意識障害NEC（HLT）	11(0.5%)	15(0.6%)	12(0.5%)	1(0.3%)	28(0.5%)	9(0.4%)
記憶喪失（認知症を除く）（HLT）	15(0.7%)	15(0.6%)	19(0.8%)	2(0.6%)	36(0.7%)	13(0.6%)
精神的機能傷害（認知症および記憶喪失を除く）（HLT）	7(0.3%)	7(0.3%)	5(0.2%)	1(0.3%)	13(0.3%)	9(0.4%)
小脳性協調性およびバランス障害（HLT）	2(0.1%)	5(0.2%)	2(0.1%)	0	7(0.1%)	4(0.2%)
回転性眩暈NEC（HLT）	2(0.1%)	3(0.1%)	2(0.1%)	0	5(0.1%)	3(0.1%)
視覚障害（HLGT）	20(0.9%)	29(1.2%)	19(0.8%)	2(0.6%)	50(1.0%)	24(1.1%)
事故（PT）	4(0.2%)	5(0.2%)	7(0.3%)	0	12(0.2%)	7(0.3%)
家庭内事故（PT）	0	0	0	0	0	0
労働災害（PT）	0	0	0	1(0.3%)	1(<0.1%)	1(<0.1%)
交通事故（PT）	2(0.1%)	0	1(<0.1%)	1(0.3%)	2(<0.1%)	0
転倒・転落（PT）	9(0.4%)	5(0.2%)	5(0.2%)	2(0.6%)	12(0.2%)	9(0.4%)

M：Mepro
出典：別添PTAE1.1．

　解析結果は別添DRIVE1.1で参照でき，表AII5-5に要約を示した．

　治療群間で差はみられなかった．治療に関連ありと考えられたSAEが1例だけ発現した．これはプラセボ投与群の被験者（症例番号3002-1901，MP3002試験）で報告された記憶喪失の症例であり，2.5「その他の重篤な有害事象」で考察した．

5.7　特別な患者集団および状況下における安全性のまとめ

　軽度から中等度の肝障害をもつ患者や，Meproをフルコナゾールと併用している患者では，男性に比べて女性で血漿中Mepro濃度が高いことが示された．Mepro群およびCOX群をプラセボ投与群と比較した場合，発現頻度の高い潜在的な副作用の発現率とARRは，PUB症状を除いて，男性よりも女性の方が高かった．Meproの投与を受けている女性では，同じ用量の投与を受けている男性よりも血漿中濃度が高いためにPUB症状のリスクも高いと予想された．PUB症状の発現率と寄与危険度は，年齢に関するサブグループ解析においても，Mepro治療中の高齢者と非高齢者の間で重要な差は示されなかった．現時点で，女性および高齢者のPUB症状のリスクが，他のNSAIDと比較してMeproで異なるかを判定するにはデータが不十分である．発現頻度の高い潜在的な副作用のリスク・プロファイルやARRは，白人と黒人との間で違いは見られなかった．他の人種の症例が非常に少数であったため，これらの事象のリスク・プロファイルが他の人種集団で異なるかを判定することはできない．白人において光線過敏症の発現リスクの増加がみられたが，この所見をより明確にするためには，より多くのデータが必要である．HLA-B B*1502対立遺伝子（フェニトインおよびカルバマゼピンへの曝露によりスティーブンス・ジョンソン症候群のリスクが増加することで知られている遺伝子）が陽性であったアジア人女性の1例でSJSが報告されている．この症例ではペニシリン（SJS発現をもたらす薬物の一つ）の併用が交絡していた．しかし，利用可能な症例情報に基づく限り，Meproとの因果関係を完全に否定することはできない．発現頻度の高い潜在的な副作用の発現率とARRは，北アメリカ人とヨーロッパ人とで地域間の違いは見られなかった．

　女性患者の治療導入時，軽度から中等度の肝障害患者，およびフルコナゾールを服用している患者に対しては，最低推奨用量である5 mgが推奨される．

　Meproとの併用によりリチウム濃度の増加がみられた．リチウム服用中の患者では，Meproの導入時および離脱時には詳細なモニタリングを行うべきである．メトトレキサート，ジゴキシンまたはワルファリンを服用した患者のPKプロファイルには，検出可能な変化はみられず，Meproとワルファリンの併用においても国際標準比INRの臨床的に重要な変化はみられ

なかった．MeproのPKは食事の有無に関わらず一定であった．

Meproには変異原性および染色体異常誘発性は見られなかった．Meproの投与を受けていた女性3例とMepro投与中の男性のパートナーの女性1例が妊娠した．Meproに関連する妊娠への悪影響を示す結果は見つからなかった．しかし，妊娠件数が少数であったことと薬への胎児の曝露期間が短かったことから，現時点においてはMeproの曝露を受けたヒトの妊娠に関わるリスクの評価は不可能である．

NSAIDの胎児の心血管系に対する既知の作用（動脈管早期閉鎖のリスク）を考慮し，妊娠後期の3ヵ月間の使用は避けるべきである．分娩開始が遅れる可能性があり，これにより母子の出血傾向が増加する期間が長くなる．患者における潜在的ベネフィットが，胎児に与える潜在的リスクを大きく上回る場合を除き，妊娠初期の6ヵ月および分娩時にはMeproの使用は避けるべきである．

ラットの乳汁中のMepro濃度は血漿中濃度の1.5倍であった．Meproのヒトの乳汁分泌への影響に関する情報や，ヒトの母乳中に排泄されるかどうかに関する情報は得られていない．このため，授乳中の母親と哺乳中の乳児に対する潜在的リスクは現時点において特定できていない．

過剰摂取に関する報告は2例のみであった．1例の過剰摂取は，Meproの最大推奨用量10 mgの1.5倍を服薬した．2例目は，最大推奨用量の12倍が摂取された．両患者はいずれも有害な残存効果を報告することなく完全に回復した．Meproの過剰摂取と，その対処に関する情報は，現時点では限られている．

非臨床および臨床データにより，Meproが乱用される潜在的可能性は低い．Meproによる治療を中止した際の禁断症状およびリバウンドは観察されていない．

Meproは精神機能，協調運動または視覚に対する有害な作用を示さなかった．従って，自動車の運転能力や機械操作能力を妨げるものではないと考えられる．

■ 6 市販後データ

本薬が販売されている国はない．従って，市販後データは存在しない．

➡ **注釈**：本薬が上市されている場合には，SAE報告，潜在的に重篤な薬物相互作用，サブグループにおけるあらゆる所見を含む，市販後の安全性報告を本セクションにまとめるべきである．この場合，推定曝露と曝露の計算に用いた方法の記載も必要である[1]．

➡ **注釈**：これでIASは完結である．IASの情報は申請資料におけるリスク・ベネフィットのセクション[1,2]，安全性の概要[1]，リスク管理計画(RMP)，リスク評価およびリスク管理戦略(REMS)[13,14]，企業中核データシート(CCDS)，企業中核安全性情報(CCSI)[15]および処方情報（たとえば，日本の添付文書，米国のパッケージインサート，EU医薬品の製品概要:SmPC[16,17]）に用いられる．リスク管理計画におけるMeproの主要なリスクと課題は付録Ⅰ，MeproのCCSIは付録Ⅲを参照のこと．

参考文献

1. International Conference on Harmonisation of Technical Requirements for Registration of Pharmaceuticals for Human Use. The Common Technical Document for the Registration of Pharmaceuticals For Human Use—Efficacy—M4E（R1）. Clinical Overview and Clinical Summary of Module 2 Module 5: Clinical Study Reports. Geneva, Switzerland: ICH Secretariat; September 2002. http://www.ich.org/fileadmin/Public_Web_Site/ICH_Products/CTD/M4__R1__Efficacy/M4E__R1_.pdf Accessed December 1, 2011.

2. Center for Drug Evaluation and Research, Food and Drug Administration, Department of Health and Human Services. Guideline for the Format and Content of the Clinical and Statistical Sections of an Application. July 1988. http://www.fda.gov/downloads/Drugs/GuidanceComplianceRegulatoryInformation/Guidances/UCM071665.pdf. Accessed May 4, 2010.

3. Guidance for Industry—Drug-Induced Liver Injury: Premarketing Clinical Evaluation. Washington, DC: US Department of Health and Human Services, Food and Drug Administration, Center for Drug Evaluation and Research (CDER), Center for Biologics Evaluation and Research (CBER). July 2009. http://www.fda.gov/downloads/Drugs/GuidanceComplianceRegulatoryInformation/Guidances/UCM174090.pdf. Accessed May 4, 2010.

4. Supplementary Suggestions for Preparing an Integrated Summary of Safety Information in an Original NDA Submission and for Organizing Information in Periodic Safety Updates (Leber guidelines). Rockville, MD: US Food and Drug Administration; 1987.
5. The Consensus Committee of the American Autonomic Society and the American Academy of Neurology. Consensus statement on the definition of orthostatic hypotension, pure autonomic failure, and multiple system atrophy. Neurology. 1996;46:1470.
6. International Conference on Harmonisation of Technical Requirements for Registration of Pharmaceuticals for Human Use. Clinical Evaluation of QT/QTc Interval Prolongation and Proarrhythmic Potential for Non-Antiarrhythmic Drugs E14. Geneva, Switzerland:ICH Secretariat; May 2005. http://www.ich.org/fileadmin/Public_Web_Site/ICH_Products/Guidelines/Efficacy/E14/Step4/E14_Guideline.pdf. Accessed December 26, 2011.
7. Center for Drug Evaluation and Research, Food and Drug Administration, Department of Health and Human Services. Guideline for Conducting a Clinical Safety Review of a New Product Application and Preparing a Report on the Review. February 2005. http://www.fda.gov/downloads/Drugs/GuidanceComplianceRegulatoryInformation/Guidances/ucm072974.pdf. Accessed May 4, 2010.
8. International Conference on Harmonisation of Technical Requirements for Registration of Pharmaceuticals for Human Use. The Extent of Population Exposure to Access Clinical Safety for Drugs Intended for Long-Term Treatment of Non-life-threatening Conditions E1. Geneva, Switzerland: ICH Secretariat; October 1994. http://www.ich.org/fileadmin/Public_Web_Site/ICH_Products/Guidelines/Efficacy/E1/Step4/E1_Guideline.pdf Accessed December 1, 2011.
9. Proposed NSAID package insert labeling template1. http://www.fda.gov/downloads/Drugs/DrugSafety/download/ucm106230.pdf. Accessed May 4, 2010.
10. Locharernkul C, Loplumlert J, Limotai C, et al. Carbamazepine and phenytoin induced Stevens-Johnson syndrome is associated with HLA-B*1502 allele in Thai population. Epilepsia. 2008; 49:2087-2091.
11. International Conference on Harmonisation of Technical Requirements for Registration of Pharmaceuticals for Human Use. The Nonclinical Evaluation of the Potential for Delayed Ventricular Repolarization (QT Interval Prolongation) by Human Pharmaceuticals S7B. Geneva, Switzerland: ICH Secretariat; May 2005. http://www.ich.org/fileadmin/Public_Web_Site/ICH_Products/Guidelines/Safety/S7B/Step4/S7B_Guideline.pdf Accessed December 1, 2011.
12. Center for Drug Evaluation and Research, Food and Drug Administration, Department of Health and Human Services. Draft Guidance: Reviewer Guidance Integration of Study Results to Assess Concerns About Human Reproductive and Developmental Toxicities. October 2001. http://www.fda.gov/downloads/GuidanceComplianceRegulatoryInformation/Guidances/UCM079240.pdf. Accessed May 4, 2010.
13. Volume 9A of the Rules Governing Medicinal Products in the European Union—Guidelines on Pharmacovigilance for Medicinal Products for Human Use. Vol. 9A. September 2008. http://ec.europa.eu/enterprise/sectors/pharmaceuticals/documents/eudralex/index_en.htm. Accessed May 4, 2010.
14. The Food and Drug Administration Amendments Act. Public Law 110-85, September 27, 2007. http://frwebgate.access.gpo.gov/cgi-bin/getdoc.cgi?dbname=110_cong_public_laws&docid=f:publ085.110. Accessed May 4, 2010.
15. International Conference on Harmonisation of Technical Requirements for Registration of Pharmaceuticals for Human Use. Clinical Safety Data Management: Periodic Safety Update Reports for Marketed Drugs E2C (R1). Geneva, Switzerland: ICH Secretariat; November 2005. http://www.ich.org/fileadmin/Public_Web_Site/ICH_Products/Guidelines/Efficacy/E2C/Step4/E2C_R1__Guideline.pdf Accessed December 1, 2011.

16. Code of Federal Regulations. PART 201—LABELING, Subpart B–Labeling Requirements for Prescription Drugs and/or Insulin, Sec. 201.57 Specific requirements on content and format of labeling for human prescription drug and biological products described in 201.56 (b) (1). April 2009. http://www.accessdata.fda.gov/scripts/cdrh/cfdocs/cfcfr/CFRSearch.cfm?fr=201.57. Accessed May 4, 2010.
17. A Guideline on the Summary of Product Characteristics. September 2009. http://ec.europa.eu/enterprise/sectors/pharmaceuticals/documents/eudralex/vol-2/index_en.htm. Accessed May 4, 2010.

付録 III

企業中核安全性情報―MEPRO

➥ **注釈：**これはMEPROの最初の企業中核安全性情報(Company Core Safety Information：CCSI)で，非臨床試験と臨床試験の結果ならびにNSAIDの効能が盛り込まれている．ひとたび市販されると，CCSIは市販後の経験から得られる新しい安全性情報に基づいて改訂されるだろう．CCSIの様式は，EU医薬品の製品概要(Summary of Product Characteristics：SmPC)の一部とNSAIDのFDAのテンプレートによる分類表示の一部に基づいた[1,2]．CCSIは企業によって用意されるもので，処方情報／製品承認条項(製品特性の要旨，データシートや添付文書とも呼ばれる)と混同しないようにする．処方情報／製品承認条項は，各々の国の規制当局による承認が必要である．CCSIは，市販医薬品に対する定期的安全性最新報告(PSUR)を準備するために必要なものであり，PSURにおいて，CCSIは，その副作用がすでに「記載されている」か，あるいは「未記載」かを判断する基礎となる．「記載されている」事象は，性質，重症度，特異度と転帰がCCSIの情報と一致する．「未記載」の事象は，性質，重症度，特異度と転帰がCCSIの情報と一致しない[3,4]．各国において承認された処方情報／製品承認条項は，その様式と内容が異なる場合があり，また一部の国では，有害事象が既知か未知かを決定する参考資料として用いられている．CCSIはその国の言語で記載されることになっているが，多くの場合英語で記載される．

■ 1 医薬品名

MEPRO 5 mg
MEPRO 10 mg

■ 2 成分と含有量

Meproamine Dihydroacetate；5 mg錠
Meproamine Dihydroacetate；10 mg錠

■ 3 剤型

経口投与

5 mg錠－片面に「MEPRO 5」と刻印され，その裏面に割線が刻まれ薄い紫色のフィルムでコーティングされた錠剤．
10 mg錠－片面に「MEPRO 10」と刻印され，その裏面に割線が刻まれ薄緑色のフィルムでコーティングされた錠剤．

■ 4 臨床的な詳細

4.1 治療上の適用

MEPRO錠は，慢性関節リウマチの徴候や症状の軽減の治療に適用される．

4.2 用法・用量

経口投与
MEPRO 5 mg錠または10 mg錠は，1日1回朝の処方に従って投与される．

4.2.1 推奨用量

成人のMEPRO推奨用量は1日1回朝5 mgまたは10 mg投与．症状の管理に必要な最小有効量を使用することにより，望ましくない作用を最低限に抑えることができる．

4.2.2 特別な患者集団

4.2.2.1 高齢者

高齢者は重篤な結果あるいは副作用のリスクが高い．MEPROの使用が必要と考えられる場合には，1日1回5 mgで治療を開始する．NSAID治療の間，定期的に胃腸穿孔，潰瘍，出血（PUB症状）のモニタリングを行なうべきである．

4.2.2.2 女性

MEPRO 5 mgを単回投与された女性は，男性と比較して約50％高いCmax値を示した．女性に対してMEPROは最小有効量で導入するべきである．

4.2.2.3 小児と若年層

18歳未満におけるMEPROの安全性と有効性は十分な評価が得られていない．

4.2.2.4 肝障害患者

軽度から中等度の肝障害患者においてMEPROの代謝は低下する．軽度から中等度の肝障害患者に対しては5 mgの服用とし，定期的にモニタリングを行うべきである．重度の肝障害患者についての調査は実施していない．

4.2.2.5 腎障害患者

健常人と軽度から中等度の腎障害患者のPKプロファイルに違いが見られなかったことから，投与量の調節は不要である．重度の腎障害患者を対象とした試験は実施していない．

4.3 禁忌

Meproamine Dihydroacetateに対する過敏症をもつ患者に対するMEPROの投与は禁忌とする．

アスピリンあるいは他のNSAID服用後に喘息，蕁麻疹あるいはアレルギー用反応を呈した患者に対してMEPROは投与しないこと．そのような患者において，NSAIDに対し，重大で，まれに死に至るアナフィラキシー様反応が報告されている．

冠動脈大動脈バイパス移植術の周術期における疼痛管理に対するMEPROの投与は禁忌とする．

4.4 使用上の特別な警告と注意

4.4.1 心血管系作用

最大3年間にわたるいくつかのCOX-2選択的あるいは非選択的なNSAIDの臨床試験において，死に至るような重大な心血管系血栓イベント，心筋梗塞および脳梗塞のリスクの増加が示されている．すべてのNSAID，（COX-2選択的または非選択的のNSAID）について同様のリスクがあるとみられる．心血管系疾患あるいはそのリスク因子を持つ患者は，より高いリスク集団であるとみられる．NSAIDによる心血管系イベントの潜在的リスクを最小限にするため，最小有効量を可能な限り短期間使用するべきである．医師や患者は事前に心血管イベントの徴候がみられなくても，そのような事象の進行に対して警戒すること．患者には重大な心血管イベントの徴候や症状と，それらが起こった場合の経過について十分な情報を与えること．

アスピリンの併用が，NSAIDの使用に関連する重篤な心血管血栓イベントのリスクの増加を軽減するという一貫した証拠はない．アスピリンとNSAIDの併

用は，重篤な胃腸障害のリスクを増加させる．

冠動脈バイパス移植手術による，最初の10〜14日における痛みの治療効果を検討したCOX-2選択NSAIDの二つの大規模な比較臨床試験の結果は，心筋梗塞と脳卒中の発現率の増加を示した．

4.4.2 高血圧

MEPROを含むNSAIDは高血圧の新規発症や既往症の悪化につながり得る．また，それが心血管イベントの発現率上昇に寄与する可能性が考えられる．チアジドまたはループ利尿薬を服用している患者は，NSAID服用中には十分な利尿効果が得られなかった．MEPROを含むNSAIDは高血圧患者に対して慎重に使用すること．NSAID治療開始時から治療経過中は詳細に血圧のモニタリングを行うこと．

4.4.3 うっ血性心不全と浮腫

NSAIDを服用する数名の患者で，体液貯留と浮腫が認められている．体液貯留や心不全をもつ患者に対しては，MEPROを慎重に使用すること．

4.4.4 胃腸に対する影響－潰瘍，出血，穿孔のリスク

MEPROを含むNSAIDは，胃や小腸あるいは大腸における炎症，出血，潰瘍そして穿孔を含む重篤な胃腸障害を起こす可能性があり，死に至る場合もある．NSAID服用中の患者においては，警告症状の有無によらず，これらの重篤な有害事象はいつでも起こり得る．NSAID治療中に重篤な上部胃腸障害を発症した患者5例中，1例だけが前兆を示した．NSAIDに起因する上部胃腸潰瘍，出血あるいは穿孔は3〜6ヵ月間治療した患者の約1%，1年間治療した患者の約2〜4%の患者に起こる．使用期間が長くなるほど治療中に重篤な胃腸障害が進行する可能性が高くなる傾向がある．しかし，短期の治療でもリスクがないとは言えない．

潰瘍疾患や胃腸出血の既往歴がある場合には，NSAIDを慎重に処方すべきである．消化性潰瘍疾患あるいは胃腸出血の既往があるNSAID使用患者は，リスク因子の既往歴のない患者と比較して，胃腸出血を引き起こすリスクが10倍高い．NSAID投与中の患者において胃腸出血のリスクを高めるその他の因子としては，経口ステロイドや抗凝固薬の併用，NSAIDの長期投与，喫煙，飲酒，高齢，そして全体的に健康状態が悪い場合が挙げられる．死亡に至った胃腸障害の自発報告の多くは，高齢者や衰弱した患者からのもので，これら集団の治療に際しては特に注意を払う必要がある．

NSAID投与中の患者における有害な胃腸障害の潜在的リスクを最小限に抑えるため，可能な限り最小有効量を短期間だけ使用すること．NSAID投与中，患者と医師は胃腸潰瘍と胃腸出血の徴候や症状を警戒し，重篤な胃腸障害が疑われた場合は，すぐに追加の診察と治療を行うこと．重篤な胃腸障害が消失するまで，NSAIDの投与は中止する．高リスク患者に対しては，NSAIDではない代替療法を検討するべきである．

4.4.5 腎臓に対する影響

NSAIDの長期間投与は腎乳頭壊死とその他の腎障害を引き起こす．腎プロスタグランジンが腎かん流維持としての代償的な役割を果たしている患者においても腎毒性が観察される．これらの患者では，NSAIDの投与が用量依存的にプロスタグランジンを生成させ，二次的に，腎血流における顕性腎不全が起きる可能性がある．このリスクが高いのは，腎機能障害患者，心不全患者，肝機能障害患者，利尿薬とACE阻害薬服用患者，そして高齢者である．多くの場合，NSAID投与中止後には投与前の状態に回復する．

4.4.6 進行性の腎疾患

進行性の腎疾患を伴う患者に対するMEPROの投与について，比較対照試験から有用な情報は得られていない．したがって，進行性の腎障害を伴う患者に対するMEPROの投与は推奨しない．MEPRO投与を導入しなくてはならない場合は，患者に対する腎機能の詳細なモニタリングを推奨する．

4.4.7 アナフィラキシー様反応

その他のNSAIDの場合，MEPROへの事前投与がない患者において，アナフィラキシー様反応が起こる可能性がある．アスピリン三徴（喘息，鼻ポリープ，アスピリン過敏）の患者にMEPROは投与すべきでない．通常，鼻ポリープの有無にかかわらず鼻炎となった喘息患者，あるいはアスピリンやその他のNSAIDの服用後に重篤な致死性の気管支けいれんを示す喘息患者において，アナフィラキシー様反応が起こる．発現した場合には，緊急治療が必要となる．

4.4.8 皮膚反応

MEPROを含むNSAIDは，剝脱性皮膚炎，スティーブンス・ジョンソン症候群（SJS），中毒性表皮壊死融解症のような死亡に至る重篤な皮膚の有害事象を起こす可能性がある．これらの重篤な症状は，前兆なしに起こる可能性がある．患者には重篤な皮膚症状の徴候と症状について十分な情報が与えられるべきであり，発疹やその他のいかなる過敏症の初回発現時には，薬剤の使用を中止すること．

4.4.9 使用上の注意

4.4.9.1 一般

MEPROは副腎皮質ステロイドの代替治療にはならない．副腎皮質ステロイドの効果不足を補う治療効

果は期待できない．副腎皮質ステロイドの突然の投与中止は症状の悪化を起こす可能性がある．副腎皮質ステロイドの長期投与を行っている患者は，副腎皮質ステロイドの投与中止の際は，用量を漸減すること．

発熱と炎症を抑えるMEPROの薬理活性は，非感染性の疼痛に合併する発熱や炎症のような診断徴候を軽減させる可能性がある．

4.4.9.2 肝臓に対する影響

1項目以上の肝機能検査値の異常上昇が，MEPROを含むNSAID投与患者の最大15％に起こり得る．これらの異常値は，治療の継続で進行したり，不変であったりあるいは一時的である可能性がある．臨床試験でNSAIDを投与した患者の約1％から，ALTやASTの顕著な上昇（正常上限の約3倍以上）の報告がある．加えて，重篤な肝機能障害のまれな症例として黄疸，死亡に至る劇症肝炎，死亡に至った肝臓壊死と肝機能不全の報告がある．

肝機能障害の症状あるいは徴候がみられる患者や肝機能検査値異常がみられた患者は，MEPRO投与中，重篤な肝臓反応の徴候に対する診断を行うこと．肝疾患の進行と合致する臨床的な徴候や症状，あるいは全身症状（好酸球増加症，発疹など）が起こった場合，MEPROを中止すること．

4.4.9.3 血液学的な影響

MEPROを含むNSAIDを服用した患者において貧血が見られることがある．これについては，潜在的な体液貯留，胃腸全体での出血，あるいは定かではないが赤血球産生に対する影響等による可能性がある．NSAID長期投与患者において，貧血について何らかの徴候や症状を示している場合は，ヘモグロビンやヘマトクリットの検査を行うこと．

NSAIDは血小板の凝集を阻害し，数例の被験者において，出血時間の延長が認められた．アスピリンとは異なり，血小板機能への影響は少なく，また短期間で可逆的である．凝固異常や抗血液凝固薬の投与等，血小板機能を変化させる可能性がある患者は注意深く観察すること．

4.4.9.4 喘息既往患者

喘息患者はアスピリン過敏性喘息を引き起こす可能性がある．アスピリン過敏性喘息患者に対するアスピリンの使用は，死に至るような重篤な気管支けいれんと関連があるとされている．アスピリン過敏性患者において気管支けいれんを含むアスピリンとその他のNSAID間の交差反応が報告されていることから，アスピリン過敏性患者に対してはMEPROを投与せず，また喘息の既往がある患者に対しては慎重に投与するべきである．

4.5 薬物療法とその他の薬剤との相互作用と相互作用の他のタイプ

4.5.1 ACE阻害薬

報告によると，NSAIDがACE阻害薬の降圧作用を減少させる可能性がある．ACE阻害薬との併用では，薬物相互作用を考慮する必要がある．

4.5.2 アスピリン

他のNSAIDと同様，Meproamine Dihydroacetateとアスピリンの併用投与については有害事象増加の可能性があることから，一般的には推奨しない．

4.5.3 フロセミド

市販後に得られた所見と同様に，臨床試験に参加した数例の被験者において，フロセミドとチアジドのナトリウム排泄増加作用が減少する可能性が示されている．この反応は，腎プロスタグランジン合成の阻害が原因と考えられる．NSAIDと併用する期間中，患者に対して利尿薬の効果を確保するとともに，腎不全の徴候について詳細な観察を行うこと．

4.5.4 リチウム

NSAIDは血漿リチウムレベルの上昇と腎リチウムクリアランスの減少を引き起こす．定常状態におけるリチウム血漿濃度の平均値はMEPRO併用投与により20％増加した．この影響はNSAIDによる腎プロスタグランジン生成の阻害が原因と考えられる．したがって，NSAIDとリチウムを同時に投与する際は，患者のリチウム中毒の徴候について注意深く観察すること．

4.5.5 メトトレキサート

12例の被験者にメトトレキサート7.5 mgを単独で単回投与した後，MEPRO 10 mgとの単回併用によりPKへの影響を評価した．メトトレキサートの薬物動態推移はMEPROの併用投与時においても本質的に不変であった．ウサギ腎臓切片においてNSAIDはメトトレキサートの蓄積を競合的に抑制すると報告されている．メトトレキサートの毒性にNSAIDが影響している可能性がある．NSAIDをメトトレキサートと併用する際は注意すること．

4.5.6 ワルファリン

12例の被験者に対して7日間ワルファリン5 mgを投与し，次いで7日間MEPRO 10 mgとワルファリン5 mg併用投与によるワルファリンの薬物動態の検討を行った．ワルファリンの薬物動態推移はMEPROの併用投与時においても本質的に不変であった．しかしながら，ワルファリンとNSAIDについては，それぞれの単独使用時と比較して併用時に，より重篤な胃

腸出血障害のリスクが高まるという相乗効果がある．

4.5.7 フルコナゾール

フルコナゾール150 mg単回投与，MEPRO 10 mg単回投与，そしてMEPRO 10 mg単回投与とフルコナゾール150 mg単回投与の併用について，12例の被験者による3期クロスオーバーの薬物相互作用試験により，フルコナゾールとMEPROの薬物動態の検討を行った．その結果，MEPRO血漿濃度が1.5倍増加したが，フルコナゾールの薬物動態において臨床的にMEPRO併用に関連のある変化は示されなかった．予測していなかったことではなく，CYP2C9を介するMEPROの代謝とフルコナゾールによる競合阻害によるものと考えられる．

4.5.8 ジゴキシン

12例の被験者に対して7日間にわたりジゴキシン0.25 mgを1日1回投与し，次の7日間でMEPRO 10 mg/日と併用投与を行い，ジゴキシンとMEPROの薬物動態の検討を行った．ジゴキシンの薬物動態においてMEPRO併用に関連のある変化は認められなかった．

4.6 出産，妊娠，授乳

4.6.1 妊娠

ヒトに対するNSAID投与について先天性奇形との関連性が報告されている．しかしながら，出現頻度は低く，明確な反応パターンはない．胎児の心血管系に対するNSAIDの影響である動脈管(早期)閉鎖のリスクがすでに知られていることから，妊娠後期における使用は避けること．陣痛の始まりが遅れ，母親と胎児の双方に出血と出血時間が増加するリスクがある．患者における潜在的ベネフィットが，胎児に与える潜在的リスクを大きく上回る場合を除き，妊娠初期の6ヵ月および分娩時にはNSAIDの使用は避けるべきである．

4.6.2 授乳

MEPROがヒトの母乳に移行するかどうか不明である．動物試験では，ラットの母乳中へのMeproamine Dihydroacetateの移行が示されていることから，MEPRO投与中の授乳は推奨されない．

4.6.3 出産

非臨床あるいは臨床のデータにおいて，出産時の有害事象が疑われるような安全性所見は見出されていない．

4.7　自動車の運転および機械操作に対する影響

NSAID服用後に，めまいや，眠気，疲労や，視覚障害といった好ましくない影響が起こる可能性がある．もし何か影響があった場合，患者は自動車を運転したり，機械操作をしないこと．

4.8　好ましくない効果

4.8.1　臨床試験

表AⅢ 4-1は，関節リウマチの治療に対する第2/3相比較試験に参加した患者における副作用の割合を示している．服用期間は6週から1年および，表中ではすべてのMEPRO群で1%以上発現したすべての副作用を表示した．

副作用の多くは，胃腸障害関連であり，またすべて用量に依存していた．PUB症状を除く胃腸障害はおおむね1～3週目に発現，一方PUB症状の発現は4～36週の間に分布していた．すべてのPUB症状と胃腸出血に伴う貧血は重篤な有害事象として投与中止に至った．それ以外は概して軽度から中等度の副作用であり，後遺症もなく回復した．MEPROを投与されたすべての被験者は後遺症もなく回復した．

MEPROを投与された5例の被験者で非重篤の光線過敏症反応が観察された．5例の白人全員が3ヵ月以上MEPROを服用し，1例が治療を中止したものの，治療を続けていた4例を含む5例全員が回復した．

> **注釈：**規制当局が特定の有害事象をリストにあげることを要求した場合を除き，どの有害事象を含めるべきかは，企業が決定する．ある企業は，プラセボ群における割合に関わらず，ある割合，たとえば1%以上のすべての有害事象を示し，またその他の企業は，その違いが何であるかに関わらず，プラセボ群よりも高いすべての有害事象を表示する．このCCSIでは，副作用であると考えられる事象のみを含めているが，これはMEPRO群における発現割合が少なくともプラセボ群の2倍となったものと用量反応の徴候に基づいている．躁病が1例報告されたが，1例のみの報告であったことと，その事象が患者の失業によってもたらされたものなのか，MEPROに起因するものなのか，または，その両方なのか不明瞭であったため，IAS(付録Ⅱを参照)には含めたが，潜在的な副作用としてCCSIには含めなかった．IASで報告されたスティーブンス・ジョンソン症候群(SJS)の1例も，薬効分類の表示の一部として4.4.8に含められてはいるが，CCSIには含められなかった．事象は，HLA-BのB*1502対立遺伝子，すなわちフェニトインとカルバマゼピン曝露患者において，SJSに対するリス

表AIII4-1　発現率1%以上aの副作用の要約－データセット[第2/3相比較試験]

副作用 MedDRA PT	プラセボ N = 2200	M ≤ 5 mg[b] N = 2450	M = 10 mg N = 2400	M = 15 mg N = 325	M合計[a] N = 5175	COX N = 2225
心窩部不快感	24(1.1%)	164(6.7%)	180(7.5%)	29(8.9%)	373(7.2%)	200(9.0%)
悪心	68(3.1%)	142(5.8%)	170(7.1%)	28(8.6%)	340(6.6%)	276(12.4%)
上腹部痛	66(3.0%)	123(5.0%)	180(7.5%)	29(8.9%)	332(6.4%)	185(8.3%)
消化不良	44(2.0%)	100(4.1%)	142(5.9%)	21(6.5%)	263(5.1%)	231(10.4%)
嘔吐	64(2.9%)	105(4.3%)	132(5.5%)	21(6.5%)	258(5.0%)	174(7.8%)
貧血	11(0.5%)	37(1.5%)	50(2.1%)	9(2.8%)	96(1.9%)	129(5.8%)
PUB症状	1(<0.1%)	17(0.7%)	41(1.7%)	10(3.1%)	68(1.3%)	96(4.3%)

M：MEPRO　PUB症状：穿孔，潰瘍，出血．
[a] MEPRO合計群で1%以上
[b] 5 mg未満の投与量は25例のみ

ク増加関連対立遺伝子が陽性のアジア人女性で発現した．被験者はまた，SJSが進行する7日前にペニシリンの投与を開始していた．MEPROとの潜在的な関連性は除外できないが，この事象と症例を含めない理由については他にいくつかの理由がある．しかしながら，審査当局がこの評価に同意せず，これらの症例を処方情報や製品承認条項に含めるよう要求するかもしれない事に注意すること．その場合，これらの症例もまたCCSIに加えること．審査当局が企業の評価に同意したとしても，これらの症例は最初のCCSIに表示しないが，引き続き積極的に追跡する必要がある．そのために，MEPROのリスク管理計画の一部として(付録I参照)，報告された新たな症例から関連情報を完全かつ確実に集積するため，潜在的なSJSと躁病の症例に対する特別な調査票が作成された．SJSまたは躁病が文書によって裏付けられた症例が後に報告されて，因果関係が疑われたならば，CCSIはこれらの事象を盛り込むように改訂しなくてはならない．

4.8.2 市販後データ

現在MEPROはいずれの国においても販売されていない．

➡ **注釈：**これは，非臨床試験，臨床試験，クラスラベリングに基づく最初のCCSIである．ひとたび市販されると，市販後の情報から新たな安全性情報が適宜追加される．

4.9　過剰摂取

過剰摂取の情報は限定的であり，2症例のみが報告されている．最初の過剰摂取例では，MEPROの最大推奨用量である10 mgの1.5倍が服用され，2例目では12倍が摂取された．どちらの患者においても有害な残存効果は報告されず，完全に回復した．

MEPROの過剰摂取について，特定の利用可能な情報はなく，また解毒剤もないため，過剰摂取例では，所定の対症療法が推奨される．過剰摂取の時間と程度に応じて胃洗浄，活性炭の投与，浸透圧性下剤の使用などが行われる可能性があるが，その効果について前向き研究はなされていない．強制利尿，尿のアルカリ化，血液透析または血液かん流については，MEPROの高いタンパク結合能を考えると有効でない可能性がある．

■ 5　薬理学的特性

5.1　薬力学的特性

非臨床試験の結果，COX-2_β受容体の阻害効果が，炎症性のバイオマーカーの顕著な減少をもって示され，またラット，マウス，イヌ，ウサギ，ブタおよびサルにおいて炎症徴候ないし症状が減少した．非選択的または選択的COX-2阻害薬を実対照薬群として，MEPRO群を先程と同じ種で比較した結果，腎臓および胃腸におけるプロスタグランジン分泌抑制が著しく減少し，有意差が認められた($p \leq 0.05$)．また，非選択的あるいは選択的COX-2 NSAIDに比して，MEPRO群ではPUB症状を含む胃腸症状，腎毒性，体液貯留の発現率が低く，有意差が認められた($p \leq 0.05$)．

5.2 薬物動態学的特性

MEPROは経口投与後，ほとんどすべて（99％超）が吸収され，約99.4％のタンパク結合能を有し，静注投与と経口投与後において，見かけの分布容積に違いはみられなかった．MEPROは血液－脳関門を通過する．通常，1.4～1.5時間以内にピーク濃度に達し，半減期はおよそ24時間であった．薬物動態学的特性としては，1.25～15 mg/日の用量にわたり線形性を示した．MEPROは3つの不活性代謝物（主な代謝物は6'-carboxy-meproamine）に肝臓で殆ど完全に代謝され，放射性物質で標識した薬剤による試験の結果，経口投与量の95％以上が尿中で排泄される．ごく微量（1％未満）が尿中に未変化体で排出された．尿中排泄物は不活性代謝物の状態であった．

5.3 非臨床の安全性

安全性試験，薬理試験，反復投与毒性試験，遺伝毒性試験そして発がん性試験等の非臨床試験結果から，ヒトに対して特別な危険性はないことが明らかとなった．心室中隔欠損の発現率と胎児致死率の増加が，器官形成期を通じて処置されたウサギから確認され，また骨格異常の用量依存的な増加が器官形成期のラットで確認された．また着床前後の死亡の増加が，妊娠後期と授乳期を通して処置されたラットで確認された．これらの所見はヒトへの推奨用量をはるかに超えて投与された場合にみられたものである．

■ 6 薬剤の詳細

6.1 添加物一覧

5 mg－トウモロコシでんぷん，ステアリン酸マグネシウム，アルファー化トウモロコシでんぷん．フィルムコーティング：ハイプロメロース，マクロゴール400
10 mg－トウモロコシでんぷん，アカシア，ステアリン酸マグネシウム，ラウリル硫酸ナトリウム．フィルムコーティング：ハイプロメロース，マクロゴール400，オパスプレイM-1-7111B

6.2 配合禁忌

該当なし

6.3 保存可能期間

5 mg：5年間
10 mg：5年間

6.4 保存時の特別な措置

25℃以下で保存

6.5 容器の特性と内容

5 mg－ポリエチレンキャップがされているポリピレン容器
パックサイズ：100錠，1,000錠
10 mg－ポリエチレンキャップがされているポリプロピレン容器
パックサイズ：100錠，500錠．
スクリューキャップ式のガラスボトル：50錠，100錠

6.6 廃棄に関する特別な注意

特になし．

参考文献

1. A Guideline on the Summary of Product Characteristics. September 2009. http://ec.europa.eu/enterprise/sectors/pharmaceuticals/documents/eudralex/vol-2/index_en.htm. Accessed April 21, 2010.
2. Proposed NSAID package insert labeling template1. http://www.fda.gov/downloads/Drugs/DrugSafety/download/ucm106230.pdf. Accessed April 21, 2010.
3. International Conference on Harmonisation of Technical Requirements for Registration of Pharmaceuticals for Human Use. Clinical Safety Data Management: Periodic Safety Update Reports for Marketed Drugs E2C (R1). Geneva, Switzerland:ICH Secretariat; November 2005.http://www.ich.org/fileadmin/Public_Web_Site/ICH_Products/Guidelines/Efficacy/E2C/Step4/E2C_R1__Guideline.pdf Accessed December 1, 2011.
4. Volume 9A of The Rules Governing Medicinal Products in the European Union—Guidelines on Pharmacovigilance for Medicinal Products for Human Use. September 2008. http://ec.europa.eu/enterprise/sectors/pharmaceuticals/documents/eudralex/vol-9/index_en.htm. Accessed April 21, 2010.

付録 IV

6ヵ月定期的安全性最新報告—MEPRO

定期的安全性最新報告：
メプロアミン・ジヒドロアセテート（MEPRO）
6ヵ月報告
報告対象となった期間：2008年11月1日〜
　　　　　　　　　　　　　2009年1月31日

国際誕生日：2008年7月31日
報　告　日：2009年2年16日

➡ **注釈：** ここでは架空の薬MEPROにおける市販後データに基づくPSURの事例である．2回目のPSURであるが，初めての市販後安全情報である．今回の事例はICH E2Cガイドライン「臨床安全性データの取扱い 市販医薬品に関する定期的安全性最新報告（PSUR）」[1]に基づいている．ただ今回の事例はほんのいくつかの事象が含まれている単純な報告書にすぎない．より多くの国で承認される程，より長くその薬を販売している程，報告件数とPSURの複雑さが増すと思われる．しかしながら，今回の事例は少なくともPSURを準備する方法を理解するための出発点にはなるであろう．この報告書には一般的な書式と内容が用いられている．特定の内容と形式の要件については，各国の規則やガイダンスを確認すること．前述の通り，以下の警告は当然理解しておく必要がある．

- **注意点 その1** − 国によって規制は異なる場合もあるので，各国の規制やガイダンスに必ず従うこと．
- **注意点 その2** − 規制は変化し続け，時間とともに，新しいガイダンスが発効される．今日の基準が，明日には失効することもある．
- **注意点 その3** − データを分析，要約，表示および解釈するにはさまざまな方法がある．この事例の扱い方が，担当する薬にうまく適合しないかもしれないし，ここで述べられなかった異なるデータの要約方法が要求されるかもしれない．また，本書で推奨した方法に規制当局が同意しないかもしれない．

目　次

要旨 ……………………………………………………………………………………………… 277
1 緒言 ………………………………………………………………………………………… 277
   1.1　薬効分類 ……………………………………………………………………………… 278
   1.2　薬理学 ………………………………………………………………………………… 278
   1.3　適応症 ………………………………………………………………………………… 278
   1.4　推奨用量 ……………………………………………………………………………… 278
2 世界各国における市販承認状況 ………………………………………………………… 278
3 安全性の理由で規制当局または医薬品市販承認取得者（MAH）が取った措置についての最新情報 … 278
4 安全性参照情報の変更 …………………………………………………………………… 278
5 曝露患者数 ………………………………………………………………………………… 278
   5.1　臨床試験 ……………………………………………………………………………… 278
   5.2　市販後の事例 ………………………………………………………………………… 278
6 個別症例記録に関する情報の提示 ……………………………………………………… 279
   6.1　一般的注意事項 ……………………………………………………………………… 279
   6.2　ラインリスト ………………………………………………………………………… 279
   6.3　要約表 ………………………………………………………………………………… 280
   6.4　個々の症例の医薬品市販承認取得者による評価 ………………………………… 281
   6.5　過去のPSURにおける重篤報告についてのフォローアップ ……………………… 281
7 調査研究 …………………………………………………………………………………… 281
   7.1　新たな調査研究 ……………………………………………………………………… 281
   7.2　安全性を目的とする新たな調査研究 ……………………………………………… 281
   7.3　発表された調査研究 ………………………………………………………………… 281
   7.4　その他の調査研究 …………………………………………………………………… 282
8 その他の情報 ……………………………………………………………………………… 282
   8.1　有効性に関係する情報 ……………………………………………………………… 282
   8.2　最新情報 ……………………………………………………………………………… 282
   8.3　リスク管理計画 ……………………………………………………………………… 282
   8.4　ベネフィット・リスク解析報告 …………………………………………………… 282
9 安全性総合評価 …………………………………………………………………………… 282
   9.1　器官別大分類（SOC）による概説 ………………………………………………… 282
   9.2　薬物相互作用 ………………………………………………………………………… 283
   9.3　企図的過量投与 ……………………………………………………………………… 283
   9.4　薬物の乱用または誤用 ……………………………………………………………… 283
   9.5　妊娠または授乳期間中の経験 ……………………………………………………… 283
   9.6　特別な患者群 ………………………………………………………………………… 283
   9.7　長期投与による影響 ………………………………………………………………… 283
   9.8　患者／消費者およびその他の医療従事者以外からの報告 ……………………… 284
   9.9　処方間違い／投薬ミス ……………………………………………………………… 284
10 結論 ……………………………………………………………………………………… 284
11 別添 ……………………………………………………………………………………… 284
参考文献 ………………………………………………………………………………………… 284

■ 要旨

　これはMEPRO, meproamine dihydroacetateの2回目の定期的安全性最新報告（PSUR）である．2008年11月1日からブリー製薬のグローバルファーマコビジランス部が入手した安全性情報を2009年1月31日付けで要約した．

　MEPROはすでに米国で承認・販売されている．国際誕生日（いずれかの国における最初の市販承認日）は2008年7月31日で，現在MEPROは中央審査方式によりEUにて承認審査中である．

　このPSURの報告期間中，市販承認の取り下げ，免許停止処分，安全性あるいは有効性を理由とする販売制限のいずれの通知もなかった．

　このPSURの報告期間の安全性参照情報として使用される企業中核安全性情報（CCSI）は，報告期間の開始時点の企業中核データシートに基づいて作成されたものである．この企業中核データシートは，報告期間中に更新されていない．

　この間，1人の患者が最低1日1回MEPROを服用したと仮定した時，年間540,000錠が販売されたことから1,479.5人年の投与があったと推定した．

　報告期間中，ブリー製薬は41件34例の有害事象報告を受けたが，ほとんどが自発報告で非重篤であり，CCSIに記載されていた事象であった．また約半数は胃腸障害に関する報告であった．

　この報告期間中，死亡報告は入手していない．

　報告期間中，CCSI未記載の重篤症例1例が報告された．双極性障害（躁うつ病）の既往を持つ36歳白人女性が躁病を発症した．MEPRO5 mg服用を始めてから2週間後，本症例はMEPRO以外の投与は必要でないと感じリチウムの服用を止め，19日後，急性の躁病を発症して入院した．MEPRO単剤の服用によるものか，リチウムの中止によるものか，あるいは両方か，因果関係は不明である．躁病の症例報告は2例目である（1例目は臨床開発期間中に報告された）．気分障害についての詳細なモニタリングはMEPROのリスク管理計画の一部となっている．

　MP4001試験，「COXに対するメプロの安全性を検討する前向きランダム化二重盲検COX対照比較試験」は，15,000例（10,000例をMEPRO，5,000例をCOXに割付け）の患者を組み入れる製造販売後臨床試験で，リスク管理計画の一環として，PSURの報告期間中に開始された．

　1件の「企図的過量投与」【訳者注：本文中では過剰摂取としてきたが，これは定期的安全性最新報告の事例なのでMedDRAに準拠した】が報告された．その症例は合計100 mgのMEPROを服用した．当初，上腹部痛，悪心，嘔吐を呈していたが，胃洗浄と活性炭投与による治療により回復した．

　MEPROについてリスク因子に影響を与えるような最新報告は入手していない．

　全体的に見て，今回のPSUR報告期間中に報告された有害事象に関して，記載された事象の特徴や重症度に変化は認められなかった．これが承認後最初のPSURであるため，記載された事象の頻度の変化は評価できなかった．

　これまで報告された情報から，新たな薬剤関連のリスクは特定されず，ベネフィット・リスク・プロファイルには特に変更はない．現在のところ，CCSIに対する変更ないし変更計画もない．

■ 1 緒言

　これはmeproamine dihydroacetate（メプロ）の2回目の定期的安全性最新報告（PSUR）である．このレポートは2008年11月1日からブリー製薬のグローバルファーマコビジランス部が入手した安全性情報を2009年1月31日付けで要約した．

➡ **注釈**：現在米国において義務づけられている市販後定期報告は米国の定期副作用報告（PADER）である．PADARはEUやその他の地域のPSURとは内容と書式が異なっている[2,3]．しかしながら，近い将来PSURがPADERに取って代わることになりそうである．現在FDAは，いくつかの変更がなされているPADERの代わりとしてPSUR形式を受け入れている．米国では，最初の3年について年4回，それ以後は年1回，PSURの提出を要求している[2,4]．一方，EUでは，市販経験2年が経過するまでは6ヵ月ごとに，その後の2年間は年1回，その後3年に1回の頻度で，PSURの提出を要求している．もう一つの違いは報告がCCSIに記載されているか未記載かについて，患者や消費者に加えて，その他の医療従事者以外からの（医学的に証明されていない）報告を含めるよう要求している事である．「EUにおける医薬品統制ルール：ヒトに用いられる医薬品の市販後安全性監視ガイドラインの第9A巻」では，医学的に証明されていない重篤または非重篤

（CCSIに記載されているまたは未記載）の反応が付録（PSURへの付録など）に含まれるべきと述べられている．さらに，特に重要と判断されない限り，PSURの記載において医学的に証明されていない事例については議論しなくてもよいとされている[3]．その他同様な違いがいくつかあるが，ともかくEUと米国の各々の規則については，地域ごとに確認し，当該規則について遵守すること[2-4]．

1.1 薬効分類

MEPROは抗炎症薬と抗リウマチ薬，非ステロイド薬の薬効分類に属する（M01A）．

1.2 薬理学

MEPROは，シクロオキシゲナーゼ2β（COX-$2_β$）受容体を選択的に阻害する新しい世代の非ステロイド抗炎症薬（NSAID）である．非臨床試験の結果COX-$2_β$受容体の阻害効果が，炎症性のバイオマーカーの顕著な減少をもって示され，またラット，マウス，イヌ，ウサギ，ブタおよびサルにおいて炎症徴候ないし症状が減少した．非選択的または選択的COX-2阻害薬を実対照薬群として，MEPRO群を先程と同じ種で比較した結果，腎臓および胃腸におけるプロスタグランジン分泌抑制が著しく減少し，有意差が認められた（$p≦0.05$）．また，選択的あるいは選択的COX-2 NSAIDを実対照薬群としてMEPRO群と比較した結果，胃腸の穿孔，潰瘍と出血（PUB症状）および腎毒性と体液貯留の発現率が低く，有意差が認められた（$p≦0.05$）．

1.3 適応症

MEPROは関節リウマチの微候と症状の緩和の治療に適用される．

1.4 推奨用量

推奨用量として，5mgまたは10mgを1日1回服用する．

■2 世界各国における市販承認状況

MEPROはすでに米国で承認・販売されている．国際誕生日（いずれかの国における最初の市販承認日）は2008年7月31日である．

■3 安全性の理由で規制当局または医薬品市販承認取得者（MAH）が取った措置についての最新情報

このPSURの報告期間中，市販承認の取り下げ，免許停止処分，安全性あるいは有効性を理由とする販売制限のいずれの通知もなかった．

現在MEPROは中央審査方式によりEUにて承認審査中である．

■4 安全性参照情報の変更

このPSURの報告期間の安全性参照情報として使用される企業中核安全性情報（CCSI）は，報告期間の開始時点の企業中核データシートに基づいて作成されたものである．この企業中核データシートは，報告期間中に更新されていない（別添1）．

■5 曝露患者数

5.1 臨床試験

MP4001試験，「COXに対するメプロの安全性を検討する前向きランダム化二重盲検実薬対照比較試験」は，PSURの報告期間において進行していた唯一の試験で，計30例が組み込まれていた．盲検試験のため，ここでは使用被験者数の推定結果を示す．本試験では，2対1のランダム化比率に基づいて，20例の被験者にCOXが投与され，また10例の被験者についてMEPROが投与されたとみている．なお，本試験については7.2.1と8.3でも述べる．

5.2 市販後の事例

2008年11月1日から2009年1月31日までに販売されたMEPRO錠の総数は540,000であった．MEPROの曝露人年（PYE）は，1人の患者が最低1日1回MEPROを服用したという仮定に基づいて推定した．PYEは，以下の方法により計算された．

販売された総錠剤数＝540,000＝最低1日1回MEPRO錠を服用した患者数＝人日

PYE＝人日／（365日／年）＝（540,000人日）／（365日／年）＝1,479.5 PYE

■6 個別症例記録に関する情報の提示

6.1 一般的注意事項

副作用については，MedDRA ver12.0を用いてコーディングした．

1例につき1件以上のMedDRA 基本語（PT）がある場合，最も医学的に重要な用語（primary PT）をリストの最初に配置し，その用語のプライマリSOCの下に含めた．

以下の情報源からの報告症例が含まれる．

- 医療従事者，患者，消費者および医療従事者以外からの自発報告
- 規制当局からの報告
- ブリー製薬が治験依頼者となった臨床研究
- 文献
- その他の情報源：
  - 提携企業間で交換された副作用報告
  - レジストリからの特別な情報
  - 中毒情報センターで作成された報告【訳者注：米国中毒情報センター協会と思われる．American Association of Poison Control Centers, AAPCC】
- 疫学データベース

文献検索データベースEMBASEとMEDLINEを使用した文献探索も，少なくとも毎週行われた．検索に使用された用語を以下に挙げる．

- MEPRO
- メプロアミン・ジヒドロアセテート
- 有害事象，副作用
- 効果不十分，有効性不十分
- 薬物相互作用
- 過量投与，薬物誤用，薬物乱用，処方間違い，投薬ミス
- 妊娠，授乳
- 禁断症状，リバウンド

情報源によらず，すべての報告について医学的な観点からレビューした．

6.2 ラインリスト

ICH E2Cガイドライン「臨床安全性データの取扱い市販医薬品に関する定期的安全性最新報告（PSUR）（R1）[1]」にてラインリストの事例が用意されている．以下の別添にて一覧表がみられる．

- 別添2－自発報告（医師によって確認された），規制当局からの入手または文献より得られたすべての重篤な副作用．
- 別添3－自発報告（医師によって確認された）または文献より得られた非重篤でCCSI未記載の副作用．
- 別添4－自発報告（医師によって確認された）より得られた非重篤でCCSIに記載された副作用．
- 別添5－ブリー製薬が治験依頼者となった臨床研究において，治験担当医師または治験依頼者によって薬剤に起因するとされたすべての重篤な副作用．
- 別添6－患者／消費者および医療従事者以外による自発報告で，医師によって確認されていない重篤・非重篤（CCSIに記載された，または未記載）の副作用．

➡ **注釈**：前述のように，患者や消費者からの報告のような，医療従事者以外からの（医学的に確認されていない）事象を含めるか含めないかに関して，米国とEUでは要求が異なる．同じ薬剤について異なる地域に報告する際，この違いが医薬品市販承認取得者に混乱と大幅な作業の増加を引き起こすことがある．

6.2.1 症例の概要

報告期間中，ブリー製薬は41件34例の有害事象報告を受けたが，ほとんどが自発報告であり，非重篤でCCSIに記載されていた事象であった．表AIV6-1に情報源と重篤性をまとめた．

表AIV6-1 報告期間中に受領した症例数－すべての情報源

自発報告			規制当局			調査研究			文献			その他[a]			合計		
重篤	非重篤	合計	重篤	非重篤	合計	重篤	非重篤	合計	重篤	非重篤	合計	重篤	非重篤	合計	重篤	非重篤	合計
3	30	33	1	0	1	0	0	0	0	0	0	0	0	0	4	30	34

[a] 特別なレジストリや，提携企業等のような情報源からの情報を含む．

表AIV6-2　有害事象の要約－すべての情報源

副作用 MedDRA SOC/PT	自発報告	規制当局	文献	調査研究	その他[a]	合計
血液およびリンパ系障害						
貧血	1					1
眼障害						
白内障	1					1
霧視	1					1
胃腸障害						
上腹部痛	3					3
消化不良	4					4
心窩部不快感	4					4
悪心	6					6
PUB症状[b]	2(2)					2(2)
嘔吐	2					2
全身障害および投与局所様態						
薬物相互作用	1					1
傷害，中毒および処置合併症						
企図的過量投与		1(1)				1(1)
臨床検査						
抗精神病薬濃度増加	1					1
神経系障害						
浮動性めまい	4					4
頭痛	3					3
妊娠，産褥および周産期の状態[d]						
新生児哺乳障害	1					1
精神障害						
躁病	1(1)					1(1)
皮膚および皮下組織障害						
挫傷発生の増加傾向	1					1
光線過敏性反応	2					2
発疹	1					1
血管障害						
高血圧	1					1

[a] 特別なレジストリや，提携企業等のような情報源からの情報を含む．
[b] PUB症状：穿孔，潰瘍，出血．
括弧内の数字：重篤な事象例数
斜体文字：CCSI未記載の事象

6.3　要約表

表AIV6-2で情報源ごとに34例から報告を受けた41件の有害事象をまとめた．

▶ **注釈**：データを提示するにはさまざまな方法がある．重篤性で区別しない有害事象の報告率がシグナル検出の感度を高めることもあるので，表AIV6-2に示された書式を使用して重篤と非重篤の有害事象を分類するかどうかは，作成者の好みである．また米国が唯一薬剤を市販する国である場合は，作成された要約表は医学的に確認された副作用および確認されていない副作用の両方を含めなくてはならないことに注意する．一方，PSURが欧州の規制当局向けでもある場合は，この表は

別々の表にする必要がある．1つは医学的に確認された副作用のみの表（EU用），もう一つは両方を含んだ表（米国用（表AIV6-2））である．表を準備する際は，非重篤でCCSIに記載された事象が表に含まれているかどうか留意する[1]．記載された事象の判定は，付録IIIで示したCCSIに基づく．

6.4. 個々の症例の医薬品市販承認取得者による評価

6.4.1 主要なSOCごとの死亡報告

この報告期間中，死亡報告は入手していない．

6.4.2 主要なSOCごとの自発報告を情報源とするその他の重篤な事象

報告期間中，CCSI未記載の重篤症例1例が報告された．双極性障害の既往を持つ36歳白人女性，躁病の症例（BRI08006）であった．MEPRO 5 mg服用を始めてから2週間後，本症例はMEPRO以外の投与は必要でないと感じリチウムの服用を止め，19日後，急性の躁病を発症して入院した．

ブリー製薬のコメント：MEPRO単剤の服用によるものか，リチウムの中止によるものか，あるいは両方か，因果関係は不明である．躁病の症例報告は2例目である．1例目は臨床試験（MP2003X試験，症例2003X-0601）からの報告あり，48歳の白人男性において彼の失業中に発現した．この症例は安全性統合解析で要約されている．この症例から，リスク管理プログラムの一部として調査票が作成され，コールセンターと薬剤安全性の担当者は，気分の変化に関するあらゆる報告を確実に入手するためにトレーニングを受けた．この気分障害に関する詳細なモニタリングは継続する予定である．

➡ **注釈**：この症例は要約されたが，CCSIには含まれていない（別添3参照）．そのため本件は未記載事象である．

6.5. 過去のPSURにおける重篤報告についてのフォローアップ

これが有害事象情報を含む最初のPSURであり，過去のPSURからの追跡報告はない．

■ 7 調査研究

7.1 新たな調査研究

7.1.1 臨床試験

報告期間中に新たな臨床試験結果は報告されていない．

7.1.2 非臨床試験

報告期間中に新たな非臨床試験結果は報告されていない．

7.2 安全性を目的とする新たな調査研究

7.2.1 臨床試験

MP4001試験，「COXに対するメプロの安全性を検討する前向きランダム化二重盲検実薬対照比較試験」は，15,000例（10,000例をMEPRO，5,000例をCOXに割付け）を対象とした試験で，ブリー製薬のリスク管理計画の一環であり，FDAに対する承認後の実施公約として，PSURの報告期間中に開始された．以下に試験の主要計画を示す．

- ランダム化割付けされる総症例数：15,000例．
    - メプロ群：10,000例（5 mg群 5,000例，10 mg群 5,000例）
    - COX 25 mg群：5,000例
- 試験期間：3年
- 参加施設数（参加施設の国）：400施設（米国，カナダ，欧州）
- 評価項目：
    - 主要評価項目：
        - COX群に比してメプロ群の虚血性脳梗塞および虚血性心血管イベントのリスクが30％以上減少
        - COX群に比してメプロ群のPUB症状のリスクが30％以上減少
    - 副次評価項目：COX群に比してメプロ群の高血圧，腎疾患，うっ血性心不全のリスクが30％以上減少
- 登録期間：18ヵ月（見込）
- 最初の症例が割付けされた日：2009年1月7日
- その他：その他人種における安全性プロファイルを究明するため，白人の割付け例数を50％以下に制限する．

7.2.2 非臨床試験

PSUR報告期間中に進行ないし開始した，安全性を目的とする新たな非臨床試験はなかった．

7.3 発表された調査研究

報告期間中に調査研究は発表されていない．

7.4　その他の調査研究

PSUR報告期間中に進行ないし開始したその他の調査研究はなかった.

■ 8 その他の情報

8.1　有効性に関係する情報

有効性不十分の報告はない.

8.2　最新情報

データベースを固定した2009年1月31日以後,重要な最新情報は入手していない.

8.3　リスク管理計画

MEPROのために確立されたリスク管理プログラムを以下に挙げる.

- 市販後における所定の医薬品安全性監視.
- 以下の事象について医薬品製造業者へ電話で報告される情報を確実に入手するため,調査票が作成され,コールセンターと薬剤安全性の担当者に,トレーニングが行われた.
  - 躁病または気分の変化いずれかの症状.
  - 光線過敏性反応.
  - 重篤な皮膚疾患(多形紅斑,スティーブンス・ジョンソン症候群または中毒性表皮壊死融解症)の可能性を示唆する症状.
  - 「再生不良性貧血」,「無顆粒球症」,「肝毒性」,「腎毒性」,および「トルサード ド ポアン/QT延長」のいずれかの症状(臨床開発期間中には,これらの安全性のシグナルは認められていない).
- 安全性統合解析の結果,メプロはCOXに比してより良い安全性プロファイルを示したことから,主要評価項目を虚血性脳梗塞,虚血性心疾患事象およびPUB症状の評価とする前向きランダム化二重盲検実薬対照比較試験の実施が決定された. 副次評価項目は,高血圧,腎疾患,うっ血性心不全のリスクの評価である. MP4001試験「COXに対するメプロの安全性を検討する前向きランダム化二重盲検実薬対照比較試験」はPSURの報告期間中に開始された. 本試験の組み入れと詳細については5.1と7.2.1にそれぞれ述べられている.

8.4　ベネフィット・リスク解析報告

報告期間中に独立したリスク・ベネフィット解析報告はなかった.

■ 9 安全性総合評価

9.1　器官別大分類(SOC)による概説

ここでは,重篤かつ未記載の事象,記載されているがCCSIと矛盾のある事象など,臨床判断に基づき医学的に重要と考えられる事象をSOCごとに要約した. 1例につき1件以上の有害事象用語がある場合,最も医学的に重要な事象に分類され,その用語のプライマリSOCの下に含められた.

9.1.1　「眼障害」
9.1.1.1　PT「霧視」,「白内障」

霧視については,若年性関節リウマチの治療としてメプロ5 mgを21日間服用していた15歳の白人女性(BRI09001)から痛みなしとして報告された. その後,眼の検査から左の眼に軽度の白内障があることが明らかになった. 当時,患者は他の薬物療法をまったく行っていなかった. 眼痛や炎症の既往歴や外傷もなく,白内障について説明できるようなその他の原因もなかった.

ブリー製薬のコメント:最初の白内障の報告である. 既往歴(特に炎症),漢方や機能性食品を含む併用治療および外傷に関する既往歴について追跡調査を要求した. 若年性関節リウマチにおいて虹彩炎/ブドウ膜炎と白内障がよく報告されていることから,慢性の眼の炎症と若年性関節リウマチの炎症過程の一部の結果とみられる.

9.1.2　「胃腸障害」
9.1.2.1　PT「胃潰瘍」,「十二指腸潰瘍」

消化器潰瘍が2例報告された. 1例は,57歳白人男性(BRI09008)でメプロ10 mgの服用を始めた4週間後に十二指腸潰瘍が報告された. この患者は胃腸障害を訴える前に,ビールを飲用したことを認めている. もう1例は45歳黒人男性(BRI08003)でメプロ5 mgの服用を始めて3週間後に上腹部痛を訴えて胃潰瘍と診断された. 腹痛が始まる前の5日間,歯痛に対してイブプロフェン(投与量不明)を服用していた. この患者は,メプロもNSAIDであり,イブプロフェンと併用すべきではない事に気付いていなかった. イブプロフェンもメプロも両方中止した. どちらの潰瘍も後遺症なく回復した.

この報告期間中に報告されたその他の胃腸障害関連の事象は,非重篤で記載されたものであった.

ブリー製薬のコメント：PSURの報告期間中，胃腸障害のリスク因子に変化は認められていない．これら2例の潰瘍はPUB症状のリスクを増加させる物質（アルコール，NSAID）に曝露された2例の患者において起こっている．報告期間中，女性または高齢者のPUB症状は報告されていない．

9.1.3 「傷害，中毒および処置合併症」
9.1.3.1 PT「企図的過量投与」
企図的過量投与が1例報告された（BRI09023）．詳細は9.3で述べる．

9.1.4 「精神障害」
9.1.4.1 PT「躁病」
躁病（重篤で未記載）が1例報告された．本症例については6.4.2に要約した．

9.1.5 「皮膚および皮下組織障害」
9.1.5.1 PT「挫傷発生の増加傾向」
83歳の白人女性（BRI09019）から非重篤で軽微なあざについて報告された．MEPRO 5 mgを2週間服用していたが，四肢に非常に小さい外傷ができた後，腕と脚のあざに気付いた．患者の皮膚は非常にもろく，鎮痛のためにMEPROが投与されており，患者は治療の継続を決断した．

9.1.5.2 PT「光線過敏性反応」
2例の光線過敏症反応が報告された．78日間MEPRO服用後の57歳白人男性（BRI09010）と84日間MEPRO服用後の33歳白人女性（BRI09018）で，両症例とも非重篤であり発症2週間以内に消失した．この間，両症例とも，投与中断せずMEPRO服用を継続した．

9.1.5.3 PT「発疹」
27歳白人女性（BRI09024）から非重篤の発疹が報告された．発疹は腕と脚の赤い扁平な斑で，掻痒性ではないと報告された．現時点ではそれ以上の情報は得られていない．

ブリー製薬のコメント：9.1.5.2で述べた2例の光線過敏性反応は，開発期間中に報告された5例と同様とみている．すべて白人に発症している．臨床試験の5例は，投与開始後3ヵ月以後に起こっているが，今回の2例は78日後と84日後で，それより少し前に発症している．

9.2 薬物相互作用
報告期間中，1例の薬物相互作用（BRI09004）が報告された．本症例は医療従事者により報告されたもので，双極性障害の37歳白人女性においてMEPRO 21日間服用後にリチウム濃度が上昇した．この症例は2週間リチウム服用を中断した．

ブリー製薬のコメント：MEPRO併用時にリチウム濃度が上昇する所見は，すでにCCSIに記載されている．

9.3 企図的過量投与
1例の企図的過量投与がFDAから報告された（BRI09023）．彼女がいなくなって落胆した28歳白人男性がMEPRO 10 mgを10錠，計100 mgを服用した．悪心，嘔吐および上腹部痛を呈し，胃洗浄と活性炭投与による治療を行った．経過観察と万一の自殺防止のため入院，後遺症もなく回復した．

9.4 薬物の乱用または誤用
薬物の乱用または誤用の報告は入手していない．

9.5 妊娠または授乳期間中の経験
乳児に授乳している消費者の1人が，乳児が母乳を飲まないと訴えた．MEPRO服用期間中の授乳は推奨されていない旨，消費者に連絡した．

ブリー製薬のコメント：現在のCCSIにおいて授乳は推奨されないと述べている．

9.6 特別な患者群
9.6.1 小児
若年性関節リウマチを伴う15歳女性（BRI09001）より，霧視と白内障が報告された．本件は9.1で述べた．

9.6.2 高齢者
65歳以上の患者から非重篤な副作用の報告は受けていない．83歳女性（BRI09019）の軽微なあざについては9.1で述べた．

9.6.3 肝障害患者または腎障害患者
肝障害患者または腎障害患者からの報告は入手していない．

9.6.4 MEPROの適用外使用（未承認の効能）
若年性関節リウマチを伴う15歳女性（BRI09001）の霧視と白内障については，9.1で述べた．若年性関節リウマチの対するMEPROの投与については現在FDAによる審査中であるが，現時点では適用外使用である．

9.7 長期投与による影響
MEPROが発売されて3ヵ月が経過したところであり，すべての長期臨床試験成績からも6ヵ月以上のMEPRO投与において未知の安全性プロファイルは示されていない．

9.8 患者／消費者およびその他の医療従事者以外からの報告

患者／消費者およびその他の医療従事者以外からの報告のラインリストは別添6として添付した．

9.9 処方間違い／投薬ミス

報告期間中，処方間違いまたは投薬ミスの報告は入手していない．

■ 10 結論

全体的に見て，PSURの報告期間中に報告された有害事象は，記載されている事象の特徴や重症度において変化は示されなかった．報告があった最初のPSURであるため，記載されている事象における頻度の推移についての評価はできなかった．これまで報告された情報から，新たな薬剤関連のリスクは特定されず，ベネフィット・リスク・プロファイルについても特に変更ない．現在のところ，CCSIに対する変更ないし変更計画もない．

■ 11 別添

別添1　企業中核データシート．
別添2　自発報告*，規制当局からの入手または文献より得られたすべての重篤な副作用．
別添3　自発報告*または文献より得られた非重篤でCCSI未記載の副作用．
別添4　自発報告*より得られた非重篤でCCSIに記載された副作用．
別添5　ブリー製薬が治験依頼者となった臨床調査研究において，治験担当医師または治験依頼者によって薬剤に起因するとされたすべての重篤な副作用．
別添6　患者／消費者および医療従事者以外による自発報告で，重篤・非重篤（CCSIに記載されている・未記載）の副作用**．
別添7　重篤・既知と非重篤・未知の副作用 Med Watch 3500Aフォーム***[#2,4].
別添8　現在米国で承認されている医薬品表示文書[#2,4].

*　医師によって確認された
**　医師によって確認されていない
***FDAからの免責に基づいて含まれない非重篤で既知の副作用についての Med Watch 3500Aフォーム
\#　米国のみ[2,4]

参考文献

1. International Conference on Harmonisation of Technical Requirements for Registration of Pharmaceuticals for Human Use. ICH Harmonised Tripartite Guideline. Clinical Safety Data Management: Periodic Safety Update Reports for Marketed Drugs E2C (R1). Geneva, Switzerland: ICH Secretariat; November 2005. http://www.ich.org/fileadmin/Public_Web_Site/ICH_Products/Guidelines/Efficacy/E2C/Step4/E2C_R1__Guideline.pdf Accessed December 1, 2011.
2. Code of Federal Regulations. Part 314—Application for FDA Approval to Market a New Drug, Subpart B-Applications, Sec. 314.80 Postmarketing reporting of adverse drug experiences. April 2009. http://www.accessdata.fda.gov/scripts/cdrh/cfdocs/cfcfr/CFRSearch.cfm?fr=314.80. Accessed April 21, 2010.
3. The Rules Governing Medicinal Products in the European Union—Guidelines on Pharmacovigilance for Medicinal Products for Human Use. Vol. 9A. September 2008. http://ec.europa.eu/enterprise/sectors/pharmaceuticals/documents/eudralex/index_en.htm. Accessed April 21, 2010.
4. Draft Guidance: Guidance for Industry Postmarketing Safety Reporting for Human Drugs and Biological Products including Vaccines. Washington, DC: US Department of Health and Human Services, Food and Drug Administration, Center for Drug Evaluation and Research (CDER) Center for Biologics Evaluation and Research (CBER); March 2001. http://www.fda.gov/BiologicsBloodVaccines/GuidanceComplianceRegulatoryInformation/Guidances/Vaccines/ucm074850.htm. Accessed April 21, 2010.

付録 V

臨床検査値，バイタルサイン，体重，BMI，心電図パラメータの臨床的に重要な基準

➡ **注釈**：ここでは，本書で提案する臨床検査値，バイタルサイン，体重，BMIおよび心電図パラメータに関する臨床的に重要な判断基準を掲載する．これらの判断基準は，重要な所見がありそうな被験者の特定に用いられる．これらのパラメータの中には，臨床的に重要あるいは著しく異常な変化の判断基準について，公表された情報が少ないものもある．この付録で提案する判断基準の多くは，主観的な臨床上の判断に基づいている．というのは，判断基準が一つもないと何が臨床的に重要な変化なのか，審査官によって意見の不一致が見込まれるためである．そこで，標準的な判断基準が確立されるまでに私たちができる最もよい方法は，どのような判断基準が用いられたかを明確に示すことであると判断した．もしある審査官が用いられた判断基準に同意しないのであれば，その審査官が好む判断基準で再解析すればよい．多くの臨床的に重要な変化に関する判断基準は，特別な定めのない限り，治療開始後に臨床的に重要な値をとった，ベースラインが正常な被験者が対象である．ここで提案する判断基準は正常範囲にベースライン値をもつ被験者のためのものであるが，重要な所見を不注意に見落とさないために，治療開始後に臨床的に重要な値をとった，ベースライン値が正常範囲外であったすべての被験者を見直すことも重要である．

■ 臨床的に重要な変動として提案する基準－血液学的検査

表AV-1は，血液学的検査における臨床的に重要な変動として提案する基準の要約である．

表AV-1　提案する臨床的に重要な血液学的検査値の基準[*1]

パラメータ	臨床的に重要な値 （US慣用単位）[a]	臨床的に重要な値 （国際基準SI単位）[a]
ヘモグロビン(Hb)	≦ 9.5 g/dL(F)	≦ 95 g/L(F)
	≦ 11.5 g/dL(M)	≦ 115 g/L(M)
ヘマトクリット(Hct)	≦ 32%(F)	≦ 0.32(F)
	≦ 37%(M)	≦ 0.37(M)
白血球(WBC)	≦ 2.8×10^3/cells/mm³	≦ 2.8×10^9/L
血小板	≦ 75×10^3/mm³	≦ 75×10^9/L
	≧ 700×10^3/mm³	≧ 700×10^9/L

F：女性　M：男性
[a] 臨床的に重要な基準：ベースラインが正常であり，治療後にこれらの値に変化した場合．
*いくつかの基準は臨床的な判断に基づいている．

表AV-2　提案する臨床的に重要な生化学検査値の基準（肝機能検査を除く）[*1-3]

パラメータ	臨床的に重要な値 （US慣用単位）[a]	臨床的に重要な値 （国際基準SI単位）[a]
アルブミン	<2.5 g/dL	<25 g/L
カルシウム	<7 mg/dL	<1.75 mmol/L
	>12 mg/dL	>3.0 mmol/L
クロール	<90 mEq/L	<90 mmol/L
	>115 mEq/L	>115 mmol/L
コレステロール	300 mg/dL	>7.8 mmol/L
クレアチニン	>2.0 mg/dL	>177 μmol/L
クレアチンキナーゼ	>3 x ULN	>3 x ULN
血糖	<50 mg/dL	<2.8 mmol/L
	>250 mg/dL	>13.9 mmol/L
HDL-コレステロール	<45 mg/dL	<1.2 mmol/L
LDL-コレステロール	>160 mg/dL	>4.1 mmol/L
リン	<2.0 mg/dL	<0.6 mmol/L
	>5.0 mg/dL	>1.6 mmol/L
カリウム	<3.0 mEq/L	<3.0 mmol/L
	>5.5 mEq/L	>5.5 mmol/L
総タンパク	<4.5 g/dL	<45 g/L
ナトリウム	<130 mEq/L	<130 mmol/L
	>150 mEq/L	>150 mmol/L
トリグリセリド	>300 mg/dL	>3.4 mmol/L
血中尿素窒素	>30 mg/dl	>10.7 mmol/L
尿酸	>8.0 mg/dL(F)	>476 μmol/L(F)
	>10.0 mg/dL(M)	>595 μmol/L(M)

F：女性　M：男性
[a] 臨床的に重要な基準：ベースラインが正常であり，治療後にこれらの値に変化した場合．
*いくつかの基準は臨床的な判断に基づいている．

■ 臨床的に重要な臨床検査値の変動として提案する基準（肝機能検査を除く）

表AV-2は，臨床的に重要な臨床検査値の変動（肝機能検査を除く）として提案する基準の要約である．

■ 薬物性肝障害の評価として提案する基準

薬物性肝障害（DILI）の評価に関しては，FDAガイダンスに基づく以下の解析とルールが推奨される[4]．

- ALTについて正常範囲にベースライン値をもつ被験者について，治療後の値について正常上限（ULN）の3倍以上，ULNの5倍以上，ULNの10倍以上，ULNの20倍以上の割合を示す*．
- ASTについて正常範囲にベースライン値をもつ被験者について，治療後の値についてULNの3倍以上，ULNの5倍以上，ULNの10倍以上，ULNの20倍以上の割合を示す*．
- ALTとASTの両方について正常なベースライン値をもつ被験者について，両方の治療後の値についてULNの3倍以上，ULNの5倍以上，ULNの10倍以上，ULNの20倍以上の割合を示す*．
- 総ビリルビンについて正常範囲にベースライン値をもつ被験者について，治療後の値についてULNを超えた割合を示す．
- 総ビリルビンについて正常範囲にベースライン値をもつ被験者について，治療後の値についてULNの2倍を越えた割合を示す．
- アルカリフォスファターゼ（ALP）について正常範囲にベースライン値をもつ被験者について，治療後の値についてULNの1.5倍を超えた割合を示す．
- ALTと総ビリルビン（TBL）の両方について正常なベースライン値をもつ被験者について，治療後の値について以下の分類に含まれる割合を示す．
  - 「ALT：ULNの3倍以上」+「TBL：ULNの1.5倍以上」
  - 「ALT：ULNの3倍以上」+「TBL：ULNの2倍以上」
- ASTと総ビリルビンの両方について正常範囲にベースライン値をもつ被験者について，治療後の値について以下の分類に含まれる割合を示す．
  - 「AST：ULNの3倍以上」+「かつTBL：ULNの1.5倍以上」
  - 「AST：ULNの3倍以上」+「TBL：ULNの2倍以上」
- ALT，ALP，と総ビリルビンの3項目についてベースライン値が正常範囲にある被験者について，治療後の値について以下の分類に含まれる割合を示す．
  - 「ALT：ULNの3倍以上」+「ALP：ULNの2倍以上」+「TBL：ULNの2倍以上」
- ALTまたはASTについて正常範囲にベースライン値をもつ被験者について，治療後のALTまたはAST値についてULNの3倍を超えてかつMedDRAの基本語（PT）で悪心，嘔吐，食欲不振，腹痛，疲労感がALTまたはASTの異常値の前後14日間に発現した割合を示す．同一被験者に同じPTが複数回発現した場合または複数のPTが発現した場合（悪心と嘔吐がそれぞれ1件）など被験者はその分類について1件としてカウントする．

➡ **注釈**：前後14日間という期間は，ALT/ASTの異常な値との時間的関連性をもつ症例を見つけるために，また臨床検査値の変化とAEが同時に評価・報告されていなくてもその症例を見逃さないために用いられている．前後14日間という期間の幅は決められたものではない．考慮すべき要因の一つは試験のビジット間隔である．

*1例の被験者が同一のカテゴリ（たとえば，ULNの10倍以上）に複数の治療後の値をもつ場合には，その被験者は，そのカテゴリで1度だけカウントされる．ある被験者が複数のカテゴリに含まれる値を持った場合は，その被験者は最悪のカテゴリでカウントされる．

表AV-3	臨床的に重要な尿検査値の基準*[1]
パラメータ	基準[a]
尿蛋白	ベースラインから2単位以上の増加
尿糖	ベースラインから2単位以上の増加
尿ケトン	ベースラインから2単位以上の増加
尿潜血	ベースラインから2単位以上の増加
尿赤血球	ベースラインから10 cells/hpf 以上の増加
尿白血球	ベースラインから20 cells/hpf 以上の増加
尿円柱	ベースラインから2単位以上の増加

hpf：high powered field（顕微鏡での高倍率視野）
*いくつかの基準は臨床的な判断に基づいている．
[a] 臨床的に重要な値の基準．ベースラインが正常であり，治療後にこれらの値に変化した場合．

■ 尿検査における臨床的に重要な変動として提案する基準

表AV-3は，尿検査における臨床的に重要な変動として提案する基準の要約である．

■ バイタルサイン，体重およびBMIにおける変動として提案する基準

表AV-4は，バイタルサイン，体重およびBMIにおける臨床的に重要な変動として提案する基準の要約である．

表AV-4　提案する臨床的に重要な血液学的検査結果の基準*[1]

パラメータ	臨床的に重要な値[a]	ベースラインからの変化[a]
心拍数	≧ 120 bpm	15 bpm 以上の増加
	≦ 50 bpm	15 bpm 以上の減少
収縮期血圧	≧ 180 mmHg	20 mmHg 以上の上昇
	≦ 90 mmHg	20 mmHg 以上の低下
拡張期血圧	≧ 105 mmHg	15 mmHg 以上の上昇
	≦ 50 mmHg	15 mmHg 以上の低下
呼吸数	≧ 30 bpm	10 bpm 以上の増加
	≦ 8 bpm	4 bpm 以上の減少
体温	≧ 38.3 ℃(101°F)	1 ℃(2°F)以上の上昇
	≦ 36℃(96.8°F)	1 ℃(2°F)以上の低下
体重	規定せず	7 % 以上の増加
	規定せず	7 % 以上の減少
BMI	規定せず	上位のBMI カテゴリ[b]に増加

bpm：1 分間の心拍数または1 分間の呼吸数　mm Hg：ミリメートル水銀柱
*臨床的判断に基づく臨床的に重要な基準．
[a] 変化の割合を測るため，被験者は各パラメータについて臨床的に重要な治療開始後の値（指定がある場合）とベースラインからの変化の提示が必要となる．
[b] BMI カテゴリは 18.5 未満，18.5 以上25 以下，25 超．

表AV-5　提案する臨床的に重要な心電図検査値の基準（補正QT 間隔を除く）*[1]

パラメータ	臨床的に重要な変動[a]
心拍数	治療中に120 bpm 以上かつベースラインから15 bpm 以上の増加
	治療中に50 bpm 以下かつベースラインから15 bpm 以上の減少
PR 間隔	治療中に120 ms(0.12 秒)を下回りかつベースラインが正常範囲
	治療中に210 ms(0.21 秒)を超えてかつベースラインが正常範囲
QRS 群	治療中に110 ms(0.11 秒)を超えてかつベースラインが正常範囲

bpm：1 分間の心拍数　ms：msec
* いくつかの基準は臨床的な判断に基づいている．

■ 臨床的に重要な変動として提案する基準
　－心電図検査（補正QT間隔を除く）

表AV-5は，心電図検査（補正QT間隔を除く）における臨床的に重要な変動として提案する基準の要約である．

■ QT間隔（補正QT間隔）の変動として提案する基準

分類別／臨床的に重要な変化

補正QT間隔（QTc）の分類として臨床的に重要な変化についてICHガイドライン「非抗不整脈薬におけるQT/QTc間隔の延長と催不整脈作用の潜在的可能性に関する臨床的評価について（E14）」に基づき，以下に示した[5]．

- ベースラインが正常で，投与後の値が「450 msec超」「480 msec超」「500 msec超」の被験者の割合．被験者が複数回同一のカテゴリ（「450 msec超」など）に値をもつ場合，その被験者はそのカテゴリで一度だけカウントする．被験者が複数のカテゴリに含まれる値をもつ場合，その被験者は最悪の（もっとも極端な）カテゴリで一度だけカウントする．
- ベースラインにおいて正常より高い値をもち，投与後の値が「450 msec超」「480 msec超」「500 msec超」被験者の割合．被験者が複数回同一のカテゴリ（「450 msec超」など）の値をもつ場合，その被験者はそのカテゴリで一度だけカウントする．被験者が複数のカテゴリに含まれる値をもつ場合，その被験者は最悪の（もっとも極端な）カテゴリで一度だけカウントする．
- ベースラインが正常で，投与後の値がベースラインから「30 msec超上昇」または「60 msec超上昇」が認められた被験者の割合．被験者が複数回同一のカテゴリ（たとえば「30 msec超上昇」）の値をもつ場合，その被験者はそのカテゴリで一度だけカウントする．被験者が両方のカテゴリに含まれる値をもつ場合，その被験者は最悪の（もっとも極端な）カテゴリで一度だけカウントする．
- ベースラインにおいて正常より高い値をもち，投与後の値がベースラインから「30 msec超上昇」または「60 msec超上昇」が認められた被験者の割合．被験者が複数回同一のカテゴリ（たとえば「30 msec超上昇」）の値をもつ場合，その被験者はそのカテゴリで一度だけカウントする．被験者が両方のカテゴリに含まれる値をもつ場合，その被験者は最悪の（もっとも極端な）カテゴリで一度だけカウントする．

参考文献

1. Supplementary Suggestions for Preparing an Integrated Summary of Safety Information in an Original NDA Submission and for Organizing Information in Periodic Safety Updates (Leber guidelines). Rockville, MD: US Food and Drug Administration; 1987.
2. Center for Drug Evaluation and Research, Food and Drug Administration, Department of Health and Human Services. Reviewer Guidance Conducting a Clinical Safety Review of a New Product Application and Preparing a Report on the Review. February 2005. http://www.fda.gov/downloads/Drugs/GuidanceComplianceRegulatoryInformation/Guidances/ucm072974.pdf. Accessed May 4, 2010.
3. Fischbach FT, Dunning MB. A Manual of Laboratory and Diagnostic Tests. 8 th ed. Philadelphia, PA : Lippincott Williams & Wilkins ; 2009.
4. Guidance for Industry—Drug-Induced Liver Injury: Premarketing Clinical Evaluation. US Department of Health and Human Services, Food and Drug Administration, Center for Drug Evaluation and Research (CDER), Center for Biologics Evaluation and Research (CBER). July 2009. http://www.fda.gov/downloads/Drugs/GuidanceComplianceRegulatoryInformation/ Guidances/UCM 174090 .pdf. Accessed May 4, 2010.
5. International Conference on Harmonisation of Technical Requirements for Registration of Pharmaceuticals for Human Use. The Clinical Evaluation of QT/QTc Interval Prolongation and Proarrhythmic Potential for Non-Antiarrhythmic Drugs E14. Geneva, Switzerland: ICH Secretariat; May 2005. http://www.ich.org/fileadmin/Public_Web_Site/ICH_Products/Guidelines/Efficacy/E14/Step4/E14_Guideline.pdf. Accessed December 26, 2011.

索 引

数　字

120日安全性最新情報（120-Day Safety Update） ……… 6

A

ad hoc Query：AHQ ……………………………………… 27
Annual Safety Report ……………………………………… 6
Attributable Risk Ratio：ARR
　　　　　　　　 ………… 163, 208, 253, 254, 256, 262
A. B. Hill …………………………………………………… 9, 32

B

Bazett法（補正式） ………………………………… 73, 156
Biological plausibility …………………………………… 32

C

Clinical Data Interchange Standards Consortium：CDISC
　　　　　　　　　　　　　　　　　　　　　　 …………… 60
combined terms ………………………………… 28, 110, 243
Common Adverse Events ………………………………… 105
Company's Core Safety Information：CCSI
　　　　　　　　　　　　　　　　　…… 41, 129, 194, 267
Consistency ………………………………………………… 33

D

Dashboard display ………………………………………… 49
Development Safety Update Report：DSUR …………… 6
Diagnostic and Statistical Manual of
Mental Disorders, 4th edition：DSM-IV ………… 23

Dose relationship ………………………………………… 32
Drug-Induced Liver Injury：DILI
　　　　　　　 ………… 136, 137, 138, 140, 141, 287

F

Fridericia法（補正式） …………………………… 73, 156

H

High Level Group Term：HLGT ……………………… 27
High Level Term：HLT ………………………………… 27
Hyの法則 …………………………………………… 65, 136, 137

I

IND Annual Report ………………………………………… 6
Integrated Analysis of Safety：IAS …………………… 6, 195
integrated data …………………………………………… 20
Integrated Summary of Safety：ISS …………………… 6, 20
International Classification of Diseases,
9th revision, Clinical Modification：ICD-9-CM ……… 23

L

Large Simple Safety Study：LSSS ……………… 44, 57
LLN …………………………………………………………… 138
Lowest Level Term：LLT ……………………………… 27

M

Maintenance and Support Services Organization：MSSO
　　　　　　　　　　　　　　　　　　　　　　 …………… 26
MedDRA標準検索式（Standardised MedDRA Queries：SMQ）
　　　　　　　　　　　　　　　　　　　　　　 …………… 27

Medical Dictionary for Regulatory Activities：MedDRA
.... 23
modified SMQ：mSMQ 27

N

No Observed Adverse Effect Levels：NOAEL
.... 174, 175, 176

P

Periodic Adverse Drug Experience Report：PADER
.... 6
Periodic Safety Update Report for Marketed Products：PSUR
.... 6
Person-Year Exposure：PYE 46, 95
pooled data 20
Positive dechallenge 32
Positive rechallenge 32
Preferred Term：PT 24

Q

QT/QTc評価試験（thorough QT/QTc）
.... 74, 75, 153, 250, 252

R

Risk Management Plan：RMP 13, 79, 193, 263

S

SOP 14
Specificity 33
Standardised MedDRA Queries：SMQ 27
Statistical Analysis Plan：SAP 20
Summary of Clinical Safety：SCS
.... 6, 105, 122, 127, 195, 242, 246, 249
Summary of Product Characteristics：SmPC
.... 6, 263, 267
Systematized Nomenclature of Medicine：SNOMED
.... 23
System Organ Class：SOC 27

T

Temporal association 32
thorough QT/QTc 75, 153

U

ULN 133, 138

W

World Health Organization–
  Adverse Reactions Terminology：WHO-ART 23
World Health Organization–
  Drug Dictionary Enhanced：WHO-DDE 203

あ

安全性シグナル............ 7, 10, 14, 15, 19, 20, 38, 41, 42, 43, 58, 64, 150, 170, 181, 188
安全性統合解析（Integrated Analysis of Safety：IAS）
.... 6, 195
安全性統合データベース 16, 19, 20, 21, 22, 114
安全性年次報告（Annual Safety Report） 6, 92
安全性の統合的要約（Integrated Summary of Safety：ISS）
.... 6, 19, 20, 105, 127, 195

い

一括処理コーディング 24, 26
一貫性（Consistency） 33
意味のある差 39, 41, 109, 132

う

ウォッシュアウト 40
ウォッシュイン 40

え

エビデンスの重み 7

か

解析計画書（Statistical Analysis Plan：SAP）..... 20, 22
開発時安全性最新報告
（Development Safety Update Report：DSUR）......... 6, 20
開発中の新薬年次報告（IND Annual Report） 6, 20, 92
過剰摂取 33, 173
下層語（Lowest Level Term：LLT） 27
カテゴリのシフト 48, 205, 233
慣用単位系 131
管理機関
（Maintenance and Support Services Organization：MSSO）... 26

き

既往歴 9, 13, 32, 33, 34, 38, 127, 165, 257, 258, 269, 282
器官別大分類（System Organ Class：SOC）
.... 27, 77, 122, 170, 203, 282
企業中核安全性情報（Company's Core Safety Information：CCSI）
.... 41, 129, 194, 267
基準範囲 70
基本語（Preferred Term：PT） 24
寄与危険度比（Attributable Risk Ratio：ARR）
.... 163, 193, 208, 253, 254
禁断症状 180

け

経験則 39, 40, 109, 110, 115
ケース・シリーズ 43, 44
血液学的検査 61, 121, 134, 204, 237, 285, 286, 288
欠測データ 106, 109
顕著に異常な変化 133, 146, 154
現病歴 32, 33

こ

高位グループ語(High Level Group Term：HLGT)
.... 27, 134, 176, 188, 203
高位語(High Level Term：HLT) 27, 134, 188, 203
交互作用................................24, 41, 50, 98, 111, 164
交絡... 9, 21, 24
コーディング... 23
コーディングルール....................................... 26
国際単位系.. 131
個別症例安全性報告(ICSR) 6, 24, 31
個別対応検索式(ad hoc Query：AHQ) 27

さ

最大無毒性量(No Observed Adverse Effect Levels：NOAEL)
.... 174
サブグループ解析.............114, 163, 164, 193, 223, 253,
254, 256, 262
残存効果期間.........................106, 107, 184, 259, 260
3の法則... 12, 18

し

時間的関係(Temporal association) 32, 33
試験治療下に発現した有害事象....................106, 114
事象発現日... 32
疾患の進行................................ 102, 103, 127, 270
実対照薬... 38
自動エンコーダ... 24
シフトテーブル... 22
修正MedDRA検索式(modified SMQ：mSMQ) 27
重篤な有害事象....................................... 6, 22
承認条項........................13, 55, 170, 177, 179, 194,
256, 267, 272
症例経過等の記述............................. 6, 31, 32, 33, 34, 35
症例定義... 43
人口統計学的特性................32, 91, 111, 161, 175, 212,
214, 215, 252
信頼区間.. 18, 39, 109

す

推定曝露.............................42, 43, 197, 209, 256, 257,
258, 263

せ

生化学検査........................... 61, 62, 64, 204, 238, 286
正規化..132, 168
正常値.. 48, 70, 144
正常値下限(LLN) 138
正常値上限(ULN) 81, 133, 137, 138, 140
正常範囲... 70
製造承認保有者... 41
製品概要(Summary of Product Characteristics：SmPC)
.... 6, 263, 267
生物学的妥当性(Biological plausibility)................ 32
潜在的副作用............................40, 41, 110, 114, 115, 116,
117, 218, 253, 254

そ

総括報告書.. 6

た

対話式コーディング...................................... 24
多軸性... 27
多重比較.. 40
ダッシュボード型表示(Dashboard display)
................................49, 113, 134, 138, 146, 156

ち

治験依頼者... 9
治験担当医師.. 10
治験薬概要書... 6, 114
中央検査機関.. 22, 131
中止に至った有害事象.................................. 22
中心傾向..................................48, 132, 146, 154, 156
注目すべき有害事象..........................122, 128, 129

つ

追跡不能......................................15, 101, 103, 215, 257, 258

て

定期的安全性最新報告
(Periodic Safety Update Report for Marketed Products：PSUR)
.... 6, 267
定期副作用報告
(Periodic Adverse Drug Experience Report：PADER)
.... 6, 277
データ標準.. 14, 20, 22
手がかり..........................7, 39, 63, 81, 118, 144, 164
デチャレンジ.................................... 9, 32, 42, 141
デチャレンジ陽性(Positive dechallenge)
................................9, 32, 33, 49, 136, 147, 158

と

統計的手法.. 39, 109
統合されたデータ(integrated data) 15, 20, 21
特異性(Specificity) 25, 33, 123

に

二重盲検.................. 37, 38, 39, 277, 278, 281, 282
尿検査....................... 61, 65, 68, 84, 136, 204, 206,
242, 287, 288

は

曝露.. 91
曝露人年(Person-Year Exposure：PYE) 46, 95
曝露量比...................................168, 169, 192, 256
パッケージ・インサート................................ 6
発現頻度の高い有害事象(Common Adverse Events)
.... 28, 29, 105
発現率...18, 39, 46, 107, 112

ひ

比較臨床試験	37, 38, 269
被疑薬	32, 33, 41, 42, 43, 44, 78, 86, 125
被験者内訳	101
標準業務手順書(SOP)	14
病歴	23

ふ

複合用語(combined terms)	28

へ

併合されたデータ(pooled data)	16, 20, 21
併用薬	24, 44
ベースライン特性	37, 114
ベネフィット・リスク・プロファイル	3

ほ

報告頻度	42
報告率	42, 43, 91, 280
母集団薬物動態	162, 164, 252, 253, 254, 255

ま

前向き	38

も

盲検化	38, 92

や

薬剤性肝障害(Drug-Induced Liver Injury：DILI)	136, 234
薬物乱用	176

ゆ

有効性不十分	15, 101

よ

用量依存性	32, 115, 216, 217, 218

ら

ラインリスト	41, 44, 279, 284
ランダム化	38
ランダム化二重盲検比較試験	37, 39

り

リスク管理計画(Risk Management Plan：RMP)	13, 79, 168, 193
リチャレンジ	9, 32, 33, 42, 141
リチャレンジ陽性(Positive rechallenge)	9, 32, 33
リバウンド	183
臨床検査値異常	61, 69, 83, 137
臨床的安全性の概要(Summary of Clinical Safety：SCS)	6, 19, 20, 105, 195
臨床的重要性	25, 53
臨床的に重要な基準	70, 134, 147, 191, 285